全国高等医药院校规划教材

推拿手法学

李同军　主编

科学出版社

北京

内 容 简 介

推拿手法学是中医推拿学的有机组成部分,是学习、研究推拿手法的术式结构、动作原理、技能训练及临床应用规律的一门学科。它是中医针灸推拿专业的一门专业基础课程和主干课程,是推拿基础课与推拿治疗学之间的桥梁课程。本书共有十一章,内容包括推拿手法学发展简史,推拿手法学的基本知识,推拿手法的作用,推拿常用经脉、腧穴部位,推拿常用解剖学知识,成人推拿手法,推拿手法人体操作,足部推拿,推拿练功,小儿推拿手法,推拿手法处方。

本书适用于高等中医药院校中医学、中西医结合临床医学、针灸推拿学等专业本科生教学使用,同时也可以作为推拿专科医师的参考书。

图书在版编目(CIP)数据

推拿手法学 / 李同军主编.—北京:科学出版社,2020.8
ISBN 978-7-03-064382-7

Ⅰ.①推… Ⅱ.①李… Ⅲ.①推拿 Ⅳ.①R244.1

中国版本图书馆 CIP 数据核字(2020)第 011479 号

责任编辑:郭海燕 国晶晶 / 责任校对:王晓茜
责任印制:徐晓晨 / 封面设计:蓝正设计

科学出版社出版

北京东黄城根北街 16 号
邮政编码:100717
http://www.sciencep.com

北京中科印刷有限公司 印刷

科学出版社发行 各地新华书店经销

*

2020 年 8 月第 一 版 开本:787×1092 1/16
2020 年 8 月第一次印刷 印张:25 1/2
字数:643 000

定价:98.00 元
(如有印装质量问题,我社负责调换)

《推拿手法学》编写委员会

目　　录

第一章　推拿手法学发展简史 ……… 1

第二章　推拿手法学的基本知识 …… 8

　第一节　概述 …………………… 8

　第二节　推拿手法的辨证分类 … 10

　第三节　推拿手法的基本技术要求 …… 14

　第四节　推拿手法练习 ………… 15

　第五节　推拿手法操作注意事项 …… 18

　第六节　推拿介质（膏摩）和热敷 … 19

　第七节　推拿手法的适应证

　　　　　与禁忌证 ………… 25

　第八节　推拿意外情况的处理

　　　　　和预防 …………… 29

第三章　推拿手法的作用 ………… 36

　第一节　推拿手法的中医作用原理 … 36

　第二节　推拿手法的现代作用原理 … 39

第四章　推拿常用经脉、腧穴部位 … 54

　第一节　经络 …………………… 54

　第二节　腧穴概述 ……………… 58

　第三节　腧穴定位法 …………… 59

　第四节　手太阴经脉与腧穴 …… 60

　第五节　手阳明经脉与腧穴 …… 64

　第六节　足阳明经脉与腧穴 …… 68

　第七节　足太阴经脉与腧穴 …… 77

　第八节　手少阴经脉与腧穴 …… 82

　第九节　手太阳经脉与腧穴 …… 84

　第十节　足太阳经脉与腧穴 …… 89

　第十一节　足少阴经脉与腧穴 … 100

　第十二节　手厥阴经脉与腧穴 … 104

　第十三节　手少阳经脉与腧穴 … 106

　第十四节　足少阳经脉与腧穴 … 111

　第十五节　足厥阴经脉与腧穴 … 119

　第十六节　督脉与腧穴 ………… 121

　第十七节　任脉与腧穴 ………… 123

　第十八节　经外奇穴 …………… 125

　第十九节　特定穴 ……………… 126

　第二十节　经络的纵横关系 …… 130

第五章　推拿常用解剖学知识 …… 135

　第一节　运动系统解剖 ………… 135

　第二节　神经系统解剖 ………… 150

第六章　成人推拿手法 …………… 166

　第一节　摆动类手法 …………… 166

　第二节　摩擦类手法 …………… 172

　第三节　挤压类手法 …………… 178

　第四节　振颤类手法 …………… 188

　第五节　叩击类手法 …………… 192

　第六节　运动关节类手法 ……… 198

　第七节　复合类手法 …………… 214

　第八节　其他类手法 …………… 220

第九节　足部推拿基本手法…………223

第七章　推拿手法人体操作……………225
　　第一节　头面部推拿操作…………225
　　第二节　颈项部推拿操作…………229
　　第三节　腰背部推拿操作…………231
　　第四节　胸腹部推拿操作…………236
　　第五节　肩与上肢部推拿操作………239
　　第六节　下肢部推拿操作…………246
　　第七节　足部推拿操作……………251

第八章　足部推拿……………………252
　　第一节　足部推拿的起源与发展……252
　　第二节　足部推拿的原理…………254
　　第三节　足部推拿适应证、优势、局限
　　　　　　性、禁忌证和注意事项……256
　　第四节　足部反射区………………258
　　第五节　足部推拿顺序……………270

第九章　推拿练功……………………273
　　第一节　推拿练功与中医理论的
　　　　　　关系………………………273
　　第二节　传统推拿练功法基础………278
　　第三节　传统功法各论……………295
　　第四节　现代训练方法……………316

第十章　小儿推拿手法………………331
　　第一节　小儿推拿发展简史…………331

　　第二节　小儿生理病理特点…………334
　　第三节　小儿推拿辨证论治特点……335
　　第四节　小儿推拿特点和操作
　　　　　　顺序………………………341
　　第五节　小儿推拿适应证、禁忌证
　　　　　　和注意事项………………342
　　第六节　小儿推拿常用介质…………343
　　第七节　小儿推拿手法基本要求……344
　　第八节　小儿推拿特定穴的命名
　　　　　　依据………………………344
　　第九节　小儿推拿的穴位特点
　　　　　　及常用穴位………………344
　　第十节　小儿推拿手法……………374

第十一章　推拿手法处方……………392
　　第一节　推拿手法的辨证思想………392
　　第二节　推拿手法处方的配伍
　　　　　　原则………………………393
　　第三节　推拿手法处方之间的
　　　　　　配伍关系和剂量……………394
　　第四节　构成推拿处方的要素
　　　　　　和处方示例………………395
　　第五节　古代小儿推拿处方的
　　　　　　特点………………………395

参考文献……………………………398

第一章

推拿手法学发展简史

本章内容主要包括推拿手法的起源；各个历史时期的推拿手法的发展特点，以及代表人物、代表著作和学术特点；推拿流派的形成及其手法特点。通过对推拿发展简史的学习，更好地了解推拿及推拿手法的形成过程，可坚定学术思想，增强学术自豪感，为更好地提高这门古老的医疗学科打下坚实的基础。

一、推拿手法的起源

推拿作为一门古老的治疗手段，作为传统中医学的重要组成部分，其历史源远流长。推拿手法的起源可以追溯到人类历史之初。远古时代，原始人在生存活动中，用原始工具进行生产劳动，与自然界抗争，与野兽搏斗，或进行人类间的相互争斗，都不可避免地导致损伤病痛发生。一旦损伤病痛出现，原始人则只能在本能的支配下用手去按压抚摸。经过漫长的岁月，一些偶然能使伤痛缓解的本能动作，便成为人类的一种体验而随历史沉淀下来。经过漫长的积累总结，一些具有良好治疗作用的特殊动作（如抚摸、按压等）为人们认知和使用，这就可视为推拿手法的起源。因此认为，自从有了人类，便有了推拿手法的运用。随着人类社会的发展、人类认识的提高，这些经验动作便逐渐成为一种与疾病抗争的手段，并为人类早期医学模式的形成奠定了基础。

《素问·异法方宜论》记载："中央者，其地平以湿，天地所以生万物也众，其民食杂而不劳，故其病多痿厥寒热，其治宜导引按跷，故导引按跷者，亦从中央出也。"《吕氏春秋·仲夏纪第五》记载："昔陶唐氏之始，阴多滞伏而湛积，水道壅塞……筋骨瑟缩不达，故作为舞以宣导。"

长沙马王堆出土的帛画《导引图》和湖北张家山出土的《引书》，说明长江中部地区也是按摩、导引的发源地之一。

在出土的殷商时期甲骨文卜辞中，出现了"拊""摩""搔"等手法名称。多次出现一个象形文字"付"，为"拊"字的初文。甲骨文中尚未找到药物或针灸治病的具体描述，更无相应治疗师的名字，说明按摩（推拿）是殷人主要的治疗手段。可见，推拿作为一种明确的治疗手段要早于针灸和药物。这些考古发现力证了《素问》关于推拿手法起源于中原地区的说法。

二、秦汉及秦汉以前对推拿手法的记载

秦汉及秦汉以前这一历史时期中医理论逐步完善。伴随着中医理论与实践的逐步丰富和发展，推拿理论萌芽也已初步形成。先秦时期手法有很多异名，在黄帝时期称为案扤，至汉代以前又称按跷、跷摩、折枝，汉代至明代末期多称按摩，这一时期，出现了一些较简单实用的推拿手法，如"摩""按""拊""中指搔"等。中国历史上第一部推拿专著《黄帝岐伯·按摩十卷》，与《黄帝内经》同时问世，标志着推拿医学理论体系的建立。《黄帝内经》中最早出

现了"按摩"，按摩成为手法医学的正式学科名。东汉张仲景的《金匮要略》最早提出了"膏摩"，是对中医推拿手法的一次创新。该书将其与针灸、导引等法并列，明确记载了用手法抢救自缢死的方法。

三、魏晋南北朝时期对推拿手法的记载

魏晋南北朝时期，自我保健按摩有了进一步的发展，出现了大量的膏摩方，推拿还被用于卒心痛、卒腹痛等急症的治疗。晋代葛洪的著作《肘后救卒方》捏脊法和腹部抄举法等已经出现。可以说，《肘后救卒方》为指针、捏脊之始。

《肘后备急方·卷一·治卒心痛方》云："闭气忍之数十度，并以大手指按心下宛宛中，取愈。"葛洪还非常重视膏摩的应用，《肘后救卒方》首次对我国汉代以前已经出现的膏摩法作了系统总结。历代广为流传的"苍梧道士陈元膏"即出于此。陶弘景总结编撰的《养性延命录》《真诰》中有许多自我按摩保健与治疗的内容。《养性延命录·卷下·导引按摩篇第五》曰："《导引经》云：清旦未起，啄齿二七……。便起，狼踞鸱顾，左右自摇曳，不息，自极复三，便起下床，握固不息，顿踵三还，上一手，下一手，亦不息，自极三。又叉手项上，左右自了捩，不息，复三。又伸两足及叉手前却，自极复三。……。平旦以两掌相摩令热，熨眼三过；次又以指按眦，令人目明。"《真诰·卷十》则记载了以"北帝曲折法"治疗"风痹不授"（中风肢体瘫痪）。

四、隋唐时期对推拿手法的记载

隋唐时期，国家设立了"太医署"，负责医疗与医学教育。唐朝并建有医科学校，由太医署管理，内分医科、针科、按摩科等科。按摩科由按摩博士主教，先习"消息导引之法"，然后根据病源，练习针灸，损伤折跌者施行手法治疗。此外，手法医学在唐代已传入海外。日本文武天皇大宝二年（公元702年）颁布的"大宝令"，其"按摩科"的编制，就与我国唐代的编制完全相同。可见，隋唐时期，推拿得到了当时政府的认可，在医学分科设置中按摩科占据了重要的位置。唐承隋制，但对过于庞大的按摩科设置予以裁减，同时增加了"按摩工"这一职称。按摩博士的主要任务是掌教按摩生消息导引之法。当时按摩科培养的按摩人才，不仅承担临床治疗任务，还负有宫廷保健与指导导引养生的责任。按摩与导引的适应证为"风、寒、暑、湿、饥、饱、劳、逸"八疾。损伤折跌的正骨疗法，也隶属于按摩科。当时的按摩手法包括了一部分骨折整复手法。唐时期按摩科的设立，使按摩一词成为手法医学的法定名称，使其具有了合法性。

《诸病源候论》附录了"补益宣导"之法260余种，其中重点介绍了摩腹法，记录以颈椎旋转法治疗颈椎病。

《备急千金要方·卷二十七·养性·按摩法第四》中完整地记载了两套按摩法，即"天竺国按摩法"和"老子按摩法"，提倡重视自我按摩保健，倡导了小儿安谧。同时对膏摩法进行了一次较为全面的总结，介绍了丹参膏、赤膏、乌头膏。治疗范围涵盖内、外、妇、儿、五官各科病种。

《理伤续断方》是我国现存最早的骨伤科专著，是唐代中期蔺道人著《理伤续断秘方》的残本，提出了治疗闭合性骨折的四大手法，即"揣摸""拔伸""搏捺""捺正"。这为后世正骨推拿流派的形成和手法治疗在正骨科中的地位奠定了基础。

五、宋金元时期对推拿手法的贡献

北宋末年，另一部大型官修方书《圣济总录》对推拿作了理论和应用上的发挥，是对《黄帝内经》推拿理论的一次全面总结整理，对推拿理论发展做出了较大的贡献。《圣济总录·卷四·治法》有按摩疗法的专论。"可按可摩，时兼而用，通谓之按摩。按之弗摩，摩之弗按。按止以手，摩或兼以药。曰按曰摩，适所用也。《血气形志论》曰：'形数惊恐，经络不通，病生于不仁，治之以按摩。'此按摩之通谓也。……《通评虚实论》曰：'痛不知所，按之不应，乍来乍已。'此按不兼于摩也。……此摩不兼于按，必资之药也。世之论按摩，不知析而治之，乃合导引而解之。夫不知析而治之，固已疏矣；又合以导引，益见其不思也。人抵按摩法，每以开达、抑遏为义……惟按之则气足以温之，快然而不痛。前所谓按之痛止、按之无益、按之痛甚、按之快然，有如此者。夫可按不可按若是，则摩之所施，亦可以理推矣。"这是关于推拿按摩的一篇重要文献，对宋以前尤其是对《黄帝内经》中关于按摩的文献进行了总结。他们认为按摩、导引不应该混为一谈；同时还将"按"与"摩"进行了区分，按作为单纯的手法，而摩则可以配合药物进行，摩法有助于药物发挥作用。

《圣济总录》除肯定了推拿的"开达抑遏"作用以外，更结合外用药物，对推拿的补虚作用作了充分补充。"大补益摩膏"摩腰补肾，则是推拿补虚理论的大胆实践。《圣济总录》用大补益摩膏治疗五劳七伤，腰膝疼痛，头发早白，疝气，耳聋眼暗，痔疮、不孕，产后诸疾和白带。《圣济总录·卷八十九·虚劳腰痛》曰："治五劳七伤，腰膝疼痛，鬓发早白，面色萎黄，水脏久冷，疝气下坠，耳聋眼暗，痔漏肠风。凡百疾病，悉能疗除。兼治女人子脏久冷，头鬓疏薄，面生，风劳血气，产后诸疾，赤白带下。大补益摩膏方：木香、丁香、零陵香、附子（炮裂）、沉香、吴茱萸、干姜（炮）、舶上硫黄（研）、桂（去粗皮）、白矾烧灰研，各一两，麝香研、腻粉研，各一分。上一十二味，捣罗八味为末，与四味研者和匀，炼蜜，丸如鸡头实大。每先取生姜自然汁一合，煎沸，投水一盏，药一丸同煎。良久化破，以指研之，就温室中蘸药摩腰上，药尽为度。仍加绵裹肚系之，有倾，腰上如火。久用之，血脉舒畅，容颜悦泽。"还发明了"生铁熨斗子"作为摩顶工具。

北宋王怀隐编撰的医学巨著《太平圣惠方》，成书于公元 992 年。该书收集了大量的膏摩、药摩方，是对宋以前膏摩疗法的总结。摩膏的制备较唐代有了改进，膏摩应用向专病发展，对膏摩的部位也有了新的认识。《太平圣惠方》还首次载有摩腰方，后世的摩腰膏、摩腰丹都是在此基础上发展而来的。摩顶膏治疗眼疾的具体膏摩法也首次提及，出现了铁匙等膏摩工具。

六、明清时期推拿手法的发展

明代初期，太医院重启唐制，按摩再次成为医学十三科之一，为按摩学发展创造了一定条件。推拿学术的主要特点是推拿往往与导引相结合，形成了以保健推拿为主的养生学体系。如朱权的《仙活人心法》《遵生八笺》《古今养生录》《新刻养生导引法》等著作皆有此特点。而徐春甫的《古今医统》除载有对多种病证的导引按摩疗法外，还与中医宣通壅滞的医理联系起来，从而使推拿应用更加广泛。

明代隆庆五年（1571 年），按摩科与祝由科同时被取消，官方的医疗机构缩减为十一科。由于受到当时政治的影响及封建礼教等对推拿的限制，加之推拿本身受历史条件、本身发展水平的制约及手法意外等负面影响，导致明中后期的推拿向小儿推拿、民间养生保健及正骨方向发展。

按摩一词在明后期被推拿代替，推拿成为专有的学术用语。"推拿"一词最早记录于1574年张四维的《医门秘旨》。

明代后期，小儿推拿逐渐发展并流向南方。最早的小儿推拿专题文献是庄应琪于1574年补辑的《补要袖珍小儿方论》第十卷中的"秘传看惊掐筋口授手法论"。首次论述了三关、六腑等小儿推拿特定穴位的定位、操作和主治。书中记载的大手法有"龙入虎口"和"苍龙摆尾"两种，还有手足推拿穴位图谱，手法以推、擦为主而称为掐筋，主要的适应证是小儿惊风。其内容反映了元以前小儿推拿的发展成就。

小儿推拿体系建立的标志是《小儿按摩经》的问世和一批小儿推拿专著的诞生。《小儿按摩经》被收录于明代杨继洲1601年刊行的《针灸大成》中，作为其独立的第十卷。该书首次对小儿推拿的穴位、手法、治疗等进行了全面阐述。书中载有"手法歌""阳掌图各穴手法仙诀""阴掌图各穴手法仙诀""治小儿诸惊推揉等法"。至明末，"推拿"一词正式出现，小儿推拿理论体系形成。从此涌现出大量的儿科推拿文献，刊印了一批推拿专著，如龚廷贤的《小儿推拿活婴全书》、龚居中的《幼科百效全书》、周于蕃的《小儿推拿仙术秘诀》等。

推拿在清代发展缓慢，推拿手法主要在民间发展。太医署医学分科中，太医院将医学分科分为九科，无按摩科。推拿手法的主要成就体现在两个方面：以《医宗金鉴》"正骨八法"为代表的伤科推拿手法于正骨科中确立地位；小儿推拿由南方向全国发展，治疗病种及手法增加。

清代的太医院教科书《医宗金鉴》对正骨手法作了全面总结。其"正骨之首务"的论述，确立了手法在正骨科中的地位。《医宗金鉴·正骨手法要旨·卷一·外治法·手法总论》曰："夫手法者，谓以两手安置所伤之筋骨，使仍复于旧也。但伤有重轻，而手法各有所宜。其痊可之迟速，及遗留残疾与否，皆关乎手法之所施得宜，或失其宜，或未尽其法也。盖一身之骨体，既非一致，而十二经筋之罗列序属，又各有不同，故必素知其体相，识其部位。一旦临证，机触于外，巧生于内，手随心转，法从手出。或拽之离而复合，或推之就而复位，或正其斜，或完其阙，则骨之截断、碎断、斜断，筋之弛纵、卷挛、翻转、离合，虽在肉里，以手扪之，自悉其情。法之所施，使患者不知其苦，方称为手法也。况所伤之处，多有关于性命者。如七窍上通脑髓，膈近心君，四末受伤，痛苦入心者。即或其有元气素壮，败血易于流散，可以克期而愈，手法亦不可乱施。若元气气素弱，一旦被伤，势已难支，设手法再误，则万难挽回矣。此所以尤当审慎者也。盖正骨者，须心明手巧，既知其病情，复善用夫手法，然后治自多效。诚以手本血肉之体，其宛转运用之妙，可以一己之卷舒，高下疾徐，轻重开合。能达痛者之血气凝滞，皮肉肿痛，筋骨挛折，与情志之苦欲也。较之以器具从事于拘制者，相去甚远矣。是则手法者，诚正骨之首务哉。"

《医宗金鉴》详细论述了"摸、接、端、提、推、拿、按、摩"之正骨八法，这是对正骨手法的首次科学总结。《医宗金鉴·正骨手法要旨·卷一·外治法·手法总论》曰："摸法：摸者，用手细细摸其所伤之处，或骨断、骨碎、骨歪、骨整、骨软、骨硬、筋强、筋柔、筋断、筋走、筋粗、筋翻、筋寒、筋热，以及表里虚实，并所患之新旧也。先摸其或为跌仆，或为错闪，或为打撞，然后依法治之。""接法：接者，谓使已断之骨，合拢一处，复归了旧也。凡骨折跌伤错落，或断而两分，或折而陷下，或碎而散乱，或歧而旁突，相其形势，徐徐按之，使断者复续，陷者复起，碎者复完，突者复平。""端法：端者，两手或一手擒定应端之处，酌其重轻，或从下往上端，或从外向内托，或直端、斜端也。""提法：提者，谓陷下之骨，提出如旧也。其法非一，有两手提者，有用绳帛系高处提者，有提后用器具辅之不致仍陷者，必量所伤之轻重浅深，然后施治。""按摩法：按者，谓以手往下抑之也。摩者，谓徐徐揉摩之也。此法盖为皮肤筋肉受伤，但肿硬麻木，而骨未断折者设也。""推拿法：推者，谓以下推之，使还旧处也。拿者，或两手一手捏定患处，酌其宜轻宜重，缓缓焉以复其位也。若肿痛已除，伤痕已愈，其中或有筋急而转摇不甚便利，或有筋纵而运动不甚自如，又或有骨节间微有错落不合缝者，是伤虽平，而气血之流行未畅，不宜接、整、端、提等法，惟宜推拿，以通经络气血也。盖人身之经穴，有大经细络之分，一推一拿，视其虚实酌而用之，则有宣通补泻之法，所以患者无不愈也。"其中的摸法为诊断手法，又称扪诊。接、端、提主要是骨折整复手法；推拿、按摩主要是用于骨折后的关节或软组织治疗的手法。

《按摩经》，该书当为现存最早的一部成人推拿专著，该书对《黄帝内经》首创的动脉按压法作了系统总结，并丰富、发展了这一独特的推拿术。书中多处记载了股动脉、锁骨下动脉、腹主动脉、腋动脉、腘动脉按压术。认为按压动脉有发散四肢脉气、引邪热下降等作用。另外还有一套相当于小儿推拿"大手法"的按摩术。

《理瀹骈文》是吴尚先的一部外治法专著，重视膏摩及推拿的外治作用。《理瀹骈文·略言》："外治之理即内治之理，外治之药亦即内治之药，所异者法耳。医理药性无二，而法则神奇变幻。"《理瀹骈文·六淫》："若下真寒上假热症，不敢用八味丸，先用力擦其足心令热，以吴茱萸、附子、飞面、麝香调敷涌泉穴，引热下行，则下一身热而上部之火自息矣。凡虚火上炎症，及逼阳于上之假症，与一切疑症。皆当仿此推用。"《理瀹骈文·续增略言》："以一手托肾囊，一手摩脐下，暖肾固精，并擦背后肾堂及命门穴。"又"按摩补五藏法：热摩手心，熨两眼，每二七遍，使人眼目自然无障翳，明目祛风""伤寒初起，邪在太阳，故用羌活汤所以解太阳之表也。背为心、肺、膀胱经所属，邪中于背故脊强。然则以羌活汤内服，亦不若以羌活汤擦背"，等等。《理瀹骈文》还运用"捏脊疗法"治疗外感等疾病："无论风寒、外感及痘疹，皆可用……脐下丹田、背后两饭匙骨下及背脊骨节间各捏一下，任其啼叫，汗出肌松自愈，避风为要。"

明代后期小儿推拿兴起，流行于中国南方地区的民间。清代时期则继续发展并向全国发展。《厘正按摩要术》之陈桂馨序云："按摩一法，北人常用之。曩在京师，见直隶满洲人，往往饮啖后，或小有不适，辄用此法，云能消胀懑，舒经络，亦却病之良方也。南人专以治小儿，名曰'推拿'。习是术者，不必皆医。每见版镌'某某氏推拿惊科'悬诸市。故知医者略而不求，而妇人女子藉为啖饭地也。"除了在民间流传外，小儿推拿也得到了一些医生的重视。夏鼎所著《幼科铁镜》一书，就以推拿为主。小儿推拿适应证也从早期的以惊风为主扩大为儿科大多数病证。这一时期小儿推拿著作的数量明显增加，但主要以继承为主，在理论、手法和临床上未见重大创新。清代质量较高的小儿推拿著作有《小儿推拿广意》《幼科铁镜》《厘正按摩要术》等。

《小儿推拿广意》由清代熊应雄（字运英）辑，陈世凯（字紫山）重订，约成书于清康熙十五年（1676 年），又名《推拿广意》。该书是清代第一部小儿推拿专著，也是影响最大的小儿推拿著作。该书共三卷，上卷目列总论，论述推拿在小儿惊风治疗中的作用，其大旨源于《补要袖珍小儿方论》。次叙儿科诊断和治疗手法，介绍了手足 45 个小儿推拿特定穴的主治，以图谱示之。手法着重介绍推法和拿法，并提出了"推拿手部次第"和"推拿面部次第"，即手部和头面部的推拿操作常规程序。还绘有 21 帧手法操作图，并有文字详解，如"推坎宫""推攒竹""打马过天河"等。最后为"脏腑歌"，源于《小儿按摩经》"手法歌"和《小儿推拿秘旨》"五脏主病歌"，论述脏腑病证的小儿推拿方法。中卷主要论述胎毒、惊风、诸热等 17 种病证的推拿治疗。下卷附有治疗儿科常见病的内服、外用方剂 187 首。明代的小儿推拿，大多以治疗惊风为主，其他疾病往往述之不详。该书除专设惊风一门外，还设诸热、伤寒、呕吐、泄泻、腹痛、痢疾、疟疾、积证、疳疾、咳嗽、肿胀、目疾、杂症诸门，扩大了小儿推拿的治疗范围。如推拿治疗小儿高热："壮热者，一向不止，皆因血气壅实，五脏生热，蒸熨于内，故身体壮热，眠卧不安，精神恍惚，蒸发于外，则表里俱热甚则发惊。治法：三关，六腑，分阴阳，推二扇门，清心经、天河、五经、总经，运肘，捞明月，飞经走气。"推拿治疗小儿咳嗽："治宜推三关，六腑、肺经（往上一百二十），二扇门，二人上马，五总（六转六掐），多揉肺俞穴、合谷，运八卦，多揉大指根，掐精宁穴，涌泉，天门入虎口，板门。痰壅气喘：掐精灵穴，再掐板门；痰结壅塞：多运八卦；干咳：退六腑；痰咳：推肺经，推脾，清肾，运八卦；气喘：掐飞经走气，四横纹。"

《幼科铁镜》由夏鼎（字，禹铸）撰，成书于康熙三十四年（1695 年）。该书为儿科专著，作者特别重视小儿推拿，对儿科推拿术多有发挥，为后世医家所推崇。书的卷一主要论述小儿推拿法的应用，凡例中亦有小儿推拿内容。书中载有"面各穴图""掌面推三关退六腑运八卦图""掌面水底捞月引水上天河图""手背面推三关揉五指节图"等。书中所录小儿推拿法，均为作者家传或临床亲验，图穴亦经两代考索。对临床不效者，如"老汉扳罾""猿猴摘果"之类，均予删除。作者认为用推拿就是用药味，故作推拿代药赋。在《幼科铁镜·卷一·推拿代药赋》中指出："寒热温平，药之四性，推拿掐揉，性与药同。用推即是用药，不明何可乱推。推上三关，代替麻黄、肉桂；退下六腑，替代滑石、羚羊；水底捞月，便是黄连犀角；天河引水，还同芩柏连翘。大指脾面旋推，味似人参白术；泻之则为灶土石膏；大肠推虎口，何殊诃子炮姜，反之则为大黄枳实。涌泉右转不揉，朴硝何异；一推一揉右转，参术无差。示指泻肝，功并桑皮桔梗；旋推止嗽，效争五味冬花。精威拿紧，岂羡牛黄贝母肺俞重揉，漫夸半夏南星。"夏氏还认为，推拿须在下午，不宜在早晨；慢惊属虚，宜药不宜推等观点，亦成一家之言。《幼科铁镜·卷一·十传》有一种指压气海穴治喉内痰壅的推拿法："儿胃有实痰，药解不散，惟有取法。予偶见修养家作神仙大睡法，眼翻气筑时，于气海穴以手指曲节抵之，一放即活。予因悟及取痰不出又不下者，以是法行之，果即下，复取便出。经验过历历不爽。取喉内痰，将儿中指捋至尖，数下。推涌泉穴，左转不揉。以指对抵颊车穴，以耳挖爬舌上，即吐。"

《厘正按摩要术》又名《小儿按摩术》，对明代以来流行的按、摩、掐、揉、推、运、搓、摇小儿推拿八种基本手法作了全面总结。还介绍了 20 种外治法的具体运用，介绍了 24 种小儿常见病证的辨证、推拿和方药治疗。并将胸腹按诊法引入了小儿推拿。

七、民国时期推拿手法

中国近代，积贫积弱，诸多领域都发展缓慢，尤其是中医学受到了西方医学的严重冲击，加上当时国家政策不支持、不重视中医，推拿只能依附于民间发展。由于受到抵御环境的制约，加之当时的通信不便，交通闭塞，缺乏广泛的交流，推拿的发展只能是就地取材，根据当地群众的需要，演化出了各具特色的推拿流派。其中流传广泛，学术影响深远的推拿流派主要如下。

1. 一指禅推拿流派 该流派大约形成于清朝末年，由河南李鉴臣传授于丁凤山，丁凤山在上海江浙一带行医授徒，传有推拿著作《一指定禅》，成为江浙两省一指禅推拿流派的创始人。其入室弟子有王松山、钱福卿、丁树山等十余人。记载一指禅推拿有按、摩、推、拿、搓、抄、滚、捻、缠、揉十大手法。一指禅作为其主要手法，强调以柔和为主，柔中御刚，刚柔并济，动作连贯，节律均匀，并要求通过刻苦的锻炼，使手法达到"持久、有力、均匀、柔和、渗透"的技术要求，使手法功力由外达内。

2.攘法推拿流派　攘法推拿流派创始于丁季峰（1914—1998），幼承庭训，得其伯祖父丁凤山、父丁树山真传。1936年在沪开设推拿诊所。攘法是在一指禅推拿中的滚法基础上加以演变而来。使手法更加具有效率和临床效果，更加适合于运动系统疾病及中风偏瘫的治疗。为与原来的"滚法"相区别，故取名"攘法"。以揉法和按、拿、捻、搓等作为辅助手法，形成了风格独特的手法推拿流派。

3.内功推拿流派　内功推拿流派的师承追溯到清末山东济宁的李振基（字树嘉，1834—1909），传同乡马万起（1884—1941）。内功推拿流派是在锻炼"少林内功"基础上，结合了治疗内外伤的经验发展起来的。具有一套"常规操作方法"，并强调在患者锻炼少林内功的基础上施以推拿治疗，代表手法是擦法（原称平推法）。其他尚有击、拿、点、分合、扫散、理、劈、抖、搓、运、拔伸等法。手法要求刚劲有力，刚中寓柔，操作快速，连贯有序。

4.脏腑推按流派　清同治年间，河北人王文，因病咳血，得异人手法救治并授予《推按精义》一书，遂因病成医。该派治疗手法以推按、点穴为主，重视中焦脾胃，以调理阑门穴，贯通上下气机。有《脏腑图点穴法》一书。

同时期，在全国各地治疗骨伤科疾病的推拿流派，逐渐形成了"正骨流派""点穴推拿法"等。

近代推拿手法著作主要以小儿推拿为主，手法理论因受到西方医学的冲击影响而逐渐融合发展，如结合了古法秘本与现代西医学的生理学、病理学、解剖学、组织学等知识。如丁季峰著的《推拿医术原理简论》、杨华亭的《华氏按摩术》，均是以古法为经，新法为维，开创了近代推拿手法的新局面。

八、新中国成立后推拿的全面发展

新中国成立后，推拿得到了全面的发展。在推拿古籍整理、出版，推拿的临床、教学、科研、推拿专业新著译作的出版和推拿人才队伍的建设诸方面，都出现了空前的繁荣景象。推拿作为治疗方法源远流长，历经时代考验，拥有强大的生命力。推拿学得到了复兴。1956年上海中医学院附属推拿学校成立，为中国第一所推拿专科学校；1958年上海建立了国内第一所中医推拿门诊部。通过设科办校，使推拿专业人才的培养除了"师带徒"的形式外，还有课堂集体教育的方式，培养了一大批推拿专业的后继人才，继承和整理了推拿的学术经验。20世纪60年代整理出版了推拿专业教材和专著，开展了推拿的实验观察和文献研究。1977年上海中医学院等高等中医院校正式设置推拿专业，针灸推拿系招收针灸、推拿、伤科专业的本科学生，培养五年制大学本科学生。1982年上海中医学院又招收五年制推拿专业本科学生，1986年上海中医学院推拿系成立，并招收了全国第一批推拿硕士研究生，培养推拿高级中医师；全国的医疗机构、康复（保健）机构，普遍设立推拿（按摩）科，推拿被更为广泛地应用到临床各科。1987年成立了全国性的推拿学术团体，即中华中医药学会推拿分会。1991年上海市中医药研究院推拿研究所成立，为国内第一家专业性推拿科研机构。全国多数中医院校的推拿专业从专科教育发展到本科教育。1997年在上海首次招收推拿学专业博士研究生，2000年以后还有成都、南京、长春、北京、天津、山东等中医院校招收推拿学专业博士研究生，不断为推拿教学、临床、科研输送高素质的专业人才。2002年以后，上海、天津、浙江、长春、云南、福建等省市的中医院校及其附属医院的推拿学科（推拿科）成为国家级重点学科（专科），推拿学科的发展逐渐得到各地中医主管部门的重视。

第二章

推拿手法学的基本知识

通过本章节的学习，应了解并熟练掌握推拿手法学中相关概念；推拿手法的命名与分类；推拿手法的基本动作技术要求；推拿操作时需要注意的相关事项；推拿介质与热敷的应用。推拿手法学作为中医针灸推拿专业的基础课程和主干课程，是由推拿理论向推拿治疗过渡的一门桥梁课程。掌握推拿手法的基本知识，是学好推拿手法的前提基础和必要环节，对下一步学习推拿治疗也是至关重要的。

第一节 概 述

一、推拿学与推拿手法

手法作为推拿疗法的核心，也是推拿治疗的关键。通过对与推拿手法相关概念的学习，为以后的学习打下基础。

（一）推拿学

推拿学是研究推拿方法作用原理与应用规律的一门学科，是中医学的重要组成分。推拿学是以中医理论为基础，以辨证论治为原则，运用特定的手法作用于身体表面的部位或穴位，同时配合一定的功能锻炼方法，对疾病进行诊断、预防和治疗的中医外治方法。推拿方法简称推拿，包括推拿手法和推拿功法两部分内容，特定的功法训练是学习、掌握和熟练运用手法所必不可少的环节。

推拿学根据其研究领域的不同，又分为推拿学基础理论、推拿手法学、推拿功法学、推拿治疗学、康复推拿学、骨伤推拿学、养生推拿学、小儿推拿学、实验推拿学、推拿文学等分支学科。目前，研究和应用比较集中的是推拿手法学、推拿功法学、推拿治疗学、骨伤推拿学和小儿推拿学。

（二）推拿手法

推拿手法，是指用手或者肢体的其他部分，按照特定的技巧或者规范化的动作，以力的形式在体表进行操作。因为以手部操作的手法运用最多，且富于变化，所以习惯上称之为手法。手法是一种约定俗成的说法，并非仅仅对"手"而言，除手部以外，操作部位可以使用到肘、上臂、胸、背部、臀部、足部等。手法可视为对这一类操作技能的统称，是指医生实施推拿治疗时所采用的一种特殊的操作技能，通常以手肘等部位，按照一定的技术要求作用于患者身体，从而达到其防治疾病的目的。法是方法、技巧，是有一定规范和技术要求的技巧动作。严格地说，不讲技巧的简单动作不能称之为"法"。《医宗金鉴·正骨法要旨》中说："法之所施，使患者不知其苦，方称为法也。"推拿治病是"技"与"力"的结合，主要靠手法技巧，而不是粗暴的蛮力。有些人认为推拿治病只要有力气就行，甚至认为力气越大越好，因此，在治疗中动作生硬粗暴，把患者搞得痛苦不堪，这是片面的。其主要强调手法技巧，并不是说手法操作时不要用力，更不是否定力的作用，而是强调力的运用必须与手法技能结合起来，做到既不增加患者痛苦，又能治好病。推拿手法通常分为两类：医疗推拿手法和保健推拿手法，二者之间存在着一定联系，在某种程度上，二者可以互相借鉴，但二者之间又存在着很大的区别。概括言主要有以下几点。

1. 出发点不同 接受手法的对象不同。前者是以治疗疾病为目的，对象是患者；后者主要是作为消除疲劳、预防疾病的手段，对象是健康人群。

2. 技术要求不同 医疗推拿手法技术要求高、难度大，需要经过长期的刻苦练习才可掌握；保健推拿手法技术要求低，难度小，在较短的时间内就可掌握。

3. 手法变化不同 医疗推拿手法富于变化，它要求术者根据病情、证候、体质施术部位等情况对手法做出相应的调整；保健推拿手法变化较少，操作多为套路化、程序化。

4. 程序和方法不同 医疗推拿手法训练具有一套严格而完备的程序和方法。除了手法本身的训练外，还要进行推拿功法训练；保健推拿手法的训练方法较为简单，没有功法训练的内容。

5. 衡量标准不同 在具体操作上，医疗推拿手法以治疗疾病为目的，所以在手法操作中，以疗效为第一位，而手法的舒适性处在次要地位，力度有时比较重；而保健推拿手法的舒适性为首要前提，一般力度比较轻。

6. 是否需医学理论指导不同 医疗推拿手法在运用的过程中需要有系统全面的医学理论指导，包括现代人体学、生理学和中医学等理论；保健推拿手法往往缺少足够的医学理论指导。

二、推拿学与推拿功法

作为推拿学的分支学科，推拿功法的技术内涵、作用原理和应用规律是其主要研究方向和内容，也是推拿学的核心内容之一。推拿功法是指以传统的练功方法运用于推拿技巧的学习、训练和临床实践之中，逐渐形成的一套与推拿技能操作密切相关的具有一定特色的练功方法，亦称为推拿练功。"练武不练功，到了一场空"，古人的智慧告诉我们，一定要重视功法的训练，只有功法的有力支撑，才能够达到"技"与"力"的高度结合以提高临床效能，减轻医师的身体负担。《黄帝内经》中"导引按跷者，亦从中央出也"。可理解为"导引，谓摇筋骨、动肢节"。这说明早在先秦时期导引与按跷已成为当时主要的运动治疗与养生手段。随着导引方法不断发展，主要向着四大类方向演化：第一类发展成了舞蹈，即以表演为主要目的的特定肢体动作；第二类发展成了以养生治病为主要目的的运动锻炼方法，即医疗练功；第三类发展成了以技击为主要目的的特殊运动方法，即武术；第四类发展成了修行的手段，常用于传教活动之中。推拿练功的出现有效地提高了推拿医生的身体素质和专业技能，尤其是重视上肢的力量锻炼，包括基本的指力、臂力和腰腿部力量，以及对力的体验、把握和运用。在方法上，通过有规律地训练肌肉的等长收缩，使所产生的力更适宜于手法运用的需要。这样的力习惯上称之为"霸力"。同时，由于这些锻炼方法还具有一定的医疗保健作用，所以常常有选择地应用于临床治疗。近年来也开始引入一些器械和现代运动锻炼的内容，在沙袋或米袋上进行一指禅推法、擦法、按法、揉法的训练，也属于基本功的训练内容，它对于加强手与脑的密切联系，提高腕关节的灵活性和协调性十分有益。具体功法训练详见本书的推拿练功章节。通常特定的功能锻炼方法都具有强身健体的作用，并在医疗、武术、宗教等领域应用广泛，从具体的锻炼形式和内容上，很难将它们截然区分开，在锻炼的目的方面，其区别却是显而易见的，即便在医学领域，推拿练功和医学练功的侧重点也各不相同。明确这一点，对于把握正确的练功方法十分重要，也只有这样才能科学地吸收众多流派优秀的练功方法和内容，为推拿功法所用。推拿手法学的学习方法是进行推拿治疗的基础，是推拿医师贯彻治疗思想的工具。

三、推拿手法学的学习方法

推拿学是一门临床医学，以经络腧穴学、解剖学、诊断学、中医基础理论等学科为基础。涉及了内、外、妇、儿、骨伤等多学科。推拿手法是推拿治疗的基础，手法的好坏直接关系到推拿治疗的效果。因此，推拿手法的学习要注重将科学性和实践性相结合。学习运用中医、西医理论，认识疾病，加强感性认识。在学习过程中加强诊断、鉴别及辨证分析能力，为培养全面系统的临床分析能力，形成中医理、法、方、术治疗特色，打下坚实的理论基础。

"人命至重，有贵千金"。有效地降低医疗风险，对保护医护双方的权益至关重要。推拿手法的学习，应该将规范化的手法学习，掌握手法适应证、禁忌证等作为学习的重点。

实践，是推拿学的重要特点。因此，加强实践技能的训练，不断总结，提高加强实战技能，是推拿手法学习的必经之路。只有将理论转化为实践能力，并通过实践逐渐地掌握其中的规律，深入地学习其中的医学机理，才能为推拿学的学习打下坚实的基础。

第二节　推拿手法的辨证分类

一、推拿手法的命名

推拿手法经过漫长的发展，已经由最开始"捬""搔""摩"等简单的手法，发展成种类繁多、内容丰富、门类齐全的学科。由于历史沿革、地域分割及师承流派等各种原因，推拿手法的命名较为混乱，同名异法和同法异名现象较为普遍。大致而言，手法命名的依据有以下几个方面。

（一）根据手法形态描述命名

大多数单式手法是根据施术时手法的动作形态及运动轨迹命名的，如推、拿、捻、搓、擦、按、摩、拍、点、揉、抹、振、抖等均属此类命名法。根据其着力部位的不同、受术部位的不同、受术者关节运动方向的不同、受术者体位的不同，以及手法操作时所用器具的不同又有了细分的命名方法。

1. 着力部位的不同　同样的手法由于施术者着力部位不同，而有了不同的命名，如指端推法、掌按法、小鱼际擦法、掌擦法、鱼际揉法、指摩法、肘推法、掌根击法、拳背击法等均属此类命名法。

2. 受术部位的不同　根据不同的受术部位，对有关手法予以细分命名，如颈椎拔伸法、腰椎扳法、捏脊法、摇肘法、摇肩法等。

3. 受术者关节运动方向的不同　根据受术者不同的关节运动方向，对相关的运动关节类手法予以细分命名，如颈椎旋转（斜）扳法、腰椎旋转复位法、腰椎后伸扳法、肩关节内收扳法、肩关节外展扳法、屈腕扳法、伸腕扳法、腕侧屈扳法等。

4. 受术体位的不同 根据操作时受术者的不同体位，对有关手法予以细分命名，如仰卧位颈椎拔伸法、侧卧位腰椎定位斜扳法、俯卧位腰椎摇法、坐位腰椎拔伸法等。

5. 器具的不同 推拿手法操作时经常借助一定的器具，如牛角板、桑枝棒等，分别命名为牛角板刮法、桑枝棒击法等。

（二）根据手法形态取类比象法命名

一些推拿手法和操作法，尤其是流派手法，在某些部位操作时动作形态富于变化，生动美观，较易与蝴蝶、龙凤等动物的运动形象类比，故命名时用相应的事物做比喻，不仅形象生动，惟妙惟肖，而且易于学习和记忆。如成人推拿手法中单式手法的啄法、一指禅双手操作的蝴蝶双飞式；又如小儿推拿复式操作法，如二龙戏珠法、凤凰展翅法、苍龙摆尾法、黄蜂入洞法、打马过天河法、猿猴摘果法等。

（三）根据手法功效命名

此类手法命名主要是一些固定的推拿操作术式，尤其是在小儿推拿及成人推拿的套路运用中，较为常用，主治功效、临床作用明确、清晰，便于选择使用，如推三关、退六腑、飞经走气、揉龟尾、推上七节骨、运水入土、运土入水等。

（四）根据手法结合部位命名

此类命名方式与上一种命名方式相似，同样是为推拿手法总的固定术式与推拿套路命名。但本命名方法重点强调了手法的技术操作要领与操作部位的结合，通过手法形态特点及操作部位的结合进行命名，如捏脊法、扫散法、开天门、推坎宫等。

（五）根据复合动作命名

此类手法命名主要以复合手法为主。经验丰富、手法运用纯熟的推拿医师，在实际操作中，常常将两种或两种以上的单一手法进行复合操作，在不改变手法功效及临床主治的情况下，提高手法效能，丰富手法的变化及层次感，如弹拨法、按揉法、勾点法、拿捏法等。

二、推拿手法的分类

在推拿医学几千年的发展过程中，历代医学家在临床实践中创造、发明了许多行之有效的推拿手法。上至《黄帝内经》，下到《医宗金鉴》，古今文献中可见之于文字记载的各式手法就有三四百种之多。这些手法皆遵循中医辨病辨证之理论，以达活血化瘀、镇痛、理筋整复、调和脏腑之功效。现代学者们依据术式结构、操作技巧、应用对象等不同角度，进行如下分类。

（一）根据作用部位分类

1. 松解类手法 又称为软组织手法，古时称"抑按皮肉"，是以一定的技巧压力作用于软组织，对粘连的软组织进行松解及对紧张痉挛的软组织放松的一类方法。除运动关节类外，大多数手法都属于松解类手法，如摆动类手法、叩击类手法等。

2. 整复类手法 又称为"捷举手足"，是指以一定的技巧性力作用于骨关节，并起到矫正关节错缝的一类手法，包括运动关节类手法及部分按压类手法。

（二）辨证分类

1. 活血化瘀止痛类手法　推拿手法的活血化瘀作用是镇痛的主要机制。中医理论认为"不通则痛"，以及"不荣则痛"。《素问·举痛论》指出"痛而闭不通矣""脉泣则血虚，血虚则痛"。经络是人体运行气血的通道。气滞血瘀、局部气血耗伤，经络失于充养，气虚而不运，都可以导致经络闭塞不通，是疼痛发生发展的重要病机。《素问·血气形志》最早提出了按摩疏通经络的作用："形数惊恐，经络不通，病生于不仁，治之以按摩醪药。"《灵枢·经脉》云："经脉者，决死生，处百病，调虚实，不可不通。"

推拿治疗十分重视经络辨证，对于手法所施，主张"推穴道，走经络"，其理论依据是前人总结出来的，"经脉所过，主治所及"。行气通络的推拿操作，主要是循经取穴，压、按揉、叩击等手法均可运用。推法、擦法等推拿手法作用于四肢，其离心性操作能促进血液流向四肢，向心性操作能直接推动静脉血和淋巴液向心脏回流，有效地发挥活血化瘀作用。

2. 理筋整复类手法　中医说的"筋"，泛指肌肉、肌腱、筋膜、腱鞘等软组织，同时隶属于中医经络系统的经筋部分。《素问·痿论》所述的"主束骨而利机关"的理筋的推拿手法主要包括舒筋缓急和理筋整复。舒筋的手法主要针对肌肉痉挛、僵硬挛缩等，以"松"为主，起到直接缓解肌肉痉挛或是通过刺激压痛点以解除肌肉痉挛。这类手法主要包括**㨰法**、拔伸法、按压法、拿法等。理筋整复类手法主要针对"筋出槽"（即肌腱滑脱或筋位的异常改变），主要通过弹法、拨法、适当的运动关节类手法加以纠正。

整复类手法主要起到"正骨"的作用，即纠正骨关节位置关系的异常，以及恢复关节活动功能的"利关节"作用。《备急千金要方》主张"小有不好，即按摩挼捺，令百节通利，泄其邪气"；主张每天"踏脊背四肢一度"。四肢关节和脊柱的脱位、错缝可以运用扳法、按法、拔伸法、摇法、抖法、旋转法、踩跷法或是㨰法配合患者的关节被动运动。

3. 调和脏腑类手法　脏腑是化生气血、通调经络、主持人体生命活动的主要器官，是人体健康的主要保证。推拿具有明显的调和脏腑功效。所谓"有诸内，必形诸外"。推拿通过手法刺激体表而直接影响脏腑功能，或是通过经络与脏腑之间的联系来实现这一功能。多采用膏摩的方式，以点、按、摩、揉、拿捏、擦、指针等操作。调肾多在腰部施术，如命门、肾俞、腰阳关、气海、关元、丹田等，远端的涌泉、太溪等。手法多用摩法、擦法，配合以摩腰膏。调和脾胃，是推拿手法的特色。脾胃色黄属土，位于中焦，起到运化之功。手法可在腹部或背部腧穴进行操作，如摩腹，一指禅推腹部，按揉天枢、关元、中脘，点按脾俞、胃俞、足三里，掌震腹部，擦膀胱经等。调和肺脏，主要是化痰排痰止咳。拍法、振法在上背部操作，震荡气道，起到化痰排痰的作用。其他还有"点天突法""指点气海穴法"。小儿推拿还有运内八卦法、按揉小横纹、分推肩胛骨法等。调和肝脏主要起到疏肝理气、宽胸解郁、行气活血的作用。多采用一指禅推或按揉气门、章门、肝俞、胆俞操作。点按太冲穴、推桥弓，可平肝潜阳，调和心脏，可以调节心脏功能。按揉心俞、厥阴俞可以调血脉。强刺激内关可以加快心率，弱刺激内关可以降低心率。

（三）根据手法的应用对象分类

1. 成人推拿手法　主要用于成人的推拿手法，如一指禅推法、摇法、踩跷法等。
2. 小儿推拿手法　主要适用于小儿的推拿手法，由其特定的名称及穴位等进行组合，如打马过天河、揉二扇门等。

一些推拿手法并无明显的使用界定，如掐法、揉法、捏脊法等，成人、小儿均可使用，主要是在刺激的量上存在一定的差异。

（四）根据手法的动作形态特点分类

1. 摆动类手法　是指主要以前臂的主动运动带动腕关节左右摆动来完成手法操作过程的一类手法，如一指禅推法、㨰法、揉法等。

2. 摩擦类手法　是指手法操作过程中，着力部位与受术部位皮肤表面之间产生明显摩擦的一类手法，如摩法、擦法、推法、抹法、搓法等。

3. 振颤类手法　是指术者以特定的活动方式使受术者皮下组织产生明显振动感的一类手法，如振法、颤法、抖法等。

4. 挤压类手法　是指单方向垂直向下用力和两个方向相对用力作用于某一部位的一类手法，如按法、压法、点法、捏法、拿法、捻法、拔法、踩跷法等。

5. 叩击类手法　是有节律富有弹性地叩击体表的一类手法，如拍法、击法、叩法、弹法等。

6. 运动关节类手法　是指运用一定的技巧力，在关节生理活动范围内，活动受术者关节的一类手法，如摇法、扳法、拔伸法、背法、屈伸法等。

（五）古代推拿八法

《医宗金鉴·正骨心法要旨》提出了正骨推拿的手法要求，总结出八个方面的手法，即"摸、接、端、提、按、摩、推、拿"。

摸法：摸者，用手细细摸其所伤之处，或骨断、骨碎、骨歪、骨整、骨软、骨硬、筋强、筋柔、筋歪、筋正、筋断、筋走、筋粗、筋翻、筋寒、筋热，以及表里虚实，并所患之新旧也。先摸其或为跌仆，或为错闪，或为打撞，然后依法治之。

接法：接者，谓使已断之骨，合拢一处，复归于旧处也，凡骨之跌伤错落，或断而两分，或折而陷下，或碎而散乱，或歧而傍突，相其形势，徐徐接之，使断者复续，陷者复起，碎者复完，突者复平，或用手法，或用器具，或手法、器具分先后而兼用之，是在医者之通达也。

端法：端者，两手或一手擒定应端之处，酌其重轻，或从下往上端，或从外向内托，或直端、斜端也。盖骨离其位，必以手法端之，则不待旷日持久，而骨缝即合，仍须不偏不倚，庶愈后无长短不齐之患。

提法：提者，谓陷下之骨，提出如旧也。其法非一，有用两手提者，有用绳帛系高处提者，有提后用器具辅之不致仍陷者，必量所伤之轻重浅深，然后施治。倘重者轻提，则病莫能愈；轻者重提，则旧患虽去，而又增新患矣。

按摩法：按者，谓以手往下抑之也。摩者，谓徐徐揉摩之也。此法盖为皮肤筋肉受伤，但肿硬麻木，而骨未断折者设也。或因跌仆闪失，以致骨缝开错，气血郁滞，为肿为痛，宜用按摩法，按其经络，以通郁闭之气，摩其壅聚，以散瘀结之肿，其患可愈。

推拿法：推者，谓以手推之，使还旧处也。拿者，或两手一手捏定患处，酌其宜轻宜重，缓缓焉以复其位也。若肿痛已除，伤痕已愈，其中或有筋急而转摇不甚便利，或有筋纵而运动不甚自如，又或有骨节间微有错落不合缝者，是伤虽平，而气血之流行未畅，不宜接、整、端、提等法，惟宜推拿，以通经络气血。盖人身之经穴，有大经细络之分，一推一拿，视其虚实酌而用之，则有宣通补泻之法，所以患者无不愈也。

第三节 推拿手法的基本技术要求

推拿手法种类繁多,根据手法的作用原理、运动方式、使用部位等,总结出适用于所有手法的基本技术要求。《灵枢·经水》提出了"因适"的观点,主要是指手法要恰到好处,适合病情。因此归纳总结了松解类手法和整复类手法的技术要求。

一、松解类手法的基本技术要求

(一)持久

持久是指手法在操作过程中,在严格按照手法技术动作要求规范操作的前提下,保持手法足够的治疗时间,是手法由量变到质变,保证手法对人体的刺激积累到临界点,以起到平衡阴阳、调和脏腑的治疗作用。

(二)有力

有力,即力量、功力、技巧力的综合,不是单纯蛮力和暴力,而是通过手法技巧练习而达到的力。其是推拿手法实施的基础,是手法达到治疗效果的保证。

(三)均匀

均匀,是要求手法具有一定的节奏性,使手法在力量、频率和幅度上保持均衡。力量不可忽强忽弱,频率不宜时快时慢,幅度不要时大时小。机体对手法刺激做出有效应答,手法获得期望的效应。

(四)柔和

柔和,即从容和缓的意思,患者易于接受。手法做到轻而不浮,重而不滞,和缓自然,刚柔并济,手法变化连贯。正如《医宗金鉴·正骨心法要旨》所说:"法之所施,使患者不知其苦,方称为手法也。"

(五)深透

深透,是指手法具备了持久、有力、均匀、柔和特性之后,达到的一种手法境界。这种渗透力,可以深入经络,直达脏腑,即"气至病所""外呼内应",从而起到调整脏腑虚实的作用。深透,包括"力""热"两个方面的渗透。深透有如下特点。

1. 深透一般是由表及里、由浅入深的 即深透的发生是一个渐变的过程,先发生于皮下接触部位,然后逐渐向体内传递。

2. 深透使机体产生一定的良性应答 如皮温升高、肌肉放松、症状消失,以及心率加快、呼吸增强、血压变化、肠鸣、易饥等。掌握这些征象对于临床判断手法的度很有帮助。

3. 不同手法的深透具有差异性 有些手法如一指禅推法、指摩法等深透较慢,有些手法如㨰法、擦法、击法等则较易深透。

以上几个方面是相辅相成,紧密联系的,不可偏废。手法是力与技的结合。力量是基础,充沛的体力保证手法的持久发挥，反之，力不从心，技巧性也不能达到完美的体现。均匀柔和的手法特性，调和手法的力量与持久，使手法更加的柔和，最终达到刚柔相济的手法境界。做到《医宗金鉴》所说的"一旦临证，机触于外，巧生于内，手随心转，法从手出"。

二、整复类手法的基本技术要求

整复类手法即运动关节类手法，是正骨关节错缝的一类手法。在操作上为保证治疗之安全有效性，其基本要求可概括为"稳、准、巧、快"四个字。

（一）稳

稳，即稳重，是对整复类手法安全性的全面要求。首先是要选择合适的适应证，并排除禁忌证。其次就手法技术本身，要求操作时平稳自然、因势利导，要在规定与允许的范围内操作，避免生硬粗暴。稳，还体现了手法的安全性原则，不做无把握的运动关节类手法，不滥用手法，不盲目施术。

（二）准

准，体现了手法治疗的有效性。首先，手法选择要准确，有针对性，手法的使用指征明确。其次，定位要准确，每一关节的解剖结构和运动程度是不相同的，这就要求手法精确地作用到施术部位的目标关节。

（三）巧

巧，灵巧的意思。整复类手法施力要求"以柔克刚"，避免蛮力暴力。医生控制关节被动运动操作的力量宜轻，不可使用蛮力。运用巧力才能"四两拨千斤"，善于借助患者的力量完成手法操作，达到前人"机触于外，巧生于内"的境界。

（四）快

快，是针对整复类手法的发力要求，即施以"寸劲"。在扳动时，要做到突发而有控制，发力的路线不可过长，实践要快，疾发疾收。

以上四个方面，技术要求是一个连贯的过程，以保证手法安全有效，能确保手法的安全性和有效性。明代张介宾在《类经·官能》中告诫："导引者，但欲运行气血而不欲有所伤也，故惟缓节柔筋而心和调乃胜是任，其义可知。今见按摩之流，不知利害，专用刚强手法，极力困人，开人关节，走人元气，莫此为甚。病者亦以谓法所当然，即有不堪，勉强忍受，多见强者致弱，弱者不起，非惟不能去病，而适以增害。用若辈者，不可不慎。"而《医宗金鉴·正骨心法要旨》则明确指出："法之所施，使患者不知其苦，方称为手法也。"这里的手法，实则指的便是整复手法。

第四节　推拿手法练习

推拿手法作为一门古老而优秀的中医特色外治方法，经历了几千年的磨砺淬炼，由一代代中医先贤的不断总结、创新、发展完善而来。经受住了历史的考验，为中华民族的生存发展延续做出了卓越的贡献。每一招一式的手法都来之不易，在学习中，必须细心揣摩，用心领会。

一、推拿手法基本技能学习

手法操作的熟练正确与否，将直接关系到推拿治疗效果的好坏。在临床实践中推拿手法操作并非是单一手法的层层叠加，往往以复合动作的形式表现出来，在身心协调、内外一致的情况下通过肢体运动完成这一操作过程。对绝大多数推拿手法来说都要具备均匀、柔和、持久、有力的技术要求，如一指禅推、**滚法**等摆动类手法整体上就要求力量要连续不断、轻重交替地作用在施术部位上。振颤类的手法要求保持一定的频率。按压类的手法需要有一定的渗透力，做到"虽穿重裘，亦能直达经络，搜筋透骨"。手法的训练和戏曲武术等专业的训练一样，需要"冬练三九，夏练三伏""拳不离手，曲不离口"，需要进行长时间的刻苦训练才能达到，需要熟练掌握灵活运用。其中，手法本身的训练是一方面，推拿功法的锻炼必不可少。只有通过功法的不断练习，才能不断提高施术者的身体素质，使之内外贯通，身心合一，最大程度地提高身体的柔韧性、灵活性，使手法更加的灵活有力，最终达到《医宗金鉴》中要求的"机触于外，巧生于内""法之所施，使患者不知其苦，方称为手法也"的最佳效果。为适应临床操作需要，推拿手法学和推拿功法学同为推拿学的基本技能课，二者相辅相成，互相促进。因此，学习推拿手法之前需要首先进行推拿功法的学习和锻炼，学习推拿手法的过程中，则可将手法和功法结合起来进行练习，这样便可收到比较好的学习效果。

二、推拿手法的基本技能训练

历来的手法传授，都是沿袭着师徒之间的口手相授，具有密不外传的特点。可以分为以下三个阶段。

第一阶段，手法基本动作的学习和训练。这是初学的阶段，也是手法学习中最重要的阶段。由老师带领学习，主要模仿手法的"形"，学习的方法主要是临摹，根据老师的示范，反复临摹老师的动作，并仔细体会其中的动作要领，此即"初与师合"的阶段。要准确地从书本和老师处模仿，通过不断地习练，最大程度地纠正错误，切不能随意发挥，要做到中规中矩，在大脑与肌肉之间形成良性反馈，虽然枯燥和乏味，但极其重要。同时这个阶段的练习主要是达到"定型"的目的，不要过分追求力量，用意不用力。这个阶段需要潜心练习，切忌浮躁。

第二阶段，推拿功法的练习。"徒有其表"的推拿手法是不能应用于临床的，在完成对手法形态的训练后，要练习手法的"神"，即追求手法"功力"的进步，强化手法的力量和持久力。练习中要时刻保持身体协调一致，在自然、连贯、灵活的基础上，避免局部僵硬和过分用力。初学者尤其要注意双手的练习，一定要做到可以"左右开弓"，达到心神兼备、刚柔并济的手法状态。通过长时间的训练达到手法操作有似行云流水的顺畅，可以沙袋练习为途径。

第三阶段，临床使用上的学习和训练。这个阶段，是在熟练掌握各种手法的基础上，在实际运用中融会贯通的过程，是知识细化、深化的过程。在此过程中，可以通过实际的运用，发现不足，并且根据临床实际情况调整手法，使之灵活运用。在前面两个阶段的练习达到要求后，可以开始人体操作训练，它与模型练习的最大区别是人体表面的肌肉具有一定的弹性，会对手法产生反作用力，所以要求练习者要时刻注意体会手下的力量变化，不断提高自己的手感，逐步做到根据手下肌肉的反应而及时调整施力的大小来进行人体操作。由于学习者的自身条件的不同，在此阶段形成一些各自独特的操作方法是可以的，此阶段谓之"终与师离"。

三、推拿手法技能训练的具体方法

推拿手法的技能要求达到形神兼备,"形"即是技巧要求推拿手法熟练,动作连贯,体态优美自然,常规操作中施术者要做到身体中正,松紧适度,精神放松,配合必要的步法,给人以医学操作的美感。这要先在米袋上进行锻炼,待有一定的基础后再转到人体上操作练习。"神"即是功力,是肌肉通过静止性锻炼得到的"霸力"。这样的力是施术者贯通全身,由内产生的力量,具有持久渗透的特点。简单地说,这样的力具有高度的凝练、集中的特点而不外显,可以起到推绎走穴、疏通经络、调和脏腑阴阳的治疗作用。而力的锻炼(包括柔和力、持久力)可以通过练功(易筋经、少林内功等)抓酒坛、抓拿沙袋等来实现。

(一)米袋练习

除运动关节类手法外,所有手法都可以在米袋上训练。

1. 米袋的制作、规格与应用 先缝制一个长25cm、宽16cm的布袋,内装约2kg米或等量细沙(掺入一些碎海绵更佳,使其具有弹性),将袋口缝合,外面再做一外套,便于清洁替换,布套的一端留有带线绳的扎口。开始练习时,米袋可扎得紧一些,目的是使操作手在米袋上能掌握好正确的着力部位。在米袋上进行点、面、线、圆的操作练习,培养以后的推穴道、走经络的意识。

2. 练习方法 练习时,先将米袋端放在桌上,如练习一指禅推法、揉法等手法时,取坐位;练习㨰法时,则应取站位。操作时,必须按照每种手法的式式结构,从预备姿势、动作姿势,包括着力点的位置、各运动关节的角度、摆动幅度与频率,以及操作要领与全身配合的姿势、呼吸、意念等各个环节,在正确指导下进行规范化的严格训练。

(1)动作准确:在开始练习时,主要的精力应放在"动作是否正确"这一环节上,不要过于加力。因为在动作不正确的情况下,一味地加重手法的压力,会引起施术者肌肉僵硬而影响动作、姿势的正确性,而且有发生关节、韧带损伤的可能。通过一段时间的认真训练,做到手法熟练,动作正确、规范,从而做到手法动作一旦应用于临床,就会"自动地"达到"最佳力学状态"。

(2)交替练习:要注意左、右手交替练习,使双手都能熟练掌握各种手法的操作技能,一指禅推法在单手练习后,还要进行双手协同操作的训练。

(3)强度训练:在后阶段的练习中,还要加强指力与手法耐久力的练习,故后期的米袋练习主要是强度训练。要逐渐延长每次手法练习的时间,并适当增加操作的力度。

3. 练习要求

(1)定点操作技能:米袋练习的初级阶段,一般先练各种手法的定点操作能力,即所谓手法的"定力"与"吸定"功夫。手法的"定力"是手法质量的主要标准之一,是临床取得治疗效果的重要因素,练习时要特别予以重视。

(2)移动操作技能:练习时,在米袋上做上下、左右、往返运动,边操作边缓慢地直线移动。这两种技能的训练,可为以后在人体进行"推穴道、走经络"的操作打好基础。

(二)借助手法测定仪训练

推拿手法参数测定仪应用了计算机、传感器的技术,其表面采用了最新人体仿真材料的虚拟肤质,手感光滑舒适,能完全模拟人体肌肤的弹性、韧性和柔软度,是一套适应现代推拿教学目的的推拿手法传感器，由推拿手法模拟操作平台、数据采集卡、推拿手法参数处理软件计算机构成。

推拿手法参数测定仪是用于测定推拿手法动力学特征的仪器，含硬件和软件两部分。其中硬件由测力平台、A/D 转换卡和计算机组成，软件将对所有捕获的资料进行分析管理，输出并打印结果。

中医推拿模型主要功能及特点：推拿手法参数测定仪四周下方，分别装有能识别上下、左右、前后六个方向力的应变感测器，可感应微小力的变化。因而本测力平台是从三维空间表达推拿手法作用力，并充分体现了力的向量特性。这些传感信号转化成电压信号，经动态电阻应变仪加以放大，再由 A/D 转换卡换成数字信号输入电脑。

（三）人体操作练习

经过一段时间的米袋练习，在基本掌握手法动作要领后，就可以进入人体操作练习阶段。在人体上练习是为临床应用打好基础。人体训练的目的，一是掌握各种单一手法在人体不同部位的操作特点；二是练习双手动作的协同操作，以及多种手法的配合应用；三是根据人体各部位的形态结构和关节活动功能，选择相应的手法和恰当的力度，或练习与手法同步的肢体被动运动；四是熟悉各部位的常规操作法。

第五节　推拿手法操作注意事项

推拿手法操作时，要想达到理想的治疗效果，就要做到细致入微，既能够避免医源性的损伤以提高疗效，又能够做到自我保护，需要予以注意。

在推拿手法操作前，做到诊断明确，掌握病情，排除相关的禁忌证。选择明亮舒适的治疗环境。既要注意保护患者的个人隐私，又要使患者感到安全可靠，消除其紧张不安的情绪。实施手法治疗时应做到文明操作，必要时须请有关的医护人员陪伴。在操作前根据患者的具体病情选择合适的体位予以治疗。

在推拿治疗过程中，合适的体位很重要，体位合理可以让受术者更加容易接受手法治疗，尤其是一些年老体弱或者是病情较重的患者，能够坚持足够长的时间，接受到足够的治疗，保证取得较好的操作效果。施术者选择合适的体位，能够最大程度地减轻疲劳感，持久操作。

一、选择体位

（一）受术者体位

1. 仰卧位　两下肢伸直或腘窝下垫枕微屈。推拿面部、胸腹部、四肢前面时，常取此体位。

2. 俯卧位　受术者头可置于床头的透气洞中，脚踝下方可垫枕，两上肢放在体侧，或屈曲在床头两侧的手托上。操作项肩部、腰背部、臀部和下肢后部时，可取此体位。

3. 侧卧位　在推拿治疗肩、臀和四肢外侧部位时可用此体位；做腰椎斜扳法时也用到该体位；对于饱餐后或身体肥胖不能俯卧者，也可取此体位操作。

4. 站立位　内功推拿流派主张患者在接受推拿手法治疗前，先站桩练功，在特殊的站立练功体位下，接受擦法、棒击法等推拿手法治疗。

5. 端坐位 受术者正坐于凳子上。在做头面部、颈项部操作及肩部摇法、坐位腰部拔伸法等操作时，可取此体位。

6. 伏坐位 受术者前倾伏坐于一种特殊的伏坐式推拿椅上，头面部、胸部、两前臂、两臀、两小腿前部等多处受力支撑身体，全身处于一种非常放松的状态。可在此体位下做掌推背部、横擦背部、拍背部、振肩胛间区、叩击项肩部等操作。

7. 悬吊位或倒悬位 悬吊位指双手抓住吊杆使身体悬垂；倒悬位是足高头低悬吊，这是一种比较特殊的推拿操作体位，有助于腰椎等脊柱关节间隙的拉开。在牵引拔伸状态下推拿，适用于腰椎间盘突出等疾病的治疗。

8. 特殊体位 如肺部排痰可采取引流体位，在此体位下做拍法、振法等操作。

（二）施术者体位

根据不同的受术部位，施术者可选择站立位或端坐位操作。

1. 站立位 推拿颈项部、肩部、腰背部多取站立位。

2. 端坐位 推拿头面部、胸腹部多取端坐位。

二、手法频率和强度

手法操作中注意手法频率及强度的衔接，施术者需要做到"守神"，精神高度集中，随时注意患者的体感变化、精神状态。注意适时地调整手法的刺激量，以免造成医源性损伤。手法强度主要和手法的压力、作用面积、作用部位、着力面积、受理方式及操作时间有关系。在同等压强下，强度与受力面积呈正相关，与作用部位的肌肉丰厚程度反向关联。在经络循行部位及穴位上进行手法操作，敏感程度要强于非经络、穴位。对于年老体弱患者及软组织肿胀急性期的患者要给予轻柔的手法刺激；对于身体强壮或者是旧病宿疾，肢体麻木不仁的患者，手法刺激易强。一般来说，手法操作的时间与刺激强度成正比。

三、手法变化的衔接

在完整的操作过程中，一般遵循轻—重—轻的施力原则，在手法开始及结束时力量要轻柔，中间部分手法力量可适度加重。手法操作保持一定的节律性。同时注意手法操作的路线要结合由点到线、由线到面的运用。尽量避免在同一部位反复强刺激。手法之间的相互衔接要做到"手随心转，法从手出"，意到手到，意在手先。手法衔接自然连续。手法结束后，要注意观察患者的反应，如有头晕，恶心疼痛加重等不适现象，需要给予及时处理。要跟患者进行良好的沟通，让患者尽可能了解病情，交代手法操作期间的注意事项，提高依从性。

第六节 推拿介质（膏摩）和热敷

一、介质种类

推拿介质的使用，历史悠久。早在《黄帝内经》时期就有"按之以手，摩或兼以药"的论述。张仲景《金匮要略》云："四肢才觉重滞，即导引、吐纳、针灸、膏摩，勿令九窍闭塞。"

推拿手法操作的过程中，在皮肤上使用的膏剂、油剂、水剂、粉剂等称为推拿介质，也被称为推拿递质。以药物作为推拿介质，在人体表面或是一定深度部位的穴位配合以手法，以药物提高手法疗效的一种推拿方法称之为膏摩，也称为"药摩法"。介质的作用：一是起到润滑的作用，来保护皮肤，减少手法的摩擦损伤。二是通过透皮吸收给药，借助药物的功效，达到增加治疗的作用。三是通过手法及介质的配合使用，产生温热效应，发挥手法、穴位及药物的协同作用。如《圣济总录》所说："若疗伤寒以白膏摩体，手当千遍，药力乃行，则摩之用药，又不可不知也。"如横擦八髎、擦涌泉等手法。

二、介质的选择

（1）推拿介质的使用也属于中医外治法的范畴。

所谓"内治之法即为外治之法，外治之法即为内治之法"。与内治法一样，外治法也应遵循中医学理论进行辨证分型。所以，要根据辨证分型配合以不同的推拿介质。以阴阳为总纲，区分寒热虚实。寒证，要使用有温热散寒作用的介质，如葱姜汁、冬青膏等；热证用具有清凉退热作用的介质，如凉水、酒精等；虚证，用具有滋补作用的介质，如药酒、冬青膏等；实证，用具有清泻作用的介质，如蛋清、红花油、传导油等。

（2）根据病情的不同、病位的不同，选择不同的介质。

软组织损伤，如关节扭伤、腱鞘炎等选用活血化瘀、消肿止痛、透热性强的介质，如红花油、传导油、冬青膏等；小儿肌性斜颈选用润滑性能较强的滑石粉、爽身粉等；小儿发热选用清热性能较强的凉水、酒精、薄荷水等。

（3）根据年龄选择不同的介质。

成年人，一般水剂、油剂、粉剂均可以使用；老年人常用的介质有油剂和酒剂；小儿皮肤娇嫩，所以常用的介质不能刺激性太大，主要选择滑石粉、爽身粉、凉水、酒精、薄荷水、葱姜汁、蛋清等。

三、推拿介质的使用注意

（1）选择合适的体位，方便手法的使用，同时令患者体态舒适，充分暴露患处。有皮肤破损，即有严重皮肤病的患者禁止使用。

（2）介质使用的量要控制好，均匀涂抹于施术部位。介质量过多，手法容易轻浮无力；介质量太少，容易导致手法滞涩，损伤皮肤。

（3）使用的手法以摩法、推法、擦法、揉法、抹法为主。操作时要轻快柔和，以平稳着实为原则。

（4）手法操作结束后，需要防风避寒，防止腠理虚开，邪气入体加重病情。

四、膏摩方

介质可以是仅仅作为润滑作用的添加剂，也可以兼有药物作用。一般把润滑剂和药物的作用相结合制成不同的剂型，如散剂、丸剂、酒剂、锭剂、膏剂、汤剂等，每种剂型各有不同的特点，如散剂制作简单，携带方便；丸剂药力持久，吸收缓慢，存储方便；汤剂处方灵活，可以适应各种病情需要等。在临床使用时要综合考虑，酌情使用。现将常用的推拿介质单方和复方，介绍如下。

（一）常用单方

1. 葱姜汁　将适量的葱白和生姜捣碎取汁使用；也可将葱白和生姜切片，浸泡于酒精中使用，能加强温热散寒作用，常用于冬春季节感冒及小儿虚寒证。

2. 医用酒精　适用于成人推拿（酒精过敏者禁用），有活血祛风、散寒止痛、通经活络的作用，对发热患者尚有降温作用，一般用于急性扭挫伤，并常用于治疗风寒湿痹和慢性劳损。

3. 薄荷水　用 5% 薄荷脑 5g，浸入酒精 100ml 内配制而成。具有温经散寒、清凉解表、清利头目和润滑作用，常用于治疗小儿虚寒性腹泻及软组织损伤，用于擦法、按揉法，可以加强透热效果。

4. 木香水　取少许木香，用开水浸泡，待凉后去渣使用。有行气、活血、止痛作用，常用于急性扭挫伤及肝气郁结导致的两胁疼痛等症，常用于擦法、揉法等。

5. 凉水　即洁净的自来水或凉开水。有清凉肌肤和退热作用，常用于外感热证。

6. 麻油　即食用麻油。在使用擦法时局部涂抹少许麻油，可以加强手法的透热作用，以提高疗效，常用于刮痧疗法中。

7. 蛋清　有清凉去热、祛积消食作用，常用于小儿外感发热、消化不良等症。

8. 滑石粉　性甘、淡、寒，有清热利窍，渗湿润燥作用，常用于小儿推拿的摩擦类手法，夏季用于出汗部位，可以保护医生、患者的皮肤，有利于手法的施术。

9. 爽身粉　有润滑皮肤、吸汗、吸水的作用，质量较好的爽身粉可代替滑石粉应用，可用于多种病证。

10. 白酒　即饮用白酒。适用于成人推拿，有活血祛风、散寒除湿、通经活络的作用，常用于治疗小儿虚寒性腹泻及软组织损伤。

（二）常用复方

1. 黄膏　由大黄、附子、细辛、干姜、蜀椒、桂心、巴豆组成。将上述药物用醋浸泡，次日再放入 1000g 腊月猪油内煎沸，绞去药渣，密封于瓷器内备用。本品具有温散风寒、舒筋通络的作用，治疗目赤、头痛、项强、贼风游走皮肤等病证。

2. 陈元膏　由当归、天雄、乌头、细辛、川芎、朱砂、干姜、附子、雄黄、桂心、白芷、松脂、生地黄、猪油组成。把上述药物（除松脂、猪油、雄黄、朱砂外）切细，用醋和生地黄汁泡一夜，再放入 400g 猪油内微火熬炼，使沸 15 次，煎至药色变黄为度，绞去药渣，再放雄黄、朱砂细末，搅拌和匀，置于密封器具内备用。本品具有温通气血、祛风止痛的作用，治疗腰背疼痛、胸胁胀满、心腹积聚、经闭不孕、风痒肿痛及风湿痹痛等病证。

3. 莽草膏　由莽草、乌头、附子、醋、猪脂组成。将前四味药物切细，用 1L 醋浸泡一夜，次日放入 2000g 猪油内煎沸，绞去药渣，倒进瓷器内贮存备用。本品具有散寒消肿止痛、安神定魄的作用，治疗痹证肿痛、精神恍惚等病证。

4. 野葛膏　由野葛、犀角、蛇衔、莽草、乌头、桔梗、升麻、防风、蜀椒、干姜、鳖甲、雄黄、巴豆、丹参组成。把上述药物切碎，用 4L 醋浸泡一夜，次日把这些药物放入已熬成的 2500g 猪油内，以微火煎熬，使药物在油中翻滚，三上三下，使药色变黄，绞去药渣，贮存备用，本品能起到清热解毒、祛痹止痛等作用，膏摩患处，可治疗风毒恶肿、痛痹不仁、恶疮、偏枯轻肿、脚弱等病证。

5. 青膏　由当归、川芎、蜀椒、白芷、吴茱萸、附子、乌头、莽草组成。把上述药物切细，用醋浸泡两天，然后放入 2000g 猪油内煎至药色发黄，绞去药渣，贮存备用。本品具有祛风寒活血止痛的作用，治疗伤寒头痛、项强、四肢烦痛等病证。

6. 白膏　由天雄、乌头、莽草等组成。把上述药物切成粗末，用醋浸泡一夜，次日放入盛有 1500g 腊月猪油的铜器中，文火煎炼，使药变成焦黄色，去药渣，置于瓷器中备用。本品具有解毒、祛风湿、散寒止痛的作用，治疗伤风恶寒、肢节疼痛、目赤、咽喉痛、小儿头疮、牛皮癣等病证。

7. 丹参赤膏　由丹参、雷丸、芒硝、戎盐、大黄组成。把上述药物切碎，用 250g 醋浸泡过夜，次日再放入猪油内煎沸，绞去药渣，贮存备用，主治心腹热痛。

8. 乌头膏　由乌头、野葛、莽草组成。把上药切细，用适量高度白酒浸泡 3 天，再放入 2500g 猪油内煎沸，待药色成焦黄时，滤去药渣，盛入瓷器内备用。本品具有祛风散寒、活血通络的作用，治疗伤寒身强直、偏枯口僻、手足顽麻等病证。

9. 蹉跌膏　由当归、续断、附子、细辛、甘草、萹蓄、川芎、白芷、牛膝、蜀椒组成。将上述药物切细，然后把药物放入 1000g 猪油内煎熬，使药成黄色，绞去药渣，盛入瓷器备用。本品具有活血养筋、消肿止痛的作用，治疗因脱位、挫伤而引起的疼痛。

10. 商陆膏　由商陆根、猪油组成。以上两味合煎，待炼至色黄，绞去药渣成膏，盛入瓷器内备用。本品具有逐水消肿的作用，主治水肿。

11. 乌头摩风膏　由乌头、附子、当归、羌活、细辛、桂心、防风、白术、川椒、吴茱萸组成。将上述药物切碎，用醋浸泡一夜，次日放进 500g 腊月猪油内，用文火煎熬，使药色变黄成膏，盛入瓷器中备用。本品具有祛风除湿、温中散寒、活血止痛的作用，治疗风湿痹痛、腰腿不遂、四肢拘挛、皮肤不仁等病证。

12. 当归摩膏　由当归、细辛、桂心、生地黄、天雄、白芷、川芎、朱砂、干姜、乌头、松脂、猪油组成。将上述药物（除松脂、朱砂、猪油外）切碎，用 500g 生地黄取汁，浸泡药物过夜，次日放入 2500g 猪油和 120g 松脂内，慢火煎熬，使药至黄色，滤去药渣，盛于瓷器内备用。本品具有散寒祛风、活血止痛的作用，主治风湿痹痛。

13. 牡丹膏　由牡丹皮、芫花、皂荚、藜芦、附子、莽草叶、大黄、蜀椒组成。将上述药物切细，用布裹好，放入干净器具内，用 1500g 酒浸泡过夜，次日放入 1500g 腊月猪油内，文火煎熬，候药变色，稀稠得所，即绞去药渣，装进密封瓷器中备用。本品具有清热凉血、活血散瘀的作用，治疗脚气、痹痛、鼠漏恶疮、风毒、腹中痛等病证。

14. 皂荚摩膏　由皂荚、醋组成。把皂荚捣细研为末，用陈醋调和成膏。本品具有祛痰开窍等作用，主治中风、口眼㖞斜。

15. 摩脐膏　由杏仁、葱、盐组成，把上三味同研成糊状，成膏。本品具有通便作用，主治便不通，腹胀。

五、热敷

中医外治法，历史悠久，方法种类繁多，疗效确切，方便易行。在马王堆出土的《五十二病方》就记载有"温熨""药摩""外洗"等外治法，有两千多年的历史。运用热敷治疗是在中医理论指导下，通过不同的药物组合，借助于水、酒等介质作用于人体局部，进行熏、洗、熨、擦等操作，达到治疗、保健的目的。热敷法历史悠久，可追溯到《黄帝内经》时期，其中记载了熨法治疗寒痹。《厘正按摩要术·熨法》曰："每遇病者食积、痰滞，结于胃脘，宜辛开苦降以治之。设误服攻下大剂，正气已伤，积滞未去，此时邪实正虚，无论攻下不可，即消导破耗之剂，并不敢施，唯有用熨法外治。"说明热敷不仅可以治疗痹证等外感性疾病，同时也可以治疗内科疾病。正如吴尚先说的"外治之法即内治之理"，古代应用热敷的方法很多，有药熨、汤熨、酒熨、葱熨、土熨等。热熨的主要作用是达到"透热"的目的，即通过热量传导与药物所产生的共同治病因素由经入脏，输布全身以达到调节经脉、平衡阴阳的目的，加强温经通络、活血散瘀、散寒止痛的作用，适用于腰脊躯体熏洗不便之处。这一疗法为历代医家普遍使用。

热敷疗法适用广泛，可应用于外科、骨伤科、皮肤科、五官科等疾病，而且对内科、妇科、儿科病证也有显著疗效。本法具有易于掌握、便于推广、制作简单、操作方便、易学易用、容易推广、起效迅速、使用安全、毒副作用少等优点。此疗法具有散风寒、活气血、通经络、止疼痛的良好作用，在推拿治疗中，具有良好的适用性，而被广泛运用，是推拿按摩中一个很好的辅助疗法。它是以中医藏象理论为核心，经络学说为依据。五脏配属五行，支配人体的生命活动，调节生理功能，是人体功能的核心。经络是气血运行的通道，是人体的组织结构，同时具有沟通表里，联系上下的作用，具有平衡阴阳、抵御外邪等生理功能。无论外邪还是内邪，都要通过作用于人体体表、脏腑和经络而致病。热敷疗法是以药物加热后，外敷或浸渍作用于皮肤，促使药性由经入脏，输布全身以达到调节经脉、平衡阴阳的功效，并具有温通经络、活血化瘀、止痛的作用。

本疗法的治疗原理可概括为以下几个方面：首先，通过药物作用于人体的皮部、孙络，调动营卫，激发经气，引起经络系统的反馈作用来激发机体的自身调节作用，促使某些抗体的形成，借以提高机体的免疫功能；其次，是药物通过熏洗熨擦的给药方法，温通血脉，调畅气血，能直达病灶，起到散寒消肿、活血止痛、疏通经络、祛风止痒、拔毒祛腐等作用；再次是经络调整作用，在体表给药，通过经络血脉和信息传递，通过不同的药物之气味由经脉入脏腑，输布全身，直达病所，以达到补虚泻实、调整阴阳、治疗疾病的目的；最后是皮肤的吸收作用，以药物通过皮肤吸收的方式进入人体，再通过经络、脏腑的输布作用，直接作用于病灶处的皮肤而起到全身或局部的治疗作用。

热敷可分为干热敷和湿热敷两种。二者各有其优点和缺点，干热敷的穿透力不及湿热敷。一般湿热敷的温度为 50～60℃，穿透性强，因而消炎作用也强；干热敷的温度为 60～70℃，比较方便，易操作。热敷如果超过上述温度，易烫伤皮肤，因此必须加以注意。热敷法既可以在医院的门诊或病房进行，也可由患者或患者的家属按照医嘱在家中自行操作。

（一）湿热敷

推拿临床中以湿热敷最为常用。湿热敷一般在手法结束以后进行。湿热敷不仅能提高推拿的治疗效果，还可以减低因手法刺激过度对机体局部引起的不良反应。

1. 湿热方

（1）传统热敷方：由红化 10g，桂枝 15g，乳香 10g，没药 10g，苏木 50g，香樟筋草 15g，钻地风 10g，路路通 15g，千年健 15g 组成。主治扭伤，挫伤，风湿疼痛，局部怕冷，关节酸痛等。

（2）简化热敷方：由香樟木 50g，豨莶草 30g，桑枝 50g，虎杖根 50g 组成。主治因扭挫伤而引起的疼痛肿胀，肢体酸楚等。

（3）海桐皮汤：由海桐皮 6g，透骨草 6g，乳香 6g，没药 6g，当归 5g，川椒 10g，川芎 3g，红花 3g，威灵仙 2g，白芷 2g，甘草 2g，防风 2g 组成。主治因跌打损伤引起的疼痛不止。

（4）散瘀和伤汤：番木 15g，红花 15g，生半夏 15g，骨碎补 10g，葱须 30g 用水煮沸后，再加入醋 60g，煎使之沸。主治碰撞损伤、瘀血积聚。

（5）五加皮汤：由当归 10g，没药 10g，五加皮 10g，皮硝 10g，青皮 10g，川椒 10g，香附子 10g，丁香 3g，麝香 0.3g，老葱 3g，地骨皮 3g，丹皮 6g 组成。治疗伤后瘀血疼痛。

（6）八仙逍遥汤：由防风 3g，荆芥 3g，川芎 3g，当归 6g，黄柏 6g，苍术 10g，丹皮 10g，川根 10g，苦参 15g 组成。主治因跌仆损伤而引起的体表肿硬疼痛，风湿疼痛。

2. 湿热敷操作方法　将中草药置于布袋内，扎紧口袋，放入锅内，加适量清水，煮沸数分钟。趁热将毛巾浸透后绞干，根据治疗部位需要折成方形或长条形敷于患部，待毛巾不太热时，即用另一块毛巾换上（也可放在上一块毛巾夹层中）。一般换 2～3 次即可。为加强治疗效果，可先在患部用擦法，随即将热毛巾敷上，并施以轻拍法，这样更易于皮肤透热。

3. 湿热敷注意事项

（1）热敷时必须暴露患部，避免弄脏衣被；室内要保持温暖无风，以免患者感受风寒，治疗后应避免患者受风寒侵袭。

（2）要严格控制药温，一般按部位、病情、年龄等因素而异，以不烫手或能忍耐程度而定，药温不宜太高，太高则会烫伤皮肤，过低则又会影响疗效。对于皮肤感觉迟钝的患者，尤要注意烫伤。

（3）毛巾必须折叠平整，这样不易烫伤皮肤，并可使热量均匀透入。

（4）临证选方用药，视具体情况而定，如头面、腰骶部及某些敏感部位，不宜选用刺激性太强的药物，否则会引起发疱，损伤皮肤。小儿皮肤薄，尤宜少用或不用。对某些加人造麝香等的药物，孕妇应忌用，以免引起流产等不良后果。

（5）若发现有皮肤过敏者，宜随时更换方药或停止治疗；有皮肤破损者，随病位病情选用适宜的用药方法。

（6）热敷时可隔着毛巾使用拍法，但切勿按揉；被热敷部位不可再用其他手法，否则容易破皮。一般情况下，热敷均应在手法后使用。

（二）干热敷

1. 干热方

（1）理气止痛方：食盐 500g，置于锅内，在炉火上炒热。然后取布袋 1 个，将炒热的盐放入布袋内。令患者仰卧，将包着热盐的布袋置于患者胸部，然后将此袋缓缓地自胸部向腹部移动，如此数次。主治胸腹饱闷疼痛、气滞胀痛。

（2）去积滞方：枳壳、莱菔子、大皂角、食盐，共研为末，用白酒炒，使其温热。即用布包好，趁热敷于胃脘处，主治食积痰滞结于胃脘。

（3）暖痰方：生附子 1 枚，生姜 30g，一起捣烂炒热。再用布袋 1 个，将捣烂炒热的附子和生姜置于袋中。先用此袋敷于患儿背部，然后敷于其胸部，至袋不太热时，将袋中的附子和生姜取出，把它做成圆饼状，贴于患儿的胸口。主治小儿胸有寒痰，一时昏迷，醒则吐痰如绿豆粉，浓厚而带青色者。

2. 干热敷操作方法　将所有药物研成碎末，放入锅内炒热（或加白酒、醋等作料拌匀）或隔水蒸热后，装入一布袋中（如系蒸热，宜先装袋后再蒸），取药袋趁热熨摩特定部位或患处，多用来治疗痛证、寒证。使用时要注意药温适度，防止烫伤皮肤。

（三）热敷常用药物

1. 活血化瘀类　当归、乳香、没药、川芎、鸡血藤、桃仁、红花、牛膝、降香、赤芍、苏木、血竭等。

2. 祛风除湿类　独活、威灵仙、防己、秦艽、豨莶草、木瓜、徐长卿、海桐皮、透骨草、海风藤、千年健、松节、伸筋草、忍冬藤等。

3. 散寒止痛类　桂枝、麻黄、生姜、防风、羌活、附子、干姜、肉桂、吴茱萸、花椒、丁香等。

4. 行气通经类　木香、香附、沉香、檀香、橘皮、桑枝、路路通、麝香、冰片、地龙、丝瓜络等。

5. 强筋壮骨类　补骨脂、自然铜、续断、天麻、鳖甲、杜仲等。

热敷方组成时，可在以上各类药物中，每类选取 2～4 味。一首方剂由 12～14 味药物组成，每味药用量可为 10～30g。具体用法：将各味药物先用凉水浸泡 30～40 分钟，煎沸后，再煎煮 20～30 分钟，倒出药液约 500ml，以瓶贮存备用，药渣用 20cm×30cm 的布袋喷洒高浓度白酒少许，再以干毛巾包裹敷患处，药袋凉后，可隔物在锅内蒸热，如上述喷洒白酒，干毛巾包裹重复使用 2～3 次。用后置药袋于阴凉处或以塑料袋封好放置冰箱内，再用时先以原贮存药汁少许洒在布袋上，使其湿润，后蒸热洒酒再运用。如此，每袋药可用 5～7 日。另外，贮存之药汁，亦可每次以 30～50ml 入 1000ml 热水中浸洗患处，多以手足部适合。

第七节　推拿手法的适应证与禁忌证

一、推拿手法的适应证

推拿手法作为一种古老的治疗方法，历经千年而不衰绝，现今也广泛应用于临床，推拿的治疗范围很广，而且随着按摩学科的迅速发展，按摩的适应证也在逐渐扩大。在骨伤科、内、妇、儿、五官科及保健美容等方面都有按摩的适应证，尤其对慢性病、功能性疾病疗效较好。

（一）古代文献中推拿的适应证

1. 痛证　《黄帝内经》关于由多种原因引起的痛证的推拿治疗有多处记载。如《素问·举痛论》中记载："寒气客于肠胃之间、膜原之下，血不得散，小络急引故痛。按之则血气散，故按之痛止。"此篇还记载："寒气客于背俞之脉则脉泣，脉泣则血虚，血虚则痛，其俞注于心，故相引而痛，按之则热气至，热气至则痛止矣。"这些都是由寒邪引起的疼痛，通过推拿后，能够使寒气散，疼痛止。《素问·调经论》曰："寒湿之中人也，皮肤收，肌肉坚紧，荣血泣，卫气去，故曰虚。虚者聂辟气不足，血泣，按之则气足以温之，故快然而不痛。"这是寒湿邪气伤人所致的痛证，通过推拿能够使卫气充实，营血畅行，达到"快然而不痛"的目的。《素问·玉机真藏论》曰："病名曰肝痹，一名曰厥，胁痛出食，当是之时，可按若刺耳。"对于这种由肝气上逆所致的胁痛，也可以采取推拿疗法来治疗。《灵枢·杂病》曰："颟痛，刺足阳明曲周动脉见血，立已；不已，按人迎于经，立已。"腮痛，先用针刺放血的疗法，若疼痛不止，可按住人迎穴旁的动脉，经过按压后，可马上止痛，推拿对其有良好的镇痛作用。

2. 高热神昏   《灵枢·刺节真邪》曰："大热遍身，狂而妄见、妄闻、妄言，视足阳明及大络取之，虚者补之，血而实者泻之，因其偃卧，居其头前，以两手四指挟按颈动脉，久持之，卷而切推，下至缺盆中，而复止如前，热去乃止，此所谓推而散之者也。"这是关于推拿手法治疗高热神昏的最早记载，对今天治疗发热仍有重要的借鉴意义。现今临床多用推拿治疗小儿发热，推拿具有易为小儿接受、疗效确切、副作用少等优点，是小儿发热的重要治疗方法之一，在临床上不管是何种原因引起的发热，均可运用推拿疗法达到退热的目的。手法包括捏脊手法、揉法和推脊手法，主要作用在督脉、督脉之大椎穴及足太阳膀胱经上。

3. 麻木不仁   《素问·血气形志》曰："形数惊恐，经络不通，病生于不仁，治之以按摩醪药。"肢体痛痒不知的"不仁"症，多是由经络不通导致的，推拿通过经络穴位的刺激，使人体的气血畅通、精微物质得以输布，从而治疗麻木不仁等疾病。现今推拿疗法也是治疗偏瘫后遗症的有效方法，偏瘫后遗症多会伴有半身不遂、身体乏力、手足活动困难、肢体关节僵硬等运动系统的症状。现代研究表明，推拿能使肢体受损的周围神经功能得到调节，这可能是推拿手法刺激中枢神经系统的效果，肌肉和关节明显得到充盈，推、拿、拔、伸、屈、旋等推拿手法都可即时增强患者的肢节活动能力，纠正肌萎缩，滑利关节，增强柔韧度，可以说推拿不失为一种很好的中医特色物理治疗康复方法。

4. 卒口僻   《灵枢·经筋》曰："卒口僻，急者目不合，热则筋纵，目不开。颊筋有寒，则急引颊移口，有热则筋弛纵缓不胜收，故僻。治之以马膏、膏其急者，以白酒和桂，以涂缓者，以桑钩钩之，即以生桑灰置之坎中，高下以坐等，以膏熨急颊且饮美酒，噉美炙肉，不饮酒者，自强也，为之三拊而已。"这里所描述的卒口僻与现代医学中周围性面瘫的症状极为一致，主要由于供血不足，面部感受风寒之邪，使局部经络气血瘀滞而不能正常运行，筋脉失去营养所致，文中的"熨急颊""为之三拊"这些都是推拿手法在面神经麻痹治疗中的运用。《灵枢·经筋》曰："足之阳明，手之太阳，筋急则口目为僻，目眦急不能卒视。"所以我们在治疗面瘫时，所选穴位应多以阳明经、太阳经为主，重点在麻痹部位取穴，配合远部取穴，以疏通阳明、太阳经筋，祛风散寒，调和气血，使筋脉得以濡润温煦，面瘫便可痊愈。

5. 脾风发疸   《素问·玉机真藏论》曰："病名曰脾风，发疸，腹中热，烦心出黄，当此之时，可按、可药、可浴。"王冰对"脾风"注释为："肝气应风，木胜乘土，土受风气，故曰脾风，盖为风气通肝而为名也。"肝木之邪传脾，脾蕴湿热而成黄疸，这种以黄疸为主症的脾风病可以选用推拿按摩的疗法，从各疗法的排列顺序上也可以看出，推拿疗法还是其首选的治疗方法。现代推拿学也多结合药物治疗新生儿黄疸，选穴前应先鉴别阳黄和阴黄，阳黄多采取清脾胃、平肝、退六腑、运八卦的方法，阴黄选穴多选清补脾、平肝、揉二马、揉外劳宫等方法，多取得显著疗效。

6. 疝瘕   《素问·玉机真藏论》曰："脾传之肾，病名曰疝瘕，少腹冤热而痛，出白，一名曰蛊，当此之时，可按，可药。"蛊，因其颇似蛊虫噬咬、精气消蚀所致，故古医家以"蛊"名之，其并非一种具体的体内寄生虫病，主要症状为少腹烦热疼痛、小便白浊，可以采取推拿或药物的治疗方法。

（二）现代推拿适应证

有研究者以"推拿"为关键字对生物医学数据库进行检索得出适应证的名称及出现频率：其中有215种适应证，每种适应证出现的频率不相同。

1. 运动系统疾病   共有90种适应证，其出现频率由高到低依次为：腰椎间盘突出，肩周炎，颈椎病，腰扭伤，小儿先天性肌性斜颈，腰腿痛，腰三横突综合征，网球肘，颈性眩晕，神经根型颈椎病，梨状肌损伤，腰椎小关节滑膜嵌顿，腰肌劳损，类风湿关节炎，胸椎小关节紊乱，肩背肌筋膜炎，肘关节强直，腰椎滑脱，足跟痛，椎动脉型颈椎病，腰背肌筋膜炎，胸椎关节错缝，骨关节炎，小儿痿证，颈椎间盘突出，软组织损伤，腰椎关节紊乱，颞颌关节功能紊乱症，膈肌痉挛，踝关节扭伤，寰枢关节半脱位，强直性脊柱炎，棘上韧带损伤，腰痛综合征，外伤性眩晕，菱形肌损伤，腱鞘炎，膝痛，痿证，痹证，肩臂痛，痛风，臀筋膜损伤，腰骶椎变异，肱二头肌长头腱滑脱，颈性头痛，小儿寰枢椎半脱位，颈部挫伤，前斜角肌综合征，膝关节粘连性强直，小儿髋部伤筋，骶髂关节错缝，臂丛神经损伤，腓肠肌损伤，股骨骨折后遗症，颈源性背痛，股神经嵌压，髋关节滑囊炎，腰椎侧弯，骨质疏松症，肩扭伤，颈肩综合征，肩峰下滑囊炎，髌骨软化症，奔豚气，股后肌群损伤，搐溺症，腓总神经不全损伤，风寒湿痹，前臂缺血性肌挛缩，关节滑膜炎，不宁腿综合征，髂胫束损伤，尾椎痛，膝关节僵硬，脊髓型颈椎病，颈椎小关节紊乱，颈型颈椎病，股内收肌损伤，腰臀筋膜炎，骨质增生，腰椎压缩骨折，颈性视力障碍，冈下肌损伤，骨化性肌炎，颈臂痛综合征，新生儿马蹄内翻足，肱二头肌腱短头损伤，腰椎管狭窄症，面肌痉挛。

2. 神经系统疾病　共有 40 种适应证。其出现频率由高到低依次为：周围性面瘫，小儿脑瘫，坐骨神经痛，中风后遗症，小儿夜啼，小儿发热，偏瘫，偏头痛，头痛，侧索硬化症（肌萎缩），中风，小儿夏季热，桡神经损伤，紧张性头痛，小儿惊啼，小儿头痛，多发性抽动症，震颤麻痹，脑梗死，老年耳聋，近视眼，暑热症，足下垂，脑萎缩，失眠症，老年性痴呆，耳聋，假性近视，舌麻，截瘫，神经衰弱，进行性肌营养不良症，昏厥，髂腹下神经损伤，双下肢瘫痪，臂丛神经损伤综合征，臀上皮神经损伤，腰椎神经根痛，脑震荡后遗症，梅核气。

3. 泌尿生殖系统疾病　共有 11 种适应证。其出现频率由高到低依次为：遗尿症，尿潴留，痛经，急性乳腺炎，慢性盆腔炎，不孕症，乳痈，小儿尿路感染，小儿遗尿，尿路感染，乳腺增生症。

4. 循环系统疾病　共有 5 种适应证。其出现频率由高到低依次为：高血压，冠心病心绞痛，高血脂，冠心病心律失常，血管性头痛。

5. 消化系统疾病　共有 37 种适应证。其出现频率由高到低依次为：小儿腹泻，小儿厌食，小儿疳积，小儿病毒性肠炎，胃脘痛，肠梗阻，久泻，慢性胆囊炎，小儿秋季腹泻，小儿便秘，消化不良，腹胀，新生儿肠绞痛，胃下垂，急性阑尾炎，婴儿溢乳，食积发热，粘连性肠梗阻，术后腹胀，胆结石，食管贲门失弛缓症，小儿肠炎，慢性胃炎，腹痛，呕吐，结肠炎，术后肠粘连，腹泻，五更泻，急性腹泻，浅表性胃炎，胃扭转，痉挛性腹痛，肛裂，食积，蛔虫症，肠炎。

6. 呼吸系统疾病　共有 14 种适应证。其出现频率由高到低依次为：小儿哮喘，小儿咳嗽，咳嗽，支气管炎，伤风发热，失音，感冒，风热感冒，百日咳，小儿咳喘，鼻炎，肺气肿，喉痛，小儿肺炎。

7. 其他　共有 14 种适应证。其出现频率由高到低依次为：银屑病，扁桃体炎，鹅口疮，斑秃，睑腺炎，嗓音病，男性青春期变声，肿病，减肥，口疮，小儿口疮，天行赤眼，糖尿病，奔豚气。

二、推拿手法的禁忌证

推拿手法虽然安全度大，适应范围广泛，但并非所有病证都适合此疗法，推拿施术人员在临床上不仅应掌握其适应证，还应知其禁忌证。

（一）古代文献中的禁忌

1. 辨证禁忌 《黄帝内经》中对不可按或按之无益的病证有多处记载，《素问·举痛论》曰："寒气客于经脉之中，与炅气相薄则脉满，满则痛而不可按也，寒气稽留，炅气从上，则脉充大而血气乱，故痛甚不可按也。"这是寒邪侵袭经脉之中，和人体本身的热气相互搏争，导致经脉充满，脉满为实，因此不任压迫。《素问·调经论》曰："血气与邪并客于分腠之间，其脉坚大，故曰实。实者外坚充满，不可按之，按之则痛。"这种邪气与血气搏结于分肉之间而致的实证，其受邪部位表面多坚实充满，也是不可按的。《素问·举痛论》曰："寒气客于侠脊之脉则深，按之不能及，故按之无益也。"这种属于寒邪侵袭部位较深，按揉难以达到病所，因此按之也无济于事。《黄帝内经》中还有伏梁病可因推拿致死的记载，即《素问·腹中论》中所言："帝曰：伏梁何因而得之？岐伯曰：裹大脓血，居肠胃之外，不可治，治之每切按之致死。"伏梁病，因其病伏藏于腹中，如强梁之坚硬，故名。王冰对此病每切按之致死解释为："以裹大脓血，居肠胃之外，按之痛闷不堪，故每切按之致死也。"此处伏梁病即指胃脘部的脓性包块，在当时情况下，这种病一般不好治或难治。此段经文科学地提出绝对不能用按摩局部包块的方法治疗此病，因为过于按压可使脓毒扩散，邪气弥漫，病情恶化，最终可因脓毒败血症而死亡，此禁忌直至今天仍为临床推拿医生所遵行。

2. 冬不按跷 《黄帝内经》在"天人一体"整体观念的思想基础上，提出了顺应自然的养生原则，如《素问·金匮真言论》中提出的"冬不按跷"，即遵循了自然界生长收藏的规律，其中记载到："故春善病鼽衄，仲夏善病胸胁，长夏善病洞泄寒中，秋善病风疟，冬善病痹厥。故冬不按跷，春不鼽衄，春不病颈项，仲夏不病胸胁，长夏不病洞泄寒中，秋不病风疟，冬不病痹厥，飧泄，而汗出也。"这里提到冬不按跷，后世医家对此多有阐释，隋代杨上善在《黄帝内经太素》中提到："夫冬伤寒气在于腠理者，以冬强勇按跷，多劳困，腠理开，寒气入客。今冬不作按跷，则无伤寒。"唐代王冰对此解释为："然扰动筋骨，则阳气不藏，春阳气上升，重热熏肺，肺通于鼻，病则行之，故冬不按跷，春不鼽衄。"明代张介宾在《类经》中亦提到："按跷，谓按摩肢节以行导引也。三冬元气伏藏在阴，当伏藏之时而扰动筋骨，则精气泄越，以致春夏秋冬各生其病。故冬宜养藏，则春时阳气虽升，阴精自固，何有鼽衄及如下文之患。"清代高士宗在《黄帝素问直解》中亦说道："四时之气，春生冬藏，故冬不按跷，则冬藏而经俞不虚，是以春不病鼽衄，春不病鼽衄，冬藏之力也。"明代冯时可在《雨航杂录》中对"冬不按跷，春不鼽衄"解释为："盖冬月固密之时，引动枝节，阳气泄越，至生发之候，血遂妄行，故有鼻衄之疾。"上述诸多医家均认为冬天不宜按跷，而且对不顺应冬天伏藏之性而恣意进行按跷所导致的不良后果作出解释，大多认为，冬天万物蛰藏，阳气潜藏于内，冬令时节进行按摩会扰动身之阳气，使精气泄越，以致春病鼻衄。

《素问·四气调神大论》曰："冬三月，此谓闭藏，水冰地坼，无扰乎阳……去寒就温，无泄皮肤，使气亟夺，此冬气之应，养藏之道也。"冬令闭藏，人与之相适应而气机内伏，此时治病养生就应当顺应自然界万物收藏的特性，敛阳护阴，不应扰动身之阳气。阳气对人体的重要性正如《素问·生气通天论》中所描述："阳气者，若天与日，失其所，则折寿而不彰。"此篇中还提到扰动阳气后所出现的严重不良后果："阳气者，烦劳则张，精绝，辟积于夏，使人煎厥。目盲不可以视，耳闭不可以听，溃溃乎若坏都，汨汨乎不可止。"这都提示我们要注意保护人体阳气，尤其在阳气潜藏于内的冬令时节，更应注意避免扰动阳气。不过"冬不按跷"也并非绝对的法则，直接提示我们冬天推拿按摩一定不可过度，以免扰动精气外泄而产生不良后果；给我们的间接提示便是按摩推拿应避免烦劳，以免扰动身之阳气。

古代医家由于环境及设施的限制，并不能充分地防范及处理一些症状，故而有些禁忌在如今看来有些没必要，但其中所反映的逻辑及古人的谨慎态度值得现代人学习借鉴。

（二）现代推拿手法的禁忌证

（1）诊断尚不明确的急性脊柱损伤伴有脊髓症状的患者。

（2）急性软组织损伤且局部肿胀严重的患者（比如急性脚扭伤）。

（3）可疑或已经明确诊断有骨关节或软组织肿瘤的患者。

（4）骨关节结核、骨髓炎、有严重骨质疏松症的老年人等骨病患者。

（5）有严重心、脑、肺疾病的患者。

（6）有出血倾向的血液病患者。

（7）局部有皮肤破损或皮肤病的患者。

（8）孕妇或有怀孕征兆者；经期、产后恶露未净时（子宫尚未复原），小腹部不可推拿，以免发生流产或大出血。

（9）有精神疾病且又不能和医者合作的患者。

（10）病程已久，患者体弱，禁不起最轻微的推拿、按压，如不注意这些情况，太过大意地进行操作，就会出现眩晕、休克的症状。

（11）烫火伤患部不宜推拿；患部周围忌重推拿。

（12）传染性或溃疡性的皮肤病，如疥疮、无脓性疮疡和开放性创伤，不宜推拿，但轻症或局限性的皮肤病，可不受这种限制。

（13）急性传染病（如伤寒、白喉等），各种肿瘤及其他病情严重的患者，都不宜推拿。

（14）极度疲劳和酒醉的患者，不宜推拿。

第八节　推拿意外情况的处理和预防

如果对推拿方法、部位等不加以注意，也会使患者受到不应有的痛苦或造成施术困难。所以，推拿师应认真做好推拿前的一切准备工作，然后根据患者的病情制订正确的推拿方案，认真细致地操作，主动观察和询问患者的感受，手法要避免粗暴急躁、置患者反应于不顾。要尽量避免发生意外。一旦手法使用不当，操作时间过长或患者精神紧张等，导致异常情况发生（如晕厥、破皮、骨折、出血等）。学术界将这种推拿操作中出现的异常情况称为"推拿意外"。发生异常情况时，推拿医务人员必须做出正确判断，并予以及时而恰当的处理。

一、疼痛加重

对于颈肩腰腿痛患者，若治疗时手法过重或第一次推拿治疗患者不适应，有时会出现疼痛加重的情况，一般1～3天后多能自行消除，亦可配合活血化瘀药物处理，在操作时手法应尽量轻柔和缓，以患者能忍受为度。

（一）表现

患者经推拿手法治疗后，特别是初次接受推拿手法治疗的患者，局部皮肤出现疼痛、肿胀等不适的感觉，夜间尤甚，用手按压时疼痛加重。

（二）原因

（1）术者手法操作技术生硬。
（2）局部施术时间过长，手法刺激过重。

（三）处理

（1）一般不需要特别处理，1～2 天内症状可自行消失。
（2）若疼痛较为剧烈，可在局部施行轻柔的按法、揉法、摩法、擦法等。

（四）预防

对初次接受推拿手法治疗的患者，手法要轻柔，局部施术时间亦不宜过长。

二、骨、关节损伤

骨、关节损伤包括骨折和脱位两大类。推拿在临床上由于存在技术和认识方面的不同，同样也会造成医源性骨、关节损伤，常见原因有推拿手法过于粗暴，对于正常关节活动度认识不足，治疗时运动关节的手法掌握欠准确；由于对疾病或对疾病在某阶段的认识不足，即使是很轻的手法也会造成病理性骨折和医源性骨、关节损伤。出现骨折、脱位时要及时整复固定。对疑有骨折的患者，要注意明确诊断，对小儿和年老患者做按压、屈伸、扳、摇等手法时，要注意手法不宜过重，做关节活动时，手法要由轻到重，活动范围由小到大，并密切注意患者耐受情况，以免造成骨、关节损伤。

（一）表现

患者在接受推拿手法治疗时，特别是在做被动运动或较强刺激的按压手法时，突然听到"咔嗒"之声，继之出现局部疼痛、运动障碍（如肋骨骨折、腰椎压缩性骨折、股骨颈骨折等）症状。

（二）原因

（1）患者年老骨质疏松，或患者有骨质病变及骨折假性愈合。
（2）患者接受手法治疗的体位选择不当。
（3）施术时手法使用不当，压力过重、刺激过强、运动幅度过大，以及手法生硬粗暴。

（三）处理

（1）立即停止手法操作。
（2）制动、包扎、固定，并做 X 线检查以明确诊断。
（3）做必要的对症处理，及时予以整复和固定。

（四）预防

（1）手法治疗前，特别是进行被动运动类手法操作前要仔细检查，如有疑问宜先行必要的 X 线检查，排除骨折及骨结核等骨质病变。

（2）被动类手法操作必须在正常生理许可范围内进行，幅度由小到大，逐渐增加，不可粗暴。

（3）骨质疏松的老年患者，手法用力不宜过重。

（4）选择的体位必须舒适、正确，有利于手法操作。

三、瘀斑

瘀斑是推拿治疗中和治疗后皮下出血的现象。

（一）表现

患者在接受推拿治疗中和治疗后，手术部位皮下出血，局部皮肤肿起，并出现青紫、紫癜及瘀斑现象。

（二）原因

（1）初次治疗时手法刺激过重，时间过长。

（2）患者有血小板减少症。

（3）老年性毛细血管脆性增加。

（4）患者长期或过量服用阿司匹林、华法林等抗凝血药物。

（三）处理

（1）局部小块瘀斑，一般无须处理。

（2）局部青紫严重，可先制动、冷敷；待出血停止后，再在局部及其周围使用轻柔的按揉、摩、擦等手法治疗，同时，加湿热敷以消肿、止痛，促进局部瘀血消散、吸收。

（四）预防

（1）若非必要，不宜选用过强的刺激手法。

（2）对老年人使用手法必须轻柔，特别是在骨骼突起的部位，手法刺激更不宜太强。

（3）急性软组织损伤患者，不要急于在局部进行手法治疗和使用湿热敷。

（4）了解患者的服药史。

四、晕厥

晕指头晕，厥指手足逆冷或突然昏倒。晕与厥多同时发生。如在推拿过程中突然发生，俗称为"晕推"。其临床表现、发生机制和处置办法与针灸的"晕针"相似。

（一）表现

患者突感头晕目眩，如坐舟车，天旋地转，胸闷，恶心呕吐，面色苍白，四肢发凉，冷汗出，甚至昏不知人等。

（二）原因

（1）患者因素：饥饿、紧张、疲劳等。

（2）疾病情况：血压异常、血糖异常、脑血管病等。

（3）颈椎解剖：与椎动脉的解剖特点有关。曾有使用颈椎旋转手法造成椎基底动脉缺血性损伤，引发急性脑血管病的报道。

（4）手法因素：力度太重，时间太长，旋转过度，体位不适。

（5）环境因素：诊室闷热，或空调环境下空气不流通。

（三）处理

（1）立即停止推拿操作，扶患者躺于床上，头稍低位，监测血压与脉搏，饮少许糖水或温开水。

（2）针刺或掐按急救穴。

（3）颈型眩晕者，常给予口服钙通道阻滞剂尼莫地平 20mg，每日 3 次，或氟桂利嗪 10mg，每晚 1 次；并口服倍他司汀 4～8mg，每日 3 次；口服地西泮，睡前 2 片。亦可于卧位，做颈部放松与纵向手法理筋和拔伸治疗。用鱼际揉前额，拇指按揉印堂、睛明穴、太阳穴、分抹鱼腰穴；用沿足少阳胆经头颞部循线行扫散法治疗，时间 5～10 分钟。

（4）严重者，送医院观察或抢救。

（四）预防

（1）存在"晕推"的因素时，慎用推拿。

（2）掌握好手法的力度和时间。

（3）改受术者颈椎坐位操作为卧位操作，并控制旋转的角度。

（4）保持诊室的空气流通。

五、皮肤破损

粗蛮的小幅度急速而不均匀的擦法、粗暴的掐法、生硬的推法、过久的指揉法，均可导致皮肤损伤。医者在加强基本功训练，掌握正确的手法的同时，可加用油膏、滑石粉等推拿介质以保护皮肤。对皮肤的表面损伤，一般无须特殊处理。但一定要保持损伤部位的清洁，以防继发感染。

（一）表现

患者在手法治疗时出现局部皮肤发红、疼痛、起疱等皮肤表面擦伤、出血、破损的现象。

（二）原因

手法使用不当，如按揉法操作时，因为用力过重，幅度过大，捻动皮肤所致；拍法、擦法操作时，因为没有紧贴皮肤，向下用力太强而产生冲击力所致；一指禅推法、**滚法**操作时因为没有吸定，产生异常的摩擦运动等所致。

（三）处理

（1）损伤处立即停止手法治疗。

（2）做好局部皮肤的清创（局部涂龙胆紫溶液等），防止感染。

（四）预防

（1）加强手法训练，熟练掌握各种手法的动作要领、要求。

（2）在使用擦法、推法时，可配合使用介质，防止破皮。

六、神经系统意外

神经系统包括中枢神经系统和周围神经系统。由于在推拿治疗中所治疗的部位和手法的不同，造成的伤害也不一样。轻则造成周围神经、内脏神经的损伤；重则可造成脑干、脊髓的损伤，甚则造成死亡。在推拿过程临床上常出现的神经系统损伤疾病有膈神经损伤、腋神经及肩胛上神经损伤、蛛网膜下腔出血。

（一）表现

（1）膈神经损伤时出现膈肌痉挛、呃逆。一侧膈神经麻痹时，该侧膈肌失去活动能力，引起轻度呼吸功能障碍；双侧膈神经麻痹或不完全麻痹时可出现呼吸困难，咳嗽也会发生。当膈肌麻痹时，其他呼吸肌与颈肌均被动参与呼吸。膈神经内会有感觉神经，所以膈神经受刺激，可产生右侧肩部疼痛（牵涉性痛），因而可能被误诊为肩关节的病变。

（2）腋神经、肩胛上神经损伤时，立即出现单侧肩、臂部陈旧性疼痛、麻木，肩关节外展功能受限，肩前、外、后侧的皮肤感觉消失，日久三角肌、冈上肌可出现失用性萎缩。

（3）蛛网膜下腔出血，则会出现突发性原有症状加重，双下肢乏力，麻木疼痛，继而可出现双下肢瘫痪。若蛛网膜下腔出血未能及时控制，还会出现尿潴留和肢体感觉障碍平面上升，直至出现呼吸困难的危象。

（二）原因

（1）颈部旋转复位法手法使用不当则易造成颈部脊髓和脊神经损伤，从而引起膈神经受损。

（2）在治疗中，强行做颈椎侧屈的被动运动，则易引起腋神经及肩胛上神经损伤。

（3）出现蛛网膜下腔出血现象，患者往往具有脊髓血管畸形。脊柱局部损伤或推拿手法过于粗暴易引起畸形血管局部发生血液流变学改变，也可直接引起血栓形成或出血，使原有的症状突然加重。

（三）处理

（1）处理膈神经损伤时，应避免劳累和运动锻炼，通过增加腹式呼吸来弥补膈肌瘫痪。同时可口服维生素 B_1 25～50mg，每日 3 次。

（2）处理腋神经及肩胛上神经损伤时，患者应充分休息，便于神经功能的恢复。局部轻手法推拿受损肌群，被动活动各关节，尽量减少肌肉萎缩并预防关节挛缩。患者可口服维生素 B_1 25～50mg，每日 3 次；ATP 20～40mg，每日 3 次。

（3）出现蛛网膜下腔出血时，应减少搬动，避免加剧出血，尽可能就地抢救。50%葡萄糖 40～60ml（内加维生素 C 500mg，维生素 B_6 25mg）静脉注射，每日 2 次，或 20%甘露醇，或 25%山梨醇 250mg 快速静脉滴注，每日 1～2 次，以降低椎管内压。必要时，可用维生素 K 抗凝治疗。

（四）预防

（1）对于膈神经损伤，应提高手法的技巧性和准确性，不要过度地拔伸、旋转和侧屈颈椎，以免颈部神经损伤。

（2）对于腋神经、肩胛上神经损伤，应避免颈部侧屈的被动运动，尤其是猛烈而急剧的侧屈运动，侧屈幅度不能超过45°。

（3）对有出血倾向、凝血酶原缺乏或有动脉血管硬化的患者，避免脊椎部位重手法治疗。

七、内科意外

因推拿而致的纠纷和官司涉及的内科病证，主要包括在推拿的过程中所发生的脑血管意外（特别是再次中风）、急性心肌梗死、一过性血压升高、癫痫发作和因气道堵塞而窒息等，可统称为内科意外。

（一）表现

（1）脑血管意外：突发眩晕、恶心，一侧肢体感觉丧失或运动不遂，昏迷、意识障碍等。

（2）一过性血压升高：出现头暴痛、头晕、恶心等症状，检查可发现血压高于正常值（素有高血压者，可远远高于平常值）。

（3）心肌梗死：突发心前区疼痛、憋闷、窒塞感，或喘促，或昏不知人，大汗淋漓，四肢厥冷，脉微欲绝。

（4）癫痫发作：突然神志异常，昏仆，口中发出猪羊般叫声，口吐涎沫。

（5）气道堵塞：突然呛咳，喉间梗阻，呼吸骤停，面色青紫，四肢乱蹬。

（二）原因

（1）患者本身存在相关的原发性疾病，如脑血栓或脑梗死、高血压、心肌缺血、糖尿病、癫痫、小儿哮喘等；或存在某些危险因素，如高血脂、肥胖等。

（2）推拿时机或环境选择不当，如患者过饥、过度疲劳、过度烦躁等；或环境干扰，如噪声、突发事件等。

（3）手法与体位不当，点法、按法、叩击法等手法力度较重、刺激量大，或扳法掌握不好、摇法频率过快和幅度过大，都是诱发内科意外的原因。如果体位不适合，特别是俯卧位及体位改变太快时，也容易引发内科意外。

（三）处理

（1）如患者反映身体不适、心里难受时，应立即停止操作，仔细观察脉象和呼吸；扶患者坐起或仰卧，可给予少许糖水饮用。如属癫痫发作，可掐水沟、翳风、合谷、十宣等急救穴。一次性血压升高，可令患者静卧并给予降压药口服或肌内注射。如属脑血管意外或心肌梗死，应立即吸氧。心前区憋闷和疼痛可给予硝酸甘油舌下含化。

（2）若患者已经昏迷，速拨打急救电话，尽快通知家属并送具有抢救设施的医院进行抢救。

（四）预防

（1）推拿前充分了解受术者既往史，明确诊断，考虑到内科意外的可能。

（2）对于存在内科意外原发性疾病和危险状态的患者，须将发生内科意外的可能性告知患者家属，并记录在病历中。

（3）受术者选择舒适的体位，尤其不要俯卧太久。

（4）施术者控制好手法的力度、频率和时间。

（5）科室应准备常规急救设备和药品。

八、内脏损伤

内脏包括消化器官、呼吸器官、泌尿器官和生殖器官，这四个系统的器官大部分位于胸、腹腔内。推拿医生或初学者，对脏器解剖位置和体表投影区不熟悉，对生理和病理变化时的改变不了解，而在推拿治疗中选择了错误的手法或不恰当的时间，可造成内脏损伤。临床上常见的内脏损伤疾病有胃溃疡出血及穿孔、闭合性肾挫伤。

（一）表现

（1）如穿孔较小，尤其在空胃情况下，受伤初期，全身症状和腹膜刺激症状，有剧烈腹痛，呕吐，呕吐物内可含有血液，易于发生休克。体征：腹肌强直（尤以上腹部显著）伴有压痛，肠蠕动音消失，肝浊音界也可消失。X 线透视检查发现膈肌下有积气。

（2）单纯性闭合性肾挫伤临床症状较轻，仅有腰部疼痛和暂时性血尿，很少触到腰部肿块或血肿；较严重的损伤主要表现为休克，血尿，腰部疼痛剧烈，患侧腰肌强直，并有包块触及。大剂量静脉肾盂造影（不加腹压）和 B 超检查对本病均有诊断意义。

（二）原因

（1）手法较重、使用辅助器械或忽视患者身体条件选择踩跷。
（2）长时间刺激胃、肾体表投影区。

（三）处理

（1）处理胃溃疡出血及穿孔时应根据临床症状和患者年龄，选择非手术治疗或手术治疗。根据病情需要，观察血压、脉搏、体温、尿量；预防脑缺血，可采用平卧位或头低足高位；有剧烈呕吐者，应禁食，并注意呼吸道通畅；有烦躁者，可酌情使用异丙嗪、地西泮等镇静药。可选用卡巴克洛 10mg，每 6 小时 1 次，肌内注射；维生素 K 38mg，每日 2 次，肌内注射。应积极准备输血、输液。必要时，应考虑手术治疗。

（2）处理肾挫伤时，应每日测尿常规，连续观察对比，观察血尿变化，直至肉眼血尿停止；注意肾区包块增大或缩小；卧床休息，避免过早活动而再度出血；应注意抗感染治疗和止血。可选用氨甲苯酸 0.3～0.4g 加入 5%葡萄糖注射液静脉滴注，或用氨甲苯酸 10mg，每 6 小时肌内注射 1 次。

（四）预防

（1）对于胃溃疡出血及穿孔，预防中不宜在饱餐后作腹部推拿治疗。溃疡病患者近期内有反复出血现象，不宜推拿治疗。溃疡患者，造影不规则，溃疡直径大于 2.5cm，不宜推拿治疗。另手法也要轻快柔和。

（2）对于肾挫伤，预防中应了解肾、肾区的解剖位置。在肾区禁忌重手法和叩击类手法，尤其是棒击法的刺激。对腰痛要辨证论治，选择恰当的手法。

作为推拿师需要不断努力提升推拿技术，尽量做到意外零出现（即使出现，也要按照应急预案及时处理），不断汲取经验，依靠强大学科技术力量，不断为医学做出自己应有的贡献。

第三章

推拿手法的作用

第一节 推拿手法的中医作用原理

一、对经筋的作用

经筋病是指沿十二经筋分布的肌肉筋骨系统病变，主要发生在人体的筋骨、肌肉、关节等部位。经筋的病理表现主要是疼痛、转筋、挛急、强直、弛缓等不适感，并伴有不同程度的关节屈伸活动不利或肢体痿废不用等运动功能障碍。目前认为肌筋膜炎、颈椎病、腰椎间盘突出、膝关节炎等疾病都与"经筋"的关系密切，也是推拿治疗该类疾病的重点。推拿手法对经筋的作用主要体现在舒筋通络、化瘀散寒等方面。

（一）经筋病的分类及临床表现

《灵枢·经筋》中论述："经筋之病，寒则反折筋急；热则筋弛纵不收，阴痿不用；阳急则反折，阴急则俯不伸。"《素问·生气通天论》则提到："湿热不攘，大筋软短，小筋弛长，软短为拘，弛长为痿。"临床上基本可将经筋病分为两种，即"筋急"和"筋痿"。经筋病的主要表现是疼痛，其次是拘急转筋。筋急主要表现为经筋疼痛、痉挛、拘急、强直等，并伴有结节、条索等病理产物。筋痿主要表现则是人体经筋组织弛缓纵软不收及肢体痿软和痿废不用。

（二）推拿手法治疗经筋病的原理

1.治疗筋急的手法及原理 "经筋之病，寒则反折筋急"，指外感风寒湿邪入侵机体，或体内寒湿积聚扰乱气机，因寒性收引，出现肌肉筋骨痉挛疼痛，拘急转筋，甚而病进，外邪内干于正，则邪气走蹿于分肉之间，聚而为痛，导致肌肉粘连、挛缩，出现筋结、条索等病理产物，严重者多伴有功能障碍。同样可因跌扑损伤或长期姿势固定等外力损伤，使局部血液循环减少，致肌肉受损。推拿手法治疗意在松筋缓急，通经解结，活血化瘀止痛。《黄帝内经》言"病在筋，调之筋""以痛为输"，并将其作为循经推拿治疗经筋之病的主要依据。筋急多表现为病灶局部肌肉挛缩，肌张力增高，故手法主要选择"以泻为主"的手法，如点按法、拨筋法、弹筋法等。临床上认为施力较重、刺激时间短、频率较快、作用部位较深，并垂直于筋结肌腹及经筋张力方向施力的手法为泻法。垂直方向有三种情况，分别对应三个操作手法。以人体平躺为例，点按法以垂直于水平面的方向用力向下进行操作，拨筋法以垂直于人体矢状面的方向施力往返用力推动，弹筋法则以垂直于水平面的方向向上提捏操作。该类治疗手法多将经络循行及压痛点作为操作部位，可拉长紧张痉挛的经筋，并松解粘连，加快阳性反应点的软化，使气血通畅，促进功能恢复。"按摩引导可使经筋骨节舒缓畅通，血脉运行通畅，故按摩其经络，则可使郁闭阻滞之气血通畅"，手法作用于局部肌肉筋骨，使力作用于局部病灶，加快其局部血液循环，提高温度使软组织大量充血，实现活血止痛、松筋通络化瘀、加速病变经筋恢复之功。如《素问•举痛论》中提到：寒气留存于肠胃之间，或膜原之下，使血气瘀而不得散，络脉拘急收引而致疼痛，按压络脉使血气消散，则使痛止。说明手法作用于局部病灶，可以痛制痛，促进局部僵硬的经筋松解，加快血肿、水肿的吸收。

2. 治疗筋痿的手法及原理　"经筋之病……热则筋弛纵不收""湿热不攘……小筋弛长"，因热为阳邪，易耗气伤津；湿热之邪，易灼伤津液，若湿热久蕴不退，化热伤津，津气亏耗，则血不能行，使气机阻滞，经筋失于濡养，以致经筋弛纵缓软不收。因脾主运化，为气血生化之源，食伤或思虑过度易损伤脾胃，脾虚则气血化生无源，运化失司，终使津停成痰，痹阻经脉，经筋失于温养则弛纵不收。肝主筋主藏血，经筋得肝血温养则筋柔刚劲；肝经气血虚弱，则无力充养筋脉，筋脉失养则枯损挛缩弛纵不用。筋痿又名筋纵，具体表现为经筋失养而致的筋弛纵缓和肢体痿软及痿废不用。

推拿手法的治疗重在温濡筋脉，强化肌力。经筋痿废不用，导致机体力学平衡失调，故多选择"以补为主"的手法，如揉法、擦法、摩法、捏筋法等。临床上施力较轻、刺激时间较长、频率较慢，并沿肌纤维或经筋张力的方向施力的手法为补法，意在温养并激活经筋。软组织生物力学分析表明，筋痿痹痛发展变化的主要原因是软组织张力的改变。筋痿的病理机制是经筋弛缓，张力降低，对侧经筋代偿性紧张时，使筋膜的表面张力增高，周围神经承受的张力相应增高致敏感度增强而致疼痛。研究结果表明，推拿可改善颈部后伸肌群的收缩力，改善其作功效率，同时手法可以强化颈部前屈肌群和后伸肌群的协调平衡能力，可以改善颈部"筋痿"，起到束骨和滑利关节的效果。杨盛宇等通过测试推拿手法对颈椎病肌群生物力学的影响，认为手法可增强肌群的力学性能，改善经筋作功能力。冯跃等发现，该类治疗手法可改善局部系统微循环，调整颈椎力学平衡。从血流动力学角度来讲，筋痿表现为经筋血流动力的减少，该类治疗手法可加快血流速度，提高红细胞含氧量，改善局部血液循环。因此，手法可通过调节机体力学平衡，激活弛缓经筋，放松对侧筋骨，缓解机体失衡状态，并增强病灶局部血液循环，达到温养止痛的治疗作用。

总的来说，筋急的治疗主要以点按法、拨筋法、弹筋法等以泻为主的手法，意在以"泻法"松解肌肉痉挛，松筋缓急，通经解结，化瘀散寒止痛，并降低肌张力，促进局部经筋的血液循环，改善新陈代谢。筋痿的治疗以揉法、擦法、摩法、捏筋法等以补为主的手法为代表，意在以补法刺激经筋，激活弛缓经筋，强化肌力，改善力学平衡。使用推拿手法治疗经筋病的过程中，不可拘泥于单一或者固定的手法，应推陈出新，创新性地使用多种复合式手法辨证应用与操作，以期寻求更佳的治疗手段。

二、对关节的作用

中医所说关节，包括筋膜、肌肉、肌腱、腱鞘、韧带、关节囊、滑膜、椎间盘、关节软骨等人体软组织。这些组织可因直接或间接外伤或长期劳损而产生一系列的病理变化。

推拿通过通经络、行气血、调脏腑、理筋骨、利关节，使机体产生一系列生理变化，达到治疗疾病的目的。《医宗金鉴•正骨心法要旨》将正骨手法概括为摸、接、端、提、推、拿、按、摩八法，并提出：当先揉筋，令其和软；再按其骨，徐徐合缝。主张在关节周围软组织充分放松的基础上，再进行整复手法复位。其作用机制主要有以下三个方面。

（一）舒筋通络，解痉止痛

肌肉损伤后，受损害的组织形成不同程度的粘连、纤维化或瘢痕化，可刺激和压迫神经末梢及小的营养血管，造成局部血运及新陈代谢障碍。推拿是解除肌肉紧张的有效方法。其作用机制有三：一是能加强局部的血液循环，使局部温度升高，及时清除损伤组织内淤滞的致痛物质；二是通过适当的刺激，提高了局部组织的痛阈；三是使紧张或痉挛的肌肉充分舒展，从而解除其紧张、痉挛，以消除疼痛。

（二）理筋整复

运用推拿的牵引、拔伸、伸展、摇扳或弹拨手法，可使关节脱位者整复，骨缝错开者合拢，软组织撕裂者对位，肌腱滑脱者理正，髓核脱出者还纳，滑膜嵌顿者退出，从而消除了引起肌肉痉挛和局部疼痛的病理状态，有利于损伤组织的修复和功能重建。

（三）剥离粘连，疏通狭窄

肌肉、肌腱、腱鞘、韧带、关节囊等软组织的损伤，均可因局部出血、血肿机化而产生粘连，从而引起长期疼痛和关节活动受限。运用局部的弹拨手法和关节平端、伸展、拔伸、摇扳等手法，能起到松解粘连、滑利关节的作用。

推拿手法存乎于心，不拘泥于形式，治疗同一种疾病的医家由于对疾病的认识角度和程度不同，可能使用不同的方法。

如曹锡珍治疗踝关节扭伤注重"治病以治经为主，宁失穴勿失经"，善于灵活运用经络穴位按摩、按摩八法和点探经脉线路按摩"泻阳经，补阴经"治疗踝关节扭伤。刘寿山宫廷理筋术治疗踝关节扭伤，手法注重"轻柔绵软，外柔内刚"，强调"筋喜柔不喜刚"，治疗踝关节扭伤手法宜轻。罗有明主要以复贴复位手法结合分期治疗踝关节扭伤，前期以药物为主；中期以复贴复位手法止痛消肿，恢复解剖结构；后期以加强锻炼，恢复功能为要。李墨林以挤压推按法配合踝关节的牵引和提拉手法治疗踝关节扭伤或不完全撕裂。丁季峰诊治踝关节扭伤注重使用活血祛瘀、消肿止痛、滑利关节的推按摇抹手法，诊断上要求鉴别断裂和第五跖骨基底部撕脱骨折。李祖谟认为踝关节扭伤并有骨折、脱位及骨错缝者，先进行相关疾病处理治疗，后以轻巧手法舒筋、消肿、正筋、止痛、展筋活节、理筋和练功进行踝关节扭伤的治疗。

三、对经络气血的作用

经络为人体气血运行的通道，推拿手法可通经络、行气血以达到治疗和保健的目的。《灵枢·本藏》中指出经络具有调和阴阳，通行气血，濡养筋骨，滑利关节的作用。邪气侵袭，经络闭塞，不通则痛，气血运行不畅，筋骨失养，发为痹证。推拿手法可直接作用于膝关节及其周围，刺激局部皮肤及穴位，疏通经络，促进气血运行，消肿祛瘀，理气止痛。

四、对脏腑的作用

推拿发展源远流长，腹部推拿作为其中的一个重要分支，特色鲜明，理论独立。一般认为其是医生运用特定手法，作用于患者腹部特定的穴位或部位上，通过经络系统介导，用以治疗脏腑及与脏腑相连属的器官组织疾病的推拿方法。广义的腹部推拿则是指以腹部操作为主，胸、腰背、四肢部位为辅治疗脏腑病的一种推拿疗法。

腹部操作手法，最早记载于《素问·举痛论》，该书曰："寒气客于肠胃之间，膜原之下，血不得散，小络急引，故痛。按之则血气散，故按之痛止。"而后，各朝代多有记载，如陶弘景《养性延命录》《真诰》中记载腹部按摩用以保健。巢元方《诸病源候论》中记载了振腹、摩腹、摩脐上下并气海、按胁等操作手法。孙思邈《备急千金要方》中强调推拿具有保健与抗衰老的作用。腹部推拿历代相传，至今仍用于临床治疗、保健按摩，并且其适应证广，效果明显。近年来，腹针在治疗腰突症、肥胖等方面的疗效，得到了国际认可，与腹针同源同理的腹部推拿，也在预防新生儿喂养不当、经期焦虑等方面得到认可。

给腹部做手法时，应持久有力，柔和均匀，达到使力度渗透的目的；起始操作，应进行全腹部的放松手法，再进行局部手法；治疗取穴上，可参考经络理论，手法选择上，着重选择按法和推法，其余各法在局部操作时有优势，也不应舍弃，下部用力大，上部用力小；手法补泻应根据施术层次，深泻浅补及右补左泻；操作量上，应根据患者得气感和医者的气通感，而不拘泥于时间和流程；同时，医者应注意自身锻炼，达到手法熟练。医家有言："脏腑失调，是一切疾病发生的根本原因。"而腹部作为脏腑之宫城，又遍布经络。以腹为治的腹部推拿法，具有以下优势：在治疗脏腑功能失调上，可以直达病所；方便易用，不受时间、地点、气候等条件的限制，也无须特殊医疗设备；无须服药，是绿色天然的治疗方法。

第二节 推拿手法的现代作用原理

一、镇痛机制

疼痛在现代医学中被定义为一种复杂的生理及心理活动，是临床最为常见的症状之一，其成因不仅包括机体内外的伤害性刺激，还包括受到精神、心理和情绪等诸多因素的影响从而产生的生理性保护行为。

（一）疼痛的分类

1. 按起源分类

（1）躯体性疼痛：①表浅疼痛。痛源来自皮肤或皮下组织。特点为疼痛范围明确、固定、持续时间短，如刀割伤、撕裂伤。②深部疼痛。痛源来自韧带、肌腱、骨、血管及神经。特点为钝痛、定位不明确、持续时间长，如关节扭伤、骨折。

（2）内脏性疼痛：痛源主要来自身体器官，特点常表现为钝痛、定位较差、持续时间较躯体性疼痛长；常由牵拉、炎症及缺血因素引起，呈牵涉痛。

（3）神经源性疼痛：痛源来自周围神经或中枢神经系统的一部分或多部分损伤，特点表现为无伤害性感受；疼痛在损伤部位愈合后会加强并持续数周或数月；常规治疗无效；痛觉异常。

2. 按发作程度及持续时间分类

（1）急性疼痛：突然或逐渐发生，疼痛程度轻至重度，持续时间少于6个月。

（2）慢性疼痛：发病缓慢，疼痛程度轻至重度，持续时间超过6个月。

（二）疼痛的传导机制

1. 疼痛的产生——感受器　疼痛的感受器为游离神经末梢，广泛分布在皮肤各层、小血管和毛细血管旁结缔组织、腹膜脏层和壁层、黏膜下层等处，任何外源性或内源性刺激均可导致局部组织破坏，释放 K^+、H^+、组胺、缓激肽、5-HT、Ach 和 P 物质等内源性致痛因子，继而发生痛感的传导。

2. 疼痛的载体——神经纤维　根据神经纤维的传导速度和后电位的差异，将其分为 A、B、C 三型，其中 A 类又分为 A_α、A_β、A_γ、A_δ 四种，其中与疼痛有关的神经纤维主要为小部分的小直径 A_δ 有髓神经纤维和无髓 C 纤维。

3. 疼痛的路径——痛觉通路

（1）躯干、四肢的痛觉通路

1）新脊-丘束：外周神经的细纤维由后根的外侧部进入脊髓，然后在后角换元，再发出纤维上行，在中央管前交叉到对侧的前外侧索内，沿脊髓丘脑侧束的外侧部上行，抵达丘脑的腹后外侧核，最终可投影到大脑皮质的中央后回上 2/3 处，具有精确的分析定位能力，这与快速的刺痛的形成有关。

2）旧脊-丘束：低等动物存在该传导通路，有后角细胞的轴突组成交叉后沿脊髓丘脑侧束的内侧部上行，多数终止于脑干的内侧网状结构、中脑被盖和中央灰质区等处，再经中间神经元的多级转换传递而达到丘脑的髓板内核群及下丘脑、边缘系统等结构，功能上与慢性灼痛时所伴随的强烈情绪反应和内脏活动密切相关。

3）脊-颈束：该束神经元细胞体也位于脊髓后角 Rexed Ⅳ、Rexed Ⅴ层内，接受同侧的感觉传入，轴突沿外侧索的背内侧部分上行，投射到脊髓第 1～2 颈节的外侧颈核内，后者再发出纤维通过对侧的内侧丘系投射到丘脑的 VPL 及内侧膝状体大细胞区的内侧部，再由此换元向大脑皮质投射，主要在第二躯体感觉区，该通路被认为系动物传导痛觉的主要通道。

4）后索-内侧丘系：A 类粗纤维由后根的内侧部进入脊髓，经薄束和楔束上行，在脑干的下部与薄束核和楔束核发生突触联系。自此发出轴突组成内侧丘系，到达对侧丘脑的腹后外侧核，对来自躯体、四肢精细的触觉、运动觉和位置觉进行辨别。

5）脊髓固有束：伤害性冲动由 C 纤维传导进入脊髓后在后角换元，沿脊髓灰质周围的固有束上行，既是多突触传递，又是反复双侧交叉，与慢痛的情绪反应有关。

（2）头面部的痛觉通路：主要由三叉神经传入纤维传导，第一级神经元细胞体位于三叉神经半月神经节，其轴突终止于三叉神经感觉主核和三叉神经脊束核。由此换元发出纤维越过对侧，组成三叉丘系，投射到丘脑后内侧核；另有一小束发自感觉主核背内侧的不交叉纤维，投射到同侧丘脑腹后内侧核。经丘脑腹后内侧核发出的纤维，经内囊枕部投射至大脑皮质的中央后回下 1/3 处。

（3）内脏的痛觉通路：大部分内脏痛主要由交感神经传导，而从膀胱颈、前列腺、尿道、子宫来的痛觉冲动是经过副交感神经传到脊髓的，在脊髓后角换元，其轴突可在同侧或对侧脊髓前外侧索上升，伴行与脊髓丘脑束上行达丘脑腹后内侧核，然后投射到大脑皮质。内脏痛的传入途径比较分散，即一个脏器的传入纤维可经几个节段的脊髓进入中枢，因此内脏痛往往是弥散的，不易定位的。

4. 疼痛的调控——"闸门学说"、PAG 及阿片类物质

（1）"闸门学说"：1965 年由 Melzack 和 Wall 提出，即 A_δ 纤维与 C 纤维的传导都能激活脊髓后角的上行的脑传递细胞，但同时又与后角的胶质细胞形成突触联系，当 A_δ 纤维传递时，兴奋胶质细胞使其释放抑制递质，以突触前方式抑制脑传递细胞的传导，形成闸门关闭效应；而 C 纤维传导则抑制胶质细胞，使其失去脑传递细胞的突触前抑制，形成闸门开放效应。

（2）PAG：20 世纪 70 年代有人提出了内源性痛觉调制系统的概念，也有人将之称为内源性镇痛系统。目前所认为的内源性痛觉调制系统，一般是以中脑导水管周围灰质（periaqueductal gray matter，PAG）为核心，联结延髓头端腹内侧网状结构，通过下行抑制通路对脊髓背角的痛觉初级传入活动进行调节。PAG 是内源性痛觉调制系统中一个上行与下行通路中的重要结构。它在痛觉调制中的重要性在于，凡是由激活更高级中枢所产生的镇痛效应，都被证明是通过它才起作用的。大量实验结果表明，吗啡镇痛、针刺镇痛、电刺激间脑和边缘系统中一些与镇痛有关的核团（尾核、下丘脑、隔区、伏隔核等）产生的镇痛效应，都可被注入微量阿片受体拮抗纳洛酮于 PAG 而部分阻断。电刺激 PAG 或注射吗啡于 PAG 之所以镇痛，是由于激活了下行抑制系统的结果。

（3）阿片类物质：内源性阿片类物质具有麻醉、催眠和镇痛作用，已知脑内有三类阿片肽具有吗啡样镇痛作用，分别为脑啡肽、内啡肽和强啡肽。这些物质是机体内源性疼痛抑制系统的组成部分。

（三）推拿与镇痛的现代研究

1. 对感受器的干预

（1）推拿手法可加快局部的血液循环、减少血浆中致痛物质的堆积，使其浓度下降从而减轻疼痛，部分国内学者经研究后得出推拿手法操作后可使尿液及唾液中单胺类物质含量升高，血液中单胺类物质含量降低；另有研究表明推拿不仅能使中枢 5-HT、Ach 活性含量回升，而且可减少血浆中 5-HT 和 H^+ 离子的含量，从而达到镇痛的效果。

（2）推拿手法可通过对血液循环的改善加快机体的新陈代谢，降低受损局部的酸性致痛物质的含量，改善酸碱平衡，加快其修复速度。

（3）通过整复类手法，可恢复错位的关节及痉挛的肌肉到正常的解剖位置，终止损伤组织的致痛物质的继续产生。

2. 对传导通路的干预

（1）推拿手法所产生的一系列机械性的刺激，广泛地激发了皮肤下的各种感受器，所产生的信号作为非伤害性感觉沿着 A_δ 纤维传入后角，可起到兴奋胶质细胞、抑制脑传递细胞活动的作用，从而在脊髓内环路起到镇痛作用。

（2）国内外研究表明，在疼痛患者相应穴位或阿是穴进行按压后获得镇痛效应时，患者血浆和脑脊液中的内啡肽含量升高，其镇痛效应与升高幅度呈正相关。龚氏等用放射受休竞争结合法测定 10 例颈肩腰腿痛患者推拿前后血清中内啡肽含量，发现治疗前患者血清中内啡肽含量较正常人低，治疗后均有不同程度升高，证明推拿镇痛机制与内啡肽升高有关。

（3）推拿对 5-HT 的影响：5-HT 是兴奋性神经介质，其在人体内具有多种生理调节功能，因不能通过血-脑屏障，故分为中枢和周围 5-HT。研究表明中枢 5-HT 具有镇痛效果，经推拿操作后，中枢 5-HT 明显上升，周围 5-HT 有所下降。

二、对运动系统的影响

（一）手法对肌肉组织损伤的修复

推拿手法在治疗运动系统的肌肉损伤性疾病中具有独特的作用。马建等采用仿 Prisciilla Mclarkson 和 Kazunori Nosaka 的上臂屈肌离心训练模式原理而自行设计的离心训练装置对上臂屈肌肌群进行离心训练，配合揉、弹拨、推、搓等手法治疗，发现手法对连续离心运动后延迟性肌肉疼痛有明显的治疗作用，对上臂屈肌肌群的硬度和肘关节松弛角度的恢复也具有明显的促进作用，通过血清酶检测可知氧自由基产物的生成也受到抑制。在另一研究中，马建等采用机械钳夹方式造成坐骨神经分支损伤，然后观察对比目鱼肌、胫后肌和跖肌采用手法治疗前后的变化，即手法作用效果，发现使用揉捏、提弹局部肌肉，揉委中、复溜等手法 3 个月后，组织学可见受术局部肌纤维肥大、肌肉湿重和最大肌肉横切面积的恢复优于对照组，在微循环的改善、血管血栓的减少、肌纤维间质中脂肪结缔组织增生的减轻、损伤中后期及萎缩和肌纤维变性的恢复等方面均明显优于对照组。

（二）手法对结缔组织损伤的修复

手法治疗在恢复损伤的组织结构、改善肌肉生物力学性能方面具有促进作用。研究人员采用手术方法造成家兔跟腱断裂，3 周后拆除固定，开始手法治疗，第 1 周损伤局部用揉法和揉捏法，第 2 周加弹拨肌腱法，推拿后分别于第 3 周、第 5 周、第 8 周后进行观察发现：与对照组相比，治疗组断裂处跟腱组织在肉眼观察、光镜及透射电镜下观测、运动生物力学测定等方面的结果在各观察周期均优于同期对照组。经背侧 B 超探测可获得椎间盘突出大小的有关数据，故研究人员采用镇痛牵引配合脊柱推拿手法治疗腰椎间盘突出 38 例，治疗 3～6 个月后用 B 超进行观测发现：9 个节段突出物消失，13 个明显缩小，8 个稍微缩小，7 个无变化，6 个增大。总体上突出物呈一定的缩小趋势，但上述突出物大小的变化与临床症状之间并无相关性。通过 CT 扫描对腰椎间盘突出推拿治疗前后椎间盘高度和突出物面积的变化进行观察，发现经对抗牵引、踩跷等推拿治疗半年后，其椎间盘高度和突出物面积均呈缩小趋势，其中两例突出物完全消失的患者均为膨出型，且病程在半个月以内。由此，可推测脊柱整复手法对突出的椎间盘组织的治疗作用主要体现在改变突出物与神经根位置方面。

（三）手法对神经组织损伤的修复

对周围神经损伤的修复问题历来有两种对立的观点：一种认为推拿等康复手段只能延缓或防止神经损伤后肌肉萎缩的速度，对神经再生没有影响；另一种则认为推拿不仅可以有效防止肌肉萎缩，而且能够促进神经的再生和修复。研究人员采用机械钳夹方法造成家兔坐骨神经分支损伤，于术后 7 天拆线并进行手法治疗，局部用重手法揉捏、提弹，配合重揉委中、复溜等穴位，分别在术后 1 个月、3 个月、5 个月时进行观测，手法治疗组与对照组相比较发现：1 个月时，治疗组光镜下神经损伤远端 1cm 处可见较多施旺细胞增生，髓鞘变性程度较轻；对变性的比目鱼肌运动终板经 Ranvier 氯化金染色压片后光镜下呈现的小圆点的数量的观测显示，治疗组要明显少于对照组。3 个月时，治疗组较对照组神经干明显增粗，再生的神经纤维较多呈分隔束状，可见少量轴索脱髓鞘改变；与对照组退变的小圆点大量存在相反，治疗组变性的比目鱼肌运动终板光镜下呈现的小圆点变性已较少见，可见到典型的运动终板形成。5 个月时，治疗组神经干进一步增粗，偶见轴索脱髓鞘改变，而对照组神经干、增生的神经束和神经纤维仍较细，尚有少量轴索脱髓鞘改变；治疗组可在光镜下见到典型的比目鱼肌运动终板形成，但对照组仍有少量退变的小圆点存在。综合以上的试验结果可知，手法治疗使神经纤维的发育较均衡，再次蜕变的纤维数量少，并可显著加速神经损伤的修复和再生。

三、对神经系统的影响

推拿是以中医基础理论为指导，利用专门的手法及器械所产生的作用力直接作用于人体体表的特定部位，以达到调节人体生理功能和防病治病的一种疗法。中医学认为推拿具有疏通经络、行气活血、理筋整复、滑利关节、调整脏腑、扶正祛邪作用。从现代医学角度讲，可解除肌肉痉挛、松解粘连组织、促进组织修复、改善血液循环、促进炎症介质的消散，并可调节消化系统、免疫系统及神经系统功能等。推拿的手法刺激作用于人体某些部位或经络穴位上，可调节神经系统功能。近年来的临床研究表明，推拿后神经系统、组织器官均可释放出具有生物活性的化学物质，并可由此改善血液循环，加速致炎致痛物质、酸性代谢产物的清除，从而产生镇痛效应。对于推拿镇痛的作用途径，张绯洁通过推拿家兔内关穴实验发现推拿能提高家兔耳壳的痛阈，并且推测推拿的作用信息是经外周神经传入脊髓，作用于脊髓上结构，包括大脑皮质、丘脑等，经中枢水平的整合，产生下行性调整，从而产生镇痛作用。中枢神经损伤后往往导致运动功能障碍，推拿可以作为功能恢复训练的一种重要方法，促进机体的功能重组，在中枢神经的可塑性方面，它必将发挥重要的作用。推拿按摩通过穴位、经络刺激、肌肉按揉等形式已在脑卒中、脑外伤等患者的康复中显示出良好的改善运动功能的作用。

目前临床多数中风康复疗法借鉴或使用推拿手法帮助患者恢复神经功能，神经生理学疗法体系以 Brunnstrom 理论、Bobath 训练法、PNF 技术为主。

Brunnstrom 理论是对偏瘫患者运动功能的评价方法和治疗技术。根据现代康复关于偏瘫本质的理论，脑卒中偏瘫是中枢神经系统遭破坏，大脑对低级中枢的调节失去控制，原始反射被释放，正常运动的传导受到干扰的结果。中枢性瘫痪的康复过程是运动模式的质变过程，Brunnstrom 根据对偏瘫患者运动功能恢复的详细观察，提出了著名的偏瘫恢复六阶段理论，分为弛缓、痉挛、共同运动、部分分离运动、分离运动和正常六个阶段。也就是说，偏瘫的恢复过程经历了从肌张力低下、反射减弱到肌张力增强，以至于痉挛、反射亢进的过程，经历了低级运动中枢控制的联合反应、共同运动的释放到高级的皮质水平的半分离、分离运动的逐渐增多，直至协调运动的出现。此理论得到国际上的承认，成为评定偏瘫患者运动功能的基本依据，也是偏瘫临床治疗的基础。Brunnstrom 技术的基本点是在脑损伤后恢复过程中的任何时期，均使用可利用的运动模式来诱发运动反应，以便让患者能观察到瘫痪肢体仍然可以运动，刺激患者康复和主动参与治疗的欲望，强调在整个恢复过程中逐渐向正常、复杂的运动模式发展，而肢体的共同运动和其他异常的运动模式是脑损伤患者在恢复正常自主运动之前必须经过的一个过程，利用这些异常的运动模式来帮助患者控制肢体的共同运动，达到最终能自己进行独立运动的目的。Brunnstrom 认为中风后出现的异常运动模式，是患者恢复到正常随意运动之前必须经过的阶段，可以利用各种原始反射和运动模式诱发出连带运动，再对刻板的连带运动进行改造使其从中脱离出来，恢复正常、随意的分离运动。在中风早期，推拿对肌张力的提高是有积极意义的，而到痉挛期，如果推拿进一步增强痉挛侧肌肉的肌力则反而限制了病情的恢复。因此，针对偏瘫不同阶段制订相应的推拿方法，使推拿有利于正常运动模式的恢复，而不只是肌力的恢复，这样才能提高疗效，避免废用综合征的出现。而且在中风发病早期，偏瘫侧肩关节很容易伴有半脱位，因此应严禁使用牵引手法。

Bobath 训练法：Bobath 神经发育治疗法是当前世界各国治疗脑瘫及一切肢体不自由者的主要方法，Bobath 主要采用抑制异常姿势，促进正常姿势的方法治疗脑瘫，因此 Bobath 法又称通过反射抑制和促进而实现的神经发育治疗法。Bobath 技术对促进偏瘫患者的主动运动，增加动作难度，克服痉挛，降低肌张力和预防畸形及进行较为复杂的运动等有明显的实用价值。Bobath 基本技术与手法包括控制关键点、抑制技术、调正反应、平衡反应、感觉刺激。控制关键点即治疗中治疗者通过在关键点上的手法操作来抑制异常的姿势反射和肌张力，引出或促进正常的肌张力、姿势反射和平衡反应。现代康复感觉刺激可借鉴推拿中的某些手法，如摆动类、摩擦类、挤压类、按压类，叩击类。推拿可借鉴 Bobath 基本技术与手法的控制关键点、平衡反应、抑制技术、调正反应、感觉刺激，有机运用到推拿手法中去。

PNF 技术：本体感觉性神经肌肉易化技术（proprioceptive neurom uscular facilitation，PNF）简称 PNF 技术或 PNF 疗法，被广泛应用于中枢神经系统疾病、骨科疾病及外周神经损伤等的治疗。PNF 技术是在解剖学、运动学、神经生理学、正常发育学、运动行为学等基础上发展起来的一种治疗体系，它以各种运动模式或姿势作为载体，通过治疗师的口令（听觉）、手法（触觉）及给予患者的视觉刺激，即通过各种感觉输入来强化本体感觉性刺激反应，促进患者学习和掌握正确的运动功能。螺旋、对角线型的运动模式是 PNF 技术的基本特征。大量临床实践证明，PNF 技术不仅可以提高人体肌肉的力量、耐力及控制能力，也能够有效地调动人体协调的潜在功能，建立稳定与活动的平衡，进而改善患者的日常生活能力。推拿可运用螺旋、对角线型的运动模式，促进患者学习和掌握正确的运动功能。

四、对免疫系统的影响

推拿疗法是中医传统医疗手段之一，具有良好的临床疗效，而推拿手法是产生疗效的关键。《医宗金鉴》提出"法之所施，使患者不知其苦，方称为手法"。中医传统理论认为，推拿疗法具有舒筋通络、活血化瘀、滑利关节、调整阴阳的作用。而现代研究则表明，推拿疗法对机体多个系统具有调节作用，除了推拿手法直接作用于局部产生的促进循环、调节体温和解痉除乏等生理效应外，神经-内分泌-免疫网络系统在其中发挥了重要的中介作用。近年来，大量临床研究表明，推拿疗法治疗疾病的机制之一可能与调节机体免疫系统功能有关。

（一）推拿手法对机体免疫分子的调节作用

免疫系统是由免疫器官、免疫细胞、免疫分子组成。免疫分子包括抗体、补体及细胞因子等多种与免疫反应密切相关的生物活性物质。它们既是免疫应答的效应分子，又是免疫系统内部、免疫系统与其他系统间信息传递的介质，对免疫识别与排斥，对机体内环境稳定起着重要的协调作用。推拿手法对不同的免疫分子存在着不同的调节作用。

郭继承等对 60 例慢性肾小球肾炎患者进行临床研究，取治疗组 30 例，采用常规治疗及慢肾汤每日 1 剂，联合推拿，每日 1 次，1 个月为 1 个疗程。对照组 30 例，采用常规治疗及慢肾汤，每日 1 剂，1 个月为 1 个疗程。推拿手法主要使用㨰法、擦法、一指禅推法、提捏法，主要在背部膀胱经部位和腹部进行施术。研究结果表明，治疗组和对照组均能使患者 IgG、IgM、IgA 水平有所提高，而且前者较后者增高明显（$P<0.05$），提示治疗组提高患者低下的免疫功能的疗效优于对照组。由此可见推拿手法对免疫系统功能具有调节作用。柯丹红等对 54 例出生

后 7 天内的健康早产儿采用 ARRAY 蛋白质测定系统检测其血清 IgG、IgA 和 IgM 含量，在母乳喂养基础上每日 3 次抚触推拿，其中对 30 例 3 个月龄婴儿进行随访复查上述免疫指标并与健康足月婴儿对照组进行比较。结果显示新生儿早期早产儿组 IgG 明显低于足月儿组（$P<0.01$），IgA、IgM 亦较足月儿组低（$P<0.05$）。而 3 个月后随访发现两组 IgA 已无显著性差异（$P>0.05$），早产儿组 IgG 与 IgM 仍较足月儿低（$P<0.05$）。结果表明抚触推拿能够改善早产儿的健康状况，提高早产儿的免疫功能。Field T 观察发现，HIV 阳性早产儿的母亲对其早产儿进行每日 3 次、共 14 天的推拿，接受推拿治疗的早产儿体重增加明显，而且自然杀伤细胞的数目有了明显增加，因此指出推拿疗法有助于提高早产儿的免疫功能。来肖威等对 54 例住院患者进行随机分组，治疗组 34 例，对照组 20 例。患者在治疗前静脉采血一次，检测血清中 IgG、IgM、IgA 的含量，然后经推拿手法治疗 20～30 天后，再静脉采血一次，测定比较。对照组不做手法治疗，仅做测定比较结果。结果显示治疗组治疗后，免疫球蛋白 IgG、IgM、IgA 偏高的患者能受到明显抑制，而偏低的患者能得到改善，对照组无明显变化。证明推拿治疗对血清中免疫球蛋白含量的高低起到双向调节作用。朱升朝实验设立体弱易感家兔模型与正常对照组，通过对体弱易感家兔模型推拿前后免疫指标变化的观察指出，推拿后造模动物 IgG、Cb-R、ANAE 等免疫指标与正常组比较差异无显著性意义（$P>0.05$）。朱升朝在对哮喘儿童推拿前后免疫指标的自身对照观察中发现，推拿能增加儿童体液中 IgA、IgM 和补体 C 的含量，提高机体抗病能力。陈香仙对 16 名运动员进行背腰部推拿，经血液检测，将其所得的免疫功能及补体系统的指标与对照组进行比较，结果显示运动员在背腰部推拿前 sIL-2R、IL-6 等指标均明显高于对照组（$P<0.01$）；经背腰部推拿后 sIL-2R、IL-6 等指标接近或低于对照组（$P<0.05$），而其主要免疫球蛋白、补体 C3、补体 C4 水平，与对照组比较也呈比较显著的低下状态。运动员组除 IgM 明显升高外，IgG 与 IgA 及补体 C 均处于显著低下状态（$P<0.01$），由此可知，对运动员背腰部推拿能消除机体疲劳，促进血液循环，改善和提高机体免疫能力。连宝领等选择以背腰部酸痛为主诉的老年患者 50 例，随机分成保健推拿 A 组 30 例，电动推拿 B 组 20 例为对照组，并分别检测 A 组、B 组 1 个疗程前后外周血清免疫球蛋白 IgM、IgA、IgG、补体 C，以及白细胞介素受体 sIL-2R、IL-6、IL-8 的水平。结果显示保健推拿 A 组 sIL-2R 的水平在 1 个疗程结束后与疗程前比较降低，且有显著性差异（$P<0.01$），与对照组电动推拿组比较亦降低且有显著性差异（$P<0.01$）。证明背腰部保健推拿可以改善背腰痛老年人的免疫功能。黄麟等对 140 例亚健康者进行不同治疗并观察不同治疗方法对人群 IgA 及血液流变学的影响，结果表明实施灵龟八法推拿组的 IgA、全血高切黏度、全血低切黏度和血浆黏度治疗前后比较，有显著性差异（$P<0.05$），表明灵龟八法推拿可以增强亚健康患者的免疫功能，改善其血液流变状况。周忠光等对 38 例寻常型银屑病患者进行推拿治疗，并对其免疫状态进行临床观察，结果发现经过推拿治疗后患者体液免疫紊乱状况较治疗前有明显改善，治疗前增高的 Ig 回降，降低的补体 C 上升接近正常水平。吴文锋等将 99 例椎间盘突出症患者分为针推组、单纯针刺组及单纯推拿组，每组 33 例，观察其免疫指标的变化。治疗 3 周后，3 组治疗组的 IL-1b、TNF α 水平均明显下降。证明推拿对免疫系统产生了一定的影响。李静将确诊的 50 例腰椎间盘突出患者随机分为两组，治疗组 30 例，用推拿手法进行治疗，对照组 20 例，予以三维立体牵引，均以 30 天为 1 个疗程，并观察了两组治疗后外周血清 Ig 含量的变化。结果显示两组治疗后外周血清 Ig 含量较治疗前明显降低，治疗组治疗前后比较有极显著性差异（$P<0.01$），组间比较亦有显著性差异（$P<0.05$）。结果证明推拿可有效降低腰椎间盘患者体液免疫亢进状态时外周血清 Ig 含量，并且优于牵引治疗。需要说明的是，椎间盘自身免疫学说由 Nayllar 于 1962 年首先提出，其认为椎间盘髓核组织

是体内最大的无血管封闭结构组织，被纤维环包裹，与周围组织的血液循环隔绝，因而具备自身抗原基础。

（二）推拿手法对机体免疫细胞的调节作用

参与非特异性和特异性免疫应答的细胞，统称为免疫细胞。依据其作用可分为三大类：淋巴细胞、辅佐细胞、其他参与某一环节的免疫应答细胞。推拿手法对机体免疫细胞功能也具有良好的调节作用。

徐昭等对 40 例慢性疲劳综合征患者进行腹部推拿治疗，并对其治疗前后的免疫学指标进行观察。治疗手法主要以腹部推拿中的按腹、揉腹、运腹、推腹为主，辅以揉背、禅揉、捏脊法等。治疗前，$CD3^+$、$CD4^+$明显降低并低于正常水平（$P<0.01$），$CD8^+$普遍升高并高于正常水平（$P<0.05$），$CD4^+/CD8^+$降低且低于正常水平（$P<0.05$）。腹部推拿治疗后 $CD3^+$、$CD4^+$恢复正常，与治疗前比较差异有显著性意义（$P<0.01$），与正常水平比较差异无显著性意义（$P>0.05$），$CD8^+$也恢复正常，同时 $CD4^+/CD8^+$也明显上调，且与正常水平比较差异无显著性意义（$P>0.05$）。说明腹部推拿治疗可以改善免疫异常现象，并为慢性疲劳综合征的治疗提供了确切的物质基础。尹景载通过疏经通督推拿治疗慢性疲劳综合征，治疗后 $CD4^+$含量显著下降，$CD3^+$、$CD8^+$含量显著增高，与治疗前比较，有极显著性差异（$P<0.01$），说明疏经通督推拿法可引起细胞免疫水平的一些变化。于娟通过临床试验研究发现，推拿肾俞穴治疗老年肾虚腰痛，治疗后除肾阴虚组 CD8 无明显变化（$P>0.05$）外，CD3、CD4、CD8、CD4/CD8 均明显升高（$P<0.01$、$P<0.05$），但变化均在正常范围内。IronsonG 等对 HIV 阳性和 HIV 阴性的男性研究也发现，经过推拿治疗后，患者机体中 NK 细胞数量有明显的增加，表明推拿能通过机体的免疫功能来抑制肿瘤细胞的生长。另外 Field T 等也发现推拿能够提高白血病儿童机体中的免疫细胞，从而发挥其免疫功能。樊云对阳虚模型大鼠进行机械式推拿治疗仪治疗，以模拟中医推拿振动类手法刺激其足三里、肾俞二穴，并对其进行免疫指标观察，得出结论是量化推拿足三里、肾俞穴，能使阳虚模型大鼠外周血 T 淋巴细胞亚群中 $CD4^+$百分比例、$CD4^+/CD8^+$显著升高，$CD8^+$百分比例显著下降，从而改善了阳虚证机体低下的免疫功能，纠正了免疫系统紊乱的情况。

五、对循环系统的影响

（一）对头颈部血液循环的影响

张鲁等用脑血流阻抗技术观测了按摩耳穴对脑血流图的影响，发现手法治疗前后，反映脑血管充盈度的单波波幅（Ω）、重搏波上升时间及波幅皆可见到显著性差异。试验证明推拿手法可改善椎动脉血供，降低脑血管紧张度，改善脑动脉弹性，提高搏动性血液供应强度。王以慈以椎动脉型颈椎病患者为研究对象，采用按、推、摇等手法在颈、项、肩部治疗后，观察脑血流图的变化发现，波幅明显升高、上升时间缩短，重搏波明显；而用推、抹、按、揉、牵引等手法在头、颈、肩部操作后的脑血流图的变化大致相同。许世雄等采用脑血流多普勒技术对颈椎病和眩晕患者治疗前后的椎-基底动脉血流速度的变化进行检测，发现推拿前患者的椎动脉和基底动脉血流速度明显低于正常，而右侧椎动脉的硬化程度较左侧严重，经间歇多次颈椎牵引手法治疗后，左右椎动脉、基底动脉、小脑后下动脉的收缩峰血流速度和平均血流速度均有明显提高。有人采用 ^{131}I-邻碘马尿酸钠静脉注射，观测颈椎病患者治疗前后脑血流通过时间，结果显示，采用推、拿、攘、按揉、提捏、提端或旋转复位等手法在颈肩背部治疗后，左右两侧脑血流通过时间均明显缩短，提示单位时间内通过的脑血流量增加。陈国民等观察了推拿家兔合谷穴对实验性失血性休克的影响，发现手法对实验动物具有明显的升压作用，随手法刺激次数的增加，血压的上升幅度大而平稳，这说明推拿手法对脑血管具有双向调节作用。

张世卿等将 192 例眩晕患者随机分成治疗组和对照组，对照组用注射用葛根素静脉滴注治疗，治疗组在对照组治疗基础上配合推拿调任通督法治疗，先令患者仰卧位指摇任脉、分腹阴阳、点揉气海、掌振关元，再俯卧位以掌摇督脉、捏脊叩督、点揉风府进行操作，最后掌振百会结束。治疗前 3 天，两组治疗效果无明显差异，但在治疗第 5、7 天节点进行比较，治疗组对眩晕的改善情况明显优于对照组（$P<0.01$），1 个疗程后治疗组的镇眩效果明显优于对照组（$P<0.01$），治疗组有效率达 93.75%，明显优于对照组 72.92%（$P<0.01$）。吴茂文等观察定位定向顶提正椎手法对椎-基底动脉血流动力学的影响。与传统手法对照，治疗 20 天后，患者眩晕、头痛的临床症状及椎-基底动脉血流动力学参数得到显著改善，临床效果和血流动力学参数改善情况均优于传统手法，有统计学价值。冯亚明运用推拿治疗椎-基底动脉供血不足所致眩晕，观察其临床疗效及对 TCD 的影响，发现通过推拿放松肌肉并进行小关节适当整复后，可有效缓解患者眩晕症状，并改善患者椎动脉与基底动脉血流速度。陈文等研究推拿对椎-基底动脉供血不足患者脑血管功能的影响，发现推拿可有效改善患者双侧椎动脉及基底动脉血流速度（$P<0.01$），同时对于患者双侧椎动脉与基底动脉血管搏动指数也有一定的改善（$P<0.05$）。

（二）对其他部位血液循环的作用

1918 年，王礼康等首次报道了推拿治疗肩周炎前后肢体血流量变化的客观实验数据的变化。该实验将光电换能器置于患侧上肢的指端，观测推拿前后指端血管容积的变化发现，62%的病例在推拿治疗 15 分钟后出现患肢血流量增加，另有 23%的患者在使用轻柔手法延长治疗时间后亦有指端血管容积的增加，血管搏动幅度较治疗前升高 10%以上，其中 1 例重症患者推拿后肢端容积反而下降，提示手法刺激量大小和患者病情轻重是否相适应，对肢体血流量有一定的影响。王军等用推拿手法（如拿揉、指拨、捏、按、搓、抖等）治疗乳腺小叶增生患者，治疗前后的乳房血流图显示：原来低波幅的患者治疗后波幅显著升高，流入容积速度明显加快；中波幅患者治疗后各指标无显著差异；而高波幅患者经治疗后波幅较前显著降低，流入容积速度明显减慢。这一结果表明手法对局部血流具有双向调节作用。还有许多推拿界研究人员应用不同的技术手段，观察了椎动脉、下肢、盆腔脏器、肝脏血流在推拿手法施术前后的变化，发现施术部位的血液循环增加，肌肉断面每平方毫米的毛细血管开放数量陡增，局部毛细血管扩张，使微循环得到明显改善。薛明新采用四指推、掌压、掌振、斜扳、弹拨、对抗牵引及攘法配合腰部后伸运动等治疗腰椎间盘突出 30 次后，患者的甲皱微循环较治疗前呈明显改善。

关于由下肢血液循环障碍所致疾病的治疗方法各式各样，每种方法临床上都有一定成效，但如何使用这些治疗方法需要根据患者的具体情况而定。推拿手法作为中医的外治法之一，它在改善下肢血流量，降低血液黏稠度等方面的作用是不可小觑的。周信文等运用丁氏攘法推拿，采用彩色多普勒超声仪和推拿手法动态信息测录系统，通过动态观察丁氏攘法对受试者局部血流动力学等的影响来探讨该法临床应用的最佳操作频率、力度、时间，并得出以频率约 120 次/分，力度约为 7kg，时间约为 5 分钟为最佳操作要求，证明推拿手法具有改善血流量作用。于天源通过阐明按压动脉法的形成与发展，总结按压动脉法的操作方法、要领、注意事项等，提出按压法可以调节气血，促进气血流动，改善肢端温度。

许世雄等为研究推拿攘法血流动力学机制，用狭窄轴向运动来模拟攘法推拿，通过轴对称非线性模型和含网格重分算法的任意欧拉-拉格朗日有限元方法研究狭窄轴向运动的轴对称刚性管中的黏性流动（流量和管壁切应力通过数值求解 Navier-Stokes 方程得到），得出𝕒法推拿的频率对流量和管壁切应力有很大的扰动作用，𝕒法推拿中另一个可变参数——刻划狭窄严重程度的狭窄度，对流量和管壁切应力同样表现出显著影响。他通过建立血流动力学模型研究解释中医推拿摆动类手法（𝕒法和振法）的机制，并用脉动血流通过有轴向运动缓变狭窄血管的模型模拟𝕒法，控制血流的基本 Navier-Stokes 方程，用组织压动态变化对毛细血管和组织物质交换产生影响的模型模拟振法，毛细血管血流服从 Stokes 方程，边界条件满足 Starling 定律，组织压随振法发生动态变化，结果是实施𝕒法时，动脉血流速度发生变化，平均血流量增加；实施振法时，毛细血管内血液表观黏度减少。同时他还提出以生物力学模型研究中医推拿摆动类手法（𝕒法和振法）血液流变学机制。用具有轴向运动狭窄动脉管内脉动流研究𝕒法，线化 Navier-Stokes 方程组的解显示血流速发生了变化，平均血流量增加。建立微循环模型研究组织压随振法动态变化对毛细血管-组织压交换的影响。毛细血流遵循 Stokes 方程，管壁处服从 Starling 定律，同时考虑血浆渗透压、葡萄糖浓度、血细胞比容、血液表观黏度等之间的变化规律。结果表明在手法过程中血液表观黏度下降。以上可以解释中医推拿摆动类手法（𝕒法和振法）的"活血化瘀"机制。

马惠昇、张宏等采用正交试验方法对推拿𝕒法行气活血效应的动力学参数进行优化。对𝕒法动力学参数——力量（3，4，5kg）、频率（90，120，150 次/分）、时间（7.5，10，12.5 分钟）进行三因素三水平的正交试验。得出：①𝕒法操作的动力学参数力量、频率、时间中，只有频率的主效应有显著性差异（$P<0.01$），但两因素间的交互效应均存在显著性差异（$P<0.05$），三因素间的交互效应也存在显著性差异（$P<0.01$）。②𝕒法操作的动力学参数以施加力量 4kg、频率 120 次/分、时间 10 分钟组合模式提高腘动脉血流量增益率的效果最显著，腘动脉血流量增益率为 127.51%±12.81%。指出最佳𝕒法行气活血效应的动力学参数组合模式为施加力量 4kg、频率 120 次/分、时间 10 分钟；同时试验也提示，推拿手法操作并非力量越大、操作时间越长，疗效就越好。

（三）对血液生化指标的作用

推拿手法对血液流变学的作用可能是其改善血液循环的重要环节之一，故许多研究人员从血液流变学角度观察推拿手法施术前后血液流变学指数的变化。如有人应用毛细血管黏度计测量推拿前后冠心病患者的血液流变学指标，发现无论在低切变速率下还是高切变速率下，全血黏度比均有显著降低，红细胞沉降率降低，而血细胞比容和血浆黏度比则未见明显变化。另有研究表明，采用捻、揉、劈、散、归合、旋转等手法治疗颈椎病，其治疗前后血液流变学指标对比显示，红细胞沉降率较前明显增高，血细胞比容、红细胞聚集指数、血小板聚集率、血浆黏度、低切全血黏度等指标表现为不同程度的降低，高切全血黏度变化不明显。以上结果提示手法使颈椎病患者的血液高黏滞状态明显改善，即相当于手法的活血化瘀作用。龚正丰等通过对腰椎间盘突出患者采用牵引结合脊柱推拿手法治疗后血液检测结果显示，全血黏度比和全血还原黏度显著降低，血细胞比容、血浆黏度比、红细胞电泳时间、纤维蛋白原等均表现不同程度降低。李宗民对推拿治疗前后 96 例腰椎间盘突出及颈椎病患者体内的自由基代谢进行对比后发现，通过手法治疗能够纠正腰椎间盘突出及颈椎病患者体内的自由基代谢紊乱，从而改善由此引起的症状和体征。

六、对内分泌系统的影响

研究表明，推拿按摩手法的适度刺激，经内侧感觉传导系统，将上行冲动传至下丘脑和边缘系统，使人体处于一种良性应激状态中，促进机体内啡肽及促激素，如促肾上腺皮质激素（ACTH）的合成与释放，通过下丘脑-垂体-肾上腺皮质轴，或者通过下丘脑-垂体-性腺轴和下丘脑-交感-肾上腺髓质及其他内分泌调节轴，对全身各种靶细胞的功能进行广泛的调整。由于内分泌激素的参与，使整体调整能力得到多级放大，并使神经调整反应较为快捷而时间延续较短的整体调整作用，得到内分泌调整的补充、放大和延续。

（一）通过内分泌激素影响生长发育

崔瑾等将健康 SD 幼龄大鼠 40 只（雌雄各半），随机分为正常对照组、模型对照组、捏脊治疗组、中药治疗组、捏脊加中药治疗组，每组各 8 只。按病因模拟法制作幼龄厌食大鼠模型，用捏脊、中药、捏脊与中药联合治疗，用放射免疫检测技术测定下丘脑和外周血八肽胆囊收缩素（CCK-8）含量。结果：与模型组比较，各治疗组较模型组体重和食量改善；与正常组比较，模型大鼠下丘脑和血浆 CCK-8 含量均增高；与模型组比较，各治疗组下丘脑和血浆 CCK-8 含量降低（$P<0.01$ 或 $P<0.05$）。结果认为捏脊疗法、中药能在一定程度上防治小儿厌食症；捏脊疗法作用机制可能与调节该模型中枢及外周 CCK-8 的分泌与释放有关。CCK-8 是一种在胃肠道和脑组织广泛分布的肽类激素，有明显的致厌食作用。

朱升朝等以刚断奶的 26 只幼兔为实验对象，设置手法按摩组、抚摸梳理组、空白对照组，经分组治疗 1 个月，观察幼兔体重增长和血红蛋白（Hb）、生长激素（GH）、促肾上腺皮质激素（ACTH）、甲状激素（T_3、T_4）、胰岛素（INS）、胃泌素（GAS）等项实验治疗前后水平变化。结果手法按摩组与抚摸梳理组的体重增重均高于空白对照组，且手法按摩组与空白对照组组间体重增重协方差分析比较具有显著性差异（$P<0.05$），手法按摩组治疗前后的各项检验值均有不同程度提高，其中 GH、T_3、T_4、INS、GAS 检验结果与空白对照组比较，具有显著性差异（$P<0.05$）；而抚摸梳理组与空白对照组组间比较，除血清 T_3、T_4 值具有显著性差异（$P<0.05$）外，其他各项检验结果与组间比较差异均无显著性意义（$P>0.05$）。结论：手法按摩与抚摸梳理均有促进幼兔生长发育的作用，但手法按摩在体重增重和相关激素水平方面明显优于抚摸梳理。因此，按摩具有促进生长、强身壮体的预防保健功效。

曹静等收集病情平稳的住院早产儿 43 例，随机分为按摩组及对照组，观察其体重增重及按摩前后 GAS、INS 及生长抑素水平变化，采用放射免疫学方法测定。结果发现，在两组早产儿平均摄入容量及热量等均无明显差异的情况下，按摩组的平均体重增重（21.8g/d）明显高于对照组（16.9g/d）（$P<0.01$）。按摩可使血清 GAS 及 INS 水平明显升高（$P<0.05$）。按摩前后水平变化具有正向相关性（$Rs=0.479$，$P<0.05$）。结果显示按摩治疗明显有助于早产儿体重增重及 GAS 及 INS 水平的升高，因此，按摩作为早产临床的常规治疗是一项值得推广应用的方法。

（二）通过内分泌激素影响消化吸收

徐亚莉等将符合罗马 II 诊断标准的 36 例肠易激综合征（IBS）患者（肝郁脾虚型）与 22 名健康成年人作对照，IBS 患者采用推拿加温灸治疗，测定治疗前后空腹血浆胃肠激素［神经肽（NPY）、P 物质（SP）、血管活性肠肽（VIP）］的变化。结果：IBS 患者血浆胃肠激素的含量在治疗前后有所变化，NPY 含量（pg/ml）明显上调（$P<0.05$，$95\%CI=1.5\sim23.9$）；SP 含

量（pg/ml）明显下调（$P<0.05$，95%CI=4.8～10.4）；VIP 含量（pg/ml）明显下调（$P<0.05$，95%CI=12.2～15.9）。腹泻评分明显下调（$P<0.01$，95%CI=0.86～0.98）；腹痛评分明显下调（$P<0.01$，95%CI=0.61～0.75）；腹胀评分明显下调（$P<0.01$，95%CI=0.60～0.75）。结论：NPY、SP、VIP 含量的变化可能是引起 IBS 的因素之一，而推拿加温灸治疗肝郁脾虚型 IBS 是有效的。

张锐、王联庆等用利血平制作家兔脾虚模型，采用捏脊疗法治疗（B 组），同时设正常组（A 组）、中药四君子汤治疗组（C 组）与自然恢复组（D 组）作为实验对照，观察各组家兔体重和血浆胃泌素含量的变化。结果：捏脊疗法能显著改善脾虚家兔的脾虚症状，使其体重增加（$P<0.01$），提高脾虚家兔低下的血浆胃泌素含量（$P<0.01$）。其疗效与中药四君子汤治疗组相近，明显优于自然恢复组。结论：捏脊疗法能改善脾虚家兔胃肠的功能，其机制可能与增加脾虚家兔低下的血浆胃泌素有关。

郭翔等将 200 例患者随机分为 4 组。每组 50 例；经络推拿术组施以经络推拿术，西药组口服曲美片，空白组不做任何治疗，安慰组则行与治疗无关的经络推拿术。结果根据临床疗效及治疗前后对单纯性肥胖患者 INS、三酰甘油（TG）检测综合评定，经络推拿术组与西药组、空白组、安慰组疗效比较，差异有统计学意义（$P<0.01$）。结论：经络推拿术能降低单纯性肥胖患者的 INS、TG，并减轻患者体重。

（三）通过内分泌激素影响损伤康复

余润明等运用牵引推拿手法治疗 56 例腰椎间盘突出患者，6 周后评定疗效，采用荧光法技术分析治疗前后唾液中单胺类神经递质含量的变化及其与疗效的关系。结果：临床痊愈 36 例，好转 17 例，无效 3 例，总有效率达 94.7%；5-羟色胺（5-HT）的含量治疗后明显下降，有非常显著意义（$P<0.01$），去甲肾上腺素（NA）和多巴胺（DA）的含量治疗后下降，有显著意义（$P<0.05$）。由此认为牵引推拿治疗腰椎间盘突出具有显著疗效；并与唾液中单胺类神经递质 5-HT 和 NE 含量有关。

刘志诚等观察了损伤和按摩前后家兔血中皮质醇（CS）、葡萄糖（GS）、去甲肾上腺素（NA）、肾上腺素（A）和酪氨酸（Tyr）的含量。实验结果表明，损伤后家兔血中 CS、GS、NA、A 和 Tyr 含量均显著升高。按摩不仅可取得良好的治疗效果，还可以促进损伤家兔 CS、GS、NA、A 和 Tyr 含量的回降，提示按摩有助于抑制下丘脑-垂体-肾上腺皮质和交感-肾上腺髓质系统的异常功能，还可能减少 GS 和 Tyr 的浪费，表明推拿按摩在损伤性疾病的临床应用方面有着广阔的前景。

（四）通过内分泌激素影响免疫应激

Hemandez Reif M 将 34 名平均年龄 53 岁，确诊为乳腺癌 1 期或 2 期的女性患者，随机分为推拿按摩组和控制组。推拿按摩组每周 3 次，每次 30 分钟，连续 5 周，施加敲击、挤压和伸展患者的头、臂、腿、足和背等手法技术，以主观的焦虑和抑郁测量，以及长期焦虑抑郁和敌意等体征，尿中儿茶酚胺（去甲肾上腺素、肾上腺素和多巴胺）、5-HT 等激素水平为客观指标，结果发现推拿按摩后其免疫和神经内分泌功能均有明显改善。通常乳腺癌患者伴有抑郁、焦虑等心理问题，同时也有自然杀伤细胞减少等生物学问题。心理压力通过自然杀伤细胞下降而使肿瘤发展加快。其研究观察发现，通过推拿按摩治疗可以：①改善乳腺癌患者情绪和提高与情绪相关联的生物指标（5-HT，多巴胺）；②减少应激和降低应激激素水平（糖皮质激素）；③提高免疫水平（淋巴细胞、自然杀伤细胞增加）。

刘智斌等探讨推拿按摩喘敏点治疗支气管哮喘的疗效及作用机制，采用卵清蛋白致敏后诱发哮喘大鼠模型，设立正常组、模型组、喘敏组、定喘组和肺俞组。采用夹心 ELISA 法检测血清白细胞介素-4（IL-4）含量，放射免疫法检测血浆 VIP 和 SP 水平；HE 染色，光镜下观察肺组织炎细胞浸润程度。结果：造模后大鼠血清 IL-4、血浆 SP 升高显著和 VIP 显著下降，与正常组比较有显著性意义（$P<0.01$）；治疗后，各组指标均有改善，但与模型组比较，无统计学意义（$P>0.05$）；各治疗组组间比较无统计学意义（$P>0.05$）。结论：推拿按摩喘敏点调整血清 IL-4、血浆 SP 及 VIP 水平，改善大鼠支气管哮喘作用不明显，其作用与定喘、肺俞相当。

胡丽珍等将 83 例更年期综合征患者按诊疗先后随机分为两组，足穴推拿组 51 例、中药泡足组 32 例，治疗 2 个疗程，观察治疗后焦虑症状、血中性激素水平及生活质量的改善情况。结果：足穴推拿治疗后患者焦虑症状明显缓解，血清雌二醇（E_2）水平明显升高，血清促卵泡激素（FSH）、促黄体生成素（LH）水平明显降低，治疗前后比较其差异有统计学意义（$P<0.05$）；足穴推拿治疗后生存质量量表总分与各维度记分下降明显，除心理维度外的其余三个维度与治疗前、中药泡足组比较差异均有统计学意义（$P<0.01$）。表明足穴推拿疗法能缓解更年期综合征患者主观不适症状，提高围绝经期妇女性激素血清 E_2 水平，降低血清 FSH、LH 水平，有效地改善生活质量。

Field T 等将 52 名住院治疗的抑郁和适应障碍的少年儿童作为试验组（接受背部按摩，每天 30 分钟，一共 5 天），与只观看放松录像的对照组相比，试验组在按摩之后抑郁和焦虑状态减轻，唾液中 CS 水平下降。另外，护士第 6 天的评价指出，试验组变得更合作，并且睡眠有所增加。最后还发现，抑郁者尿液中的 CS 和 NA 水平下降。Field T 等将抑郁者分为两组，在 5 周内分别接受 10 次按摩治疗或者放松治疗（每次 30 分钟）。尽管两组被测试者都报告焦虑情绪有所下降，但是只有按摩治疗组出现行为和应激激素变化（包括焦虑行为减少，脉搏变慢，唾液 CS 水平降低）。

种种国内外研究资料表明，推拿按摩通过内分泌系统影响生长发育、消化吸收、损伤康复和免疫应激。其机制可能是推拿按摩的良性刺激通过感觉传入系统，作用于中枢神经有关部位，进而影响下丘脑的内分泌中枢，最终影响下丘脑-垂体-肾上腺皮质调节轴或下丘脑-垂体-性腺调节轴和交感-肾上腺髓质系统。有学者认为，中枢 5-HT 具有抑制 ACTH 分泌的作用。实验证实，按摩可以升高软组织损伤家兔中枢 5-HT 的含量。提示 CS 含量减少可能是由于中枢 5-HT 抑制了 ACTH 的分泌。此外，受损家兔血 CS 含量异常升高，必将发生反馈性抑制作用致使血中 CS 含量发生回降。结果还显示，按摩促进软组织损伤家兔血中 NA 和 A 的含量回降，且 NA 比 A 含量回降的时相出现得早。这说明按摩对损伤机体交感-肾上腺髓质系统的作用可能是通过神经反射性抑制而产生的。研究表明，按摩后家兔 NA 和 A 的合成原料（Tyr）减少，因而它们的合成代谢必然减慢。很可能是按摩抑制 NA 和 A 合成酶的活性所致。按摩可以促进受损家兔血中 CS 含量的回降，后者刺激多巴胺-B-羟化酶加速多巴胺转变为 NA，并激活苯乙醇胺氮位甲基移位酶，促进 NA 转变为 A 的作用减弱，从而 NA 和 A 的合成也会减少。至于按摩是否可以调整 NA、A、促肾上腺皮质激素释放激素、ACTH 和 CS 的受体还有待于进一步研究。综上所述，按摩不仅可以调整下丘脑-垂体-肾上腺皮质系统和交感-肾上腺髓质系统的功能，还可以调整中枢和外周多种生物活性物质的功能。

七、对消化系统的影响

从脾胃、肠道及肝胆三个方面，阐述推拿治疗消化系统疾病的临床应用疗效，来逐步深入探讨推拿对消化系统的影响，总结目前现状如下。

（一）推拿对消化系统疾病的作用机制

推拿通过直接和间接作用，调节胃肠运动功能，影响胃肠分泌功能，对胃肠道有良性双向调整作用。曹永明对胃镜检查中幽门痉挛的患者指压内关穴治疗后，肠蠕动加强，波频波速加快，幽门痉挛解除，从而使胃镜能迅速插入幽门。实践证明，推拿治疗能使病理下胃的胃液分泌减少，胃蛋白酶活性被抑制，同时捏脊疗法能活跃造血功能，并能调节机体酶活力，改善小肠吸收功能。钱雪景对健康人和各类胃病患者穴位按摩前后胃电图变化的观察发现，推拿对胃窦基本电节律的幅值有兴奋和抑制"双向性"调整作用。

（二）推拿对消化系统疾病的临床应用

1. 推拿治疗脾胃疾病　推拿治疗脾胃病证在临床上应用广泛，如对急慢性胃炎、单纯性消化不良等，均有显著效果。姚立平治疗胃脘痛中采用先揉压脊柱两侧，以肝俞、胆俞、脾俞、胃俞为主，揉擦八髎部；再按揉中脘穴，揉摩关元穴，揉按足三里，掐公孙。34 例中有效者达 30 例。任建新观察急性胃痛患者 100 例，其中寒邪犯胃型，采用单掌轻揉上腹部后两拇指开三门、运三脘，单掌或双掌于左侧胁肋部快速推抚，掌根压中脘穴，以中脘为中心施用掌振法，背部左侧（第 7～12 胸椎）施用擦法，以适热为度；下肢可配合点按足三里、梁丘，背部脾俞、胃俞、大肠俞，擦腰背发热。肝气犯胃型，先用轻揉法或推法自天突向中脘穴，重点在膻中穴，若痛而嗳气呕恶者，可同取双内关、双内庭以理气止痛，如痛甚者，可用拇、示指分别捏拿两侧血海、梁丘，点中脘、期门穴，背部肝俞、脾俞、胆俞、胃俞等，最后以捏拿肩井穴结束，要求手法由轻渐重，局部有胀痛感为佳。食滞胃脘型，先单掌揉上腹部后用双拇指交替按压腹部任脉及两胃经路线，重压中脘穴以手下可感到腹部动脉跳动为佳，双掌扣脐顺时针轮状揉腹可消食导滞，手法由轻而重加强肠胃的蠕动功能，时间约为 8 分钟，按揉脾俞、胃俞、大肠俞、八髎。结果痊愈 79 例，无效为 0。陶象祥在推拿治疗慢性胃炎时辨证施治，基本穴位及手法为背部按揉脾俞、胃俞各 2～3 分钟，腹部揉胃脘 5 分钟，拿、点或摩中脘 5 分钟，一指禅推至阳 2～3 分钟，下肢部按梁丘、足三里各 2～3 分钟；足反射区推按胃区 10 分钟。肝郁型加用一指禅推肝俞 10 分钟，擦两胁 5 分钟；火热型加用由上至下轻推督脉至皮肤发红、泻胃俞、拿中脘各 5 分钟；瘀阻型揉天枢 5 分钟，点按梁丘、足三里、上下巨虚各 2～3 分钟；虚寒型横擦脾胃俞各 2～3 分钟，摩中脘及关元穴各 10 分钟。治疗结束后总有效率达 92.2%。赖茂才在治疗消化性溃疡时，运用治脊手法配合胸穴指压手法，结果 43 例中痊愈 38 例，仅无效 1 例。张建国在治疗胃下垂时采用推拿加艾灸神阙穴，总有效率达 93%。而在治疗单纯性消化不良方面，临床则多为小儿推拿应用的相关报道。杨磊运用小儿推拿手法中的补脾土、清大肠、补肾水、提脊法、点按足三里、清天河水及运八卦等手法治疗 72 例小儿单纯性消化不良，其中治愈率达 87%，总有效率达 95.8%。高祥生在治疗小儿单纯性消化不良 86 例中，运用分手阴阳、揉板门、补脾土、推大肠、清小肠、分腹阴阳、揉脐中、摩腹、揉龟尾、捏脊及按揉足三里等手法，结果痊愈 81 例，总有效率达 97.67%。

2. 推拿治疗肠道疾病　成严临床上先后收治便秘患者 58 例，病程最长 7 年，最短 6 个月；治愈 51 例，占 88%；有效 5 例，占 9%；无效 2 例，占 3%。基本手法：按法、揉法、擦法、拨法、点法、振颤法；取穴：脾俞、胃俞、三焦俞、肝俞、肾俞、大肠俞、八髎、命门、百会、三脘（上、中、下）、三门（梁、关、滑肉）、天枢、气海、关元、足三里、上巨虚、丰隆、解溪、商丘、太白、大都等穴。付双义在治疗慢性腹泻临床研究中，辨证施治，脾胃虚弱者，在背部用拿法、揉法。在腹部重点摩揉中脘、气海、关元穴；脾肾阳虚者，轻柔的按揉法在气海、关元穴治疗，每穴约 2 分钟，直擦背部督脉，横擦腰部肾俞、命门及八髎穴，以透热为度；肝气乘脾者用轻柔的按揉法在章门、期门各按约 1 分钟。斜擦两肋，以两肋微热为度，用轻柔的手法按揉背部肝俞、胆俞、膈俞及太冲、行间。治疗结果 72 例中痊愈 60 例，无效 3 例。张建国等在治疗不完全性肠梗阻中采用推拿与中药灌肠疗法相结合，治疗组治愈率达 82.6%，对比西医常规治疗对照组治愈率 36.4%，差异具有统计学意义。吕明等采用推拿三步九法结合针灸治疗慢性溃疡性结肠炎 46 例，总有效率 97.8%。推拿三步九法：第一步，患者俯卧位。术者用推摩法在患者背部两侧膀胱经治疗。从膈俞穴高度到大肠俞水平。自上到下治疗 5 分钟左右；术者用拇指按法按膈俞、膏肓俞、脾俞、胃俞、大肠俞，每穴 1～2 分钟；术者用双手拇指推法推患者背部两侧膀胱经 2 分钟左右，用力要沉稳和缓；术者用小鱼际擦法横擦患者肾俞、命门，直擦督脉，以透热为度。第二步，患者仰卧位。术者用掌摩法摩患者小腹部 6～8 分钟；术者用掌揉法揉神阙穴 2 分钟左右；术者用拇指按揉法按揉中脘穴、天枢穴、气海穴、关元穴各 1 分钟左右；术者用拇指点法点按足三里、阴陵泉、太冲等穴各 1 分钟左右。用力以患者自觉局部微有酸胀感为度。第三步，患者坐位。术者用双手搓法搓患者胁肋 3～5 遍。然后再搓患者肩背部 3～5 遍。何泽多等运用推拿，主要是松解胸腰椎棘突两侧的软组织，配合胸、腰段复位手法，腹部推拿手法，结合腧穴热敏化艾灸治疗肠易激综合征，62 例中总有效率达 95.2%。黄克强等采用推拿治疗功能性肠病，主要步骤为：①用一指禅手法从上脘穴至关元穴往返 3～5 遍；②按揉中脘、天枢、气海、水道诸穴 2～3 分钟；③摩腹，首先顺时针方向 36 次，再逆时针方向 36 次，再顺时针方向 36 次，共 108 次；④按揉两侧膀胱经 3～5 遍，点按心俞、肝俞、脾俞、胃俞、肾俞、大肠俞、小肠俞等各穴及相关夹脊穴；⑤推脊或捏脊 3～5 遍；⑥横擦腰骶以透热为度；⑦从承山穴推至委中穴，点按承山穴，从丰隆穴推至足三里穴，点按足三里穴；⑧点按风池、大椎、百会、肩井等诸穴，以酸胀为度。

3. 推拿治疗肝胆疾病　王海龙运用推拿"和解肝脾"法治疗脂肪肝：①顺时针、逆时针掌揉全腹各十二次。点按天枢、大横半分钟。②分推肋弓 5～10 遍。提拿肋缘 3～5 遍。点按章门、期门半分钟。③掌揉关元，并提拿腹肌。点按五枢、维道半分钟。④团摩脐周，掌心振颤神阙穴，透热为度。⑤直推双侧胁肋部 5～10 遍，点按丰隆、公孙、三阴交半分钟。⑥点按肝俞、脾俞、三焦俞半分钟后横擦腰骶。结果示，27 例中临床治愈 4 例，显效 17 例，有效 5 例，总有效率为 96.30%。项之凤等在研究腹部推拿对非酒精性脂肪肝患者血清瘦素及胰岛素抵抗的影响中，在饮食、运动指导的基础上加用腹部推拿对比对照组运用水飞蓟宾葡甲胺片疗效，结果显示治疗组治疗后丙氨酸氨基转移酶（ALT）、三酰甘油（TG）、总胆固醇（TCh）、体重指数（BMI）、血清瘦素水平、空腹血糖（FPG）、空腹胰岛素（Fins）、胰岛素抵抗指数（Homa-IR），各项指标均有明显下降，对比治疗前及治疗后对照组差异有显著意义。表明采用腹部按摩及特殊穴位点按的方法，使腹部肌肉产生运动，增加肝细胞的通透性和改善微循环障碍，消耗肝内脂肪，促进肝脏脂肪的转运，减少其肝内脂肪的堆积，从而达到治疗的目的。而在治疗胆系疾病方面，临床除了常规腹部手法外，多以运用胸椎松解手法及整复手法为主。黄彬运用整复胸椎推拿法治疗胆绞痛 35 例，取得显著效果。王兴昌运用点穴法与胸背关节调整法治疗 96 例胆系疾病，结果显示总有效率占 98%；治愈率占 49%；显效率占 45%。

推拿治疗消化系统疾病手法多种，除了常用的腹部手法外，亦涉及脊柱松解整复类手法，通过对脏器、神经、内分泌系统等多方面的良性刺激，达到改善消化功能、活化微循环、促进机体代谢平衡的作用。不仅如此，对于消化系统引起的相关疾病，推拿亦有良好效果。如窦桂芝等运用推拿涌泉加针灸治疗顽固性呃逆，观察 12 例均获痊愈（呃逆停止），随访半年无复发。

第四章

推拿常用经脉、腧穴部位

第一节　经　　络

一、经络的组成

经络是运行气血、联系脏腑和体表及全身各部的通道，是人体功能的调控系统。经络是经脉和络脉的总称。《灵枢·本藏》云："经脉者，所以行血气而营阴阳，濡筋骨，利关节者也。"

经：系指经脉，其原意是"纵丝"，就是直行的主干线，有路径的含义，起着贯通上下、沟通内外的作用，为经络系统主体部分。夫十二经脉者，内属于腑脏，外络于肢节、皮毛、筋骨、九窍，沟通内外，网络全身，将人体联系成为一个有机的整体。经脉包括十二正经、奇经八脉、十二经别、十二经筋、十二皮部。

络：有网络含义。络脉是经脉别出的分支，较经脉细小，纵横交错，遍布全身。起网络与联系的作用。《灵枢·脉度》曰："经脉为里，支而横者为络，络之别者为孙。"经络遍布全身，是人体气、血、津液运行的主要通道，内属腑脏，外络肢节。络脉包括十五络脉及三百六十五腧穴。

十二经脉，即手三阴、手三阳、足三阴、足三阳的总称。由于它们属于十二脏腑，为经络系统中的主体，故又称为"正经"。十二经脉的命名是根据阴阳学说结合脏腑学说而命名的。《素问·至真要大论》说："愿闻阴阳之三也，何谓？……气有多少，异用也。"因"内属于腑藏，外络于肢节"，故起着贯通上下、沟通内外的作用。

二、十二经的表里络属关系

十二经脉在体内与脏腑相连属，由于脏腑有表里相合的关系，因此，十二经脉之阴经与阳经亦有明确的脏腑属络和表里关系。阴经属脏络腑，阳经属腑络脏，阴阳配对，这样就在脏腑阴阳经脉之间形成了六组表里属络关系。

三、十四经的循行和分布

1. 分布特征

（1）分布于头部的为阳经：前头为阳明经，侧头为少阳经，后头为太阳经。

（2）分布于四肢内侧的为阴经，四肢外侧为阳经。

（3）分布于胸腹部的为阴经（足阳明经除外）。

（4）分布于腰背部的为阳经。

2. 走向特征　手之三阴胸内手，手之三阳手外头，足之三阴足内腹，足之三阳头外足。

3. 排列特征（四肢）

（1）内侧：前为太阴，中为厥阴，后为少阴。

（2）外侧：前为阳明，中为少阳，后为太阳。

4. 经气传递、衔接特征　流注关系见图4-1。

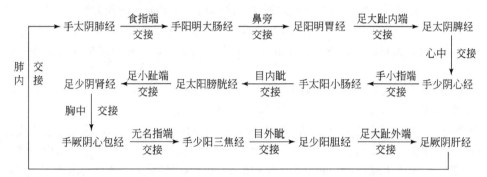

图4-1　十二经脉循行走向交接规律

四、十二经筋

十二经筋，是指与十二经脉相应的筋肉部分，其分布范围与十二经脉大体一致。"筋"，《说文解字》解作"肉之力也"。经筋起到约束骨骼，疏利关节的作用。

五、十二经别

十二经别是从十二经脉另行分出，深入体腔，以加强表里相合关系的支脉，又称"别行之正经"。十二经别沟通了表里两经，加强了经脉与脏腑的联系，突出了心和头的重要性。

六、十二皮部

十二皮部指与十二经脉相应的皮肤部分，属十二经脉及其络脉的散布部分，起到卫外屏障的作用。

七、十五络脉

十二经脉在四肢部各分出一络，再加躯干前面的任脉络，躯干后面的督脉络，躯干侧面的脾之大络，共十五条，故称"十五络脉"。十五络脉有沟通表里两经，补充经脉循行不足的作用。

八、奇经八脉

奇经八脉由督脉、任脉、冲脉、带脉、阴跷脉、阳跷脉、阴维脉、阳维脉组成。《难经·二十七难》云"脉有奇经八脉者，不拘于十二经"。奇经八脉对经络起统帅、联络和调节的作用。

九、经络的作用

《灵枢·经脉》曰:"经脉者,所以能决生死,处百病,调虚实,不可不通也。"因此经络主要对人体的生理、病理起着重要作用,对指导临床的诊断、治疗具有重要意义。

(一)经络的生理功能

1. 经络对人体脏腑、肢节体窍起到沟通联系的作用   《灵枢·海论》所言:"夫十二经脉者,内属于腑脏,外络于肢节。"人体的五脏六腑、四肢百骸、五官九窍、皮肉筋骨等组织器官,之所以能保持相对的协调统一,完成正常的生理活动,是依靠经络系统的联络沟通而实现的。

2. 经络具有运行气血,濡养全身的作用   《灵枢·经脉》指出:"人始生,先成精,精成而脑髓生,骨为干,脉为营,筋为刚,肉为墙,皮肤坚而毛发长,谷入于胃,脉道以通,血气乃行。"气血是人体生命活动的物质基础,全身各组织器官只有得到了气血的濡养才能完成正常的生理功能。经络是人体气血运行的通路,将营养物质输布到全身各组织器官,从而完成和调于五脏,洒陈于六腑的生理功能。正如《灵枢·本藏》所说:"经脉者,所以得血气而营阴阳,濡筋骨,利关节者也。"经络的根本作用是运行气血,营养全身。《灵枢·营卫生会》记载:"人受气于谷,谷入于胃,以传与肺,五脏六腑,皆以受气,其清者为营,浊者为卫,营在脉中,卫在脉外,营周不休,五十度而复大会。阴阳相贯,如环无端。"《灵枢·邪客》曰:"营气者,泌其津液,注之于脉,化以为血,以荣四末,内注五脏六腑,以应刻数焉。"

3. 经络具有抵御外邪,保卫肌体的作用   经络行气血而营阴阳,营行脉中,卫行脉外而使营卫之气密布周身。外邪侵犯人体,由表及里,先从皮毛开始,皮部和经脉是抗御外邪、保卫肌体的第一防线,其功能的发挥主要靠卫气来实现。卫气和则腠理致密,外邪不易侵入。

(二)经络的病理反应

1. 经络——病邪感传的路径   《素问·缪刺论》说:"夫邪之客于形也,必先舍于皮毛,留而不去,入舍于孙脉,留而不去,入舍于络脉,留而不去,入舍于经脉,内连五脏,散于肠胃。"在病理状态下,经络则成为病邪传注的途径。当体表受到病邪侵袭时,可以通过经络而传入内脏,由于内脏之间又有经络贯连,病邪可以从一脏传入他脏。后世医家在总结临床经验的基础上对《黄帝内经》中的病邪传变理论加以发挥,如发现外感疾患在出现太阳病证候群时,多见表证症状,如果表证没有及时治愈,就会发生传经的变化,太阳病的症候群消失,随之出现少阳或阳明病的症候群,也可以两经或三经的症候群同时并见。正气虚弱的患者,病邪还有可能由表入里,从太阳转入少阴,出现少阴病的症候群。由于经络内属脏腑,病邪在本经不解时,还可以传入其所属的内脏,当太阳经病不愈时,也有传入小肠与膀胱的可能,《伤寒论》中就有太阳病可"热结膀胱、小肠",阳明病可致"胃家实"的记载。这些都说明了病邪的传变、疾病的发展,同经络的传导作用密切相关。

2. 经络作为病征的反应点及其特殊体征   由于经络在人体有内外相联的特点,内脏有病时又可反映于体表,即在相应的经络循行部位出现症状与体征,如在某些特定的部位出现敏感点及压痛点等。《灵枢·邪客》中即指出:"肺心有邪,其气留于两肘;肝有邪,其气留于两腋;脾有邪,其气留于两髀;肾有邪,其气留于两腘。凡此八虚者,皆机关之室,真气之所过,血络之所游,邪气恶血,固不得住留,住留则伤筋络骨节,机关不得屈伸,故病挛也。"此外,由于经脉内连脏腑，外络肢节，内脏的疾病还可反映在头面五官等部位。如心火上炎可致口舌生疮；肝火上扰可致双目赤肿；肾气亏虚可致两耳失聪。一般而论，经络阻滞，气血运行不畅，就会导致局部疼痛、肿胀；气滞血瘀而化热，则出现红肿热痛，属于经络实证。如果气血不足，则出现麻木不仁，肌肉萎缩，功能减退，属于经络虚证。

（三）经络学说指导临床诊断及辨证

《灵枢·卫气》曰："能别阴阳十二经者，知病之所生，候虚实之所在者，能得病之高下。"在中医四诊中尤其是望诊及切诊，经络应运用明确。所谓"见其色，知其病，命曰明"。《素问·经络论》曰："经之常色何如？……心赤，肺白，肝青，脾黄，肾黑，皆亦应其经脉之色也。"

在小儿诊断中，通过望诊小儿的示指脉络，根据其颜色的浮沉、深浅、色泽和形状，来判断小儿患病的表里寒热虚实和转归。

望诊还包括望鱼际络脉和望指甲形色。鱼际位于手大指本节后肌肉丰满处，属于手太阴肺经之部，望鱼际络脉诊断的原理和切脉独取寸口的原理一致。此外，络脉中的气血是以脾胃为化源，胃气上至手太阴，所以诊鱼际络脉也可以候胃气。鱼际之络色青，主胃中寒；鱼际之络青而短小，主少气，属虚证；鱼际络赤，主胃中热，《四诊抉微》总结："多赤多热，多青多痛，多黑久痹，赤黑青色，多见寒热。"

经络的切脉诊断，也是切诊的一个组成部分，目前临床切诊，独取手太阴肺经寸口，但在临床上遇到危重患者时，除了寸口之外，还须兼切趺阳、太溪二脉，以验胃气、肾气之存亡。《素问·三部九候论》所说的对人身上、中、下各部经穴的遍诊法，以及《伤寒论》提出的人迎、寸口、趺阳上中下三部合参诊脉法等，都是以经络学说为依据的经络的切诊，还包括经络穴位的察诊，即用按压和其他方法在经络循行部位和腧穴上及皮部，观察有无压痛、皮下结节，或者是皮下组织有无隆起、凹陷、松弛及皮肤温度与电阻的变异现象等，借以协助诊断经络和脏腑病变的部位和性质等。针灸临床上一般是通过切按背俞穴及募穴、五输穴、原穴等特定穴来诊断脏腑及经络的疾病。如肝病患者多在肝俞、中封、太冲等穴压痛明显；肾病患者在肾俞、太溪等穴有明显压痛。但这种现象只是在部分患者身上出现阳性反应，另一部分患者身上则不出现。此外，经脉内连脏腑，外络肢节，根据经络的特异联系也有助于对疾病的诊断。如心火上炎引起舌特别是舌尖赤痛；肝火上升引起两目红赤；肾虚导致耳聋、足跟痛；肺气壅阻而致鼻塞不通等。根据经络循行部位所出现的病候还可判断疾病所在的部位和与之相关的经脉脏腑。比如头痛应问清头痛的部位，以判断它属于阳明头痛，或少阳头痛、太阳头痛、厥阴头痛，为治疗提供依据。

（四）经络学说在治疗方面的应用

经络和腧穴，是针灸治疗的基础。《灵枢·禁服》中提出："凡刺之理，经脉为始。"说明经络在针灸临床上的应用是非常重要和广泛的。《灵枢·经脉》中也指出："经脉者，所以能决死生，处百病，调虚实，不可不通。"因此，经络学说在临床治疗方面具有重要的指导意义。经络内连脏腑，外络肢节，五脏六腑有疾，均会在相应的经络系统出现反应，因此，临床上可通过对相应的经脉和腧穴施术而达到治疗疾病的目的。《素问·藏气法时论》中已有相应的记载："肝病者，两胁下痛引少腹，令人善怒……取其经，厥阴与少阳……心病者，胸中痛，胁支满，胁下痛，膺背肩甲间痛，两臂内痛……取其经，少阴太阳……脾病者，身重善肌肉痿，足不收，行善瘈，脚下痛……取其经，太阴阳明……肺病者，喘咳逆气，肩背痛，汗出尻阴股膝髀腨胻足皆痛……取其经，太阴足太阳之外厥阴内血者……肾病者，腹大胫肿，喘咳身重，寝汗出憎风……取其经，少阴太阳血者。"说明五脏病反映于体表所发生的病痛，相应地取其所在经脉进行治疗。针灸治病是通过针刺和艾灸等刺激体表腧穴，以疏通经气、调节人体脏腑气血功能，从而达到治疗疾病的目的。针灸临床取穴及配穴，都是在明确辨证的基础上，根据经脉循行和主治特点来确定的。除局部与邻近选穴外，通常以循经选穴为主，具体地说，病变属于哪一脏腑或哪一经循行的部位，便选用哪一经的腧穴来治疗。《四总穴歌》中所载"肚腹三里留，腰背委中求，头项寻列缺，面口合谷收"，就是循经取穴的具体体现。

第二节　腧 穴 概 述

腧穴是人体脏腑经络气血输注出入于体表的特殊部位，腧，本写作"输"，或从简作"俞"。输注之意，比喻脉气如水流输转，灌注。穴是空隙的意思，比喻气至此如居空洞之室。

一、腧穴的分类

1. 经穴　是指归属于十二经脉和任脉、督脉的腧穴。经穴有具体的穴名，有固定的位置，有明确的针灸主治证，分布在十四经行路线上。经穴总数为 361 个。

2. 奇穴　凡未归入十四经穴范围，而有具体的位置和名称的经验效穴统称"经外奇穴"。奇穴没有具体的穴名，可一名一穴，也可一名多穴；奇穴有固定的位置，但分布较分散；有的在十四经循行路线上，有的不在十四经循行路线上；奇穴主治范围比较单一，但有特殊疗效；奇穴名为奇穴，实为经穴。

3. 阿是穴　是指既无具体名称，亦无固定位置，而是以压痛点或其他反应点作为针灸施术部位的腧穴。无具体名称；无固定位置；分布多在病变附近；以痛为腧；补充经穴和经外奇穴的不足。

二、腧穴的命名

（一）天象地理类

1. 以日月星辰命名　如日月、上星、天枢等。

2. 以山谷丘陵命名　如承山、合谷、梁丘、大陵等。

3. 以大小水流命名　如曲池、水泉、后溪、照海、经渠等。

4. 以交通要冲命名　如水道、太冲、内关、关冲等。

（二）人事物象类

1. 以动植物名称命名　如鸠尾、伏兔、犊鼻、鱼际、攒竹等。

2. 以建筑居处命名　如曲垣、天窗、地仓、玉堂、内庭、紫宫、库房、梁门、府舍等。

3. 以生活用具命名　如地机、颊车、天鼎、大钟、缺盆等。

4. 以人事活动命名　如人迎、百会、归来等。

（三）形态功能类

1. 以解剖部位命名 如腕骨、大椎、巨骨等。
2. 以脏腑功能命名 如魄户、魂门、意舍、心俞等。
3. 以经络阴阳命名 如三阴交、三阳络、阴陵泉、阳陵泉等。
4. 以穴位作用命名 如承泣、听会、气海、血海、光明、水分、迎香等。

三、腧穴的作用

1. 诊断作用 反映病证、协助诊断。《灵枢·九针十二原》云："五脏有疾也，应出十二原。"
2. 治疗作用
（1）近治作用：是所有腧穴所共有的主治作用特点，即腧穴具有治疗其所在部位及邻近部位病证的作用。
（2）远治作用：是经穴，尤其是十二经脉肘、膝关节以下的腧穴所具有的主治作用特点，即这些腧穴不仅能治疗局部病证，而且能治本经循行所到达的远隔部位的病证。
（3）整体作用：是某些腧穴所具有的主治作用特点，针灸这些腧穴，可起到整体性的调治作用，是远道作用的扩大。

第三节　腧穴定位法

一、体表标志定位法

1. 固定标志定位 是指利用五官、毛发、爪甲、乳头、脐窝和骨节凸起、凹陷及肌肉隆起等固定标志取穴的方法。
2. 活动标志定位 是指利用关节、肌肉、皮肤随活动而出现的孔隙、凹陷、皱纹等活动标志来取穴的方法。

二、骨度分寸法

骨度分寸法是指以体表骨节为主要标志，测量周身各部的大小、长短，并依其尺寸按比例折算作为定穴的标准，用以确定腧穴位置的方法。

1. 注释
天突：前正中线上，胸骨上窝中央。
歧骨：剑胸结合。
完骨：乳突。
横骨上廉：耻骨联合上缘。
季胁：此指第 11 肋端下方。
髀枢：指股骨大转子高点。
内辅骨上廉：指股骨内侧髁。
内辅骨下廉：指胫骨内侧髁。
膝中：前平髌骨下缘，后平腘横纹。

2. 常用骨度折量寸表　表 4-1。

表 4-1　常用骨度折量寸表

部位	起止点	折量寸	度量法
头部	前发际至后发际	12 寸	直寸
	前后发际不明，从眉心至大椎	18 寸	直寸
	眉心至前发际	3 寸	直寸
	大椎穴至后发际	3 寸	直寸
	前额两发角之间，耳后两完骨之间	9 寸	横寸
胸腹部	天突至歧骨	9 寸	直寸
	歧骨至脐中	8 寸	直寸
	脐中至横骨上廉	5 寸	直寸
	两乳头之间	8 寸	横寸
背腰部	两肩胛骨内侧缘之间	6 寸	横寸
	大椎以下至尾骶	21 椎	直寸
身侧部	腋以下至季胁	12 寸	直寸
	季胁以下至髀枢	9 寸	直寸
上肢部	腋前纹头（腋前皱襞）至肘横纹	9 寸	直寸
	肘横纹至腕横纹	12 寸	直寸
下肢部	横骨上廉至内辅骨上廉	18 寸	直寸
	内辅骨下廉至内踝尖	13 寸	直寸
	髀枢至膝中	19 寸	直寸
	膝中至外踝尖	16 寸	直寸
	内踝尖至足底	3 寸	直寸

三、手指比量法

1. 直指寸（中指同身寸）　以患者中指屈曲时中节内侧两端纹头之间的距离为 1 寸（该法与骨度分寸相比偏长，仅用于小腿部和下腹部取穴的直量）。

2. 横指寸

（1）拇指同身寸：以患者拇指指间关节的宽度为 1 寸，用于四肢部的直寸取。

（2）一夫法（横指同身寸）：以患者第 2～5 指并拢时，中指近侧指间关节横纹水平的 4 指宽度为 3 寸，用于上下肢、下腹部的直量和背部的横量。

第四节　手太阴经脉与腧穴

一、手太阴肺经经脉

（一）循行

《灵枢·经脉》：肺手太阴之脉，起于中焦，下络大肠，还循胃口，上膈属肺。从肺系，横出腋下，下循臑内，行少阴、心主之前，下肘中，循臂内上骨下廉，入寸口，上鱼，循鱼际，出大指之端。

其支者，从腕后，直出次指内廉，出其端。

注释：

1. 中焦　宋代王惟一《铜人腧穴针灸图经》（简称《铜人》）注："中焦者，在胃中脘，主腐熟水谷，水谷精微上注于肺。"

2. 胃口　《铜人》注："胃之上口，名曰贲门。"

3. 肺系　元·滑伯仁《十四经发挥》注："谓喉咙也。"喉咙，兼指气管而言。

4. 臑内　臑音"闹"，指上臂。屈侧称臑内，当肱二头肌部；伸侧称臑外，当肱三头肌部。

5. 少阴　此处指手少阴心经。

6. 心主　指手厥阴心包经。

7. 臂内　臂，指前臂；内，指内侧，即掌侧。

8. 上骨　"臂之上骨"，指桡骨。

9. 廉　指侧边而言。

10. 寸口　腕后桡动脉搏动处。

11. 鱼，鱼际　鱼，或称"手鱼"，今称"大鱼际"，"鱼际"即指鱼的边缘部分。

释义：手太阴肺经，起始于中焦，向下联络大肠，回过来沿着胃上口，穿过膈肌，属于肺脏。从肺系（气管、喉咙部）横出腋下（中府、云门），下循上臂内侧，走手少阴、手厥阴经之前（天府、侠白），下向肘中（尺泽），沿前臂内侧桡骨边缘（孔最），进入寸口——桡动脉搏动处（经渠、太渊），上向大鱼际部，沿边际（鱼际），出大指的末端（少商）。

它的支脉：从腕后（列缺）走向示指内（桡）侧，出其末端，接手阳明大肠经。

（二）病候

《灵枢·经脉》：是动则病：肺胀满，膨膨而喘咳，缺盆中痛，甚则交两手而瞀，此为臂厥。是主肺所生病者：咳，上气，喘喝，烦心，胸满，臑臂内前廉痛厥，掌中热。气盛有余，则肩背痛，风寒汗出中风，小便数而欠；气虚，则肩背痛、寒，少气不足以息，溺色变。

注释：

1. 是动则病　张景岳《类经》注："动言变也，变则变常而为病也。"指这一经脉发生异常变化就可能出现有关病证。

2. 缺盆　指锁骨上窝部。缺盆中，包括喉咙部分。

3. 瞀　音"茂"。指心胸闷乱，视物模糊而言。

4. 臂厥　指前臂经脉所过发生气血阻逆的见症。

5. 是主肺所生病者　指这一经脉（腧穴）能主治有关肺方面所发生的病证。

6. 喘喝　气喘声粗。"喝"或误作"渴"。

7. 气盛　指实证、阳证，与气虚相对而言。

8. 欠　指呵气。《黄帝内经太素》杨上善注："阴阳之气，上下相引，故多欠也。"有作小便量少解，不确切。此处属实证，当是指张口出气。

9. 气虚　指虚证、阴证，与气盛相对而言。

10. 溺色变　溺，读作"尿"。小便颜色异常。

释义：本经有了异常变动就表现为下列病证：肺部胀满，膨膨气喘、咳嗽，锁骨上窝"缺盆"内（包括喉咙部分）疼痛；严重的则交捧着两手，感到胸部烦闷，视物模糊。还可发生前臂部的气血阻逆，如厥冷、麻木、疼痛等症。

本经所属腧穴能主治有关"肺"方面所发生的病证，如咳嗽，气上逆而不平，喘息气粗，心烦不安，胸部满闷，上臂、前臂的内侧前边（经脉所过处）疫痛或厥冷，或掌心发热。

本经气盛有余的实证，多见肩背疼痛，感冒风寒自汗出，伤风，小便频数，张口嘘气；本经气虚不足的虚证，多见肩背疼痛怕冷，气短、呼吸急促，小便的颜色异常。

（三）主要病候

咳嗽，气喘，少气不足以息，咳血，伤风，胸部胀满，咽喉肿痛，缺盆部和手臂内侧面前缘痛，肩背部寒冷、疼痛等。

（四）主治概要

本经腧穴主要治疗肺、胸、喉、头面和经脉循行部位的其他病证。

二、手太阴肺经腧穴

手太阴肺经腧穴共 11 穴，左右共 22 穴。

1. 中府 LU1 肺募穴，手、足太阴交会穴

定位：正坐或仰卧。在胸前壁的外上方，云门下 1 寸，平第 1 肋间隙，前正中线旁开 6 寸。

解剖：位于胸大肌、胸小肌处，内侧深层为第 1 肋间内、外肌；上外侧有腋动、静脉，胸肩峰动、静脉；分布有锁骨上神经中间支，胸前神经分支及第 1 肋间神经外侧皮支。

穴义：收募三焦腑中的气态物，输供手太阴肺经。

主治：①咳嗽，气喘，胸痛，胸中烦满。②肩背痛，咽喉痛，腹痛。③呕吐，浮肿。④支气管炎，支气管哮喘，肺炎。

配伍：配尺泽治咳嗽；配肩髎治肩痛。

常用手法：一指禅推、点、按、揉、摩。

2. 云门 LU2

定位：正坐或仰卧，在胸壁前外上方，肩胛骨喙突上方，锁骨下窝凹陷处，前正中线旁开 6 寸。简易取穴：当手叉腰时在锁骨外端下缘出现一个三角形的凹陷，其中心即云门。

穴义：手太阴肺经少气多血，肺经气血由此传输四极。

主治：①咳嗽，气喘，胸痛。②肩关节内侧痛。

解剖：有胸大肌，皮下有头静脉通过，深部有胸肩峰动脉分支；布有胸前神经的分支臂丛外侧束、锁骨上神经中后支。

配伍：云门、中府、隐白、期门、肺俞、魂门、大陵，主胸中痛。

常用手法：一指禅推、点、按、揉、摩。

3. 天府 LU3

定位：正坐，上臂自然下垂。在臂内侧面，肱二头肌桡侧缘，腋前纹头下 3 寸处。

简易取穴：臂向前平举，俯头鼻尖接触上臂内侧面处是穴。

穴义：输供肺经的阳热之气上达于天。

主治：①咳嗽，气喘。②瘿气。③鼻衄。④肩及上臂内侧痛。

解剖：肱二头肌外侧沟中；有头静脉及肱动、静脉分支；分布着臂外侧皮神经及肌皮神经。

配伍：配曲池治疗臂痛。

常用手法：一指禅推、点、按、揉、摩。

4. 侠白 LU4

定位：正坐上臂自然下垂。在臂内侧面，肱二头肌桡侧缘，腋前纹头下 4 寸，或肘横纹上 5 寸处。

简易取穴：肱二头肌桡侧，当天府穴下 1 寸处是穴。

穴义：肺经气血在此分清降浊。

主治：①咳嗽，气喘。②干呕，烦满。③上臂内侧痛。

解剖：肱二头肌外侧沟中；当头静脉及桡动、静脉分支；分布有臂外侧皮神经，当肌皮神经经过处。

配伍：配曲池、肩髃治肩臂痛。

常用手法：一指禅推、点、按、揉、摩。

5. 尺泽 LU5 合穴

定位：仰掌，微屈肘。在肘横纹中，肱二头肌腱桡侧凹陷处。

主治：①咳嗽，气喘，咯血，潮热，胸部胀满。②咽喉肿痛。③急性腹痛吐泻，小儿惊风。④肘臂挛痛。

解剖：在肘关节，当肱二头肌腱之外方，肱桡肌起始部；有桡侧返动、静脉分支及头静脉；布有前臂外侧皮神经，直下为桡神经。

配伍：配太渊、经渠治咳嗽，气喘；配孔最治咳血，潮热；配曲池治肘臂挛痛。

常用手法：一指禅推、点、按、揉、**搂**。

6. 孔最 LU6 郄穴

定位：微屈肘，掌心相对；或伸前臂仰掌。在前臂掌面桡侧，当尺泽与太渊连线上，腕横纹上 7 寸。

解剖：有肱桡肌，在旋前圆肌上端之外缘，桡侧腕长、短伸肌的内缘；有头静脉，桡动、静脉；布有前臂外侧皮神经，桡神经浅支。

主治：①咳嗽，气喘，咽喉肿痛，咯血，鼻衄，热病无汗。②痔血。③肘臂挛痛。

配伍：配肺俞、尺泽治咳嗽，气喘；配鱼际治咳血。

常用手法：一指禅推、点、按、揉、拿。

7. 列缺 LU7 络穴，八脉交会穴，通任脉

定位：微屈肘，侧腕掌心相对。在前臂桡侧缘，桡骨茎突上方，腕横纹上 1.5 寸，当肱桡肌与拇长展肌腱之间。

简易取穴：两手虎口交叉，一手示指按在另一手桡骨茎突上，示指尖端所压处是穴。

主治：①咳嗽，气喘，咽喉痛。②半身不遂，口眼㖞斜，牙痛。③外感头痛，项头痛，项强痛。④腕痛无力。

配伍：配合谷治伤风头痛项强；配肺俞治咳嗽气喘。

常用手法：一指禅推、点、按、揉。

8. 经渠 LU8 经穴

定位：伸臂仰掌。在前臂掌面桡侧，桡骨茎突与桡动脉之间凹陷处，腕横纹上 1 寸。

解剖：桡侧腕屈肌腱的外侧，有旋前方肌当桡动、静脉外侧处；布有前臂外侧皮神经和桡神经浅支混合支。

主治：①咳嗽，气喘。②胸痛，咽喉肿痛，手腕痛。

配伍：配肺俞、尺泽治咳嗽。

常用手法：一指禅推、点、按、揉。

9. 太渊 LU9 输穴，原穴，八会穴

定位：伸臂仰掌。在腕掌侧横纹桡侧，桡动脉搏动处。

解剖：桡侧腕屈肌腱的外侧，拇长展肌腱内侧；有桡动、静脉；布有前臂外侧皮神经和桡神经浅支混合支。

主治：①外感，咳嗽，气喘，咯血。②胸痛，咽喉肿痛。③无脉症。④手腕痛。

配伍：配尺泽、鱼际、肺俞治咳嗽，咳血，胸痛；配人迎治无脉症。

常用手法：一指禅推、点、按、揉、摩。

10. 鱼际 LU10 荥穴

定位：侧腕掌心相对，自然半握拳。在手拇指本节（第 1 掌指关节）后凹陷处，约当第 1 掌骨中点桡侧，赤白肉际处。

解剖：有拇短展肌和拇对掌肌；血管当拇指静脉回流支；布有前臂外侧皮神经和桡神经浅支混合支。

主治：①咳嗽，咯血，发热。②咽干，咽喉肿痛，失音。③乳痈，掌中热，小儿疳疾。

配伍：配孔最、尺泽治咳嗽，咳血；配少商治咽喉肿痛。

常用手法：一指禅推、点、按、揉、摩。

11. 少商 LU11 井穴

定位：伸拇指。在拇指末节桡侧，距指甲角 0.1 寸（指寸）。

解剖：有指掌固有动、静脉所形成的动、静脉网；布有前臂外侧皮神经和桡神经浅支混合支，正中神经的掌侧固有神经的末梢神经网。

主治：①咽喉肿痛，咳嗽，失音。②鼻衄，高热，中暑，呕吐。③癫狂，中风昏迷，小儿惊风。④指肿，麻木。

配伍：三棱针点刺出血，配合谷治咽喉肿痛；配中冲治昏迷，发热。

常用手法：点、按、掐。

第五节　手阳明经脉与腧穴

一、手阳明大肠经经脉

（一）循行

《灵枢·经脉》：大肠手阳明之脉，起于大指次指之端，循指上廉，出合谷两骨之间，上入两筋之中，循臂上廉，入肘外廉，上臑外前廉，上肩，出髃骨之前廉，上出于柱骨之会上，下入缺盆，络肺，下膈属大肠。

其支者，从缺盆上颈贯颊，入下齿中；还出挟口，交人中——左之右，右之左，上挟鼻孔。

释义：本经自示指桡侧端（商阳）起始，沿示指桡侧上行，出走于两骨（第一、二掌骨）之间，进入两筋（拇长、短伸肌腱）之中（阳溪），沿着前臂桡侧，向上进入肘弯外侧（曲池），再沿上臂后边外侧上行，至肩部（肩髃），向后与督脉在大椎穴处相会，然后向前进入锁骨上窝，联络肺脏，向下贯穿膈肌，入属大肠。它的支脉，从锁骨上窝走向颈部，通过面颊，进入下齿中，回过来挟着口唇两旁，在人中处左右交叉，上挟鼻孔两旁（迎香）。

（二）病候

《灵枢·经脉》：是动则病：齿痛，颈肿。是主津所生病者：目黄，口干，鼽衄，喉痹，肩前臑痛，大指次指痛不用。气有余，则当脉所过者热肿；虚，则寒栗不复。

释义：本经异常就出现下列病证：齿痛，面颊部肿胀。

本经穴主治有关"津"方面所发生的病证：眼睛昏黄，口干，鼻流清涕或出血，喉咙痛，肩前、上臂部痛，示指疼痛、活动不利。

当气盛有余时，经脉所过部位发热、肿胀；而气虚不足时，则发冷、战栗，难以复温。

（三）主要病候

腹痛、肠鸣、泄泻、便秘、痢疾、咽喉肿痛、齿痛、鼻流清涕或出血和本经循行部位疼痛、热肿或寒冷等症。

（四）主治概要

本经腧穴主治头面、五官、咽喉、热病、神志病和经脉循行部位的其他病证。

二、手阳明大肠经腧穴

手阳明腧穴共 20 穴，左右共 40 穴。

1. 商阳 LI1 井穴

定位：伸示指。在示指末节桡侧，距指甲角 0.1 寸（指寸）。

解剖：此腧穴处有指及掌背动、静脉网；布有来自正中神经的指掌侧固有神经，桡神经的指背侧神经。

主治：①耳聋，齿痛，咽喉肿痛，颌肿。②热病，昏迷。③手指麻木。

常用手法：掐、揉。

2. 二间 LI2 荥穴

定位：侧腕对掌，半握拳。在示指本节（第 2 掌指关节）前，桡侧凹陷处。

解剖：皮肤→皮下组织→第 1 蚓状肌腱→示指近节指骨基底部。浅层神经有桡神经的指背神经与正中神经的指掌侧固有神经双重分布。血管有第 1 掌背动、静脉的分支和示指桡侧动、静脉的分支。深层有正中神经的肌支。

主治：①目痛，齿痛，鼻衄，咽喉肿痛，口眼㖞斜。②热病。

常用手法：掐、揉。

3. 三间 LI3 输穴

定位：侧腕对掌，自然半握拳。在手示指本节（第 2 掌指关节）后，桡侧凹陷处。

解剖：皮肤→皮下组织→第 1 骨间背侧肌→第 1 蚓状肌与第 2 掌骨之间→示指的浅、深指屈肌腱与第 1 骨间掌侧肌之间。浅层神经有桡神经的指背神经与正中神经的指掌侧固有神经双重分布。血管有手背静脉网，第 1 掌背动、静脉和示指桡侧动、静脉的分支。深层有尺神经深支和正中神经的肌支。

主治：①目痛，齿痛，咽喉肿痛。②身热，腹满，肠鸣。③手背肿痛。

常用手法：掐、揉。

4. 合谷 LI4 原穴

定位：侧腕对掌、自然半握拳。在手背第1、2掌骨间，第2掌骨桡侧的中点处。

解剖：皮肤→皮下组织→第1骨间背侧肌→拇收肌。浅层布有桡神经浅支，有手背静脉网桡侧部和第1掌背动、静脉的分支或属支。深层分布有尺神经深支的分支等。

主治：①头痛，目赤肿痛，鼻衄，齿痛，牙关紧闭，口眼㖞斜，耳聋，疒腮，咽喉肿痛。②热病，多汗，无汗；瘾疹，疟疾。③腹痛，便秘；经闭，滞产。④小儿惊风，半身不遂，上肢疼痛、不遂。

常用手法：按、揉。

5. 阳溪 LI5 经穴

定位：侧腕对掌，伸前臂。在腕背横纹桡侧，手拇指向上翘起时，当拇短伸肌腱与拇长伸肌腱之间的凹陷中。

解剖：皮肤→皮下组织→拇长伸肌腱与拇短伸肌腱之间→桡侧腕长伸肌腱的前方。浅层布有头静脉和桡神经浅支。深层分布桡动、静脉的分支或属支。

主治：①头痛，目赤肿痛，耳鸣，耳聋，齿痛，咽喉肿痛。②臂腕疼痛。

常用手法：掐、按、拿、揉、一指禅推。

6. 偏历 LI6 络穴

定位：侧腕对掌，伸前臂，屈肘，在前臂背面桡侧，当阳溪与曲池连线上，腕横纹上3寸。

解剖：皮肤→皮下组织→拇短伸肌→桡侧腕长伸肌腱→拇长展肌腱。浅层布有头静脉的属支，前臂外侧皮神经和桡神经浅支。深层有桡神经的骨间后神经分支。

主治：①耳鸣，耳聋，目赤，鼻衄，喉痛。②臂腕酸痛。③水肿。

常用手法：掐、拿、揉。

7. 温溜 LI7

定位：屈肘，在前臂背面桡侧，当阳溪与曲池的连线上，腕横纹上5寸。

解剖：皮肤→皮下组织→桡侧腕长伸肌腱→桡侧腕短伸肌腱。浅层布有头静脉，前臂外侧皮神经和前臂后皮神经。深层在桡侧腕长伸肌和桡侧腕短伸肌腱之前有桡神经浅支。

主治：①头痛，面肿，咽喉肿痛。②肠鸣腹痛，肩背酸痛。

常用手法：掐、拿、揉。

8. 下廉 LI8

定位：在前臂背面桡侧，当阳溪与曲池的连线上，肘横纹下4寸。

解剖：皮肤→皮下组织→肱桡肌→桡侧腕短伸肌→旋后肌。浅层布有前臂外侧皮神经和前臂后皮神经。深层有桡神经深支的分支。

主治：①头痛，眩晕、目痛。②腹胀，腹痛。

常用手法：掐、拿、揉。

9. 上廉 LI9

定位：在前臂背面桡侧，当阳溪与曲池的连线上，肘横纹下3寸。

解剖：皮肤→皮下组织→桡侧腕长伸肌腱后方→桡侧腕短伸肌→旋后肌→拇长展肌。浅层布有前臂外侧皮神经、前臂后皮神经和浅静脉。深层有桡神经深支穿旋后肌。

主治：①手臂麻木，肩膊酸痛，半身不遂。②腹痛，肠鸣。

常用手法：掐、拿、揉。

10. 手三里 LI10

定位：侧腕对掌，伸前臂，在前臂背面桡侧，当阳溪与曲池连线上，肘横纹下 2 寸。

解剖：皮肤→皮下组织→桡侧腕长伸肌→桡侧腕短伸肌→指伸肌的前方→旋后肌。浅层布有前臂外侧皮神经、前臂后皮神经。深层有桡侧返动、静脉的分支或属支及桡神经深支。

主治：①肘臂疼痛，上肢瘫痪麻木。②腹痛，腹泻，腹胀。③齿痛颊肿，失音。

常用手法：**㨰**、按、揉、一指禅推、擦。

11. 曲池 LI11 合穴

定位：侧腕，屈肘，在肘横纹外侧端，屈肘，当尺泽与肱骨外上髁连线中点。

解剖：皮肤→皮下组织→桡侧腕长伸肌和桡侧腕短伸肌→肱桡肌。浅层布有头静脉的属支和前臂后皮神经。深层有桡神经，桡侧返动、静脉和桡侧副动、静脉间的吻合支。

主治：①瘾疹。②半身不遂，手臂肿痛无力，瘰疬。③热病，咽喉肿痛，目赤肿痛，齿痛。④高血压，头痛、眩晕、癫狂。⑤腹痛吐泻，痢疾，月经不调。

常用手法：一指禅推、按、揉、拿、擦。

12. 肘髎 LI12

定位：正坐屈肘，自然垂上臂。在臂外侧，屈肘，曲池上方 1 寸，当肱骨边缘处。

解剖：皮肤→皮下组织→肱桡肌→肱肌。浅层布有前臂后皮神经等结构。深层有桡侧副动、静脉的分支或属支。

主治：①肘臂酸痛、麻木、挛急。②嗜卧。

常用手法：一指禅推、按、揉、拿、擦。

13. 手五里 LI13

定位：正坐，自然垂上臂。在臂外侧，当曲池与肩髃连线上，曲池上 3 寸处。

解剖：皮肤→皮下组织→肱肌。浅层布有臂外侧下皮神经和前臂后皮神经。深层有桡侧副动、静脉和桡神经。

主治：①肘臂疼痛、挛急。②瘰疬。③嗜卧，身黄。

常用手法：按、揉、一指禅推。

14. 臂臑 LI14

定位：正坐，自然垂上臂，在臂外侧，三角肌止点处，当曲池与肩髃连线上，曲池上 7 寸。

解剖：皮肤→皮下组织→三角肌。浅层布有臂外侧上、下皮神经。深层有肱动脉的肌支。

主治：①肩臂疼痛，颈项拘挛。②目疾，瘰疬。

常用手法：**㨰**、按、揉、拿捏。

15. 肩髃 LI15 手阳明、阳跷交会穴

定位：外展上臂平肩，肩臂活动困难者可自然垂臂。在肩部，三角肌上，臂外展，或向前平伸时，当肩峰前下方凹陷处。

简易取穴：上臂外展或向前平举时，肩部出现两个凹陷，前面的凹陷即是本穴。

解剖：皮肤→皮下组织→三角肌→三角肌下囊→冈上肌腱。浅层布有锁骨上外侧神经、臂外侧上皮神经。深层有旋肱后动、静脉和腋神经的分支。

主治：①肩臂疼痛，手臂挛急，肩周炎，臂神经痛。②上肢不遂。③瘾疹，瘰疬。

常用手法：**㨰**、按、揉、一指禅推。

16. 巨骨 LI16

定位：在肩上部，当锁骨肩峰端与肩胛冈之间凹陷处。

解剖：皮肤→皮下组织→肩锁韧带→冈上肌。浅层布有锁骨上外侧神经。深层布有肩胛上神经的分支和肩胛上动、静脉的分支或属支。

主治：①肩臂挛痛不遂。②瘰疬，瘿气。

常用手法：**㨰**、按、揉、一指禅推。

17. 天鼎 LI17

定位：在颈外侧部，胸锁乳突肌后缘，当结喉旁，扶突穴与缺盆连线中点。

解剖：皮肤→皮下组织→胸锁乳突肌后缘→斜角肌间隙。浅层内有颈横神经、颈外静脉和颈阔肌。深层布有颈升动、静脉分支或属支，在斜角肌间隙内分布着臂丛神经等结构。

主治：①咽喉肿痛，暴喑。②瘰疬，瘿气。

常用手法：**㨰**、按、揉、一指禅推。

18. 扶突 LI18

定位：在颈外侧部，喉结旁，当胸锁乳突肌的前、后缘之间。

解剖：皮肤→皮下组织→胸锁乳突肌的胸骨头与锁骨头之间→颈血管鞘的后缘。浅层内有颈横神经、颈阔肌。深层有颈血管鞘。

主治：①瘿气，暴喑，咽喉肿痛。②咳嗽，气喘。

常用手法：**㨰**、按、揉、一指禅推。

19. 口禾髎 LI19

定位：正坐或仰卧位。在上唇部，鼻孔外缘直下，平水沟穴。

解剖：皮肤、皮下组织、口轮匝肌。浅层有上颌神经的眶下神经分支。深层有上唇动、静脉和面神经颊支等分布。

主治：①鼻塞，衄衄。②口㖞，口噤。

常用手法：按、揉、掐、一指禅推、擦。

20. 迎香 LI20 手、足阳明交会穴

定位：正坐或仰卧。在鼻翼外缘中点旁，当鼻唇沟中。

解剖：皮肤→皮下组织→提上唇肌。浅层有上颌神经的眶下神经分支。深层有面动、静脉的分支或属支，面神经颊支。

主治：①鼻塞，衄衄，鼻息肉。②口㖞，面痒。③胆道蛔虫。

常用手法：按、揉、掐、一指禅推、擦。

第六节　足阳明经脉与腧穴

一、足阳明胃经经脉

（一）循行

《灵枢·经脉》：胃足阳明之脉，起于鼻之交頞中，旁纳太阳之脉，下循鼻外，入上齿中，还出挟口，环唇，下交承浆，却循颐后下廉，出大迎，循颊车，上耳前，过客主人，循发际，至额颅。

其支者，从大迎前，下人迎，循喉咙，入缺盆，下膈，属胃，络脾。

其直者，从缺盆下乳内廉，下挟脐，入气街中。

其支者，起于胃口，下循腹里，下至气街中而合，以下髀关，抵伏兔，下膝膑中，下循胫外廉，下足跗，入中指内间。

其支者，下廉三寸而别，下入中指外间。

其支者，别跗上，入大指间，出其端。

释义：循行部位起于鼻翼旁（迎香穴），挟鼻上行，左右侧交会于鼻根部，旁行入目内眦，与足太阳经相交，向下沿鼻柱外侧，入上齿中，还出，挟口两旁，环绕嘴唇，在颏唇沟承浆穴处左右相交，退回沿下颌骨后下缘到大迎穴处，沿下颌角上行过耳前，经过上关穴（客主人），沿发际，到额前。

本经脉分支从大迎穴前方下行到人迎穴，沿喉咙向下后行至大椎，折向前行，入缺盆，下行穿过膈肌，属胃，络脾。直行向下一支是从缺盆出体表，沿乳中线下行，挟脐两旁（旁开2寸），下行至腹股沟外的气街穴。本经脉又一分支从胃下口幽门处分出，沿腹腔内下行到气街穴，与直行之脉会合，而后下行至大腿前侧，至膝膑沿下肢胫骨前缘下行至足背，入足第2趾外侧端（厉兑穴）。本经脉另一分支从膝下3寸处（足三里穴）分出，下行入中趾外侧端。又一分支从足背上冲阳穴分出，前行入足大趾内侧端（隐白穴），交于足太阴脾经。

（二）病候

《灵枢·经脉》：是动则病，洒洒振寒，善呻，数欠，颜黑，病至则恶人与火，闻木声则惕然而惊，心欲动，独闭户塞牖而处；甚则欲上高而歌，弃衣而走；贲响腹胀，是为骭厥。是主血所生病，狂，疟，温淫，汗出，鼽衄，口喎，唇胗，颈肿，喉痹，大腹水肿，膝膑肿痛；循膺、乳、气街、股、伏兔、骭外廉、足跗上皆痛，中趾不用。

气盛，则身以前皆热，其有余于胃，则消谷善饥，溺色黄；气不足，则身以前皆寒栗，胃中寒则胀满。

（三）主要病候

肠鸣腹胀、水肿、胃痛、呕吐或消谷善饥、口渴、咽喉肿痛，鼻衄、胸及膝膑等本经循行部位疼痛、热病、发狂等症。

（四）主治概要

本经腧穴主治胃肠病和头面、目、鼻、口齿病和神志病，以及经脉循行部位的其他病证。

二、足阳明胃经腧穴

足阳明胃经腧穴共45穴，左右90穴。

1. 承泣 ST1

定位：正坐或仰靠，仰卧位。在面部，瞳孔直下，当眼球与眶下缘之间。

解剖：在眶下缘上方，眼轮匝肌中，深层眶内有眼球下直肌、下斜肌；有足阳明胃经眶下动、静脉分支，眼动、静脉的分支；布有眶下神经分支及动眼神经下支的肌支，面神经分支。

主治：①目赤肿痛，流泪，夜盲，近视，眼睑瞤动。②口眼㖞斜，面肌痉挛。

配伍：配太阳治目赤肿痛，配阳白治口眼㖞斜。

常用手法：掐、揉。

2. 四白 ST2

定位：正坐，或仰靠，或仰卧。在面部，瞳孔直下，当眶下孔凹陷处。

解剖：皮肤→皮下组织→眼轮匝肌→提上唇肌→眶下孔或上颌骨。浅层布有眶下神经的分支，面神经的颧支。深层在眶下孔内有眶下动、静脉和神经穿出。

主治：①目赤痛痒，迎风流泪，目翳，眼睑瞤动。②口眼㖞斜。③头面疼痛。

配伍：①配丰隆、太白、太冲，有涤痰通络、疏肝明目的作用，主治目翳，眼睑瞤动，青光眼。②配颊车、攒竹、太阳，有通经活络的作用，主治口眼㖞斜，角膜炎。③配涌泉、大杼，有滋阴潜阳的作用，主治头痛目眩。

常用手法：掐、揉、按、一指禅推。

3. 巨髎 ST3 足阳明胃经与阳跷脉交会穴

定位：在面部，瞳孔直下，平鼻翼下缘处，当鼻唇沟外侧。

解剖：浅层为上唇方肌，深层为犬齿肌；有面动、静脉及眶下动、静脉；布有面神经及眶下神经的分支。

主治：口眼㖞斜，眼睑瞤动，鼻衄，齿痛，唇颊肿。

配伍：配合谷治齿痛；配地仓、颊车治口㖞。

常用手法：掐、按、揉、一指禅推。

4. 地仓 ST4 手足阳明经、阳跷脉交会穴

定位：在面部，口角外侧，上直对瞳孔。

解剖：在口轮匝肌中，深层为颊肌；有面动、静脉；布有面神经和眶下神经分支，深层为颊肌神经的末支。

主治：口㖞，流涎，眼睑瞤动。

配伍：配颊车、合谷，治口㖞、流涎。

常用手法：掐、按、揉、一指禅推。

5. 大迎 ST5

定位：在下颌角前方，咬肌附着部前缘，当面动脉搏动处。

解剖：在咬肌附着部前缘；前方有面动、静脉；布有面神经及颊神经。

主治：口㖞，口噤，颊肿，齿痛。

配伍：配颊车治齿痛。

常用手法：按、揉、一指禅推。

6. 颊车 ST6

定位：在面颊部，下颌角前上方约一横指，当咀嚼时咬肌隆起，按之凹陷处。

解剖：在下颌角前方，有咬肌；有咬肌动、静脉；布有耳大神经，面神经及咬肌神经。

主治：口㖞，齿痛，颊肿，口噤不语。

配伍：配地仓治口眼㖞斜。

常用手法：掐、按、揉、一指禅推。

7. 下关 ST7 足阳明、足少阳经交会穴

定位：在面部耳前方，当颧弓与下颌切迹所形成的凹陷中。

解剖：当颧弓下缘，皮下有腮腺，为咬肌起始部；有面横动、静脉，最深层为上颌动、静脉；正当面神经颧眶支及耳颞神经分支，最深层为下颌神经。

主治：耳聋，耳鸣，聤耳，齿痛，口噤，口眼㖞斜。

配伍：配翳风治耳疾。

常用手法：按、揉、一指禅推。

8. 头维 ST8 足阳明、足少阳经与阳维脉交会穴

定位：在头侧部，当额角发际上 0.5 寸，头正中线旁 4.5 寸。

解剖：在颞肌上缘帽状腱膜中；有颞浅动、静脉的额支；布有耳额神经的分支及面神经额支。可改为布有耳颞神经的分支，面神经的颞支，颞浅动、静脉的额支等。

主治：头痛，目眩，口痛，流泪，眼睑𥆨动。

配伍：配合谷治头痛；配太冲治目眩。

常用手法：按、揉、一指禅推。

9. 人迎 ST9 足阳明、足少阳经交会穴

定位：在颈部，喉结旁，当胸锁乳突肌的前缘，颈总动脉搏动处。

解剖：有颈阔肌，在胸锁乳突肌前缘与甲状软骨接触部，有甲状腺上动脉；当颈内、外动脉分歧处，有颈前浅静脉，外为颈内静脉；布有颈皮神经，面神经颈支，深层颈动脉球，最深层为交感神经干，外侧有舌下神经降支及迷走神经。

主治：咽喉肿痛，气喘，瘰疬，瘿气，高血压。

配伍：配大椎、太冲治高血压。

常用手法：按、揉、一指禅推。

10. 水突 ST10

定位：在颈部，胸锁乳突肌的前缘，当人迎与气舍连线的中点。

解剖：有颈阔肌，在甲状软骨外侧，胸锁乳突肌与肩胛舌骨肌上腹的交叉点；外侧为颈总动脉；布有颈皮神经，深层为交感神经发出的心上神经及交感干。

主治：咽喉肿痛，咳嗽，气喘。

配伍：配天突治咳嗽、气喘。

常用手法：按、揉、一指禅推。

11. 气舍 ST11

定位：在颈部，当锁骨内侧端的上缘，胸锁乳突肌的胸骨头与锁骨头之间。

解剖：有颈阔肌，胸锁乳突肌起始部；有颈前浅静脉，深部为颈总动脉；布有锁骨上神经前支，舌下神经的分支。

主治：咽喉肿痛，气喘，呃逆，瘿瘤，瘰疬，颈项强。

配伍：配水突治瘿瘤。

常用手法：按、揉、一指禅推。

12. 缺盆 ST12

定位：在锁骨上窝中央，距前正中线 4 寸。

解剖：在锁骨上窝之中点，有颈阔肌，肩胛舌骨肌；上方有颈横动脉；布有锁骨上神经中支，深层正当肩丛的锁骨上部。

主治：咳嗽，气喘，咽喉肿痛，缺盆中痛，瘰疬。

配伍：配肺俞治咳嗽。

常用手法：按、揉、一指禅推。

13. 气户 ST13

定位：在胸部，当锁骨中点下缘，距前正中线 4 寸。

解剖：在锁骨下方，胸大肌起始部，深层上方的锁骨下肌；有胸肩峰动、静脉分支，外上方为锁骨下静脉；为锁骨上神经、胸前神经分支分布处。

主治：咳嗽，气喘，呃逆，胸胁支满，胸痛。

配伍：配肺俞治咳喘。

常用手法：按、揉、一指禅推。

14. 库房 ST14

定位：在胸部，当第 1 肋间隙，距前正中线 4 寸。

解剖：在第 1 肋间隙有胸大肌、胸小肌，深层为肋间内、外肌，有胸肩峰动、静脉及胸外侧动、静脉分支；布有胸前神经分支。

主治：咳嗽，气喘，咳唾脓血，胸胁胀痛。

配伍：配屋翳治胸胁胀痛。

常用手法：按、揉、一指禅推。

15. 屋翳 ST15

定位：在胸部，当第 2 肋间隙，距前正中线 4 寸。

解剖：在第 2 肋间隙，有胸大肌、胸小肌，深层为肋间内外肌；有胸肩峰动、静脉分支；布有胸前神经分支。

主治：咳嗽，气喘，咳唾脓血，胸胁胀痛，乳痈。

配伍：配天宗治乳痈。

常用手法：按、揉、一指禅推。

16. 膺窗 ST16

定位：在胸部，当第 3 肋间隙，距前正中线 4 寸。

解剖：第 3 肋间隙，有胸大肌，深层为肋间内、外肌；有胸外侧动、静脉；布有胸前神经分支。

主治：咳嗽，气喘，胸胁胀痛，乳痈。

配伍：配屋翳治乳痈。

常用手法：按、揉、一指禅推。

17. 乳中 ST17

定位：在胸部，当第 4 肋间隙，乳头中央，距前正中线 4 寸。

附注：本穴不宜做推拿，只作胸腹部腧穴的定位标志。

18. 乳根 ST18

定位：在胸部，当乳头直下，乳房根部，当第 5 肋间隙，距前正中线 4 寸。

解剖：在第 5 肋间隙，胸大肌下部，深层有肋间内、外肌；有肋间动脉，胸壁浅静脉；有第 5 肋间神经外侧皮支，深层为肋间神经干。

主治：咳嗽，气喘，呃逆，胸痛，乳痈，乳汁少。

配伍：配少泽、膻中治乳痈；配少泽、足三里治乳少。

常用手法：按、揉、一指禅推。

19. 不容 ST19

定位：在上腹部，当脐中上 6 寸，距前正中线 2 寸。

解剖：当腹直肌及其鞘处，深层为腹横肌；有第 7 肋间动、静脉分支及腹壁上动、静脉；当第 7 肋间神经分支处。

主治：呕吐，胃病，食欲不振，腹胀。

配伍：配中脘治胃病。

常用手法：按、揉、一指禅推。

20. 承满 ST20

定位：在上腹部，当脐中上 5 寸，距前正中线 2 寸。

解剖：当腹直肌及其鞘处，深层为腹横肌；有第 7 肋间动、静脉分支及腹壁上动、静脉分布；当第 7 肋间神经分支处。

主治：胃痛，吐血，食欲不振，腹胀。

配伍：配足三里治胃痛。

常用手法：按、揉、一指禅推。

21. 梁门 ST21

定位：在上腹部，当脐中上 4 寸，距前正中线 2 寸。

解剖：当腹直肌及其鞘处，深层为腹横肌；有第 7 肋间动、静脉分支及腹壁上动、静脉；当第 8 肋间神经分支处（右侧深部当肝下缘，胃幽门部）。

主治：胃痛，呕吐，食欲不振，腹胀，泄泻。

配伍：配梁丘、中脘、足三里治胃痛。

常用手法：按、揉、一指禅推。

22. 关门 ST22

定位：在上腹部，当脐中上 3 寸，距前正中线 2 寸。

解剖：当腹直肌及其鞘处；有第 8 肋间动、静脉分支及腹壁上动、静脉分支；布有第 8 肋间神经分支（内部为横结肠）。

主治：腹胀，腹痛，肠鸣泄泻，水肿。

配伍：配足三里、水分治肠鸣腹泻。

常用手法：按、揉、一指禅推。

23. 太乙 ST23

定位：在上腹部，当脐中上 2 寸，距前正中线 2 寸。

解剖：当腹直肌及其鞘处；有第 8 肋间动、静脉分支及其腹壁下动、静脉分支；布有第 8 肋间神经分支（内部为横结肠）。

主治：胃病，心烦，癫狂。

配伍：配中脘治胃痛。

常用手法：按、揉、一指禅推。

24. 滑肉门 ST24

定位：在上腹部，当脐中上 1 寸，距前正中线 2 寸。

解剖：当腹直肌及其鞘处；有第 9 肋间动、静脉分支及腹壁下动、静分支；布有第 9 肋间神经分支（内部为小肠）。

主治：胃痛，呕吐，癫狂。

配伍：配足三里治胃痛。

常用手法：按、揉、一指禅推。

25. 天枢 ST25 大肠募穴

定位：在腹中部，平脐中，距脐中旁开 2 寸。

解剖：当腹直肌及其鞘处；有第 9 肋间动、静脉分支及腹壁下动、静脉分支；布有第 10 肋间神经分支（内部为小肠）。

主治：腹胀肠鸣，绕脐痛，便秘，泄泻，痢疾，月经不调。

配伍：配足三里治腹胀肠鸣；配气海治绕脐痛；配上巨虚、下巨虚治便秘、泄泻。

常用手法：按、揉、一指禅推。

26. 外陵 ST26

定位：在下腹部，当脐中下 1 寸，距前正中线 2 寸。

解剖：当腹直肌及其鞘处；布有第 10 肋间动、静脉分支及腹壁下动、静脉分支；布有第 10 肋间神经分支（内部为小肠）。

主治：腹痛，疝气，痛经。

配伍：配子宫、三阴交治痛经。

常用手法：按、揉、一指禅推。

27. 大巨 ST27

定位：在下腹部，当脐中下 2 寸，距前正中线 2 寸。

解剖：当腹直肌及其鞘处；有第 11 肋间动、静脉分支，外侧为腹壁下动、静脉；布有第 11 肋间神经（内部为小肠）。

主治：小腹胀满，小便不利，疝气，遗精，早泄。

配伍：配中极、次髎治小便不利。

常用手法：按、揉、一指禅推。

28. 水道 ST28

定位：在下腹部，当脐中下 3 寸，距前正中线 2 寸。

解剖：当腹直肌及其鞘处；有第 12 肋间动、静脉分支，外侧为腹壁下动、静脉；布有第 12 肋间神经（内部为小肠）。

主治：小腹胀满，小便不利，痛经，不孕，疝气。

配伍：配三阴交、中极治痛经、不孕。

常用手法：按、揉、一指禅推。

29. 归来 ST29

定位：在下腹部，当脐中下 4 寸，距前正中线 2 寸。

解剖：在腹直肌外缘，有腹内斜肌，腹横肌腱膜；外侧有腹壁下动、静脉；布有髂腹下神经。

主治：腹痛，疝气，月经不调，白带，阴挺。

配伍：配大敦治疝气；配三阴交、中极治月经不调。

常用手法：按、揉、一指禅推。

30. 气冲 ST30

定位：在腹股沟稍上方，当脐中下 5 寸，距前正中线 2 寸。

解剖：在耻骨结节外上方，有腹外斜肌腱膜，在腹内斜肌、腹膜肌下部；有腹壁浅动、静脉分支，外壁为腹壁下动、静脉；布有髂腹股沟神经。

主治：肠鸣腹痛，疝气，月经不调，不孕，阳痿，阴肿。

配伍：配气海治肠鸣腹痛。

常用手法：按、揉、一指禅推。

31. 髀关 ST31

定位：在大腿前面，当髂前上棘与髌底外侧端的连线上，屈髋时，平会阴，居缝匠肌外侧凹陷处。

解剖：在缝匠肌和阔筋膜张肌之间；深层有旋股外侧动、静脉分支；布有股外侧皮神经。

主治：腰痛膝冷，痿痹，腹痛。

配伍：配伏兔治痿痹。

常用手法：按、揉、一指禅推。

32. 伏兔 ST32

定位：在大腿前面，当髂前上棘与髌底外侧端的连线上，髌底上6寸。

解剖：在股直肌的肌腹中有旋股外侧动、静脉分支；布有股前皮神经，股外侧皮神经。

主治：腰痛膝冷，下肢麻痹，疝气，脚气。

配伍：配髀关、阳陵泉治下肢痿痹。

常用手法：按、揉、一指禅推。

33. 阴市 ST33

定位：在大腿前面，当髂前上棘与髌底外侧端的连线上，髌底上3寸。

解剖：在股直肌和股外侧肌之间；有旋股外侧动脉降支；布有股前皮神经，股外侧皮神经。

主治：腿膝痿痹、屈伸不利，疝气，腹胀腹痛。

配伍：配足三里、阳陵泉治腿膝痿痹。

常用手法：按、揉、一指禅推。

34. 梁丘 ST34 足阳明经郄穴

定位：屈膝，大腿前面，当髂前上棘与髌底外侧端的连线上，髌底上2寸。

解剖：在股直肌和股外侧肌之间；有旋股外侧动脉降支；布有股前皮神经，股外侧皮神经。

主治：膝肿痛，下肢不遂，胃痛，乳痛，血尿。

配伍：配足三里、中脘治胃痛。

常用手法：按、揉、一指禅推。

35. 犊鼻 ST35

定位：屈膝，在膝部，髌骨与髌韧带外侧凹陷中。

解剖：在髌韧带外缘；有膝关节动、静脉网；布有腓肠外侧皮神经及腓总神经关节支。

主治：膝痛，下肢麻痹、屈伸不利，脚气。

配伍：配阳陵泉、足三里治膝痛。

常用手法：按、揉、一指禅推。

36. 足三里 ST36 本穴有强壮作用，为保健要穴

定位：在小腿前外侧，当犊鼻下3寸，距胫骨前缘一横指（中指）。

解剖：在胫骨前肌、趾长伸肌之间；有胫前动、静脉；为腓肠外侧皮神经及隐神经的皮支分布处，深层当腓深神经。

主治：胃痛，呕吐，噎膈，腹胀，泄泻，痢疾，便秘，乳痈，肠痈，下肢痹痛，水肿，癫狂，脚气，虚劳羸瘦。

配伍：配中脘、梁丘治胃痛；配内关治呕吐；配气海治腹胀；配膻中、乳根治乳痈；配阳陵泉、悬钟治下肢痹痛；常灸足三里可养志保健。

常用手法：按、揉、一指禅推。

37. 上巨虚 ST37 大肠经下合穴

定位：在小腿前外侧，当犊鼻下6寸。

解剖：在胫骨前肌中；有胫前动、静脉；布有腓肠外侧皮神经及隐神经的皮支，深层有腓深神经。

主治：肠鸣，腹痛，泄泻，便秘，肠痈，下肢痿痹，脚气。

配伍：配足三里、气海治便秘、泄泻。

常用手法：按、揉、一指禅推。

38. 条口 ST38

定位：在小腿前外侧，当犊鼻下8寸。

解剖：在胫骨前肌中；有胫前动、静脉；布有腓肠外侧皮神经及隐神经的皮支，深层当腓深神经。

主治：脘腹疼痛，下肢痿痹，转筋，跗肿，肩臂痛。

配伍：配肩髃、肩髎，治肩臂痛。

常用手法：按、揉、一指禅推。

39. 下巨虚 ST39 小肠经下合穴

定位：在小腿前外侧，当犊鼻下9寸，距胫骨前缘一横指（中指）。

解剖：在胫骨前肌与趾长伸肌之间，深层为胫长伸肌；有胫前动、静脉；布有腓浅神经分支，深层为腓深神经。

主治：小腹痛，泄泻，痢疾，乳痈，下肢痿痹。

配伍：配天枢、气海治腹痛。

常用手法：按、揉、一指禅推。

40. 丰隆 ST40 足阳明经络穴

定位：在小腿前外侧，当外踝尖上8寸，条口外，距胫骨前缘二横指。

解剖：在趾长伸肌外侧和腓骨短肌之间；有胫前动脉分支；当腓浅神经处。

主治：头痛，眩晕，痰多咳嗽，呕吐，便秘，水肿，癫狂痫，下肢痿痹。

配伍：配风池治眩晕；配膻中、肺俞治痰多咳嗽。

常用手法：按、揉、一指禅推。

41. 解溪 ST41

定位：在足背与小腿交界处的横纹中央凹陷处，当踇长伸肌腱与趾长伸肌腱之间。

解剖：在踇长伸肌膜与趾长伸肌腱之间；有胫前动、静脉；浅部有腓浅神经，深层有腓深神经。

主治：头痛，眩晕，癫狂，腹胀，便秘，下肢痿痹。

配伍：配阳陵泉、悬钟治下肢痿痹。

常用手法：按、揉、一指禅推。

42. 冲阳 ST42

定位：在足背最高处，当踇长伸肌腱和趾长伸肌腱之间，足背动脉搏动处。

解剖：在趾长伸肌腱外侧；有足背动、静脉及足背静脉网；当腓浅神经的足背内侧皮神经第2支本干处，深层为腓深神经。

主治：口眼㖞斜，面肿，齿痛，癫狂痫，胃病，足痿无力。

配伍：配大椎、丰隆治癫狂痫。

常用手法：按、揉、一指禅推。

43. 陷谷 ST43

定位：在足背，当第2、3跖骨结合部前方凹陷处。

解剖：有第2跖骨间肌；有足背静脉网；布有足背内侧皮神经。

主治：面目浮肿，水肿，肠鸣腹痛，足背肿痛。

配伍：陷谷配上星、囟会、前顶、公孙治足面肿。

常用手法：按、揉、一指禅推。

44. 内庭 ST44

定位：在足背，第2趾与第3趾之间，趾蹼缘后方赤白肉际处。

解剖：有足背静脉网；布有腓浅神经足背支。

主治：齿痛，咽喉肿病，口㖞，鼻衄，胃病吐酸，腹胀，泄泻，痢疾，便秘，热病，足背肿痛。

配伍：配合谷治齿痛；配地仓、颊车治口㖞。

常用手法：按、揉、一指禅推。

45. 厉兑 ST45

定位：在足第2趾末节外侧，距趾甲角0.1寸。

解剖：有趾背动脉形成的动脉网；布有腓浅神经的足背支。

主治：鼻衄，齿痛，咽喉肿痛，腹胀，热病，多梦，癫狂。

配伍：配内关、神门治多梦。

常用手法：按、揉、一指禅推。

第七节　足太阴经脉与腧穴

一、足太阴脾经经脉

（一）循行

《灵枢·经脉》：脾足太阴之脉，起于大指之端，循指内侧白肉际，过核骨后，上内踝前廉，上踹内，循胫骨后，交出厥阴之前，上膝股内前廉，入腹，属脾，络胃，上膈，挟咽，连舌本，散舌下。

其支者，复从胃别，上膈，注心中。

释义：循行部位起于足大趾内侧端（隐白穴），沿内侧赤白肉际，上行过内踝的前缘，沿小腿内侧正中线上行，在内踝上8寸处，交出足厥阴肝经之前，上行沿大腿内侧前缘，进入腹部，属脾，络胃，向上穿过膈肌，沿食道两旁，连舌本，散舌下。本经脉分支从胃别出，上行通过膈肌，注入心中，交于手少阴心经。

（二）病候

《灵枢·经脉》：是动则病，舌本强，食则呕，胃脘痛，腹胀善噫，得后与气，则快然如衰，身体皆重。是主脾所生病者，舌本痛，体不能动摇，食不下，烦心，心下急痛，溏瘕泄，水闭，黄疸，不能卧，强立（欠）股膝内肿、厥，足大趾不用。

脾之大络……实则身尽痛，虚则百节皆纵。

释义：若脾经出现问题，会出现腹胀、便溏、下痢、胃脘痛、嗳气、身重无力等。此外，舌根强痛，下肢内侧肿胀等均提示脾经失调。

（三）主要病候

胃脘痛、食则呕、嗳气、腹胀、腹胀便溏、黄疸、身重无力、舌根强痛、下肢内侧肿胀、厥冷等症。

（四）主治概要

本经腧穴主治脾胃病、妇科病、前阴病和经脉循行部位的其他病证。

二、足太阴脾经腧穴

足太阴脾经腧穴共 21 穴，左右 42 穴。

1. 隐白 SP1

定位：在足大趾末节内侧，距趾甲角 0.1 寸。

解剖：有趾背动脉；为腓浅神经的足背支及足底内侧神经。

主治：①便血，尿血，月经过多，崩漏。②狂，多梦惊风，昏厥。③胸痛，腹胀。

配伍：配地机、三阴交治疗出血症。

常用手法：按、揉、点、拿。

2. 大都 SP2

定位：在足内侧缘，当足大趾本节（第 1 跖趾关节）前下方赤白肉际凹陷处。

解剖：在拇展肌止点；有足底内侧动、静脉的分支；布有足底内侧神经的趾底固有神经。

主治：①腹胀，胃痛，消化不良，泄泻，便秘。②热病，汗不出，体重肢肿。③心痛，心烦。

配伍：配足三里治腹胀。

常用手法：按、揉、点、拿。

3. 太白 SP3 脾经原穴

定位：在足内侧缘，当足大趾本节（第 1 跖骨关节）后下方赤白肉际凹陷处。

解剖：在拇展肌中；有足背静脉网，足底内侧动脉及足跗内侧动脉分支；布有隐神经及腓浅神经分支。

主治：①胃痛，腹胀，腹痛，肠鸣，泄泻，呕吐，痢疾，便秘，痔疾。②脚气，体重节痛。

配伍：配中脘、足三里治胃痛。

常用手法：按、揉、点、拿。

4. 公孙 SP4 足太阴经络穴，八脉交会穴之一，通于冲脉

定位：在足内侧缘，当第 1 跖骨基底部的前下方。

解剖：在姆展肌中；有跗内侧动脉分支及足背静脉网；布有隐神经及腓浅神经分支。

主治：①胃痛，呕吐，饮食不化，腹胀、腹痛，肠鸣，泄泻，痢疾。②心烦失眠，发狂妄言。③嗜卧，水肿。④足痛，足肿，脚气。

配伍：配中脘、内关治胃酸过多、胃痛。

常用手法：按、揉、点、拿。

5. 商丘 SP5

定位：在足内踝前下方凹陷中，当舟骨结节与内踝尖连线的中点处。

解剖：有跗内侧动脉，大隐静脉；布有隐神经及腓浅神经分支丛。

主治：腹胀，泄泻，便秘，黄疸，足踝痛。

配伍：配气海、足三里治腹胀肠鸣。

常用手法：按、揉、点、拿。

6. 三阴交 SP6 足太阴、少阴、厥阴经交会穴

定位：在小腿内侧，当足内踝尖上 3 寸，胫骨内侧缘后方。

解剖：在胫骨后缘和比目鱼肌之间，深层有屈趾长肌；有大隐静脉，胫后动、静脉；有小腿内侧皮神经，深层后方有胫神经。

主治：①肠鸣，腹胀，泄泻，消化不良。②月经不调，痛经，经闭，赤白带下，阴挺，产后血晕，滞产，不孕。③阳痿，遗精，遗尿，疝气，小便不利。④下肢痿痹，脚气。

配伍：配足三里治肠鸣泄泻；配中极治月经不调；配子宫治疗阴挺等；配大敦治疝气；配内关、神门治失眠。

常用手法：按、揉、点、拿。

7. 漏谷 SP7

定位：在小腿内侧，当内踝尖与阴陵泉的连线上，距内踝尖 6 寸，胫骨内侧缘后方。

解剖：在胫骨后缘与比目鱼肌之间，深层有屈趾长肌；有大隐静脉，肢后动、静脉；有小腿内侧皮神经，深层内侧后方有胫神经。

主治：①腹胀、肠鸣。②小便不利，遗精。③下肢痿痹，腿膝厥冷，足踝肿痛。

配伍：配足三里治腹胀肠鸣。

常用手法：按、揉、点、拿。

8. 地机 SP8 足太阴经郄穴

定位：在小腿内侧，当内踝尖与阴陵泉的连线上，阴陵泉下 3 寸。

解剖：在胫骨后缘与比目鱼肌之间；前方有大隐静脉及膝最上动脉的末支，深层有胫后动、静脉；布有小腿内侧皮神经，深层后方有胫神经。

主治：腹痛，泄泻，小便不利，水肿，月经不调，痛经，遗精。

配伍：配三阴交治痛经；配隐白治崩漏。

常用手法：按、揉、点、拿。

9. 阴陵泉穴 SP9

定位：在小腿内侧，当胫骨内侧髁后下方凹陷处。

解剖：在胫骨后缘和腓肠肌之间，比目鱼肌起点上；前方有大隐静脉，膝最上动脉，最深层有胫后动、静脉；布有小腿内侧皮神经本干，最深层有胫神经。

主治：①腹胀，水肿，小便不利，泄泻，尿失禁，黄疸。②茎中痛，遗精，妇人阴痛。③膝痛。

配伍：配肝俞、至阳治黄疸；阴陵泉透阳陵泉治膝痛。

常用手法：按、揉、点、拿。

10. 血海 SP10

定位：屈膝，在大腿内侧，髌底内侧端上 2 寸，当股四头肌内侧头的隆起处。

简易取穴：患者屈膝，医者以左手掌心按于患者右膝髌骨上缘，二至五指向上伸直，拇指约呈 45° 斜置，拇指尖下是穴。对侧取法仿此。

解剖：在股骨内上髁上缘，股内侧肌中间；有股动、静脉肌支；布有股前皮神经及股神经肌支。

主治：①月经不调，痛经，闭经，崩漏。②瘾疹，丹毒，皮肤瘙痒。③小便淋涩。④股内侧痛。

配伍：①配带脉，有调经统血的作用，主治月经不调。②配犊鼻、阴陵泉、阳陵泉，有舒筋活络、利关节的作用，主治膝关节疼痛。③配合谷、曲池、三阴交，有疏风清热凉血的作用，主治荨麻疹。

常用手法：按、揉、点、拿。

11. 箕门 SP11

定位：在大腿内侧，当血海与冲门连线上，血海上 6 寸。

解剖：在缝匠肌内侧缘，深层有大收肌；有大隐静脉，深层之外有股动、静脉；布有股前皮神经，深部有隐神经。

主治：小便不利，遗尿，腹股沟肿痛。

配伍：配太冲治疗腹股沟疼痛。

常用手法：按、揉、点、拿。

12. 冲门 SP12 足太阴、厥阴经交会穴

定位：在腹股沟外侧，距耻骨联合上缘中点 3.5 寸，当髂外动脉搏动处的外侧。

解剖：在腹股沟韧带中点外侧的上方，在腹外斜肌腱膜及腹内斜肌下部；内侧为股动、静脉；布有股神经。

主治：①腹痛。②疝气，痔疾。③崩漏，带下。

配伍：配大敦治疝气。

常用手法：按、揉、点、拿。

13. 府舍 SP13 足太阴、厥阴经与阴维脉交会穴

定位：在下腹部，当脐中下 4 寸，冲门上方 0.7 寸，距前正中线 4 寸。

解剖：在腹股沟韧带上方外侧，腹外斜肌腱膜及腹内斜肌下部，深层为腹横肌下部；布有腹壁浅动脉，肋间动、静脉；布有髂腹股沟神经（右当盲肠下部，左当乙状结肠下部）。

主治：腹痛，疝气，积聚。

配伍：配气海治腹痛。

常用手法：按、揉、点、拿。

14. 腹结 SP14

定位：在下腹部，大横下 1.3 寸，距前正中线 4 寸。

解剖：在腹内、外斜肌及腹横肌肌部；有第 11 肋间动、静脉；布有第 11 肋间神经。

主治：腹痛，泄泻，疝气。

配伍：配气海、天枢治腹痛。

常用手法：按、揉、点、拿。

15. 大横 SP15 足太阴与阴维脉交会穴

定位：在腹中部，距脐中 4 寸。

解剖：在腹外斜肌肌部及腹横肌肌部；布有第 11 肋间动、静脉；布有第 12 肋间神经。

主治：泄泻，便秘，腹痛。

配伍：配天枢、足三里治腹痛。

常用手法：按、揉、点、拿。

16. 腹哀 SP16 足太阴与阴维脉交会穴

定位：在上腹部，当脐中上 3 寸，距前正中线 4 寸。

解剖：在腹内外斜肌及腹横肌肌部；布有第 8 肋间动、静脉；布有第 8 肋间神经。

主治：消化不良，腹痛，便秘，痢疾。

配伍：配气海治肠鸣。

常用手法：按、揉、点、拿。

17. 食窦 SP17

定位：在胸外侧部，当第 5 肋间隙，距前正中线 6 寸。

解剖：在第 5 肋间隙、前锯肌中，深层有肋间内、外肌；布有胸外侧动、静脉，胸腹壁动、静脉；布有第 5 肋间神经外侧皮支。

主治：胸胁胀痛，嗳气，反胃，腹胀，水肿。

配伍：配膻中治胸胁胀痛。

常用手法：按、揉、点、拿。

18. 天溪 SP18

定位：在胸外侧部，当第 4 肋间隙，距前正中线 6 寸。

解剖：在第 4 肋间隙，胸大肌外下缘，下层为前锯肌，再深层为肋间内、外肌；有胸外侧动、静脉分支，胸腹壁动、静脉；第 4 肋间动、静脉；布有第 4 肋间神经。

主治：胸胁疼痛，咳嗽，乳痈，乳汁少。

常用手法：按、揉、点、拿。

19. 胸乡 SP19

定位：在胸外侧部，当第 3 肋间隙，距前正中线 6 寸。

解剖：在第 3 肋间隙，胸大肌、胸小肌外缘，前锯肌中、下层为肋间内、外肌；有胸外侧动、静脉，第 3 肋间动、静脉；布有第 3 肋间神经。

主治：胸胁胀痛。

配伍：配膻中治胸胁胀痛。

常用手法：按、揉、点、拿。

20. 周荣 SP20

定位：在胸外侧部，当第 2 肋间隙，距前正中线 6 寸。

解剖：在第 2 肋间隙，胸大肌中、下层为胸小肌，肋间内、外肌；有胸外侧动、静脉，第 2 肋间动、静脉；布有胸前神经分支，正当第 1 肋间神经。

主治：咳嗽，气逆，胸胁胀满。

配伍：配膻中治胸胁胀满。

常用手法：按、揉、点、拿。

21. 大包 SP21

定位：在侧胸部，腋中线上，当第 6 肋间隙处。

解剖：在第 6 肋间隙，前锯肌中；有胸背动、静脉及第 6 肋间动、静脉；布有第 6 肋间神经，当胸长神经直系的末端。

主治：气喘，胸胁病，全身疼痛，四肢无力。

配伍：配足三里治四肢无力。

常用手法：按、揉、点、拿。

第八节　手少阴经脉与腧穴

一、手少阴心经经脉

（一）循行

《灵枢·经脉》：心手少阴之脉；起于心中，出属心系，下膈，络小肠。

其支者：从心系，上挟咽，系目系。

其直者：复从心系，却上肺，下出腋下，下循臑内后廉，行太阴、心主之后，下肘内，循臂内后廉，抵掌后锐骨之端，入掌内后廉，循小指之内，出其端。

释义：本经自心中起始，出来属于心系（心脏周围脉管等组织），向下贯穿膈肌，联络小肠。它的分支，从心系向上，挟着食道上端两旁，连系目系（眼球与脑相连的组织）。它外行的主干，从心系上肺，斜走出于腋下（极泉），沿上肢前边，行于手太阴肺经和手厥阴心包经的内侧，下行肘节（少海），沿前臂尺侧，到手掌后豌豆骨突起处（神门），进入掌中，沿小指桡侧出其末端（少冲）。脉气由此与手太阳小肠经相连。

（二）病候

《灵枢·经脉》：是动则病：嗌干，心痛，渴而欲饮，是为臂厥。

是主心所生病者：目黄，胁痛，臑臂内后廉痛、厥，掌中热。

释义：本经异常就表现为下列病证：咽喉干燥，心痛，口渴欲饮水；还可发生前臂部的气血阻逆，如厥冷、麻木、疼痛等症。

本经穴主治"心"方面所发生的病证，眼睛昏黄，胁肋疼痛，上臂、前臂的内侧后边疼痛、厥冷、掌心热。

（三）主要病候

心痛、咽干、口渴、目黄、胁痛、上臂内侧痛、手心发热等。

（四）主治概要

本经腧穴主治心、胸、神志病和经脉循行部位的其他病证。

二、手少阴心经腧穴

手少阴心经腧穴共 9 穴，左右 18 穴。

1. 极泉 HT1

定位：正坐或仰卧位，上臂外展，在腋窝顶点，腋动脉搏动处。

解剖：皮肤→皮下组织→臂丛、腋动脉、腋静脉→背阔肌腱→大圆肌。浅层有肋间臂神经分布。深层有桡神经，尺神经，正中神经，前臂内侧皮神经，臂内侧皮神经，腋动脉、腋静脉等结构。

主治：①上肢不遂，肩臂疼痛。②心痛，胸闷，胁肋胀痛。③瘰疬。④咽干烦渴。

常用手法：弹、拨、拿、按、揉。

2. 青灵 HT2

定位：正坐或仰卧位，举臂，在臂内侧，当极泉与少海的连线上，肘横纹上 3 寸，肱二头肌的内侧沟中。

解剖：皮肤→皮下组织→臂内侧肌间隔与肱肌。浅层布有臂内侧皮神经，前臂内侧皮神经，贵要静脉。深层有肱动、静脉，正中神经，尺神经，尺侧上副动、静脉和肱三头肌。

主治：①目黄，头痛。②振寒，胁痛。③肩臂痛。

常用手法：按、揉、拿。

3. 少海 HT3 合穴

定位：正坐，屈肘，在肘横纹内侧端与肱骨内上髁连线的中点处。

解剖：皮肤→皮下组织→旋前圆肌→肱肌。浅层布有前臂内侧皮神经，贵要静脉。深层有正中神经，尺侧返动、静脉和尺侧下副动、静脉的吻合支。

主治：①肘臂挛痛，手颤。②头项痛，腋胁痛。③心痛，健忘。④暴喑，瘰疬。

常用手法：弹、拨、拿、按、揉。

4. 灵道 HT4 经穴

定位：正坐，仰掌，在前臂掌侧，当尺侧腕屈肌腱的桡侧缘，腕横纹上 1.5 寸。

解剖：皮肤→皮下组织→尺侧腕屈肌与指浅屈肌之间→指深屈肌→旋前方肌。浅层布有前臂内侧皮神经，贵要静脉属支。深层有尺动、静脉和尺神经等。

主治：①肘臂挛痛。②心痛，心悸怔忡。③暴喑，舌强不语。④瘛疭。

常用手法：弹、拨、拿、按、揉。

5. 通里 HT5 络穴

定位：正坐，仰掌，在前臂掌侧，当尺侧腕屈肌腱的桡侧缘，腕横纹上 1 寸。

解剖：皮肤→皮下组织→尺侧腕屈肌与指浅屈肌之间→指深屈肌→旋前方肌。浅层有前臂内侧皮神经，贵要静脉属支。深层分布有尺动、静脉和尺神经。

主治：①心悸，怔忡。②暴喑，舌强不语。③腕臂痛。

常用手法：弹、拨、拿、按、揉。

6. 阴郄 HT6

定位：正坐，仰掌，在前臂掌侧，当尺侧腕屈肌腱的桡侧缘，腕横纹上 0.5 寸。

解剖：皮肤→皮下组织→尺侧腕屈肌腱桡侧缘→尺神经。浅层有前臂内侧皮神经、贵要静脉属支等分布。深层有尺动、静脉。

主治：①心痛，心悸，惊恐。②吐血，衄血。③暴喑失语，骨蒸盗汗。

常用手法：弹、拨、拿、按、揉。

7. 神门 HT7

定位：正坐，仰掌，在腕部，腕掌侧横纹尺侧端，尺侧腕屈肌腱的桡侧凹陷处。

解剖：皮肤→皮下组织→尺侧腕屈肌腱桡侧缘。浅层有前臂内侧皮神经，贵要静脉属支和尺神经掌支。深层有尺动、静脉和尺神经。

主治：①心痛，心烦，惊悸，怔忡，失眠，健忘，癫狂痫。②胸胁痛，掌中热。

常用手法：弹、拨、拿、按、揉。

8. 少府 HT8 荥穴

定位：正坐，在手掌面，第4、5掌骨之间，握拳时，当小指尖处。

解剖：皮肤→皮下组织→掌腱膜→环指的浅、深屈肌腱与小指的浅、深屈肌腱之间→第4蚓状肌→第4骨间背侧肌。浅层有尺神经掌支分布。深层布有指掌侧总动、静脉，指掌侧固有神经（尺神经分支）。

主治：①小指拘急疼痛，掌中热。②心悸，善惊，胸痛。③小便不利，遗尿，阴痒。

常用手法：弹、拨、拿、按、揉。

9. 少冲 HT9 井穴

定位：正坐，在手小指末节桡侧，距指甲角0.1寸。

解剖：皮肤→皮下组织→指甲根。布有尺神经的指掌侧固有神经指背支和指掌侧固有动、静脉指背支形成的动、静脉网。

主治：①心悸，心痛，癫狂，中风昏迷。②热病。③臂内后廉痛，胸胁痛。

常用手法：掐、揉或三棱针点刺出血；可灸。

第九节　手太阳经脉与腧穴

一、手太阳小肠经经脉

（一）循行

《灵枢·经脉》：小肠手太阳之脉：起于小指之端，循手外侧上腕，出踝中，直上循臂骨下廉，出肘内侧两筋之间，上循臑外后廉，出肩解，绕肩胛，交肩上，入缺盆，络心，循咽下膈，抵胃，属小肠。

其支者：从缺盆循颈，上颊，至目锐眦，却入耳中。

其支者：别颊上𬌗，抵鼻，至目内眦，斜络于颧。

释义：手太阳小肠经自手小指尺侧端（少泽）起始，沿手掌尺侧缘上行，出尺骨茎突，沿前臂后边尺侧直上，出尺骨鹰嘴和肱骨内上髁之间（小海），向上沿上臂后边内侧，出行到肩关节后面，绕行肩胛，在大椎穴与督脉相会，向前进入缺盆（锁骨上窝），深入体腔，联络心脏，沿着食道下行，贯穿膈肌，到达胃部，入属小肠。它的分支，从锁骨上窝沿颈上颊，到外眼角，折回来进入耳中（听宫）。另一条支脉，从面颊部分出，行至眶下，到达鼻根部的内眼角，然后斜行到颧部（颧髎）。脉气由此与足太阳膀胱经相接。

（二）病候

《灵枢·经发》：是动则病：嗌痛，颔肿，不可以顾，肩似拔，臑似折。

是主"液"所生病者：耳聋，目黄，颊肿，颈、颔、肩、臑、肘、臂外后廉痛。

释义：本经异常就表现为下列病证：咽喉痛，颔下肿不能回顾，肩部牵拉样疼痛，上臂痛如折断。本经穴主治"液"方面所发生的病证，耳聋，眼睛发黄，面颊肿，颈部、颔下、肩胛、上臂、前臂的外侧后边疼痛。

（三）主要病候

少腹痛、腰脊痛引睾丸、耳聋、目黄、颊肿、咽喉肿痛、肩臂外侧后缘痛等。

（四）主治概要

本经腧穴主治头、项、耳、目、咽喉病和热病、神志病，以及经脉循行部位的其他病证。

二、手太阳小肠经腧穴

手太阳小肠经腧穴共 19 穴，左右 38 穴。

1. 少泽 SI1 井穴

定位：俯掌。在手小指末节尺侧，距甲根角 0.1 寸。

解剖：皮肤→皮下组织→指甲根。分布有尺神经指掌侧固有神经的指背支和小指尺掌侧动、静脉指背支形成的动、静脉网。

主治：①肩臂外侧后缘疼痛。②头痛，目翳，咽喉肿痛，耳鸣，耳聋。③乳痈，乳少。④热病，昏迷。

配伍：配膻中、乳根治乳汁少、乳痈。

常用手法：掐、按、揉。

2. 前谷 SI2 荥穴

定位：在手尺侧，微握拳，当小指本节，第 5 指关节前的掌指横纹头赤白肉际。

解剖：皮肤→皮下组织→小指近节指骨基底部。分布有尺神经的指背神经，尺神经的指掌侧固有神经和小指尺掌侧动、静脉。

主治：①耳鸣，头痛，目痛，咽喉肿痛。②癫狂，痫证。③乳少。④热病汗不出，疟疾。

配伍：配耳门、翳风治耳鸣。

常用手法：掐、按、揉。

3. 后溪 SI3 输穴，八脉交会穴，通督脉

定位：在手掌尺侧，微握拳，当小指本节（第 5 掌指关节）后的远侧掌横纹头赤白肉际。

解剖：皮肤→皮下组织→小指展肌→小指短屈肌。浅层分布有神经手背支，尺神经掌支和皮下浅静脉等。深层有小指尺掌侧固有动、静脉和指掌侧固有神经。

主治：①腰背痛，头项强痛，手指及肘臂挛痛。②目赤，咽喉肿痛，耳聋。③癫狂痫。④热病，疟疾。

配伍：配列缺、悬钟治项强痛；配人中治急性腰扭伤。

常用手法：掐、按、揉。

4. 腕骨 SI4

定位：俯掌。在手掌尺侧，当第 5 掌骨基底与钩骨之间的凹陷处，赤白肉际。

解剖：皮肤→皮下组织→小指展肌→豆掌韧带。浅层布有前臂内侧皮神经，尺神经掌支，尺神经手背支和浅静脉等。深层有尺动、静脉的分支或属支。

主治：①头痛，项强，耳鸣耳聋，目翳。②热病汗不出，疟疾。③黄疸，消渴，胁痛。

配伍：配阳陵泉、肝俞、胆俞治黄疸。

常用手法：掐、按、揉。

5. 阳谷 SI5 经穴

定位：俯掌。在手腕尺侧，当尺骨茎突与三角骨之间的凹陷处。

解剖：皮肤→皮下组织→尺侧腕伸肌腱的前方。浅层有尺神经手背支，贵要静脉等分布。深层有尺动脉的腕背支。

主治：①头痛，目眩。②耳鸣，耳聋。③热病，癫狂痫。④腕痛。

配伍：配阳池治腕痛。

常用手法：掐、按、揉。

6. 养老 SI6 郄穴

定位：侧腕对掌。在前臂背面尺侧，当尺骨小头近端桡侧凹陷中。

解剖：皮肤→皮下组织→尺侧腕伸肌腱。浅层布有前臂内侧皮神经，前臂后皮神经，尺神经手背支和贵要静脉属支。深层有腕背动、静脉网。

主治：①急性腰痛。②肩、背、肘臂酸痛。③目视不明。

配伍：配太冲、足三里治目视不明。

常用手法：掐、按、揉。

7. 支正 SI7 络穴

定位：侧腕对掌或掌心对胸。在前臂背面尺侧，当阳谷与小海的连线上，腕背横纹上 5 寸。

解剖：皮肤→皮下组织→尺侧腕屈肌→指深屈肌→前臂骨间膜。浅层布有前臂内侧皮神经，贵要静脉属支。深层有尺动、静脉和尺神经。

主治：①头痛，目眩。②项强，肘臂挛痛，手指痛。③热病，消渴。④癫狂。

配伍：配合谷治头痛。

常用手法：掐、按、揉。

8. 小海 SI8 合穴

定位：微屈肘。在肘内侧，当尺骨鹰嘴与肱骨内上髁之间凹陷处。

解剖：皮肤→皮下组织→尺神经沟内。浅层布有前臂内侧皮神经尺侧支，臂内侧皮神经，贵要静脉属支。深层，在尺神经沟内，有尺神经，尺神经的后外侧有尺侧上副动、静脉与尺动、静脉的尺侧返动、静脉后支吻合成的动、静脉网。

主治：①肘臂疼痛。②癫痫。③耳鸣，耳聋。

配伍：配手三里治肘臂疼痛。

常用手法：弹、拨。

9. 肩贞 SI9

定位：正坐，自然垂臂。在肩关节后下方，臂内收时，腋后纹头上 1 寸（指寸）。

解剖：皮肤→皮下组织→三角肌后份→肱三头肌长头→大圆肌→背阔肌腱。

浅层布有第 2 肋间神经的外侧皮支和臂外侧上皮神经。深层有桡神经等结构。

主治：①肩胛痛，手臂麻木，上肢不举，肩周炎。②缺盆中痛。③耳鸣耳聋。

配伍：配肩髃、肩髎治疗肩周炎。配肩髎、曲池、肩井、手三里、合谷治疗上肢不遂。

常用手法：**㨰、按、拿、揉、一指禅推**。

10. 臑俞 SI10

定位：正坐，自然垂臂。在肩部，当腋后纹头直上，肩胛冈下缘凹陷中。

解剖：皮肤→皮下组织→三角肌→冈下肌。浅层布有锁骨上外侧神经。深层有肩胛上动、静脉的分支或属支；旋肱后动、静脉的分支或属支等。

主治：①肩臂疼痛。②瘰疬。

配伍：配肩髃、曲池治肩臂疼痛。

常用手法：**㨰、拿、按、揉、一指禅推**。

11. 天宗 SI11

定位：正坐，自然垂臂。在肩胛部，当冈下窝中央凹陷处，与第 4 胸椎相平。

解剖：皮肤→皮下组织→斜方肌→冈下肌。浅层有第 4 胸神经后支的皮支和伴行的动、静脉。深层布有肩胛上神经的分支和旋肩胛动、静脉的分支或属支。

主治：①肩胛疼痛，肩臂外后侧痛。②乳痈。③气喘。

配伍：配肩外俞治肩胛痛；配膻中、足三里治乳痈。

常用手法：**㨰、按、揉、一指禅推**。

12. 秉风 SI12

定位：正坐，自然垂臂。在肩胛部，冈上窝中央，天宗直上，举臂有凹陷处。

解剖：皮肤→皮下组织→斜方肌→冈上肌。浅层布有第 2 胸神经后支的皮支和伴行的动、静脉。深层有肩胛上神经的分支和肩胛上动、静脉的分支或属支分布。

主治：①肩臂疼痛，上肢酸麻、不举。②咳嗽。

配伍：配天宗治肩胛疼痛。

常用手法：**㨰、按、揉、一指禅推**。

13. 曲垣 SI13

定位：正坐，自然垂臂。在肩胛部，冈上窝内侧端，当臑俞与第 2 胸椎棘突连线的中点处。

解剖：皮肤→皮下组织→斜方肌→冈上肌。浅层有第 2、3 胸神经后支的皮支和伴行的动、静脉。深层布有肩胛上神经的肌支和肩胛上动、静脉，肩胛背动、静脉的分支或属支。

主治：肩背痛，肩胛部拘挛疼痛。

配伍：配天宗、秉风治肩胛疼痛。

常用手法：**按、揉**。

14. 肩外俞 SI14

定位：正坐位，或伏俯位。在背部，当第 1 胸椎棘突下，旁开 3 寸。

解剖：皮肤→皮下组织→斜方肌→菱形肌。浅层有第 1、2 胸神经后支的皮支和伴行的动、静脉。深层分布有颈横动、静脉的分支或属支和肩胛背神经的肌支。

主治：肩背酸痛，颈项强急，肘臂冷痛。

配伍：配肩中俞、大椎、列缺治肩背疼痛。

常用手法：**滚**、按、揉、一指禅推。

15. 肩中俞 SI15

定位：正坐，或伏俯位，或俯卧位。在背部，当第 7 颈椎棘突下，旁开 2 寸。

解剖：皮肤→皮下组织→斜方肌→菱形肌。浅层有第 8 颈神经后支，第 1 胸神经后支的皮支分布。深层有副神经、肩胛背神经的分布和颈横动、静脉。

主治：①肩背疼痛。②落枕。③咳喘。④目视不明。

配伍：配肩外俞、大椎治肩背疼痛。

常用手法：**滚**、按、揉、一指禅推。

16. 天窗 SI16

定位：正坐。在颈外侧部，胸锁乳突肌的后缘，扶突后，与喉结平。

解剖：皮肤→皮下组织→胸锁乳突肌后缘→肩胛提肌→头、颈夹肌。浅层有耳大神经、枕小神经和颈外静脉。深层布有颈升动、静脉的分支或属支。

主治：①颈项强痛。②咽喉肿痛，暴喑。③耳鸣，耳聋。④癫狂。⑤瘾疹。

配伍：配列缺治颈项强痛。

常用手法：拿、揉。

17. 天容 SI17

定位：正坐。在颈外侧部，当下颌角的后方，胸锁乳突肌的前缘凹陷中。

解剖：皮肤→皮下组织→面动脉后方→二腹肌腱及茎突舌骨肌。浅层有耳大神经和颈外静脉等结构。深层有面动、静脉，颈内静脉，副神经，迷走神经，舌下神经，颈上神经节等重要结构。

主治：①咽喉肿痛，颈项肿痛。②耳鸣，耳聋。

配伍：配列缺治颈项强痛。

常用手法：拿、揉。

18. 颧髎 SI18

定位：正坐，或仰卧位。在面部，当目外眦直下，颧骨下缘凹陷处。

解剖：皮肤→皮下组织→颧肌→咬肌→颞肌。浅层布有上颌神经的眶下神经分支，面神经的颧支、颊支，面横动、静脉的分支或属支。深层有三叉神经的下颌神经分支分布。

主治：①口眼㖞斜，眼睑瞤动。②齿痛，唇肿。

配伍：配地仓、颊车治口㖞；配合谷治齿痛。

常用手法：按、揉。

19. 听宫 SI19

定位：正坐或仰卧。在面部，耳屏前，下颌骨髁状突的后方，张口时呈凹陷处。

解剖：皮肤→皮下组织→外耳道软骨。布有耳颞神经，颞浅动、静脉耳前支的分支或属支等结构。

主治：①耳鸣，耳聋，聤耳。②齿痛。③癫狂痫。

配伍：配翳风、中渚治耳鸣、耳聋。

常用手法：微张口，**滚**、按、揉、一指禅推、振法。

第十节　足太阳经脉与腧穴

一、足太阳膀胱经经脉

（一）循行

《灵枢·经脉》：膀胱足太阳之脉：起丁目内眦，上额，交巅。

其支者：从巅至耳上角。

其直者：从巅入络脑，还出别下项，循肩膊内，挟脊抵腰中，入循膂，络肾，属膀胱。

其支者：从腰中，下挟脊，贯臀，入腘中。

其支者：从膊内左右别下贯胛，挟脊内，过髀枢，循髀外后廉下合腘中，以下贯踹内，出外踝之后，循京骨至小指外侧。

释义：循行部位起于目内眦（睛明穴），上达额部，左右交会于头顶部（百会穴）。本经脉分支从头顶部分出，到耳上角部。直行本脉从头顶部分别向后行至枕骨处，进入颅腔，络脑，回出分别下行到项部（天柱穴），下行交会于大椎穴，再分左右沿肩胛内侧，脊柱两旁（1.5寸），到达腰部（肾俞穴），进入脊柱两旁的肌肉，深入体腔，络肾，属膀胱。本经脉一分支从腰部分出，沿脊柱两旁下行，穿过臀部，从大腿后侧外缘下行至腘窝中（委中穴）。另一分支从项分出下行，经肩胛内侧，从附分穴挟脊（3寸）下行至髀枢，经大腿后侧至腘窝中与前一支脉会合，然后下行穿过腓肠肌，出走于足外踝后，沿足背外侧缘至小趾外侧端（至阴穴），交于足少阴肾经。

（二）病候

《灵枢·经脉》：是动则病：冲头痛，目似脱，项如拔，脊痛，腰似折，髀不可以曲，腘如结，踹如裂，是为踝厥。

是主筋所生病者：痔，疟，癫疾，头囟项痛，目黄，泪出，鼽衄，项、背、腰、尻、腘、踹、足皆痛，小趾不用。

（三）主要病候

小便不通、遗尿、癫狂、疟疾、目痛、迎风流泪、鼻塞多涕、鼻衄、头痛，以及项、背、股、臀部和下肢后侧本经循行部位疼痛等症。

（四）主治概要

本经腧穴主治头、项、目、背、腰、下肢病证，以及脏腑、神志病。

二、足太阳膀胱经腧穴

足太阳膀胱经腧穴共67穴，左右134穴。

1. 睛明 BL1

定位：正坐或仰卧。在面部，目内眦角稍上方凹陷处。

解剖：在眶内缘睑内侧韧带中，深部为眼内直肌；有内眦动、静脉和滑车上下动、静脉，深层上方有眼动、静脉本干；布有滑车上、下神经，深层为眼神经，上方为鼻睫神经。

主治：①目赤肿痛，迎风流泪，胬肉攀睛，目翳。②目视不明，近视，夜盲，色盲，目眩。

配伍：配球后、光明治视目不明（视物不明）。

常用手法：嘱患者闭目。按揉、一指禅推、点。

2. 攒竹 BL2

定位：正坐，或仰卧。在面部，当眉头凹陷，眶上切迹处。

解剖：有额肌及皱眉肌；当额动、静脉处；布有额神经内侧支。

主治：①头痛，目眩，眉棱骨痛，目赤肿痛。②目视不明，流泪，眼睑䁪动，近视。③口眼㖞斜，眼睑下垂。

配伍：配阳白治口眼㖞斜、眼睑下垂。

常用手法：**㨰**、按、揉、一指禅推。

3. 眉冲 BL3

定位：正坐或仰卧。在头部，当攒竹直上入发际 0.5 寸，神庭与曲差连线之间。

解剖：有额肌；当额动、静脉处；布有额神经内侧支。

主治：①头痛，眩晕。②目视不明，鼻塞。③癫痫。

配伍：配太阳治头痛。

常用手法：**㨰**、按、揉、一指禅推。

4. 曲差 BL4

定位：正坐或仰卧。在头部，当发际正中直上 0.5 寸，旁开 1.5 寸，即神庭与头维连线的内 1/3 与中 1/3 交点上。

解剖：有额肌；当额动、静脉处；布有额神经内侧支。

主治：①头痛，头晕。②目视不明，目痛。③鼻塞，鼽衄。

配伍：配合谷治头痛、鼻塞。

常用手法：**㨰**、按、揉、一指禅推。

5. 五处 BL5

定位：正坐或仰卧。在头部，当前发际正中直上 1 寸，旁开 1.5 寸。

解剖：有额肌；当额动、静脉处；布有额神经内侧支。

主治：①头痛，目眩。②目视不明，鼻衄。③癫痫。

配伍：配合谷、太冲治头痛、目眩。

常用手法：**㨰**、按、揉、一指禅推。

6. 承光 BL6

定位：在头部，当前发际正中直上 2.5 寸，旁开 1.5 寸。

解剖：有帽状腱膜；有额动、静脉，颞浅动、静脉及枕动、静脉的吻合网；当额神经外侧支和枕大神经会合支处。

主治：①目视不明。②中风偏瘫，癫痫。③头晕目眩。

配伍：配百会治头痛。

常用手法：**㨰**、按、揉、一指禅推。

7. 通天 BL7

定位：在头部，当前发际正中直上 4 寸，旁开 1.5 寸。

解剖：有帽状腱膜；有颞浅动、静脉和枕动、静脉的吻合网；布有枕大神经分支。

主治：①鼻塞，鼻中息肉，鼻疮，鼻渊，鼻衄。②头痛，目眩。③中风偏瘫，癫痫。

配伍：配迎香、合谷治鼻疾。

常用手法：**滚**、按、揉、一指禅推。

8. 络却 BL8

定位：在头部，当前发际正中直上 5.5 寸，旁开 1.5 寸。

解剖：在枕肌停止处；有枕动、静脉分支；布有枕大神经分支。

主治：①目视不明。②中风偏瘫，癫痫。③耳鸣。

配伍：配风池治头晕。

常用手法：**滚**、按、揉、一指禅推。

9. 玉枕 BL9

定位：正坐或俯卧。在后头部，当后发际正中直上 2.5 寸，旁开 1.3 寸，平枕外隆凸上缘的凹陷处。

主治：①头痛。②目痛，不能远视，目视不明。③鼻塞。④呕吐。⑤癫痫。

常用手法：**滚**、按、揉、一指禅推。

10. 天柱 BL10

定位：在项部，大筋（斜方肌）之外缘后发际中，约当后发际正中旁开 1.3 寸。

解剖：在斜方肌起部，深层为头半棘肌；有枕动、静脉干；布有枕大神经干。

主治：①头晕，目眩。②头痛，项强，肩背痛。③鼻塞，咽喉痛。

常用手法：**滚**、按、揉、一指禅推。

11. 大杼 BL11 八会穴之骨会

定位：正坐或俯卧，在背部，当第 1 胸椎棘突下，旁开 1.5 寸。

解剖：有斜方肌、菱形肌、上后锯肌，最深层为最长肌；布有第 1 肋间动、静脉后支，第 1 胸神经后支的皮支，深层为第 1 胸神经后支外侧支。

主治：①咳嗽，发热，头痛。②颈项拘急、肩背痛。

常用手法：**滚**、按、揉、一指禅推。

12. 风门 BL12

定位：正坐或俯卧，在背部，当第 2 胸椎棘突下，旁开 1.5 寸。

解剖：有斜方肌、菱形肌、上后锯肌，最深层为最长肌；布有第 1 肋间动、静脉后支，第 1 胸神经后支的皮支，深层为第 1 胸神经后支外侧支。

主治：①伤风，鼻塞流涕，咳嗽，发热头痛，目眩。②项强，胸背痛。

常用手法：**滚**、按、揉、一指禅推、弹拨。

13. 肺俞 BL13 背俞穴

定位：正坐或俯卧，在背部，第 3 胸椎棘突下，旁开 1.5 寸。

解剖：有斜方肌、菱形肌，深层为最长肌；有第 3 肋间动、静脉后支；布有第 3 或第 4 胸神经后支的皮支，深层为第 3 胸神经后支外侧支。

主治：①咳嗽，气喘，胸满。②骨蒸，潮热，盗汗，咯血。③鼻塞。

常用手法：**滚**、按、揉、一指禅推、弹拨。

14. 厥阴俞 BL14 背俞穴

定位：正坐或俯卧。在背部，当第 4 胸椎棘突下，旁开 1.5 寸。

解剖：有斜方肌、菱形肌，深层为最长肌；布有第 4 肋间动、静脉后支；正当第 4 或第 5 胸神经后支的皮支，深层为第 4 胸神经后支外侧支。

主治：①心痛，心悸。②胸闷，咳嗽。③呕吐。

常用手法：**㨰**、按、揉、一指禅推、弹拨。

15. 心俞 BL15 背俞穴

定位：正坐或俯卧，在背部，当第 5 胸椎棘突下，旁开 1.5 寸。

解剖：有斜方肌、菱形肌，深层为最长肌；有第 5 肋间动、静脉后支；布有第 5 或第 6 胸神经后支的皮支，深层为第 5 胸神经后支外侧支。

主治：①心痛，心烦，惊悸，失眠，健忘，梦遗，癫狂痫。②咳嗽，胸背痛，吐血，盗汗。

常用手法：**㨰**、按、揉、一指禅推、弹拨。

16. 督俞 BL16

定位：正坐或俯卧，在背部，第 6 胸椎棘突下，旁开 1.5 寸。

解剖：有斜方肌、背阔肌肌腱，最长肌；有第 6 肋间动、静脉后支，颈横动脉降支；布有肩胛背神经，第 6 或第 7 胸神经后支的皮支，深层为第 6 胸神经后支外侧支。

主治：①心痛。②腹痛，腹胀，肠鸣，呃逆。

常用手法：**㨰**、按、揉、一指禅推、弹拨。

17. 膈俞 BL17 八会穴之血会

定位：正坐或俯卧位，在背部，当第 7 胸椎棘突下，旁开 1.5 寸。

解剖：在斜方肌下缘，有背阔肌，最长肌；有第 7 肋间动、静脉后支；布有第 7 或第 8 胸神经后支的皮支，深层为第 7 胸神经后支外侧支。

主治：①胃脘痛，呕吐，呃逆，饮食不下，吐血。②咳嗽，潮热，盗汗。

常用手法：**㨰**、按、揉、一指禅推、弹拨。

18. 肝俞 BL18 背俞穴

定位：正坐或俯卧位，当第 9 胸椎棘突下，旁开 1.5 寸。

解剖：在背阔肌，最长肌和髂肋肌之间；有第 9 肋间动、静脉后支；布有第 9 或第 10 胸神经后支的皮支，深层为第 9 胸神经后支外侧支。

主治：①黄疸，胁痛，吐血。②目赤，目视不明，眩晕，夜盲。③癫、狂、痫证，背痛。

常用手法：**㨰**、按、揉、一指禅推、弹拨。

19. 胆俞 BL19 背俞穴

定位：正坐或俯卧，在背部，当第 10 胸椎棘突下，旁开 1.5 寸。

解剖：在背阔肌，最长肌和髂肋肌之间；有第 10 肋间动、静脉后支；布有第 10 胸神经后支的皮支，深层为第 10 胸神经后支的外侧支。

主治：①口苦，胁痛。②黄疸，呕吐，食不化。

常用手法：**㨰**、按、揉、一指禅推、弹拨。

20. 脾俞 BL20 背俞穴

定位：俯卧，在背部，当第 11 胸椎棘突下，旁开 1.5 寸。

解剖：在背阔肌，最长肌和髂肋肌之间；有第 11 肋间动、静脉后支；布有第 11 胸神经后支的皮支，深层为第 11 胸神经后支肌支。

主治：①腹胀，腹泻，腹痛。②胃痛，呕吐，消化不良。③黄疸，水肿。④背痛。

常用手法：**㨰**、按、揉、一指禅推、弹拨。

21. 胃俞 BL21 背俞穴

定位：在第 12 胸椎棘突下，旁开 1.5 寸。

解剖：在腰背筋膜，最长肌和髂肋肌之间；有肋下动、静脉后支；布有第 12 胸神经后支的皮支，深层为第 12 胸神经后支外侧支。

主治：①胃脘痛，呕吐。②腹胀，肠鸣，完谷不消。③胸胁痛。

常用手法：**㨰**、按、揉、一指禅推、弹拨。

22. 三焦俞 BL22 背俞穴

定位：俯卧，在腰部，当第 1 腰椎棘突下，旁开 1.5 寸。

解剖：在腰背筋膜，最长肌和髂肋肌之间；有第 1 腰动、静脉后支；布有第 10 胸神经后支的皮支，深层为第 1 腰神经后支外侧支。

主治：①胃脘痛，呕吐。②腹胀，肠鸣，完谷不化，泄泻，痢疾，水肿。③胸胁痛，肩背拘急。

常用手法：**㨰**、按、揉、一指禅推、弹拨。

23. 肾俞 BL23 背俞穴

定位：俯卧，在腰部，当第 2 腰椎棘突下，旁开 1.5 寸。

解剖：在腰背筋膜，最长肌和髂肋肌之间；有第 2 腰动、静脉后支；布有第 1 腰神经后支的外侧支，深层为第 1 腰丛。

主治：①阳痿，遗精，早泄，不孕，遗尿，月经不调，白带。②小便不利，水肿。③腰背酸痛。④头昏，耳鸣，耳聋，喘咳少气。

常用手法：**㨰**、按、揉、一指禅推、弹拨。

24. 气海俞 BL24

定位：俯卧，在腰部，当第 3 腰椎棘突下，旁开 1.5 寸。

解剖：在腰背筋膜，最长肌和髂肋肌之间；有第 2 腰动、静脉后支；布有第 2 腰神经后支的外侧支，深层为第 1 腰丛。

主治：①腰痛，痛经。②肠鸣，痔疾。

常用手法：**㨰**、按、揉、一指禅推、弹拨。

25. 大肠俞 BL25 背俞穴

定位：俯卧，在腰部，当第 4 腰椎棘突下，旁开 1.5 寸。

解剖：在腰背筋膜，最长肌和髂肋肌之间；有第 4 腰动、静脉后支；布有第 3 腰神经皮支，深层为腰丛。

主治：①腹胀，腹痛，泄泻，痢疾，便秘。②腰脊疼痛。

常用手法：**㨰**、按、揉、一指禅推、弹拨。

26. 关元俞 BL26

定位：俯卧，在腰部，当第 5 腰椎棘突下，旁开 1.5 寸。

解剖：有骶棘肌，有腰最下动、静脉后支的内侧支；布有第 5 腰神经后支。

主治：①腹胀，泄泻。②小便不利，遗尿。③消渴，腰痛。

常用手法：**㨰**、按、揉、一指禅推、弹拨。

27. 小肠俞 BL27

定位：俯卧，在骶部，当骶正中嵴旁 1.5 寸，平第 1 骶后孔。

解剖：在骶髂肌起始部和臀大肌起始部之间；有骶外侧动、静脉后支的外侧支；布有第 1

骶神经后支外侧支,第 5 腰神经后支。

主治:①腹痛,泄泻,痢疾。②遗尿,尿血。③痔疾,遗精,白带。④腰腿痛。

常用手法:**滚**、按、揉、一指禅推、弹拨。

28. 膀胱俞 BL28 背俞穴

定位:俯卧,在骶部,当骶正中嵴旁 1.5 寸,平第 2 骶后孔。

主治:①遗尿,遗精,小便不利。②泄泻,便秘。③腰骶疼痛。

常用手法:直刺 0.8～1 寸;可灸。

29. 中膂俞 BL29

定位:俯卧,在骶部,当骶正中嵴旁 1.5 寸,平第 3 骶后孔。

解剖:皮肤、皮下组织、臀大肌、骶结节韧带。浅层布有臀中皮神经。深层有臀上、臀下动脉和静脉的分支或属支及臀下神经的属支。

主治:①腰脊、骶部强痛。②泄泻,痢疾,腹胀。③疝气,消渴。

常用手法:**滚**、按、揉、一指禅推、弹拨。

30. 白环俞 BL30

定位:俯卧,在骶部,当骶正中嵴旁 1.5 寸,平第 4 骶后孔。

解剖:在臀大肌,骶结节韧带下内缘;有臀下动、静脉,深层为阴部内动、静脉;布有皮神经,深层为阴部神经。

主治:①遗尿,疝气,遗精,月经不调,白带。②腰骶痛。

常用手法:**滚**、按、揉、一指禅推、弹拨。

31. 上髎 BL31

定位:俯卧,在骶部,当髂后上棘与后正中线之间,适对第 1 骶后孔处。

解剖:在骶棘肌起始部及臀大肌起始部;当骶外侧动、静脉后支处;布有第 1 骶神经后支。

主治:①腰痛。②月经不调,带下,阴挺,阳痿,遗精。③大、小便不利。

常用手法:**滚**、按、揉、一指禅推、擦、振。

32. 次髎 BL32

定位:俯卧,在骶部,当髂后上棘内下方,适对第 2 骶后孔处。

解剖:在臀大肌起始部;当骶外侧动、静脉后支处;为第 2 骶神经后支通过处。

主治:①遗尿,遗精,小便不利,疝气,痛经,月经不调,带下。②腰痛,下肢痿痹。

常用手法:**滚**、按、揉、一指禅推、擦、振。

33. 中髎 BL33

定位:俯卧,在骶部,当次髎下内方,适当第 3 骶后孔处。

解剖:在臀大肌起始部;当骶外侧动、静脉后支处;为第 3 骶神经后支通过处。

主治:①泄泻,便秘,小便不利。②月经不调,带下。③腰痛。

常用手法:**滚**、按、揉、一指禅推、擦、振。

34. 下髎 BL34

定位:俯卧,在骶部,当中髎下方,适当第 4 骶后孔处。

解剖:在臀大肌起始部;有臀下动、静脉分支;当第 4 骶神经后支通过处。

主治:①腹痛,腰痛,便秘。②小便不利,带下。

常用手法:**滚**、按、揉、一指禅推、擦、振。

35. 会阳 BL35

定位：俯卧，在骶部，尾骨旁开 0.5 寸。

解剖：有臀大肌；有臀下动、静脉分支；布有尾骨神经；深部有阴部神经干。

主治：①阳痿，遗精，带下。②泄泻，痢疾，便血。③痔疾。

常用手法：**滚**、按、揉、一指禅推、擦、振。

36. 承扶 BL36

定位：俯卧，在大腿后面，臀下横纹的中点。

解剖：在臀大肌下缘；有坐骨神经伴行的动、静脉；布有股后皮神经，深层为坐骨神经。

主治：①腰骶臀股疼痛。②痔疾。

常用手法：点、按、揉、压、**滚**。

37. 殷门 BL37

定位：俯卧，在大腿后面，当承扶与委中的连线上，承扶下 6 寸。

解剖：在半腱肌与股二头肌之间，深层为大收肌；外侧为股深动、静脉第 3 穿支；布有股后皮神经，深层正当坐骨神经。

主治：腰腿痛，下肢痿痹。

常用手法：点、按、揉、压、**滚**。

38. 浮郄 BL38

定位：在腘横纹外侧端，委阳上 1 寸，股二头肌腱的内侧。

解剖：在股二头肌腱内侧；有膝上外侧动、静脉；布有股后皮神经，正当腓总神经处。

主治：便秘，股腘部疼痛，麻木。

配伍：配承山治下肢痿痹。

39. 委阳 BL39 三焦下合穴

定位：俯卧，在腘横纹外侧端，当股二头肌腱的内侧。

解剖：在股二头肌腱内侧；有膝上外侧动、静脉；布有股后皮神经，正当腓总神经处。

主治：①腹满，小便不利。②腰背强痛，腿足挛痛。

常用手法：**滚**、按、拿、揉。

40. 委中 BL40 合穴

定位：俯卧，在腘横纹中点，当股二头肌腱与半腱肌肌腱的中间。

解剖：在股二头肌腱内侧；有膝上外侧动、静脉；布有股后皮神经，正当腓总神经处。

主治：①腰痛，下肢痿痹。②中风昏迷，半身不遂。③腹痛，呕吐。④遗尿，小便不利。⑤丹毒。

常用手法：**滚**、按、拿、揉。

41. 附分 BL41 手、足太阳经交会穴

定位：在背部，当第 2 胸椎棘突下，旁开 3 寸。

解剖：在肩胛冈内端边缘，有斜方肌、菱形肌，深层为髂肋肌；有颈横动脉降支，当第 2 肋间动、静脉后支；布有第 2 胸神经后支。

主治：颈项强痛，肩背拘急，肘臂麻木。

配伍：配大椎治颈项强痛。

常用手法：**滚**、按、拿、揉。

42. 魄户 BL42

定位：在背部，当第 3 胸椎棘突下，旁开 3 寸。

解剖：在肩胛骨脊柱缘，有斜方肌、菱形肌，深层为髂肋肌；有第 3 肋间动、静脉背侧支及颈横动脉降支；布有第 2 胸神经后支。

主治：咳嗽，气喘，肺痨，项强，肩背痛。

配伍：配天突、膻中治咳喘。

常用手法：**滚**、按、拿、揉。

43. 膏肓 BL43

定位：在背部，当第 4 胸椎棘突下，旁开 3 寸。

解剖：在肩胛骨脊柱缘，有斜方肌、菱形肌，深层为髂肋肌；有第 4 肋间动、静脉背侧支及颈横动脉降支；布有第 3、4 胸神经后支。

主治：咳嗽，气喘，肺痨，健忘，遗精，完谷不化。

配伍：配尺泽、肺俞治咳喘。

常用手法：**滚**、按、拿、揉。

44. 神堂 BL44

定位：在背部，当第 5 胸椎棘突下，旁开 3 寸。

解剖：在肩胛骨脊柱缘，有斜方肌、菱形肌，深层为髂肋肌；有第 5 肋间动静脉背侧支及颈横动脉降支；布有第 4、5 胸神经后支。

主治：咳嗽，气喘，胸闷，脊背强痛。

配伍：配膻中治胸闷。

常用手法：**滚**、按、拿、揉。

45. 谚语 BL45

定位：在背部，当第 6 胸椎棘突下，旁开 3 寸。

解剖：在斜方肌外缘，有髂肋肌；有第 6 肋间动、静脉背侧支；布有第 5、6 胸神经后支。

主治：咳嗽，气喘，疟疾，热病，肩背痛。

配伍：配大椎、肩外俞治肩背痛。

常用手法：**滚**、按、拿、揉。

46. 膈关 BL46

定位：在背部，当第 7 胸椎棘突下，旁开 3 寸。

解剖：有背阔肌、髂肋肌；有第 7 肋间动、静脉背侧支；布有第 6 胸神经后支。

主治：胸闷，嗳气，呕吐，脊背强痛。

配伍：配内关治嗳气。

常用手法：**滚**、按、拿、揉。

47. 魂门 BL47

定位：在背部，当第 9 胸椎棘突下，旁开 3 寸。

解剖：有背阔肌、髂肋肌；有第 9 肋间动、静脉背侧支；布有第 8、9 胸神经后支。

主治：胸胁痛，呕吐，泄泻，背痛。

配伍：配阳陵泉、支沟治胸胁痛。

常用手法：**滚**、按、拿、揉。

48. 阳纲 BL48

定位：在背部，当第 10 胸椎棘突下，旁开 3 寸。

解剖：有背阔肌、髂肋肌；有第 10 肋间动、静脉背侧支；布有第 9、10 胸神经后支。

主治：肠鸣，腹痛，泄泻，黄疸，消渴。

配伍：配气海治腹胀。

常用手法：**滚**、按、拿、揉。

49. 意舍 BL49

定位：在背部，当第 11 胸椎棘突下，旁开 3 寸。

解剖：有背阔肌、髂肋肌；有第 11 肋间动、静脉背侧支；布有第 10、11 胸神经后支。

主治：腹胀、肠鸣、呕吐、泄泻。

配伍：配脾俞、胃俞治腹胀。

常用手法：**滚**、按、拿、揉。

50. 胃仓 BL50

定位：在背部，当第 12 胸椎棘突下，旁开 3 寸。

解剖：有背阔肌，髂肋肌；有肋下动、静脉背侧支；布有第 12、13 胸神经后支。

主治：胃脘痛，腹胀，小儿食积，水肿，背脊痛。

配伍：配足三里治胃痛。

常用手法：**滚**、按、拿、揉。

51. 肓门 BL51

定位：在腰部，当第 1 腰椎棘突下，旁开 3 寸。

解剖：有背阔肌、髂肋肌；有第 1 腰动、静脉背侧支；布有第 12 胸神经后支。

主治：腹痛，便秘，痞块，乳疾。

配伍：配气海、天枢治便秘。

常用手法：**滚**、按、拿、揉。

52. 志室 BL52

定位：俯卧，在腰部，当第 2 腰椎棘突下，旁开 3 寸。

解剖：有背阔肌、髂肋肌；有第 2 腰动、静脉背侧支；布有第 12 胸神经后支外侧支，第 1 腰神经外侧支。

主治：①遗精，阳痿，阴痛，小便不利。②水肿。③腰脊强痛。

常用手法：点、拿、掐、揉、一指禅推。

53. 胞肓 BL53

定位：俯卧，在臀部，平第 2 骶后孔，骶正中嵴旁开 3 寸。

解剖：有臀大肌、臀中肌及臀小肌；正当臀上动、静脉；布有臀上皮神经，深层为臀上神经。

主治：①肠鸣，腹胀。②腰痛，小便不利，阴肿。

常用手法：直刺 0.8～1 寸；可灸。

54. 秩边 BL54

定位：俯卧，在臀部，平第 4 骶后孔，骶正中嵴旁开 3 寸。

解剖：有臀大肌，在梨状肌下缘；正当臀下动、静脉深层当臀下神经及股后皮神经，外侧为坐骨神经。

主治：①腰骶痛，下肢痿痹。②便秘，痔疾，小便不利，阴痛。

常用手法：点、拿、掐、揉。

55. 合阳 BL55

定位：俯卧，在小腿后面，当委中与承山的连线上，委中下 2 寸。

解剖：在腓肠肌二头之间；有小隐静脉，深层为腘动、静脉；布有腓肠肌内侧皮神经，深层为腓神经。

主治：①腰脊强痛，下肢痿痹。②疝气，崩漏。

常用手法：点、拿、掐、揉。

56. 承筋 BL56

定位：在小腿后面，当委中与承山连线上，腓肠肌肌腹中央，委中下 5 寸。

解剖：在腓肠肌两肌腹之间；有小隐静脉，深层为腓后动、静脉；布有腓肠内侧皮神经，深层为腓神经。

主治：①小腿痛，霍乱转筋，腰背拘急。②痔疾。

常用手法：点、拿、掐、揉。

57. 承山 BL57

定位：在小腿后面正中，委中与昆仑之间，当伸直小腿或足跟上提时，腓肠肌肌腹下出现尖角凹陷处。

解剖：在腓肠肌两肌腹交界下端；有小隐静脉，深层为股后动、静脉；布有腓肠内侧皮神经，深层为腓神经。

主治：①腰背痛，小腿转筋，下肢瘫痪。②痔疾，便秘。③腹痛，疝气，脚气。

常用手法：点、拿、掐、揉。

58. 飞扬 BL58 络穴

定位：俯卧，在小腿后面，当外踝后，昆仑穴直上 7 寸，承山外下方 1 寸处。

解剖：有腓肠肌及比目鱼肌；布有腓肠外侧皮神经。

主治：①头痛，目眩，鼻塞，鼻衄。②腰背痛，腿软无力。③痔疾。④癫狂。

常用手法：点、拿、掐、揉。

59. 跗阳 BL59 阳跷郄穴

定位：俯卧，在小腿后面，外踝后，昆仑穴直上 3 寸。

解剖：在腓骨的后部，跟腱外前缘，深层为姆长屈肌；有小隐静脉，深层为腓动脉末支；布有腓肠神经。

主治：①头重，头痛。②腰腿痛，下肢瘫痪，外踝红肿。

常用手法：点、拿、掐、揉。

60. 昆仑 BL60 经穴

定位：在足部外踝后方，当外踝尖与跟腱之间的凹陷处。

解剖：有腓骨短肌；有小隐静脉及外踝后动、静脉；布有腓肠神经。

主治：①头痛，项强，目眩，鼻衄。②肩背拘急，腰痛，足跟痛。③小儿痫证。④疟疾，难产。

常用手法：拿、点、按、揉。

61. 仆参 BL61

定位：在足外侧部，外踝后下方，昆仑穴直下，跟骨外侧，赤白肉际处。

解剖：有腓动、静脉的跟骨外侧支；布有腓肠神经跟骨外侧支。

主治：①足跟痛，下肢痿弱，霍乱转筋，膝肿。②癫痫。③脚气。

常用手法：点、拿、掐、揉。

62. 申脉 BL62 八脉交会穴，通阳跷脉

定位：在足外侧部，外踝直下方凹陷中。

解剖：在腓骨长短肌腱上缘；有外踝动脉网及小隐静脉；布有腓肠神经的足背外侧皮神经分支。

主治：①痫证，癫狂，失眠。②头痛，眩晕，目赤肿痛。③项强，腰腿酸痛。

常用手法：点、拿、掐、揉。

63. 金门 BL63 郄穴

定位：在足外侧，当外踝前缘直下，骰骨下缘处。

解剖：在腓骨长肌腱和小趾外展肌之间；有足底外侧动、静脉；布有足背外侧皮神经，深层为足底外侧神经。

主治：①癫痫，小儿惊风。②腰痛，下肢痹痛。

常用手法：点、拿、掐、揉。

64. 京骨 BL64 原穴

定位：在足外侧，第 5 跖骨粗隆下方，赤白肉际处。

解剖：在小趾外展肌下方；有足底外侧动、静脉；布有足背外侧皮神经，深层为足底外侧神经。

主治：①头痛，项强，目翳。②癫痫。③腰腿痛。

常用手法：点、拿、掐、揉。

65. 束骨 BL65 输穴

定位：在足外侧，足小趾本节（第 5 跖趾关节）的后方，赤白肉际处。

解剖：在小趾外展肌下方；有第 4 趾跖侧总动、静脉；布有第 4 趾跖侧神经及足背外侧皮神经分布。

主治：①头痛，项强，目眩。②癫狂。③腰背痛，下肢后侧痛。

常用手法：点、拿、掐、揉。

66. 足通谷 BL66 荥穴

定位：在足外侧部，足小趾本节（第 5 跖趾关节）的前方，赤白肉际处。

解剖：有趾跖侧动、静脉；布有趾跖侧固有神经及足背外侧皮神经。

主治：①头痛，项强，目眩，鼻衄。②癫狂。

常用手法：点、拿、掐、揉。

67. 至阴 BL67 井穴

定位：在足小趾末节外侧，距趾甲角 0.1 寸（指寸）。

解剖：有趾背动脉及趾跖侧固有动脉形成的动脉网；布有趾跖侧固有神经及足背外侧皮神经。

主治：①胎位不正，胞衣不下，难产。②头痛，目痛，鼻塞，鼻衄。

常用手法：点、拿、掐、揉。

第十一节　足少阴经脉与腧穴

一、足少阴肾经经脉

（一）循行

《灵枢·经脉》：肾足少阴之脉，起于小指之下，邪走足心，出于然骨之下，循内踝之后，别入跟中，以上腨内，出腘内廉，上股内后廉，贯脊属肾，络膀胱。

其直者：从肾上贯肝膈，入肺中，循喉咙，挟舌本。

其支者：从肺出，络心，注入胸中。

释义：起于足小趾下，斜走足心（涌泉），出于舟骨粗隆下，沿内踝后，进入足跟，再向上行于腿肚内侧，出于腘窝内侧半腱肌腱与半膜肌之间，上经大腿内侧后缘，通向脊柱，属于肾脏，联络膀胱，还出于前（中极，属任脉），沿腹中线旁开 0.5 寸、胸中线旁开 2 寸，到达锁骨下缘（俞府）。

肾脏直行之脉：向上通过肝和横膈，进入肺中，沿着喉咙，挟于舌根两侧。

肺部支脉：从肺出来，联络心脏，流注胸中，与手厥阴心包经相接。

（二）病候

《灵枢·经脉》：是动则病，饥不欲食，面如漆柴，咳唾则有血，喝喝而喘，坐而欲起，目如无所见，心如悬若饥状，气不足则善恐，心惕惕如人将捕之，是为骨厥。

是主肾所生病者：口热、舌干、咽肿，上气，嗌干及痛，烦心，心痛，黄疸，肠澼，脊、股内后廉痛，痿、厥，嗜卧，足下热而痛。

（三）主要病候

咳血、气喘、舌干、咽痛、水肿、便秘、泄泻、腰痛、下肢内后侧痛、痿弱无力、足心热等症。

（四）主治概要

本经腧穴主治妇科、前阴病和肾、咽喉病，以及经脉循行部位的其他病证。

二、足少阴肾经腧穴

足少阴肾经腧穴共 27 穴，左右 54 穴，以下仅列出常用 21 穴。

1. 涌泉 KI1 井穴

定位：正坐或仰卧，跷足。在足底部，卷足时足前部凹陷处，约当足底 2、3 趾趾缝纹头端与足跟连线的前 1/3 与后 2/3 交点上。

解剖：有长短屈肌腱，指屈肌腱，第 2 蚓状肌，深层为骨间肌；有来自胫前动脉的足底弓；布有足底内侧神经支。

主治：①头痛，头昏，失眠，目眩。②咽喉肿痛，失音。③便秘，小便不利。④小儿惊风，癫狂，昏厥。

常用手法：擦、按、揉、搽、推。

2. 然谷 KI2 荥穴

定位：正坐或仰卧。在足内侧缘，足舟骨粗隆下方，赤白肉际。

解剖：有拇指外展肌，有跖内侧动脉及跗内侧动脉分支；布有小腿内侧皮神经末支及足底内侧神经。

主治：①月经不调，带下，遗精。②消渴，泄泻，咳血，咽喉肿痛，小便不利。③小儿脐风，口噤。④下肢痿痹，足跗痛。

常用手法：点、按、掐、揉、一指禅推。

3. 太溪 KI3 输穴，原穴

定位：坐位，平放足底，或仰卧。在足内侧，内踝后方，当内踝尖与跟腱之间的凹陷处。

解剖：有胫后动、静脉；布有小腿内侧皮神经，当胫神经之经过处。

主治：①头痛目眩，咽喉肿痛，齿痛，耳聋，耳鸣。②气喘，胸痛咯血。③消渴，月经不调，阳痿，小便频数。④失眠，健忘，遗精。⑤腰背痛，下肢厥冷，内踝肿痛。

常用手法：点、按、拿、揉、一指禅推。

4. 大钟 KI4 络穴

定位：正坐平放足底，或仰卧。在足内侧，内踝后下方，当跟腱附着部的内侧前方凹陷处。

解剖：有胫后动脉跟内侧支；布有小腿内侧皮神经及胫神经的跟骨内侧神经。

主治：①咳血，月经不调。②腰脊强痛，嗜卧，足跟痛。③痴呆。

常用手法：点、按、掐、揉、一指禅推。

5. 水泉 KI5 郄穴

定位：正坐平放足底，或仰卧。在足内侧，内踝后下方，当太溪直下 1 寸（指寸），跟骨结节的内侧凹陷处。

主治：①月经不调，痛经，小便不利，腹痛。②头昏目眩。

配伍：配中极、水道治肾气亏虚；配气海、血海、肾俞、三阴交、气海俞治肾绞痛、肾结石；配肾俞、中极、血海治血尿。

常用手法：直刺 0.3～0.5 寸；可灸。

6. 照海 KI6 八脉交会穴，通阴跷脉

定位：正坐平放足底。在足内侧，内踝尖下方凹陷处。

解剖：在拇趾外展肌止点；后方有胫后动、静脉；布有小腿内侧皮神经，深部为胫神经本干。

主治：①痫证。②失眠。③咽干咽痛，目赤肿痛。④小便不利。⑤月经不调，痛经，赤白带下。

配伍：配列缺、天突、太冲、廉泉治咽喉病证；配神门、风池、三阴交治阴虚火旺之失眠症。

常用手法：点、按、掐、揉、一指禅推。

7. 复溜 KI7 经穴

定位：正坐或仰卧。在小腿内侧，太溪直上 2 寸，跟腱的前方。

解剖：在比目鱼肌下端移行于跟腱处之内侧；前方有胫后动、静脉；布有腓肠内侧皮神经，小腿内侧皮神经，深层为胫神经。

主治：①泄泻，肠鸣。②水肿，腹胀，腿肿。③足痿，腰脊强痛。④盗汗，身热无汗。

配伍：配后溪、阴郄治盗汗不止；配中极、阴谷治癃闭。

常用手法：点、按、掐、揉、一指禅推。

8. 交信 KI8 郄穴

定位：正坐或仰卧。在小腿内侧，当太溪直上2寸，复溜前0.5寸，胫骨内侧缘的后方。

解剖：在趾长屈肌中；深层为胫后动、静脉；布有小腿内侧皮神经，后方为胫神经本干。

主治：①月经不调，崩漏，阴挺。②泄泻，便秘。

配伍：配关元、三阴交治妇科疾病之月经不调；配太冲、血海、地机治崩漏；配中都治疝气；配阴陵泉治五淋；配中极治癃闭；配关元治阴挺。

常用手法：点、按、掐、揉、一指禅推。

9. 筑宾 KI9 阴维郄穴

定位：正坐或仰卧。在小腿内侧，当太溪与阴谷的连线上，太溪上5寸，腓肠肌肌腹的下方。

解剖：在腓肠肌和趾长屈肌之间；深部有胫后动、静脉；布有腓肠内侧皮神经和小腿内侧皮神经，深层为胫神经本干。

主治：①癫、狂、痫证。②呕吐。③疝气。④小腿内侧痛。

配伍：配肾俞、关元治水肿；配大敦、归来治疝气；配承山、合阳、阳陵泉治小腿痿、痹、瘫；配水沟、百会治癫、狂、痫证。

常用手法：点、按、掐、揉、一指禅推。

10. 阴谷 KI10 合穴

定位：正坐微屈膝。在腘窝内侧，屈膝时，当半腱肌肌腱与半膜肌腱之间。

解剖：在半腱肌腱和半膜肌腱之间；有膝上内侧动、静脉；布有股内侧皮神经。

主治：①阳痿，疝气，月经不调，崩漏，小便难，阴中痛。②癫狂，膝股外侧痛。

配伍：配照海、中极治癃闭；配大赫、曲骨、命门治寒疝、阳痿、早泄、月经不调、崩漏。

常用手法：点、按、掐、揉、一指禅推。

11. 横骨 KI11

定位：仰卧。在下腹部，当脐中下5寸，前正中线旁开0.5寸。

解剖：有腹内、外斜肌腱膜，腹横肌腱膜及腹直肌；有腹壁下动、静脉及阴部外动脉；布有髂腹下神经分支。

主治：①少腹胀痛。②遗精，阳痿，疝气。③遗尿，小便不利。

配伍：配中极、三阴交治癃闭；配关元、肾俞、志室、大赫治阳痿、遗精、崩漏、月经不调。

常用手法：点、按、掐、揉、一指禅推。

12. 大赫 KI12

定位：仰卧。在下腹部，当脐中下4寸，前正中线旁开0.5寸。

主治：①阴挺，带下，月经不调，痛经。②遗精。③泄泻。

配伍：配阴交肾俞、带脉、大敦、中极治阳痿、遗精、带下；配命门、肾俞、志室、中极、关元治男科病、不育症。

常用手法：点、按、掐、揉、一指禅推。

13. 气穴 KI13

定位：仰卧。在下腹部，当脐中下 3 寸，前正中线旁开 0.5 寸。

主治：①月经不调，带下。②小便不利，泄泻。

配伍：配天枢、大肠俞主消化不良；配中极、阴陵泉、膀胱俞主五淋、小便不利；配气海、三阴交、肾俞、血海治月经不调、血带、宫冷不孕、先兆流产、阳痿、不育症。

常用手法：点、按、掐、揉、一指禅推。

14. 四满 KI14

定位：仰卧。在下腹部，当脐中下 2 寸，前正中线旁开 0.5 寸。

主治：①月经不调，带下。②遗尿，遗精，疝气。③便秘，腹痛。④水肿。

配伍：配气海、三阴交、大敦、归来治疝气、睾丸肿痛；配气海、三阴交、肾俞、血海治月经不调、带下、遗精等病证。

常用手法：点、按、掐、揉、一指禅推。

15. 中注 KI15

定位：仰卧。在下腹部，当脐中下 1 寸，前正中线旁开 0.5 寸。

解剖：在腹内、外斜肌腱膜，腹横肌腱膜及腹直肌中；有腹壁下动、静脉肌支；布有第 10 肋间神经。

主治：①月经不调。②腹痛，便秘，泄泻。

配伍：配肾俞、委中、气海俞治腰背痛；配血海、肾俞、太冲、三阴交、阴交、中极治妇科病、月经不调、卵巢炎、睾丸炎、附件炎。

常用手法：点、按、掐、揉、一指禅推。

16. 肓俞 KI16

定位：仰卧。在中腹部，当脐中旁开 0.5 寸。

主治：①腹痛，腹胀。②呕吐。③便秘，泄泻。

配伍：配天枢、足三里、大肠俞治便秘、泄泻、痢疾；配中脘、足三里、内庭、天枢治胃痛、腹痛、疝痛、排尿、尿道涩痛等症。

常用手法：点、按、掐、揉、一指禅推。

17. 商曲 KI17

定位：仰卧。在上腹部，当脐中上 2 寸，前正中线旁开 0.5 寸。

解剖：在腹直肌内缘，有腹壁上下动、静脉分支；布有第 9 肋间神经。

主治：腹痛，泄泻，便秘。

配伍：配中脘、大横治腹痛、腹胀；配支沟治便秘；配大肠俞、天枢治泄泻、痢疾。

常用手法：点、按、揉、一指禅推。

18. 石关 KI18

定位：仰卧。在上腹部，当脐中上 3 寸，前正中线旁开 0.5 寸。

解剖：在腹直肌内缘，有腹壁上动、静脉分支；布有第 9 肋间神经。

主治：呕吐，腹痛，便秘，产后腹痛，妇人不孕。

常用手法：点、按、揉、一指禅推。

19. 阴都 KI19

定位：仰卧。在上腹部，当脐中上 4 寸，前正中线旁开 0.5 寸。

解剖：在腹直肌内缘，有腹壁上动、静脉分支；布有第 8 肋间神经。

主治：腹胀，肠鸣，腹痛，便秘，妇人不孕，胸胁满，疟疾。

配伍：配巨阙治心中烦满；配三阴交、血海治闭经；配中脘、天枢、足三里、四缝治纳呆及小儿疳积。

常用手法：点、按、揉、一指禅推。

20. 腹通谷 KI20

定位：仰卧。在上腹部，当脐中上 5 寸，前正中线旁开 0.5 寸。

主治：腹痛，腹胀，呕吐，心痛，心悸，胸痛，暴喑。

配伍：配内关、中脘治胃气逆；配申脉、照海治癫痫、惊悸；配上脘、足三里治纳呆。

常用手法：点、按、揉、一指禅推。

21. 幽门 KI21

定位：仰卧。在上腹部，当脐中上 6 寸，前正中线旁开 0.5 寸。

解剖：在腹直肌内缘，有腹壁上动、静脉分支；布有第 7 肋间神经。

主治：①腹痛，腹泻，便秘。②月经不调，不孕，

配伍：配玉堂治烦心呕吐；配中脘、建里治胃痛、噎嗝、呕吐；配天枢治腹胀、肠鸣、泄泻。

常用手法：点、按、掐、揉、一指禅推。

第十二节　手厥阴经脉与腧穴

一、手厥阴心包经经脉

（一）循行

《灵枢·经脉》：心主手厥阴心包络之脉，起于胸中，出属心包络，下膈历络三焦。

其支者：循胸出胁，下腋三寸，上抵腋下，循臑内，行太阴、少阴之间，入肘中，下臂，行两筋之间，入掌中，循中指，出其端。

其支者：别掌中，循小指次指出其端。

释义：从人体胸中开始，浅出属于心包，通过膈肌，经历胸部、上腹和下腹，络于三焦。

它的支干脉：沿胸内出胁部，当腋下 3 寸处（天池穴）向上到腋下，沿上臂内侧（天泉穴），于手太阴、手少阴之间，进入肘中（曲泽穴），下向前臂，走两筋（桡侧腕屈肌腱与掌长肌腱之间）（郄门穴、间使穴、内关穴、大陵穴），进入掌中（劳宫穴），沿中指桡侧出于末端（中冲穴）。

它的支脉：从掌中分出，沿环指出于末端，接手少阳三焦经。

（二）病候

《灵枢·经脉》：是动则病，手心热，臂、肘挛急，腋肿；甚则胸胁支满，心中憺憺大动，面赤，目黄，喜笑不休。

是主脉所生病者：烦心，心痛，掌中热。

（三）主要病候

心痛、胸闷、心悸、心烦、癫狂、腋肿、肘臂挛急、掌心发热等症。

（四）主治概要

本经腧穴主治心、胸、胃、神志病，以及经脉循行部位的其他病证。

二、手厥阴心包经腧穴

手厥阴心包经共9个腧穴，左右18穴。

1. 天池 PC1

定位：正坐或仰卧。在胸部，当第4肋间隙，乳头外1寸，前正中线旁开5寸。

解剖：皮肤→皮下组织→胸大肌→胸小肌。浅层分布着第4肋间神经外侧皮支，胸腹壁静脉的属支（女性除有上述结构外，皮下组织内还有乳腺等组织）。深层有胸内、外侧神经，胸外侧动、静脉的分支或属支。

主治：①咳嗽，气喘。②胸闷，心烦。③胁肋疼痛。④瘰疬，乳痈。

常用手法：按、揉。

2. 天泉 PC2

定位：正坐或仰卧。在臂内侧，当腋前纹头下2寸，肱二头肌的长、短头之间。

解剖：皮肤→皮下组织→肱二头肌→肱肌→喙肱肌腱。浅层分布着臂内侧皮神经的分支。深层有肌皮神经和肱动、静脉的肌支。

主治：①心痛，咳嗽。②胸胁胀痛。③臂痛。

常用手法：弹、拨。

3. 曲泽 PC3

定位：正坐或仰卧。在肘横纹中，当肱二头肌腱的尺侧缘。

解剖：皮肤→皮下组织→正中神经→肱肌。浅层有肘正中静脉、前臂内侧皮神经等结构。深层有肱动、静脉，尺侧返动、静脉的掌侧支与尺侧下副动、静脉前支构成的动、静脉网，正中神经的本干。

主治：①心痛，心悸。②胃痛，呕吐，泄泻。③热病。④肘臂挛痛。

常用手法：㨰、按、揉、拿。

4. 郄门 PC4 郄穴

定位：正坐或仰卧，仰掌。在前臂掌侧。当曲泽与大陵的连线上，腕横纹上5寸。掌长肌腱与桡侧腕屈肌腱之间。

解剖：皮肤→皮下组织→桡侧腕屈肌腱与掌长肌腱之间→指浅屈肌→指深屈肌→旋前方肌→前臂骨间膜。浅层分布有前臂内、外侧皮神经分支和前臂正中静脉。深层分布有正中神经。正中神经伴行动、静脉，骨间前动脉、神经等结构。

主治：①心痛，胸痛。②呕血。③癫痫。

常用手法：㨰、按、揉。

5. 间使 PC5 经穴

定位：正坐或仰卧仰掌。在前臂掌侧，当曲泽与大陵的连线上，腕横纹上3寸。掌长肌腱与桡侧腕屈腱之间。

解剖：皮肤→皮下组织→桡侧腕屈肌腱与掌长肌腱之间→指浅屈肌→指深屈肌→旋前方肌。浅层分布着前臂内侧皮神经，前臂外侧皮神经的分支和前臂正中静脉。深层在指浅屈肌、拇长屈肌和指深屈肌三者之间有正中神经伴行动、静脉。在前臂骨间膜的前方有骨间前动、静脉和骨间前神经。

主治：①心痛，心悸。②胃痛，呕吐。③热病，疟疾。④癫狂痫。⑤臂痛。

常用手法：点、按、掐、揉、弹拨。

6. 内关 PC6 络穴，八脉交会穴，通阴维脉

定位：正坐或仰卧，仰掌。在前臂掌侧，当曲泽与大陵的连线上，腕横纹上 2 寸，掌长肌腱与桡侧腕屈肌腱之间。

解剖：皮肤→皮下组织→掌长肌腱与桡侧腕屈肌腱之间→拇长屈肌腱与指浅屈肌腱之间→指深屈肌腱→桡腕关节前方。浅层分布有前臂内、外侧皮神经，正中神经掌支，腕掌侧静脉网。深层在掌长肌与桡侧腕屈肌之间的深面，可能刺中正中神经。

主治：①心痛，心悸。②胸闷，胸痛。③胃痛，呕吐，呃逆。④癫痫，热病。⑤上肢痹痛，偏头痛，偏瘫。⑥失眠，眩晕。

常用手法：点、按、掐、揉、一指禅推。

7. 大陵 PC7 输穴，原穴

定位：正坐或仰卧仰掌。在腕横纹的中点处，当掌长肌腱与桡侧腕屈肌腱之间。

主治：①心痛，心悸。②胃痛，呕吐。③癫狂，疮疡，胸胁痛，桡侧腕关节疼痛。

常用手法：点、按、掐、揉、一指禅推。

8. 劳宫 PC8 荥穴

定位：正坐或仰卧仰掌。在手掌心，当第 2、3 掌骨之间偏于第 3 掌骨，握拳屈指时中指指尖处。

解剖：皮肤→皮下组织→掌腱膜→分别在桡侧两根指浅、深屈肌腱之间→第 2 蚓状肌桡侧→第 1 骨间掌侧肌和第 2 骨间背侧肌。浅层分布有正中神经的掌支和手掌侧静脉网。深层有指掌侧总动脉，正中神经的指掌侧固有神经。

主治：①心痛，呕吐。②癫狂。③口疮，口臭。

常用手法：按、揉、分推。

9. 中冲 PC9 井穴

定位：正坐或仰卧。在手中指末节尖端中央。

解剖：皮肤→皮下组织。分布有正中神经的指掌侧固有神经末梢，指掌侧动、静脉的动、静脉网。皮下组织内富含纤维束，纤维束外连皮肤，内连远节指骨骨膜。

主治：①心痛，昏迷。②舌强肿痛。③热病，中暑，昏厥。④小儿夜啼。

常用手法：掐、揉；或用三棱针点刺出血。

第十三节　手少阳经脉与腧穴

一、手少阳三焦经经脉

（一）循行

《灵枢·经脉》：三焦手少阳之脉，起于小指次指之端，上出两指之间，循手表腕，出臂外两骨之间，上贯肘，循臑外上肩，而交出足少阳之后，入缺盆，布膻中，散络心包，下膈，遍属三焦。

其支者，从膻中，上出缺盆，上项，系耳后，直上出耳上角，以屈下颊至颐。

其支者，从耳后入耳中，出走耳前，过客主人前，交颊，至目锐眦。

释义：本经自环指尺侧端（关冲）起始，上出于四、五两指之间，沿手背行至腕部（阳池），向上行经尺、桡两骨之间，通过肘尖部，沿着上臂后边，到肩部，在大椎穴处与督脉相会，从足少阳胆经后面，前行进入缺盆（锁骨上窝），分布在膻中（两乳之间），脉气散布联络心包，向下贯穿膈肌，统属于上、中、下三焦。

它的分支：从膻中部位分出，向上浅出于锁骨上窝，经颈至耳后，上行出耳上角，然后屈曲向下到达面颊，直至眼眶下部。

它的另一条支脉：从耳后（翳风）进入耳中。出行至耳前，经过客主人前边，在面颊部与前条支脉相交，到达外眼角（丝竹空、瞳子髎）。脉气由此与足少阳胆经相接。

（二）病候

《灵枢·经脉》：是动则病，耳聋，浑浑焞焞，嗌肿，喉痹。

是主气所生病者：汗出，目锐眦痛，颊肿，耳后、肩、臑、肘、臂外皆痛，小指次指不用。

（三）主要病候

腹胀、水肿、遗尿、小便不利、耳聋、耳鸣、咽喉肿痛、目部肿痛、颊肿，以及耳后、肩臂、肘部外侧疼痛等症。

（四）主治概要

本经腧穴主治侧头、耳、胸胁、咽喉病和热病，以及经脉循行部位的其他病证。

二、手少阳三焦经腧穴

手少阳三焦经共 23 个腧穴，左右 46 穴。

1. 关冲 SJ1 井穴

定位：正坐或仰卧俯掌。在手环指末节尺侧，距指甲根角 0.1 寸（指寸）。

解剖：皮肤→皮下组织→指甲根。皮下组织内有尺神经指掌侧固有神经的指背支的分支，指掌侧固有动、静脉指背支的动、静脉网。

主治：①热病，昏厥，中暑。②头痛，目赤，耳聋，喉痹。

常用手法：掐，或用三棱针点刺出血。

2. 液门 SJ2 荥穴

定位：正坐或仰卧，俯掌。在手背部，当第 4、5 指间，指蹼缘后方赤白肉际处。

解剖：皮肤→皮下组织→在第 4 与第 5 指近节指骨基底部之间→第 4 骨间背侧肌和第 4 蚓状肌。浅层分布有尺神经的指背神经，手背静脉网。深层有指背动、静脉等结构。

主治：①头痛，目赤，耳聋，耳鸣，喉痹。②疟疾。

常用手法：掐、揉。

3. 中渚 SJ3 输穴

定位：俯掌，掌心向下。在手背部，当环指本节（掌指关节）的后方，第 4、5 掌骨间凹陷处。

解剖：皮肤→皮下组织→第 4 骨间背侧肌。浅层布有尺神经的指背神经，手背静脉网的尺侧部。深层有第 4 掌背动脉等结构。

主治：①头痛，目赤，耳鸣，耳聋，喉痹。②热病，消渴，疟疾。③手指屈伸不利，肘臂肩背痛。

常用手法：掐、按、揉。

4. 阳池 SJ4 原穴

定位：正坐或仰卧，俯掌。在腕背横纹中，当指总伸肌腱的尺侧缘凹陷处。

解剖：皮肤→皮下组织→腕背侧韧带→指伸肌腱（桡侧）与小指伸肌腱→桡腕关节。浅层分布着尺神经手背支，腕背静脉网，前臂后皮神经的末支。深层有尺动脉腕背支的分支。

主治：①目赤肿痛，耳聋，咽喉肿痛。②疟疾，消渴。③腕痛。

常用手法：掐、揉。

5. 外关 SJ5 络穴，八脉交会穴，通阳维脉

定位：正坐或仰卧，俯掌。在前臂背侧，当阳池与肘尖的连线上，腕背横纹上 2 寸，尺骨与桡骨之间。

解剖：皮肤→皮下组织→小指伸肌和指伸肌→拇长伸肌和示指伸肌。浅层布有前臂后皮神经，头静脉和贵要静脉的属支。深层有骨间后动、静脉和骨间后神经。

主治：①热病，头痛，颊痛，目赤肿痛，耳鸣，耳聋。②胸胁痛。③上肢痿痹。

常用手法：按、揉、一指禅推。

6. 支沟 SJ6 经穴

定位：正坐或仰卧，俯掌。在前臂背侧，当阳池与肘尖的连线上，腕背横纹上 3 寸，尺骨与桡骨之间。

解剖：皮肤→皮下组织→小指伸肌→拇长伸肌→前臂骨间膜。浅层分布有前臂后皮神经，头静脉和贵要静脉的属支。深层有骨间后动、静脉和骨间后神经。

主治：①便秘，热病。②胁肋痛，落枕。③耳鸣，耳聋。

常用手法：按、揉、一指禅推。

7. 会宗 SJ7 郄穴

定位：正坐或仰卧，俯掌。在前臂背侧，当腕骨横纹上 3 寸，支沟尺侧，尺骨的桡侧缘。

解剖：皮肤→皮下组织→尺侧腕伸肌→示指伸肌→前臂骨间膜。浅层有前臂后皮神经，贵要静脉的属支等结构。深层有前臂骨间后动、静脉的分支或属支，前臂骨间后神经的分支。

主治：①耳聋，耳鸣。②癫痫。③上肢痿痹。

常用手法：按、揉、一指禅推、拿。

8. 三阳络 SJ8

定位：正坐或仰卧，俯掌。在前臂背侧，腕背横纹上 4 寸，尺骨与桡骨之间。

解剖：在指伸肌与拇长展肌之间，深层为拇短伸肌和前臂骨间膜；有头静脉、贵要静脉的分支及前臂骨间后动、静脉的分支或属支分布；布有前臂后皮神经、前臂骨间后神经的分支。

主治：①耳聋，暴喑，齿痛。②上肢痿痹。

常用手法：按、揉、一指禅推、拿。

9. 四渎 SJ9

定位：正坐或仰卧，俯掌。在前臂背侧，当阳池与肘尖的连线上，肘尖下 5 寸，尺骨与桡骨之间。

解剖：皮肤→皮下组织→小指伸肌与尺侧腕伸肌、拇长展肌和拇长伸肌。浅层分布着前臂

后皮神经、头静脉和贵要静脉的属支。深层有骨间后动、静脉和骨间后神经。

主治：①耳聋，暴喑，齿痛。②上肢痹痛。

常用手法：按、揉、一指禅推、拿。

10. 天井 SJ10 合穴

定位：正坐或仰卧，屈肘。在臂外侧，屈肘时，当肘尖直上 1 寸凹陷处。

解剖：皮肤→皮下组织→肱三头肌。浅层有臂后皮神经等结构。深层有肘关节动、静脉网，桡神经肌支。

主治：①偏头痛，耳聋，癫痫。②瘰疬，肘臂痛。

常用手法：按、揉、弹拨。

11. 清冷渊 SJ11

定位：正坐或仰卧，屈肘。在臂外侧，屈肘，当肘尖直上 2 寸，即天井上 1 寸。

解剖：皮肤→皮下组织→肱三头肌。浅层分布有臂后皮神经。深层有中副动、静脉，桡神经肌支等。

主治：①头痛，目痛，胁痛。②肩臂痛。

常用手法：弹拨、按、揉。

12. 消泺 SJ12

定位：正坐或侧卧，臂自然下垂。在臂外侧，当清冷渊与臑会连线的中点处。

解剖：皮肤→皮下组织→肱三头肌长头→肱三头肌内侧头。浅层分布着臂后皮神经。深层有中副动、静脉和桡神经的肌支。

主治：①头痛，齿痛，项强。②肩臂痛。

常用手法：拿、按、揉。

13. 臑会 SJ13

定位：正坐或侧卧，臂自然下垂。在臂外侧，当肘尖与肩髎的连线上，肩髎下 3 寸，三角肌的后下缘。

解剖：皮肤→皮下组织→肱三头肌长头及外侧头、桡神经、肱三头肌内侧头。浅层有臂后皮神经。深层有桡神经，肱深动、静脉。

主治：①瘿气，瘰疬。②上肢痿痹。

常用手法：拿、揉。

14. 肩髎 SJ14

定位：正坐或俯卧位。在肩髃后方，当臂外展时，于肩峰后下方呈现凹陷处。

解剖：皮肤→皮下组织→肱三头肌→小圆肌→大圆肌→背阔肌腱。浅层分布着锁骨上外侧神经。深层有腋神经和旋肱后动、静脉。

主治：肩臂挛痛不遂。

常用手法：点、按、按、揉、一指禅。

15. 天髎 SJ15

定位：正坐或俯卧。在肩胛部，肩井与曲垣的中间，当肩胛骨上角凹陷处。

解剖：皮肤→皮下组织→斜方肌、冈上肌。浅层分布着锁骨上神经和第 1 胸神经后支外侧皮支。深层有肩胛背动、静脉的分支或属支，肩胛上动、静脉的分支和属支，以及肩胛上神经等结构。

主治：肩臂痛，颈项强痛。

常用手法：滚、按、揉、一指禅推。

16. 天牖 SJ16

定位：正坐，侧伏或侧卧。在颈侧部，当乳突的后方直下，平下颌角，胸锁乳突肌的后缘。

解剖：皮肤→皮下组织→头颈夹肌、头颈半棘肌。在胸锁乳突肌和斜方肌之间。浅层分布有颈外静脉属支、耳大神经和枕小神经。深层有枕动、静脉的分支或属支，颈深动、静脉升支。

主治：①头痛，项强。②目痛，耳聋，瘰疬，面肿。

常用手法：按、揉。

17. 翳风 SJ17

定位：正坐，侧伏或侧卧。在耳垂后方，当乳突与下颌角之间的凹陷处。

解剖：皮肤→皮下组织→腮腺。浅层分布有耳大神经和颈外静脉的属支。深层有颈外动脉的分支、耳后动脉、面神经等。

主治：①耳鸣，耳聋，聤耳。②口眼㖞斜，牙关紧闭，牙痛，呃逆，瘰疬，颊肿。

常用手法：点、按、拿、揉。

18. 瘛脉 SJ18

定位：正坐，侧伏或侧卧。在头部，耳后乳突中央，当角孙至翳风之间，沿耳轮连线的下 1/3 与上 2/3 的交点处。

解剖：皮肤→皮下组织→耳后肌。分布有耳大神经和面神经耳后支及耳后动、静脉。

主治：①耳鸣，耳聋，聤耳。②口眼㖞斜，牙关紧闭，牙痛，呃逆，瘰疬，颊肿。

常用手法：点、按、拿、揉。

19. 颅息 SJ19

定位：正坐，侧伏或侧卧。在头部，当角孙到翳风之间，沿耳轮连线的上 1/3 与下 2/3 的交点处。

解剖：皮肤→皮下组织→耳后肌。分布着耳大神经，枕小神经，面神经耳后支，耳后动、静脉的耳支。

主治：①头痛，耳鸣，耳聋。②小儿惊风。

常用手法：扫散法。

20. 角孙 SJ20

定位：正坐，侧伏或侧卧。在头部，折耳郭向前，当耳尖直上入发际处。

解剖：皮肤→皮下组织→耳上肌、颞筋膜浅层及颞肌。分布着耳颞神经的分支，颞浅动、静脉耳前支。

主治：①目翳，齿痛，痄腮。②偏头痛，项强。

常用手法：按、揉、扫散；小儿腮腺炎宜用灯火灸。

21. 耳门 SJ21

定位：正坐，侧伏或侧卧。在面部，当耳屏上切迹的前方，下颌骨髁突后缘凹陷处。

解剖：皮肤→皮下组织→腮腺。分布着耳颞神经，颞浅动、静脉耳前支，面神经颞支等。

主治：耳鸣，耳聋，聤耳，齿痛。

常用手法：微张口，按、揉。

22. 耳和髎 SJ22

定位：正坐，侧伏或侧卧，正卧位。在头侧面，当鬓发后缘，平耳郭根之前方，颞浅动脉的后缘。

解剖：皮肤→皮下组织→耳前肌→颞筋膜浅层及颞肌。浅层分布有耳颞神经，面神经颞支，颞浅动、静脉的分支或属支。深层有颞深前、后神经，均是三叉神经下颌神经的分支。

主治：头痛，耳鸣，牙关紧闭，口㖞。

常用手法：按、揉、指针。

23. 丝竹空 SJ23

定位：正坐或仰卧。在面部，当眉梢凹陷处。

解剖：皮肤→皮下组织→眼轮匝肌。分布有眶上神经，额面神经，面神经颞支和颧支，颞浅动、静脉的额支。

主治：①目赤肿痛，眼睑𥉉动，目眩。②头痛，癫狂痫。

常用手法：按、揉。

第十四节　足少阳经脉与腧穴

一、足少阳胆经经脉

（一）循行

《灵枢·经脉》：胆足少阳之脉，起于目锐眦，上抵头角，下耳后，循颈，行手少阳之前，至肩上，却交出手少阳之后，入缺盆。

其支者：从耳后入耳中，出走耳前，至目锐眦后。

其支者：别锐眦，下大迎，合于手少阳，抵于𩩲，下加颊车，下颈，合缺盆。以下胸中，贯膈，络肝，属胆，循胁里，出气街，绕毛际，横入髀厌中。

其直者：从缺盆下腋，循胸，过季胁，下合髀厌中。以下循髀阳，出膝外廉，下外辅骨之前，直下抵绝骨之端，下出外踝之前，循足跗上，入小指次指之间。

其支者：别跗上，入大指之间，循大指歧骨内，出其端；还贯爪甲，出三毛。

释义：起于目外眦（瞳子髎穴），上至头角（颔厌穴），下行到耳后（完骨穴），再折回上行，经额部至眉上（阳白穴），又向后折至风池穴，沿颈下行至肩上，左右交会于大椎穴，前行入缺盆。本经脉一分支从耳后进入耳中，出走于耳前，至目外眦后方。另一分支从目外眦分出，下行至大迎穴，同手少阳经分布于面颊部的支脉相合，行至目眶下，向下的经过下颌角部下行至颈部，与前脉会合于缺盆后，穿过膈肌，络肝，属胆，沿胁里浅出气街，绕毛际，横向至环跳穴处。直行向下的经脉从缺盆下行至腋，沿胸侧，过季胁，下行至环跳穴处与前脉会合，再向下沿大腿外侧、膝关节外缘，行于腓骨前面，直下至腓骨下端，浅出外踝之前，沿足背行入于足第4趾外侧端（足窍阴穴）。

本经脉又一分支从足背（临泣穴）分出，前行出足大趾外侧端，折回穿过爪甲，分布于足大趾爪甲后丛毛处，交于足厥阴肝经。

（二）病候

《灵枢·经脉》是动则病：口苦，善太息，心胁痛，不能转侧，甚则面微有尘，体无膏泽，足外反热，是为阳厥。

是主骨所生病者：头痛，颔痛，目锐眦痛，缺盆中肿痛，腋下肿，马刀、侠瘿，汗出振寒，疟，胸胁、肋、髀、膝外至胫、绝骨、外踝前，及诸节皆痛，小趾次趾不用。

（三）主要病候

口苦、目疾、疟疾、头痛、颔痛、目外眦痛、缺盆部肿痛、腋下肿、胸胁股及下肢外侧痛、足外侧痛、足外侧发热等症。

（四）主治概要

①侧头、目、耳、咽喉病。②肝胆病。③神志病。④热病。⑤经脉循行部位的其他病证。

二、足少阳胆经腧穴

足少阳胆经共 44 穴，左右 88 穴。

1. 瞳子髎 GB1

定位：正坐或仰卧。在面部，目外眦旁，当眶外侧缘凹陷处。

解剖：有眼轮匝肌，深层为颞肌；当颧眶动、静脉分布处；布有颧面神经和颧颞神经，面神经的颞颧支。

主治：头痛，目赤肿痛，目翳，青盲。

常用手法：一指禅推、按、揉。

2. 听会 GB2

定位：正坐或仰卧。在面部，当耳屏间切迹的前方，下颌骨髁突的后缘，张口凹陷处。

解剖：有颞浅动脉耳前支，深部为颈外动脉及面后静脉；布有耳大神经，皮下为面神经。

主治：①耳鸣，耳聋，聤耳。②面痛，齿痛，口㖞。

常用手法：一指禅推、按、揉、偏锋推。

3. 上关 GB3

定位：正坐或仰卧。在耳前，下关直上，当颧弓的上缘凹陷处。

解剖：在颞肌中；有颧眶动、静脉；布有面神经的颧眶支及三叉神经小分支。

主治：偏头痛，耳鸣，耳聋，口眼㖞斜，齿痛，口噤。

常用手法：点、按、揉、一指禅推。

4. 颔厌 GB4

定位：正坐或仰卧。在头部鬓发上，当头维与曲鬓弧形连线的上 1/4 与下 3/4 交点处。

解剖：在颞肌中；有颞浅动、静脉额支；布有耳颞神经颞支。

主治：①偏头痛，耳鸣。②癫痫。

常用手法：扫散法。

5. 悬颅 GB5

定位：正坐或仰卧。在头部鬓发上，当头维与曲鬓弧形连线的中点处。

解剖：在颞肌中；有颞浅动、静脉额支；布有耳颞神经颞支。

主治：偏头痛，面肿，目外眦痛，齿痛。

配伍：配颔厌治偏头痛；配曲池、合谷治热病头痛。

常用手法：扫散法。

6. 悬厘 GB6

定位：正坐或仰卧。在头部鬓发上，当头维与曲鬓弧形连线的上 3/4 与下 1/4 交点处。

主治：①偏头痛，耳鸣。②目赤肿痛。

配伍：配鸠尾治热病、偏头痛引目外眦；配束骨治癫痫。

常用手法：扫散法。

7. 曲鬓 GB7

定位：正坐或仰卧。在头部，当耳前鬓角发际后缘的垂线与耳尖水平线交点处。

解剖：在颞肌中；有颞浅动、静脉额支；布有耳颞神经颞支。

主治：①头痛，齿痛。②紧闭，暴喑。

配伍：配风池、太冲治目赤肿痛；配下关、合谷、太冲治疗头痛、口噤不开。

常用手法：扫散、点按。

8. 率谷 GB8

定位：正坐侧伏或侧卧。在头部，当耳尖直上入发际 1.5 寸，角孙直上方。

解剖：在颞肌中；有颞动、静脉顶支；布有耳颞神经和枕大神经会合支。

主治：①偏头痛，眩晕。②小儿急慢性惊风。

常用手法：扫散法。

9. 天冲 GB9

定位：正坐侧伏或侧卧。在头部，当耳根后缘直上入发际 2 寸，率谷后 0.5 寸处。

解剖：有耳后动、静脉；布有耳大神经支。

主治：①头痛，牙龈肿痛。②癫疾。

常用手法：点、按、揉、一指禅推。

10. 浮白 GB10

定位：正坐俯伏或侧卧。在头部，当耳后乳突的后上方，天冲与完骨的弧形连线中 1/3 与上 1/3 交点处。

解剖：有耳后动、静脉分支；布有耳大神经之分支。

常用手法：点、按、揉、一指禅推。

11. 头窍阴 GB11

定位：正坐或俯伏或侧卧。在头部，当耳后乳突的后上方，天冲与完骨的弧形连线中 1/3 与下 1/3 交点处。

解剖：有耳后动、静脉之支；布有枕大神经和枕小神经会合支。

主治：头痛，耳鸣，耳聋。

常用手法：点、按、揉、一指禅推。

12. 完骨 GB12

定位：正坐侧伏或侧卧。在头部，当耳后乳突的后下方凹陷处。

解剖：在胸锁乳突肌附着部上方，有耳后动、静脉之支；布有枕小神经本干。

主治：①头痛，颈项强痛，齿痛，口㖞。②疟疾，癫痫。

常用手法：点、按、揉、一指禅推。

13. 本神 GB13

定位：正坐或仰卧。在头部，当前发际上 0.5 寸，神庭旁开 3 寸，神庭与头维连线的内 2/3 与外 1/3 的交点处。

解剖：在额肌中；有颞浅动、静脉额支和额动、静脉外侧支；布有额神经外侧支。

主治：①头痛，目眩。②癫痫，小儿惊风。

常用手法：点、按、揉、一指禅推。

14. 阳白 GB14

定位：正坐或仰卧。在前额部，当瞳孔直上，眉上 1 寸。

解剖：在额肌中；有额动、静脉外侧支；布有额神经外侧支。

主治：头痛，目眩，目痛，视物模糊，眼睑瞤动。

配伍：配太阳、睛明、鱼腰治目赤肿痛、视物昏花、上睑下垂。

常用手法：按揉。

15. 头临泣 GB15

定位：正坐或仰卧。在头部，当瞳孔直上入前发际 0.5 寸，神庭与头维连线的中点处。

解剖：在额肌中；有额动、静脉；布有额神经内、外支会合支。

主治：①头痛，目眩。②流泪，鼻塞。③小儿惊痫。

常用手法：按揉。

16. 目窗 GB16

定位：正坐或仰卧。在头部，当前发际上 1.5 寸，头正中线旁开 2.25 寸。

解剖：在帽状腱膜中；有颞浅动、静脉额支；布有额神经内、外侧支会合支。

主治：①头痛，目赤肿痛，青盲，鼻塞。②癫痫，面部浮肿。

常用手法：点、按、揉、一指禅推。

17. 正营 GB17

定位：正坐或仰卧。在头部，当前发际上 2.5 寸，头正中线旁开 2.25 寸。

解剖：在帽状腱膜中；有颞浅动、静脉顶支和枕动、静脉吻合网；布有额神经和枕大神经的会合支。

主治：①头痛，目眩。②唇吻强急，齿痛。

常用手法：点、按、揉、一指禅推。

18. 承灵 GB18

定位：正坐或仰卧。在头部，当前发际上 4 寸，头正中线旁开 2.25 寸。

解剖：在帽状腱膜中；有枕动、静脉分支；布有枕大神经之支。

主治：头痛，眩晕，目痛，鼻塞，鼽衄。

常用手法：平刺 0.3～0.5 寸；可灸。

19. 脑空 GB19

定位：正坐或俯卧。在头部，当枕外隆凸的上缘外侧，头正中线旁开 2.25 寸，平脑户。

解剖：在枕肌中；有枕动、静脉分支；布有枕大神经之支。

主治：①头痛，目眩，颈项强痛。②癫狂痫。

常用手法：点、按、揉、一指禅推。

20. 风池 GB20

定位：正坐俯伏或俯卧。在项部，当枕骨之下，与风府相平，胸锁乳突肌与斜方肌上端之间的凹陷处。

解剖：在胸锁乳突肌与斜方肌上端附着部之间的凹陷中，深层为头夹肌；有枕动、静脉分支；布有枕小神经之支。

主治：①头痛，眩晕，目赤肿痛。②鼻渊，鼻衄，耳鸣，耳聋。③颈项强痛，感冒。④癫痫，中风。⑤热病，疟疾，瘿气。

配伍：配合谷、丝竹空治偏正头痛；配脑户、玉枕、风府、上星治目痛不能视；配百会、太冲、水沟、足三里、十宣治中风。

常用手法：点、按、揉、一指禅推。

21. 肩井 GB21

定位：正坐、俯伏或俯卧。在肩上，前对直乳中，当大椎与肩峰端连线的中点上。

解剖：有斜方肌，深层为肩胛提肌与冈上肌；有颈横动、静脉分支；布有腋神经分支，深层上方为桡神经。

主治：①头项强痛，肩背疼痛。②上肢不遂。③难产，乳痈，乳汁不下。④瘰疬。

配伍：配足三里、阳陵泉治脚气酸痛；治疗乳腺炎特效穴。

常用手法：点、按、揉、拿、一指禅推。

22. 渊腋 GB22

定位：仰卧或侧卧。在侧胸部，举臂，当腋中线上，腋下 3 寸，第 4 肋间隙中。

解剖：有前锯肌和肋间内、外肌；有胸腹壁静脉，胸外侧动、静脉及第 4 肋间动、静脉；布有第 4 肋间神经外侧皮支，胸长神经之支。

主治：①胸满，胁痛。②上肢痹痛。

常用手法：擦。

23. 辄筋 GB23

定位：仰卧或侧卧。在侧胸部，渊腋前 1 寸，平乳头，第 4 肋间隙中。

解剖：在胸大肌外缘，有前锯肌，肋间内、外肌；有胸外侧动、静脉；布有第 4 肋间神经外侧皮支。

主治：①胸满，胁痛，气喘。②呕吐，吞酸。

常用手法：擦。

24. 日月 GB24

定位：在上腹部，当乳头直下，第 7 肋间隙，前正中线旁开 4 寸。

解剖：有肋间内、外肌，肋下缘有腹外斜肌腱膜，腹内斜肌，腹横肌；有肋间动、静脉；布有第 7 或第 8 肋间神经。

主治：胁肋疼痛，胀满，呕吐，吞酸，呃逆，黄疸。

配伍：配胆俞治胆虚；配内关、中脘治呕吐、纳呆；配期门、阳陵泉治胆石症；配支沟、丘墟治胁胀痛；配胆俞、腕骨治黄疸。

常用手法：擦。

25. 京门 GB25

定位：在侧腰部，章门后 1.8 寸，当 12 肋骨游离端的下方。

解剖：有腹内、外斜肌及腹横肌；有第 11 肋间动、静脉；布有第 11 肋间神经。

主治：肠鸣，泄泻，腹胀，腰胁痛。

配伍：配行间治腰痛不可久立仰俯；配身柱、筋缩、命门治脊强脊痛。

常用手法：擦。

26. 带脉 GB26

定位：侧卧。在侧腹部，章门下 1.8 寸，当第 11 肋骨游离端下方垂线与脐水平线的交点上。

解剖：有肋间内、外肌，肋下缘有腹外斜肌腱膜，腹内斜肌，腹横肌；有肋间动、静脉；布有第 7 或第 8 肋间神经。

主治：①经闭，月经不调，带下。②腹痛，疝气，腰胁痛。

常用手法：拿、捏、击打。

27. 五枢 GB27

定位：侧卧。在侧腹部，当髂前上棘的前方，横平脐下 3 寸处。

解剖：有腹内、外斜肌及腹横肌；有旋髂浅、深动、静脉；布有髂腹下神经。

主治：①腹痛，疝气。②带下，阴挺。③便秘。

常用手法：拿、捏、击打。

28. 维道 GB28

定位：在侧腹部，当髂前上棘的前下方，五枢前下 0.5 寸。

解剖：在髂前上棘前内方，有腹内、外斜肌及腹横肌；有旋髂浅、深动、静脉；布有髂腹股沟神经。

主治：腰胯痛，少腹痛，阴挺，疝气，带下，月经不调，水肿。

配伍：配百会、气海、足三里、三阴交治气虚下陷之阴挺或带下症；配五枢、带脉、中极、太冲、三阴交治卵巢囊肿、闭经；配横骨、冲门、气冲、大敦治疝气。

常用手法：拿、捏、击打。

29. 居髎 GB29

定位：侧卧。在髋部，当髂前上棘与股骨大转子最凸点连线的中点处。

解剖：有腹内、外斜肌及腹横肌；有第 12 肋间动、静脉；布有第 12 肋间神经。

主治：①腰痛，下肢痿痹，瘫痪。②疝气。

常用手法：**滚**、点、按、压、弹拨。

30. 环跳 GB30

定位：俯卧或侧卧。在股外侧部，侧卧屈股，当股骨大转子最凸点与骶管裂孔连线的外 1/3 与中 1/3 交点处。

解剖：在臀大肌、梨状肌下缘；内侧为臀下动、静脉；布有臀下皮神经，臀下神经，深部正当坐骨神经。

主治：①腰胯疼痛。②半身不遂，下肢痿痹。

配伍：配风市治风痹；配太白、足三里、阳陵泉、丰隆、飞扬治下肢水潴留、静脉炎；配风市、膝阳关、阳陵泉、丘墟治胆经型坐骨神经痛；配居髎、风市、中渎治股外侧皮神经炎；配髀关、伏兔、风市、犊鼻、足三里、阳陵泉、太冲、太溪治小儿麻痹，肌萎缩，中风半身不遂。

常用手法：**滚**、点、按、压、弹拨。

31. 风市 GB31

定位：俯卧或侧卧。在大腿外侧部的中线上，当腘横纹上 7 寸，或直立垂手时，中指尖处。

解剖：在阔筋膜下，股外侧肌中；有旋股外侧动、静脉肌支；布有股外侧皮神经，股神经肌支。

主治：①半身不遂，下肢痿痹。②遍身瘙痒，脚气。

常用手法：**滚**、点、按、压、弹拨。

32. 中渎 GB32

定位：俯卧或仰卧。在大腿外侧，当风市下 2 寸，或在腘横纹上 5 寸，股外侧肌与股二头肌之间。

主治：下肢痿痹麻木，半身不遂。

常用手法：㨰、点、按、压、弹拨。

33. 膝阳关 GB33

定位：仰卧，俯卧或侧卧。在膝外侧，当阳陵泉上 3 寸，股骨外上髁上方的凹陷处。

主治：㨰、按、拿、揉。

常用手法：㨰、点、按、压、弹拨。

34. 阳陵泉 GB34 合穴，筋会

定位：仰卧或侧卧。在小腿外侧，当腓骨头前下方凹陷处。

解剖：在腓骨长、短肌中；有膝下外侧动、静脉；当腓总神经分为腓浅神经及腓深神经处。

主治：①胁痛，口苦，呕吐，黄疸。②小儿惊风，半身不遂，下肢痿痹。③脚气。

配伍：配曲池治半身不遂；配日月、期门、胆俞、至阳治黄疸、胆囊炎、胆结石；配足三里、上廉治胸胁痛。

常用手法：㨰、点、按、压、弹拨、一指禅推。

35. 阳交 GB35 阳维脉的郄穴

定位：仰卧或侧卧。在小腿外侧，当外踝尖上 7 寸，腓骨后缘。

解剖：在腓骨长肌附着部；布有腓肠外侧皮神经。

主治：①胸胁胀满。②下肢痿痹。③癫狂。

常用手法：㨰、点、按、压、弹拨。

36. 外丘 GB36 郄穴

定位：仰卧或侧卧。在小腿外侧，当外踝尖上 7 寸，腓骨前缘，平阳交。

解剖：在腓骨长肌和趾总伸肌之间，深层为腓骨短肌；有胫前动、静脉肌支；布有腓浅神经。

主治：①颈项强痛。②胸胁胀满。③下肢痿痹。④癫狂。

常用手法：㨰、按、揉。

37. 光明 GB37 络穴

定位：仰卧或侧卧，在小腿外侧，当外踝尖上 5 寸，腓骨前缘。

解剖：在趾长伸肌和腓骨短肌之间；有胫前动、静脉分支；布有腓浅神经。

主治：①目痛，夜盲。②下肢痿痹。③乳房胀痛。

常用手法：点、按、揉。

38. 阳辅 GB38 经穴

定位：仰卧或侧卧。在小腿外侧，当外踝尖上 4 寸，腓骨前缘稍前方。

主治：①偏头痛，目外眦痛，咽喉肿痛。②瘰疬，胸胁胀痛，脚气。③下肢痿痹，半身不遂。

常用手法：点、按、揉。

39. 悬钟 GB39

定位：仰卧或侧卧，在小腿外侧，当外踝尖上 3 寸，腓骨前缘。

解剖：在腓骨短肌与趾长伸肌分歧处；有胫前动、静脉分支；布有腓浅神经。

主治：①项强，胸胁胀痛。②下肢痿痹，半身不遂。③咽喉肿痛。④脚气，痔疾。

常用手法：点、按、揉、弹拨。

40. 丘墟 GB40 原穴

定位：仰卧。在足外踝的前下方，当趾长伸肌腱的外侧凹陷处。

解剖：在趾短伸肌起点；有外踝前动、静脉分支；布有足背中间皮神经分支及腓浅神经分支。

主治：①颈项痛，胸胁胀痛。②下肢痿痹，足跗肿痛。③疟疾。

常用手法：点、按、揉。

41. 足临泣 GB41

定位：在足背外侧，当足4趾本节（第4趾关节）的后方，小趾伸肌腱的外侧凹陷处。

解剖：有足背静脉网，第4趾背侧动、静脉；布有足背中间皮神经。

主治：头痛，目外眦痛，目眩，乳痈，瘰疬，胁肋痛，疟疾，中风偏瘫，痹痛不仁，足跗肿痛。

配伍：配三阴交治痹证；配三阴交、中极治月事不利。

常用手法：点、按、揉。

42. 地五会 GB42

定位：在足背外侧，当足4趾本节（第4趾关节）的后方，第4、5趾骨之间，小趾伸肌腱的内侧缘。

解剖：有足背静脉网，第4跖背侧动、静脉；布有足背中间皮神经。

主治：头痛，目赤痛，耳鸣，耳聋，胸满，胁痛，腋肿，乳痈，跗肿。

配伍：配耳门、足三里治耳鸣、腰痛。

常用手法：点、按、揉。

43. 侠溪 GB43

定位：在足背外侧，当第4、5趾间，趾蹼缘后方赤白肉际处。

解剖：有趾背侧动、静脉；布有足背中间皮神经之趾背侧神经。

主治：头痛，眩晕，惊悸，耳鸣，耳聋，目外眦赤痛，颊肿，胸胁痛，膝股痛，足跗肿痛，疟疾。

配伍：配太阳、太冲、阳白、风池、头临泣治眩晕、偏头痛、耳鸣耳聋、目外眦痛。

常用手法：点、按、揉。

44. 足窍阴 GB44

定位：在第4趾末节外侧，距趾甲角0.1寸。

解剖：有趾背侧动、静脉和趾跖动脉形成的动脉网；布有趾背侧神经。

主治：偏头痛，目眩，目赤肿痛，耳聋，耳鸣，喉痹，胸胁痛，足跗肿痛，多梦，热病。

配伍：配太冲、太溪、内关、太阳、风池、百会治神经性头痛、高血压、肋间神经痛、胸膜炎、急性传染性结膜炎、神经性耳聋等；配阳陵泉、期门、支沟、太冲治胆道疾患；配水沟、太冲、中冲、百会、风池急救中风昏迷。

常用手法：点、按、揉。

第十五节　足厥阴经脉与腧穴

一、足厥阴肝经经脉

（一）循行

《灵枢·经脉》：肝足厥阴之脉，起于大指丛毛之际，上循足跗上廉，去内踝一寸，上踝八寸，交出太阴之后，上腘内廉，循股阴，入毛中，过阴器，抵小腹，挟胃，属肝，络胆，上贯膈，布胁肋，循喉咙之后，上入颃颡，连目系，上出额，与督脉会于巅。

其支者：从目系下颊里，环唇内。

其支者：复从肝别，贯膈，上注肺。

释义：循行路线起于足大趾爪甲后丛毛处，沿足背向上至内踝前1寸处（中封穴），向上沿胫骨内缘，在内踝上8寸处交出足太阴脾经之后，上行过膝内侧，沿大腿内侧中线进入阴毛中，绕阴器，至小腹，挟胃两旁，属肝，足厥阴肝经循行络胆，向上穿过膈肌，分布于胁肋部，沿喉咙的后边，向上进入鼻咽部，上行连接目系出于额，上行与督脉会于头顶部。

本经脉一分支从目系分出，下行于颊里，环绕在口唇的里边。又一分支从肝分出，穿过膈肌，向上注入肺，交于手太阴肺经。

（二）病候

《灵枢·经脉》：是动则病：腰痛不可以俯仰，丈夫㿉疝，妇人少腹肿，甚则嗌干，面尘脱色。是主肝所生病者，胸满，呕逆，飧泄，狐疝，遗溺，闭癃。

（三）主要病候

腰痛，胸满，呃逆，遗尿，小便不利，疝气，少腹肿等。

（四）主治概要

本经腧穴主治肝病，妇科、前阴病，以及经脉循行部位的其他病证。

二、足厥阴肝经腧穴

足厥阴肝经腧穴共14穴，左右28穴。

1. 大敦 LR1 井穴

定位：正坐或仰卧。在足趾本节外侧，距趾甲角0.1寸（指寸）。

主治：①疝气，遗尿。②月经不调，经闭，崩漏，阴挺。③癫痫。

常用手法：掐、按、揉；或用三棱针点刺出血；可灸。

2. 行间 LR2 荥穴

定位：正坐或仰卧。在足背侧，当第1、2趾间，趾蹼缘的后方赤白肉际处。

主治：①头痛，目眩，目赤肿痛，口喎。②崩漏，癫痫，月经不调，痛经，带下。③胁痛，疝气，小便不利，中风。

常用手法：点、按。

3. 太冲 LR3 输穴，原穴

定位：正坐或仰卧。在足背侧，当第 1 跖骨间隙的后方凹陷处。

主治：①头痛，眩晕，目赤肿痛，口㖞。②遗尿，疝气，崩漏，月经不调。③胁痛，呕逆，小儿惊风，癫痫，下肢痿痹。

常用手法：按、揉、拿。

4. 中封 LR4 经穴

定位：正坐或仰卧。在足背侧，当足内踝前，商丘与解溪连线之间，胫骨前肌腱的内侧凹陷处。

主治：①疝气，遗精，小便不利。②腹痛，内踝肿痛。

常用手法：拿、按、揉。

5. 蠡沟 LR5 络穴

定位：正坐或仰卧。在小腿内侧，当足内踝尖上 5 寸，胫骨内侧面的中央。

主治：①小便不利，遗尿。②月经不调，带下。③下肢痿痹。

常用手法：拿、按、揉。

6. 中都 LR6 郄穴

定位：正坐或仰卧。在小腿外侧，当足踝尖上 7 寸，胫骨内侧面的中央。

主治：疝气，崩漏，腹痛，泄泻，恶露不尽。

常用手法：拿、按、揉。

7. 膝关 LR7

定位：正坐或仰卧，屈膝。在小腿内侧，当胫骨内上髁的后下方，阴陵泉后 1 寸，腓肠肌内侧头的上部。

主治：膝髌肿痛，下肢痿痹。

常用手法：拿、按、揉、一指禅推。

8. 曲泉 LR8 合穴

定位：正坐或仰卧。屈膝，当膝关节内侧面横纹内侧端，股骨内侧髁的后缘，半腱肌、半膜肌止端的前缘凹陷处。

主治：①腹痛，小便不利，遗精，阴痒，月经不调，痛经，带下。②膝痛。

常用手法：拿、按、揉、一指禅推。

9. 阴包 LR9

定位：正坐或仰卧。在大腿内侧，当股骨内上髁上 4 寸，股内肌与缝匠肌之间。

主治：①腹痛，遗尿，小便不利。②月经不调。

常用手法：拿、按、揉、一指禅推。

10. 足五里 LR10

定位：仰卧。在大腿内侧，当气冲直下 3 寸，大腿根部，耻骨结节的下方，长收肌的外缘。

主治：①小腹痛，小便不通，阴挺，睾丸肿痛。②嗜卧，瘰疬。

常用手法：拿、按、揉、一指禅推。

11. 阴廉 LR11

定位：仰卧。在大腿内侧，当气冲直下 2 寸，大腿根部，耻骨结节的下方，长收肌的外缘。

主治：月经不调，带下，小腹痛。

常用手法：拿、按、揉、一指禅推。

12. 急脉 LR12

定位：仰卧。在耻骨结节的外侧，当气冲外下方，腹股沟股动脉搏动处，前正中线旁开 2.5 寸。

主治：疝气，小腹痛，阴挺。

常用手法：拿、按、揉、一指禅推。

13. 章门 LR13 脾之募穴，脏会穴

定位：仰卧。在侧腹部，当第 11 肋游离端的下方。

主治：①腹痛，腹胀，泄泻。②胁痛，痞块。

常用手法：拿、按、揉、一指禅推。

14. 期门 LR14 肝之募穴

定位：仰卧。在胸部，当乳头下，第 6 肋间隙，前正中线旁开 4 寸。

主治：胸胁胀痛，腹胀，呕吐，乳痈。

常用手法：拿、按、揉、一指禅推。

第十六节　督脉与腧穴

一、督脉

（一）循行

《难经·二十八难》：督脉者，起于下极之俞，并于脊里，上至风府，入属于脑（上巅循额，至鼻柱）。

（二）病候

督脉病候主要是关于头脑、五官、脊髓及四肢的见症，头风、头痛、项强、头重、脑转、耳鸣、眩晕、眼花、嗜睡、癫狂、痫疾、腰脊强痛、俯仰不利、肢体酸软。

（三）主要病候

脊柱强痛，角弓反张等。

（四）主治概要

本经腧穴主治神志病，热病，腰骶、背、头项局部病证，以及相应的内脏疾病。

二、督脉腧穴

1. 长强 DU1 络穴

定位：跪伏，或胸膝位。在尾骨端下，当尾骨端与肛门连线的中点处。

主治：①泄泻，便血，便秘，痔疾，脱肛。②癫狂痫。③腰脊和尾骶部疼痛。

常用手法：点、按、揉。

2. 腰俞 DU2

定位：俯卧位。在骶部，当后正中线上，适对骶管裂孔。

主治：①月经不调，痔疾。②腰脊强痛，下肢痿痹。③癫痫。

常用手法：擦、𢫕、一指禅推。

3. 腰阳关 DU3

定位：俯卧位。在腰部，当后正中线上，第4腰椎棘突下凹陷中。

主治：①月经不调，遗精，阳痿。②腰骶痛，下肢痿痹。

常用手法：𢫕、一指禅推、按、揉、擦、扳。

4. 命门 DU4

定位：俯卧。在腰部，当后正中线上，第2腰椎棘突下凹陷中。

主治：①阳痿，遗精，带下，遗尿，尿频，月经不调，泄泻。②腰脊强痛，手足逆冷。

常用手法：𢫕、一指禅推、按、揉、擦、扳。

5. 身柱 DU12

定位：俯伏坐位。在背部，当后正中线上，第3胸椎棘突下凹陷中。

主治：①咳嗽，气喘。②癫痫，脊背强痛。

常用手法：𢫕、一指禅推、按、揉、擦、扳。

6. 陶道 DU13

定位：俯伏坐位，在背部，当后正中线上，第1胸椎棘突下凹陷中。

主治：头痛，疟疾，热病，脊强。

常用手法：𢫕、一指禅推、按、揉、擦。

7. 大椎 DU14

定位：俯伏坐位。在后正中线上，第7颈椎棘突下凹陷中。

主治：①热病，疟疾。②咳嗽，气喘，骨蒸盗汗。③头痛项强，肩背痛，腰脊强痛。④癫痫，风疹。

常用手法：𢫕、一指禅推、按、揉、擦。

8. 风府 DU16

定位：正坐位。在项部，当后发际正中直上1寸，枕外隆凸直现，两侧斜方肌之间凹陷中。

主治：①头痛，项强，眩晕，咽喉肿痛，失音。②癫狂，中风。

常用手法：𢫕、一指禅推、按、揉。

9. 百会 DU20

定位：正坐位。在头部，当前发际正中直上5寸，或两耳尖连线的中点处。

主治：①头痛，眩晕，健忘，不寐，中风失语。②癫狂，脱肛，泄泻，阴挺。

常用手法：一指禅推、按、揉、振。

10. 神庭 DU24

定位：仰靠坐位。在头部，当前发际正中直上 0.5 寸。

主治：①头痛，眩晕，失眠。②鼻渊，癫痫。

常用手法：振、一指禅推、按、揉、擦。

11. 素髎 DU25

定位：仰靠坐位。在面部，当鼻尖的正中央。

主治：①鼻渊，鼻衄，喘息。②昏迷，惊厥，新生儿窒息。

常用手法：按、揉。

12. 水沟 DU26

定位：仰靠坐位。在面部，当人中沟的上 1/3 与中 1/3 交点处。

主治：①头痛，晕厥。②癫狂痫，小儿惊风，口角㖞斜。③腰脊强痛。

常用手法：掐。

第十七节　任脉与腧穴

一、任脉

（一）循行

《难经·二十八难》：任脉者，起于中极之下，以上毛际，循腹里，上关元，至咽喉（上颐循面入目）。

（二）功能

任脉为"阴脉之海"，主"胞胎"。

（三）主要病候

任脉病候主要表现为泌尿生殖系统疾病和下腹部病痛，如月经不调，带下，不孕，阳痿，遗精，早泄，遗尿，疝气，盆腔肿块等。

（四）主治概要

局部病证：主治腹、胸、颈、头面的局部病证及相应的内脏器官疾病。部分腧穴具有保健作用，如气海、关元。少数腧穴可治疗神志病，如巨阙。

二、任脉腧穴

1. 曲骨 CV2 任脉、足厥阴交会穴

定位：在下腹部，当前正中线上，耻骨联合上缘的中点处。

作用：利肾培元，调经止带，清利湿热。

主治：①小便不利，遗溺。②遗精，阴痿。③月经不调，带下。

常用手法：一指禅推、按、揉、振法。

2. 中极 RN3 膀胱募穴，任脉、足三阴之会

定位：在下腹部，前正中线上，当脐中下 4 寸。

作用：补肾培元，通利膀胱，清利湿热，调经止带。

主治：①遗溺、小便不利。②遗精，阳痿。③月经不调，崩漏带下，阴挺，不孕。④疝气。

常用手法：一指禅推、按、揉、振。

3. 关元 RN4 小肠募穴，任脉与足三阴经交会穴

定位：在下腹部，前正中线上，当脐中下 3 寸。

作用：温肾益精，回阳补气，调理冲任，理气除寒。

主治：①阳痿，遗精，遗溺，小便频数，小便不通。②月经不调，崩漏，带下，痛经，阴挺，阴痒，不孕，产后出血。③中风脱证，虚劳体弱，本穴有强壮作用，为保健要穴。④泄泻，脱肛，完谷不化。

常用手法：一指禅推、按揉、振。

4. 气海 RN6

定位：在下腹部，前正中线上，当脐中下 1.5 寸。

作用：益肾固精，升阳补气，调理冲任。

主治：①腹痛，泄泻，便秘。②遗溺。③疝气。④遗精，阳痿。⑤月经不调，经闭。⑥虚劳体弱，本穴有强壮作用，为保健要穴。

常用手法：一指禅推、按揉、振。

5. 中脘 RN12 胃募穴，八会穴（腑会），任脉、手太阳、少阳与足阳明经交会穴

定位：在上腹部，前正中线上，当脐中上 4 寸。

作用：健脾和胃，消积化滞，理气止痛。

主治：①胃脘痛，呕吐，呃逆，吞酸。②腹胀，泄泻，饮食不化。③咳喘痰多。④黄疸。⑤失眠。

常用手法：一指禅推、按揉、振法、**搓**。

6. 巨阙 RN14 心募穴

定位：在上腹部，前正中线上，当脐中上 6 寸。

作用：和中降逆，宽胸化痰，宁心安神。

主治：①心胸痛，心悸。②癫狂痫。③胃痛，呕吐。

常用手法：一指禅推、按揉、点、振。

7. 天突 RN22 任脉、阴维脉交会穴

定位：在颈部，当前正中线上，胸骨上窝中央。

作用：宽胸理气，化痰利咽。

主治：①咳嗽，气喘，胸痛。②咽喉肿痛，暴喑，瘿气。③梅核气，噎膈。

常用手法：按揉、勾点。

8. 廉泉 RN23 任脉、阴维脉交会穴

定位：在颈部，当前正中线上，结喉上方，舌骨上缘凹陷处。

作用：清热化痰，开窍利喉舌。

主治：舌下肿痛，舌缓流涎，舌强不语，暴喑，吞咽困难。

常用手法：一指禅推、按揉、振法、勾点。

9. 承浆 RN24 任脉、足阳明经交会穴

定位：在面部，当颏唇沟的正中凹陷处。

作用：祛风通络，疏调任督。

主治：①口眼㖞斜，牙龈肿痛，流涎。②癫狂。③遗溺。

常用手法：一指禅推、按揉、振法。

第十八节　经外奇穴

1. 四神聪 EX-HN1

定位：正坐位。在头顶部，当百会前后左右各1寸，共4个穴位。

主治：头痛，眩晕，失眠，健忘，癫狂痫症。

常用手法：点、按、揉、振。

2. 印堂 EX-JN3

定位：正坐仰靠位或仰卧位。在额部，当两眉头之中间。

主治：①头痛，眩晕，失眠，小儿惊风。②鼻渊，鼻衄，鼻塞，目痛，眉棱骨痛。

常用手法：点、按、揉、推、抹。

3. 鱼腰 EX-HN4

定位：正坐或侧伏坐位。在额部，瞳孔直上，眉毛中。

主治：目赤肿痛，目翳，眼睑下垂，眼睑𥆧动，眉棱骨痛（眶上神经痛）。

常用手法：点、按、掐、一指禅推。

4. 太阳 EX-HN5

定位：正坐或侧伏坐位。在颞部，当眉梢与目外眦之间，向后约一横指的凹陷处。

主治：偏头痛，目疾，齿痛，面痛。

常用手法：按、揉、一指禅推；或用三棱针点刺出血。

5. 球后 EX-HN8

定位：仰靠坐位。当眶下缘外1/4与内3/4交界处。

主治：目疾（视神经炎，视神经萎缩，青光眼，早期白内障，近视）。

常用手法：掐、点、按。

6. 翳明 EX-HN13

定位：正坐位，头略前倾。在项部，当翳风后1寸。

主治：目疾，耳鸣，失眠，头痛。

常用手法：点、按、拿、揉。

7. 夹脊 EX-B2

定位：俯伏或伏卧位。在背腰部，当第1胸椎至第5腰椎棘突下两侧，后正中线旁开0.5寸，一侧17个穴位。

主治：①胸1～5夹脊治疗心肺、胸部及上肢疾病。②胸6～12夹脊治疗胃肠，腹部疾病（脾、肝、胆）。③腰1～5夹脊治疗下肢疼痛，腰、骶、小腹部疾病。

常用手法：擦、一指禅推、点、按、扳。

8. 腰眼 EX-B6

定位：伏卧位。在腰部，当第 4 腰椎棘突下，旁开约 3.5 寸凹陷中。

主治：①腰痛。②尿频，月经不调，带下。

常用手法：点、按。

第十九节　特　定　穴

特定穴，是指十四经中具有特殊治疗作用，并按特定称号归类的腧穴。包括五输穴、原穴、络穴、郄穴、背俞穴、募穴、八会穴、八脉交会穴、下合穴、交会穴。

一、五输穴

1. 定义　五输穴是指十二经脉在四肢肘、膝关节以下的井、荥、输、经、合五个特定穴（表 4-2）。

表 4-2　五输穴

五输穴	比喻	经气流注	部位
"所出为井"	喻水之源头	为经气所出部位	分布于指或趾末端
"所溜为荥"	喻水微流	为经气流过之处	分布于掌指或跖趾关节之前
"所注为输"	喻水流由浅入深	为经气灌注之处	分布于掌指或跖趾关节之后
"所行为经"	喻水如江河畅通无阻	为经气盛行之处	分布于前臂或胫部
"所入为合"	喻百川汇入湖海	为经气充盛入合于脏腑之处	分布于肘膝关节附近

2. 井荥输原经合歌

井荥输原经合歌

少商鱼际与太渊，经渠尺泽肺相连，

商阳二三间合谷，阳溪曲池大肠牵，

隐白大都太白脾，商丘阴陵泉要知，

厉兑内庭陷谷胃，冲阳解溪三里随，

少府少冲属于心，神门灵道少海寻，

少泽前谷后溪腕，阳谷小海小肠经，

涌泉然谷与太溪，复溜阴谷肾所宜，

至阴通谷束京骨，昆仑委中膀胱知，

中冲劳宫心包络，大陵间使传曲泽，

关冲液门中渚焦，阳池支沟天井索，

大敦行间太冲看，中封曲泉属于肝，

窍阴侠溪临泣胆，丘墟阳辅阳陵泉。

3. 五输穴与五行配属

（1）六阴经五输穴与五行配属关系见表 4-3。

表 4-3 六阴经五输穴与五行配属关系

六阴经	井（木）	荥（火）	输（土）	经（金）	合（水）
肺（金）	少商	鱼际	太渊	经渠	尺泽
肾（水）	涌泉	然谷	太溪	复溜	阴谷
肝（木）	大敦	行间	太冲	中封	曲泉
心（火）	少冲	少府	神门	灵道	少海
脾（土）	隐白	大都	太白	商丘	阴陵泉
心包（相火）	中冲	劳宫	大陵	间使	曲泽

（2）六阳经五输穴与五行配属关系见表 4-4。

表 4-4 六阳经五输穴与五行配属关系

六阳经	井（金）	荥（水）	输（木）	经（火）	合（土）
大肠（金）	商阳	二间	三间	阳溪	曲池
膀胱（水）	至阴	通谷	束骨	昆仑	委中
胆（木）	足窍阴	侠溪	足临泣	阳辅	阳陵泉
小肠（火）	少泽	前谷	后溪	阳谷	小海
胃（土）	厉兑	内庭	陷谷	解溪	足三里
三焦（相火）	关冲	液门	中渚	支沟	天井

4. 临床应用

（1）虚则补其母，实则泻其子。

（2）按季节因时而刺：春刺井，夏刺荥，季夏刺输，秋刺经，冬刺合。

（3）井主心下满，荥主身热，输主体重节痛，经主喘咳寒热，合主逆气而泄。井穴——神志昏迷；荥穴——热病；输穴——关节痛；经穴——喘咳；合穴——六腑病证。

二、原穴

1. 定义 原穴是指脏腑原气经过和留止的腧穴。十二经脉在腕、踝关节附近各有一个原穴，又称"十二原"。

十二原穴歌

胆出丘墟肝太冲，小肠腕骨是原中，

心出神门原内过，或胃冲阳气不通，

脾出太白肠合谷，肺原本出太渊内，

膀胱京骨阳池焦，肾出太溪大陵包。

2.临床应用

（1）诊断："五脏有疾也，应出十二原，十二原各有所出，明知其原，睹其应而知五脏之害矣"。

（2）治疗："五脏有疾也，应取之十二原"。

三、络穴

1.定义　络脉由经脉分出的部位各有一个腧穴，称络穴。十二经在肘、膝关节以下各有一个络穴，加任脉、督脉络穴及脾之大络，称"十五络穴"。

十五络穴歌

肺经列缺胃丰隆，通里心经肾大钟，

支正小肠大偏历，内关包肝蠡沟逢，

飞扬膀胱三焦外，胆是光明别络从，

督脉长强任尾翳，公孙脾络大包同。

2.临床应用

①主治相应络脉病证。②治疗本经病。③治疗其相表里经脉病证。④原络配穴应用。

四、郄穴

1.定义　郄穴是指各经脉在四肢部经气深聚的部位。多分布于四肢肘、膝关节以下。十二经脉及阴跷脉、阳跷脉、阴维脉、阳维脉各有一个郄穴，总称"十六郄穴"。

十六郄穴歌

郄犹孔隙义，本是气血聚，病证反应点，临床能救急。

肺向孔最取，大肠温溜郄，胃经是梁丘，脾主地机宜，

心须取阴郄，小肠养老名，膀胱金门求，肾向水泉觅，

心包郄门寻，三焦会宗居，胆经是外丘，肝经中都立，

阳维取阳交，阴维筑宾取，阳跷系跗阳，阴跷交信毕。

2.临床应用

（1）诊断：郄穴在生理上为气血深聚之处，所以其穴点较为敏感，所以古代医家对其总结为"病证反应点"。当某一经脉有病变之后，就会在相应经脉的郄穴处出现病理变化，如在穴位处出现压痛、变异、条索、硬结等变化，尤其是急性病证更能有效地反映疾病现象。

（2）治疗：①治疗本经循行所过部位的病证。②治疗所属脏腑的急性病证：阴经郄穴多治疗血证，阳经郄穴多治疗急性疼痛。

五、背俞穴

1.定义　背俞穴是指脏腑之气输注于背腰部的腧穴。五脏六腑各有一个背俞穴，均分布于背腰部足太阳膀胱经第一侧线上。

2.临床应用

（1）多用于治疗与其相应脏腑的病证。

（2）治疗与五脏相关五官九窍、皮肉筋骨等病证。

六、募穴

1.定义 募穴是指脏腑之气结聚于胸腹部的腧穴。五脏六腑各有一个募穴，其位置与其相关脏腑所在部位相近。

十二募穴歌

大肠天枢肺中府，小肠关元心巨阙，

膀胱中极肾京门，肝募期门胆日月，

胃中脘兮脾章门，包膻三焦石门穴。

2.临床应用

（1）诊断：观察、触扪（俞）募穴的异常变化，协助诊断其相应脏腑疾病。

（2）治疗：多用于对相关脏腑病证的治疗；俞募配穴应用。

七、八会穴

1.定义 八会穴指脏、腑、气、血、筋、脉、骨、髓精气所会聚的八个腧穴。

八会穴歌

腑会中脘脏章门，髓会绝骨筋阳陵，

骨会大杼血膈俞，气会膻中脉太渊。

2.临床应用 主治其有关病证。

八、八脉交会穴

1.定义 八脉交会穴是指四肢部通向奇经八脉的八个经穴，分别位于肘、膝关节以下，腕、踝关节附近。

八脉交会八穴歌

公孙冲脉胃心胸，内关阴维下总同，

临泣胆经连带脉，阳维目锐外关逢，

后溪督脉内眦颈，申脉阳跷络亦通，

列缺任脉行肺系，阴跷照海膈喉咙。

2.临床应用

（1）治疗其本经病证。

（2）治其所通的奇经病证。

（3）配穴应用：远近配穴（配头身部腧穴），上下配穴（上下八脉交会穴配合应用）。

九、下合穴

1.定义 下合穴是指六腑之气下合于足三阳经的六个腧穴，均在膝关节以下或附近。

下合穴歌

胃经下合三里乡，上下巨虚大小肠，

膀胱当合委中穴，三焦下合数委阳，

胆经之合阳陵泉，腑病用之效必彰。

2. 临床应用   是治疗六腑病的重要穴位。

十、交会穴

1. 定义   交会穴是指两经或数经相交会合的腧穴。

2. 临床应用   既能治疗其所属经脉的病证，又能治疗其相交会经脉的病证。

第二十节   经络的纵横关系

一、根与结

1. 根结的概念和内容

（1）根结的概念：根，根本也，有根源的意思，是经气所起的根源处，为四肢末端的"井穴"。结，联结，结聚在上之意，有终结的意思，指经脉在头、胸、腹部循行流注的归结。元代窦汉卿《标幽赋》："四根三结"。

（2）根结的内容（足六经根结）：太阳根于至阴，结于命门，命门者目也；阳明根于厉兑，结于颡大，颡大者钳耳也；少阳根于窍阴，结于窗笼，窗笼者耳中也；太阴根于隐白，结于太仓；少阴根于涌泉，结于廉泉；厥阴根于大敦，结于玉英，络于膻中。

（3）根、溜、注、入：根、溜、注、入是指手足三阳经脉气出入流行的部位。

根：经气所起的根源处，为"井穴"。

溜：经气所流经之处，多为"原穴"或"经穴"。

注：经气所灌注之处，多为"经穴"或"合穴"。

入：经络之气所进入之处，上部为颈部各阳经穴，下部为"络穴"。

2. 根结理论的意义和应用

（1）意义：根结理论说明经气活动的上下联系，强调以四肢末端为出发点，着重于经络之气循行的根源与归结。

（2）应用：临床对头、胸、腹方面的病证，可选四肢部以"井穴"为代表的有关穴位。

二、标与本

1. 标本的概念   "标""本"是指十二经脉之气集中和弥散的部位。

标：为末梢，犹如树木之枝梢，为经气扩散的区域。

本：为根本，犹如树木之根干，为经气汇聚的重心。

具体经气扩散于头身一定部位为标，经气集中于四肢部位为本。

2. 标本的内容

（1）十二经标本部位

1）足太阳：本，足跟以上5寸中——跗阳；标，两络命门（目）——睛明。

2）足少阳：本，窍阴之间——足窍阴；标，窗笼（耳）之前——听会。

3）足阳明：本，厉兑——厉兑；标，颊下，夹颃颡——人迎。

4）足少阴：本，内踝下上 3 寸中——交信、复溜；标，背俞与舌下两脉——肾俞、廉泉。

5）足厥阴：本，行间上 5 寸所——中封；标，背俞——肝俞。

6）足太阴：本，中封前上 4 寸中，三阴交；标，背俞与舌本——脾俞、廉泉。

7）手太阳：本，外踝之后——养老；标，命门（目）之上 1 寸——攒竹。

8）手少阳：本，小指、次指之间上 2 寸——中渚；标，耳后上角下外眦——丝竹空。

9）手阳明：本，肘骨中上至别阳——曲池；标，颜下合钳上——迎香。

10）手太阴：本，寸口之中——太渊；标，腋内动脉——中府。

11）手少阴：本，锐骨之端——神门；标，背俞——心俞。

12）手厥阴：本，掌后两筋之间 2 寸中——内关；标，腋下 3 寸——天池。

（2）十二经标本与足六经根结异同

1）相同点：都是论述四肢与头身之间的相互关系的，以四肢为"根"为"本"，以头身为"结"为"标"。

2）不同点："根"专指井穴；"本"则扩及四肢肘膝以下的一定部位；"结"在头、胸、腹部；"标"更扩及背部的背俞。

3. 标本的意义和应用　阐明了四肢肘膝以下经穴对头身远隔部位的治疗作用。强调经气源于四肢，为"本"，而流于头面躯干为"标"。十二经标本，加强了人体头面、四肢末端、躯干部位的联系。可以阐明有些疾病的病位和性质，并指导临床辨证取穴。

治疗上可以采取"上病下取，下病上取"的循经远取法，取四肢远端的五输穴、原络穴主治头面、躯干部病证，取头面躯干部位腧穴主治四肢部病证。

三、气街

（一）气街的概念和内容

1. 概念　气街是经气纵横汇通的共同道路。

2. 内容　《灵枢·卫气》："胸有气街，腹有气街，头有气街，胫有气街。"气在头者，止之于脑；气在胸者，止之于膺与背俞；气在腹者，止之于背俞与冲脉；气在胫者，止之于气街。

（二）气街理论的意义和应用

1. 意义　主要说明了经络的横向联系。着重阐述头、胸、腹、胫部是经气汇合共同循行的通道。

2. 应用　分布于气街部位的腧穴，既能治疗局部疾病，又能治疗相关内脏的疾病。

四、四海

（一）四海的概念和内容

1. 概念　四海是指人体气血营卫产生、分化、汇聚的四个重要部位。

2. 内容　脑为髓海；膻中为气海；胃为水谷之海；冲脉为血海。

3. 四海与气街的一致性

（1）脑为髓海，与头气街相通。

（2）膻中为气海，与胸气街相通。

（3）胃为水谷之海，与腹气街相通。

（4）冲脉为血海，与腹气街和胫气街相通。

（二）四海理论的意义和应用

1. 意义 强调了水谷、气、血、脑髓在人体的重要作用，在说明人体生理病理和疾病的诊断方面有重大意义。

2. 应用 临床可取所输注腧穴治疗相应病证。常用穴位图见图 4-2～图 4-6。

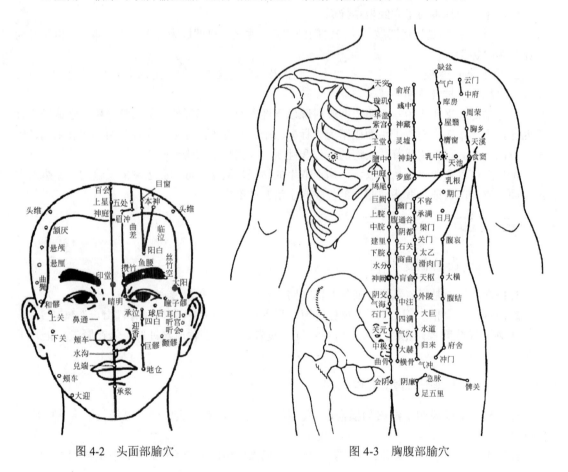

图 4-2　头面部腧穴　　　　　　　　图 4-3　胸腹部腧穴

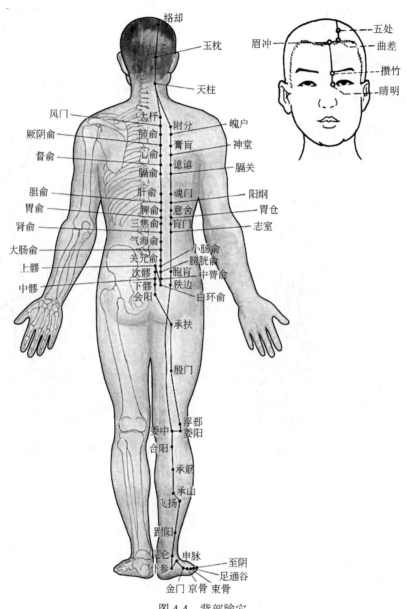

图 4-4 背部腧穴

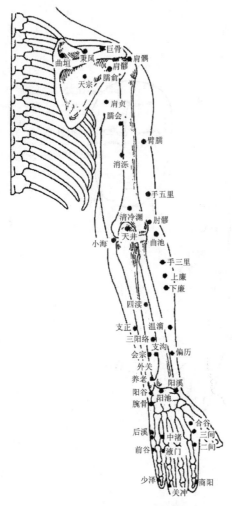

图 4-5 上肢部腧穴

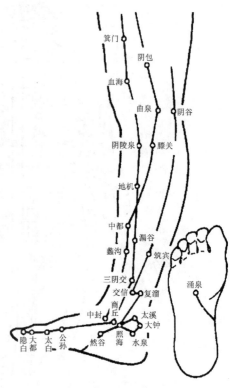

图 4-6 下肢部腧穴

第五章

推拿常用解剖学知识

第一节　运动系统解剖

一、脊柱区

脊柱区由脊柱及两侧的软组织区域组成。上界：枕外隆凸和上项线。下界：尾骨尖两侧界，斜方肌前缘—三角肌后缘上份—腋后襞与胸交界处—腋后线—髂嵴后份—髂后上棘—尾骨尖。由上至下可分为项区、胸区、腰区、骶区四部分。项区上界为枕外隆凸和上项线，下界为第 7 颈椎棘突至两侧肩峰的连线；胸背区上界为项区下界，下界为第 12 胸椎棘突第 12 肋下缘至第 11 肋前份的连线；腰区上界为胸背区下界，下界为两髂嵴后份和两髂后上棘的连线；骶尾区是两髂后上棘与尾骨尖三点间所围成的三角区。

脊柱是人体躯干的中轴，督脉附着其上，上承头骨，下连骨盆，并参与构成胸腔、腹腔、盆腔的后壁，具有支持体重、保护脊髓和内脏器官、传递压力、缓冲震动及运动等功能。脊柱包括 7 块颈椎、12 块胸椎、5 块腰椎、1 块骶骨和 1 块尾骨，共 26 块脊椎骨，凭椎间盘、韧带和关节紧密相连。全部椎间盘共 23 个（第 1 颈椎与第 2 颈椎间无椎间盘），总厚度约占脊柱全长的 1/4。成人脊柱包括四个生理弯曲，即颈曲、胸曲、腰曲和骶曲。其中颈曲、腰曲凸向前，胸曲、骶曲凸向后。脊柱侧面相邻上、下椎弓根之间，有脊神经和血管通过的椎间孔，两侧各有 23 个。此结构增强了脊柱的弹性和支持能力。脊柱各部椎骨关节面的方向和椎间盘的大小、厚度与该段脊柱运动方向及活动范围有关。正常脊柱可前屈 90°、侧屈 30°、旋转 30°。脊柱运动的基础是椎间盘和后关节。这些结构的任何部分受损，均可导致临床症状与体征。

（一）体表标志

棘突：在后正中线上可摸到大部分椎骨的棘突。骶椎棘突融合成骶正中嵴。

第 7 颈椎棘突：又称隆椎，平两肩连线中间的脊柱上的骨性隆起。常作为计数棘突的标志。

斜方肌：自项部正中线及胸椎棘突向肩峰伸展作三角形的轮廓。

肩胛骨：在体表容易触及肩胛冈、肩峰和肩胛骨下角。

肩胛冈：为肩胛骨背面高耸的骨嵴。肩胛冈的外侧端为肩峰。两侧肩胛冈内侧端的连线，通过第 3 胸椎棘突。

肩胛骨下角：为肩胛骨的下端，是两侧肩胛骨下角的连线，通过第 7 胸椎棘突。

第 12 肋：通常在骶棘肌外侧可触及此肋。易将第 11 肋误认为第 12 肋。

骶棘肌：为在棘突两侧可触及的纵行隆起。

脊肋角：骶棘肌外侧缘与第 12 肋的交角。肾位于该角深处。

髂嵴：为髂骨翼的上缘，两侧髂嵴最高点的连线通过第 4 腰椎棘突。

髂后上棘：为髂嵴后端的突起，两侧髂后上棘的连线通过第 2 骶椎棘突。在皮下脂肪较多者身上，此处为皮肤凹陷，而瘦者则为骨性突起。

骶管裂孔和骶角：沿骶正中嵴向下，由第 4、5 骶椎背面的切迹与尾骨围成的孔为管裂孔。骶管裂孔两侧的突起形成骶角，骶角是骶管麻醉的进针定位标志。

尾骨：由 3～4 块退化的尾椎融合而成，位于骶骨下方，肛门后方，有肛尾韧带附着。

菱形区：左、右髂后上棘与第 5 腰椎棘突和尾骨尖的连线可构成一个菱形区。当腰、骶、尾椎骨骨折或骨盆畸形时，菱形区会变形。

（二）与脊柱相关的结构和功能

1. 椎骨　一般的椎骨包括短圆柱形的椎体和后方板状椎弓两个部分。椎弓与椎体围成椎孔，各个椎体的椎孔相连成管称椎管，管内有脊髓等；椎弓与椎体相连之窄缩部称椎弓根，其上下方各有 1 个椎上切迹和椎下切迹；相邻椎弓根上、下切迹围成的孔称椎间孔，孔内有脊神经和血管通过。关节突位于椎弓根和椎板相连处的上下和左右，相邻上、下关节突构成左、右两个关节突关节；横突自椎弓根和椎弓板会合处向两侧突出，有很多肌肉附着于此；棘突自椎弓板后方向后突出，相邻棘突有棘间韧带和棘上韧带，也有肌肉附着于此。

颈椎的椎体较小而椎孔较大。上下关节突的关节面几乎呈水平状。第 1～6 颈椎有横突孔，孔内有椎动脉通过。第 1 颈椎称寰椎，无椎体而变为前弓，寰椎正中后面有齿突凹；第 2 颈椎称枢椎，枢椎上部有齿突，枢椎横突短小而棘突粗大，常为骨性标志；第 1、2 颈椎组成寰枢关节；颈椎关节突关节面呈冠状面。

胸椎椎体从上到下逐渐增大，上有关节面与肋骨组成肋椎关节；中部 4 个胸椎棘突约与水平面成 60°，上、下部各 4 个胸椎棘突均约与水平面成 40°，上下棘突呈叠瓦状；胸椎关节突关节面呈冠状位排列。

腰椎的椎体粗壮而椎孔较小，呈卵圆形或是三角形。上下关节突粗大，关节面几乎呈矢状位。腰椎棘突呈板状而水平伸向后方，第 3 腰椎横突最长；腰椎关节突关节面呈矢状面，向下逐渐变为斜面，第 5 腰椎关节突关节（腰骶关节）面几乎呈冠状面。

骶骨，由 5 块骶椎相融合而成，呈三角形，底上尖下，盆面凹陷。

尾骨，由 3～4 块退化的尾椎融合而成，上接骶骨，向下游离为尾骨尖。

腰骶关节：由第 5 腰椎的下关节突与第 1 骶椎的上关节突构成。有强大的髂腰韧带和腰骶韧带保护。髂腰韧带自第 5 腰椎横突至髂嵴后部，由胸腰筋膜向下增厚而成。腰骶韧带自第 5 腰椎横突至骶骨盆面。第 5 腰神经前支在韧带的内侧经过。

骶尾关节：是第 5 骶椎与尾骨间的连接，以韧带连接为主。

2. 椎管　是由游离椎骨的椎孔和骶骨的骶管与椎骨之间的骨连结共同连成的骨纤维性管道，上通过枕骨大孔与颅腔相通，下达骶管裂孔。

（1）椎管壁：其前壁由椎体后面、椎间盘后缘和后纵韧带构成；后壁为椎弓板、黄韧带和关节突关节；两侧壁为椎弓根和椎间孔。椎管底段由融合的骶椎椎孔连接而成，为骨性管道。构成椎管壁的任何结构发生病变，如椎骨骨质增生、椎间盘突出、黄韧带肥厚等因素，均可使椎管管腔变形或变窄，压迫其内容物而引起一系列症状。

（2）寰枕关节：是由枕骨两侧的枕髁与寰椎侧块的上关节凹构成的联合关节，属于双轴性椭圆关节。左右寰枕关节在结构上独立，在功能上联合。可使头部做俯仰和侧屈运动。

（3）寰枢关节：包括寰枢外侧关节和寰枢正中关节，前者由寰枢侧块的下关节面和寰枢椎上关节面构成，关节囊的后面及内侧均有韧带加固；后者由齿突与寰椎前弓后面的齿突凹和寰椎横韧带组成。寰枢关节沿齿突垂直轴运动，使头连同寰椎进行旋转。

（4）钩椎关节：在第3～7个颈椎体之间，由椎体上面两侧缘向上突起的椎体钩与上位椎体下面两侧缘的陷凹构成。其功能是限制上位椎体向两侧移位，增加颈椎椎体间的稳定性并防止颈椎间盘向后方脱出。此关节病变可引起椎间孔狭窄，压迫脊神经，导致颈椎病的症状。

（5）颈椎间孔：由相邻的颈椎椎弓根上、下切迹形成，属于骨性纤维通道。颈椎间孔前内侧壁为椎体钩、椎间盘和椎体下部，后外侧壁为关节突关节，构成骨性复合体。颈脊神经和椎动脉由此通过。该组织的任何结构病变都可以引起脊神经和血管的损伤。

（6）横突孔：位于颈椎横突根部，有椎动、静脉和交感神经丛穿过。第6横突孔前方有颈总动脉穿过。若第7横突前结节过于肥大可形成颈肋，过度前伸压迫臂丛神经、锁骨下动脉、锁骨下静脉，产生神经根刺激、压迫症状。

（7）关节突关节：属于平面关节，而关节面不同的方向影响着脊柱不同节段的运动。水平关节面主要是产生轴向旋转，而垂直关节面则抑制垂直旋转，大多数关节面的位置介于水平和垂直之间。颈椎的关节突关节面处于水平，其轴向旋转运动远大于腰椎。影响脊柱节段优势运动的其他因素还包括椎间盘大小、椎体形状、局部肌肉活动，以及肋骨或韧带的附着位置等。

（8）椎间关节：由椎间盘、椎体终板及邻近椎体间的连接共同组成。从解剖学的角度来说椎间关节复合体属于微动关节。脊柱负荷的80%通过椎间关节传递，20%通过后部结构承担（如关节突关节和椎板）。椎间关节运动是发生在矢状、冠状、水平三个面的角旋转，其运动方向是以上位椎体节段的前方作为参照点。髓核是一个髓样凝胶状组织，位于椎间盘的中后部，椎间盘是椎体的稳定和减震装置。椎间盘在低载荷下具有柔韧性，而在高载荷下则变得坚硬，具有弹性垫样作用，可缓冲外力对脊柱的冲击，以及增加脊柱的活动幅度。

（9）黄韧带：又称为弓间韧带，位于椎管内，是连接相邻两椎弓板内的韧带，由黄色弹性纤维组成。参与构成椎管的后壁及神经根管的后外侧壁。颈段黄韧带最薄，胸段次之，腰段最厚。若发生退行性变，增生肥厚，腰段多见，可导致腰椎管狭窄，而引发腰腿痛。

（三）脊柱的运动

整个脊柱的活动范围较大，可在冠状面、矢状面、额状面做屈、伸、侧屈、旋转和环转运动，单相邻两椎骨之间运动范围是有限的。脊柱各部的运动形式和范围不同，这主要取决于关节突的方位和形状、椎间盘的厚度、韧带的位置及厚薄等。同时也与年龄、性别和锻炼程度有关。在颈部，颈椎关节突的关节面略呈水平位，关节囊松弛，椎间盘较厚，故屈伸及旋转运动度较大。在胸部，胸椎与肋骨相连，椎间盘较薄，关节突的关节面呈冠状位，棘突呈叠瓦状排列，这些因素限制了胸椎的运动，故活动范围较小。在腰部，椎间盘最厚，屈伸运动灵活，关节突的关节面几乎呈矢状位，限制了旋转运动。由于颈腰部运动灵活，故损伤也较多见。

（四）筋膜和肌肉

1. 颈部筋膜　颈部筋膜可分为颈浅筋膜和颈深筋膜。颈浅筋膜与身体其他部位的浅筋膜延续，包绕颈阔肌。颈深筋膜称作颈筋膜，分为浅、中、深三层。

颈浅筋膜又称为封套筋膜，向后附着于颈椎的棘突，包绕斜方肌和胸锁乳突肌，形成肌鞘，向前与对侧汇合形成颈部正中线，并紧密贴附于舌骨。

颈筋膜中层，又称为气管前筋膜，薄而疏松，在舌骨下肌群深面，包绕颈部诸器官并形成甲状腺鞘，向两侧延续，包裹颈总动脉、颈内动脉、颈内静脉和迷走神经，形成颈动脉鞘。

颈筋膜深层又称椎前筋膜，覆盖在椎前肌和斜角肌的前方，构成颈外侧区的底，向下与胸内筋膜相续，两侧包被臂丛及锁骨下动脉向腋腔延伸构成腋鞘。

2. 背部筋膜　被覆于斜方肌和背阔肌表面的深筋膜较薄弱，但在骶棘肌周围的筋膜特别发达，称胸腰筋膜。胸腰筋膜包裹在骶棘肌和腰方肌的周围，在腰部筋膜明显增厚，可分为浅层、中层和深层。浅层位于骶棘肌的后面，向内附于棘上韧带，外侧附于肋角，向下附于髂嵴，也是背阔肌的起始腱膜，白色而有光泽。中层分隔骶棘肌和腰方肌，中层和浅层在骶棘肌外侧会合，构成骶棘肌鞘。深层覆盖腰方肌的前面，三层筋膜在腰方肌外侧缘会合而成为腹内斜肌和腹横肌的起点。由于腰部活动度大，在剧烈运动中，胸腰筋膜常可扭伤，为腰背劳损病因之一。

3. 脊柱区肌肉　主要以背部肌群为主，包括部分的腹肌组成。其中背部肌肉分为背浅肌和背深肌。其中背浅肌分为浅层和深层。浅层包括斜方肌和背阔肌，深层包括肩胛提肌和菱形肌。背深肌则贴附在脊柱两侧，分为长肌和短肌，长肌位置较浅，主要有竖脊肌和夹肌。短肌位置较深，有棘间肌、横突间肌、肋提肌等。

背肌的起止点、主要作用和神经支配见表 5-1。

表 5-1　背肌的起止点、主要作用和神经支配

肌群	名称	起点	止点	主要作用	神经支配
背深肌	斜方肌	上项线、枕外隆凸、项韧带、全部胸椎棘突	锁骨外 1/3、肩峰、肩胛冈	拉肩胛骨向中线靠拢，上部纤维提肩胛骨，下部纤维降肩胛骨	副神经
	背阔肌	下 6 个胸椎棘突、全部腰椎棘突、髂嵴	肱骨小结节	肩关节后伸、内收及旋内	胸背神经（$C_{6\sim8}$）
	肩胛提肌	上位颈椎横突	肩胛骨上角	上提肩胛骨	肩胛背神经（$C_{2\sim6}$）
	菱形肌	下位颈椎和上位胸椎棘突	肩胛骨内侧缘	上提和内牵肩胛骨	肩胛背神经（$C_{4\sim6}$）
背浅肌	竖脊肌	骶骨后面及其附近，下位椎骨的棘突、横突、肋骨等	上位椎骨的棘突、横突、肋骨及枕骨	伸脊柱、仰头	脊神经后支（$C_1\sim L_1$）
	夹肌	项韧带下部、第 7 颈椎棘突和上部胸椎	颞骨乳突和第 1～3 颈椎横突	单侧收缩使头转向同侧，两侧收缩使头后仰	颈神经后支（$C_{2\sim5}$）

二、上肢部

上肢部与颈部的分界线为锁骨上缘外 1/3 肩峰至第 7 颈椎棘突连线；胸背部分界线为三角肌、前后缘上份与腋前、后襞下缘中点的连线。上肢骨由上肢带骨和自由上肢骨组成。上肢带骨包括胸锁关节和肩锁关节。上肢带肌包括三角肌、冈上肌、冈下肌、小圆肌、大圆肌、肩胛下肌，配布于肩关节周围，运动并增强肩关节稳定性。

（一）体表标志

尺骨茎突：前臂近腕部内侧突起。

桡骨茎突：前臂近腕部外侧突起。

尺骨鹰嘴：肘关节背侧的突起。

肱骨内上髁：肘关节内侧的突起。

肱骨外上髁：肘关节外侧的突起。

肱骨大结节：肩峰外下方的突起。

锁骨：横向位于胸廓前上方，肩峰的前方，可触摸到锁骨全长。

肩峰：位于肩关节上，肩胛冈外上角前方突起。

喙突：位于锁骨中、外 1/3 交界处的锁骨下窝内，向后上方可触及到。

肩胛骨下角：位于肩胛骨左下端，平第 7 颈椎。

（二）上肢骨的连结

上肢骨的连结包括上肢带骨的连结和自由上肢骨的连结。

1. 上肢带骨连结

（1）胸锁关节：由锁骨的胸骨端、胸骨的锁切迹及第一肋软骨的上面构成，属于多轴关节。是上肢骨与躯干骨间连结的唯一关节。有胸锁前、后韧带，间韧带，肋锁韧带等囊外韧带加强。关节腔内有关节盘，将关节腔分为外上、内下两部分。关节盘使关节头和关节窝相适应，由于关节盘下缘附着于第 1 肋软骨，所以能防止锁骨向内上方脱位。胸锁关节允许锁骨外侧端向前、向后运动 20°～30°；向上、向下运动约 60°；绕冠状轴作微小的旋转和环转运动。胸锁关节的活动度虽小，但以此为支点扩大上肢的活动范围。

（2）肩锁关节：由锁骨的肩峰端与肩峰的关节面构成，属于平面关节，是肩胛骨活动的支点。关节的上方有肩锁韧带加强，关节囊和锁骨下方有坚韧的喙锁韧带连接于喙突。腔内的关节盘常出现于关节上部，部分地分隔关节，活动度小。

（3）喙肩韧带：为三角形的扁韧带，连于肩胛骨的喙突与肩峰之间，与喙突、肩峰形成喙肩弓，以防止肩关节向上脱位。

2. 自由上肢骨连结

（1）肩关节：属于球窝关节，由肱骨头与肩胛骨关节盂构成，也称盂肱关节，近似圆球的肱骨头和浅而小的关节盂，周围有盂唇加深关节窝，但只能容纳关节头的 1/4～1/3。肩关节的这种结构最大幅度地增加了活动范围，使肩关节成为活动度最大的关节，也降低了肩关节的稳定性，因此需要依靠肩关节周围的肌肉、韧带进行强有力的保护和固定。

肩关节囊薄而松弛，其滑膜层可膨出，形成滑液鞘或滑膜囊，以利于肌腱的活动。有肱二头肌长头腱在结节间滑液鞘内穿过。关节囊的上壁有喙肱韧带，与冈上肌腱交织在一起并融入关节囊的纤维层。囊的前壁和后壁也有数条肌腱的纤维加入，以增加关节的稳固性。囊的下壁最为薄弱，故肩关节脱位时，肱骨头常从下份滑出，脱位常在此处发生。

肩关节为全身最灵活的关节，可作三轴运动，即冠状轴上的屈和伸，矢状轴上的收和展，垂直轴上旋内、旋外及环转运动。臂外展超过 40°～60°时，在胸锁与肩锁关节的参与下，加上肩胛骨的旋转运动，继续抬高可达 180°。

（2）肘关节：是由肱骨下端与尺、桡骨上端构成的复关节，包括如下三个关节。

1）肱尺关节：由肱骨滑车和尺骨滑车切迹构成。

2）肱桡关节：由肱骨小头和桡骨头的关节凹构成。

3）桡尺近侧关节：由桡骨环状关节面和尺骨桡切迹构成。

以上 3 个关节包在一个关节囊内，肘关节前、后壁薄而松弛，两侧壁厚而紧张，并有韧带加强。囊的后壁最薄弱，桡、尺两骨向后脱位，移向肱骨的后上方。肘关节的韧带包括桡侧副韧带、尺骨副韧带、桡骨环状韧带。其运动方式主要以屈伸为主，尺骨在肱骨滑车上运动，桡骨在肱骨小头上运动。当肘关节伸直时，肱骨内、外上髁及鹰嘴处于同一水平线上。屈肘关节呈 90°时，此三点可成为一个尖端向下的等腰三角形。当鹰嘴发生脱位，三点位置发生改变，肱骨内、外上髁发生骨折时，三点位置不变。同时肘部还有桡尺连结，为桡尺近侧、桡尺远侧联动关节，使前臂产生旋转动作，实际上是通过桡骨头原位自转，桡骨体围绕尺骨旋转，完成旋前、旋后动作。

（3）手关节：由桡腕关节、腕骨间关节、腕掌关节、掌骨间关节、掌指关节和指骨间关节组成。

1）桡腕关节：又称腕关节，属于椭圆关节。由舟骨、月骨和三角骨的近侧关节面作为关节头，桡骨的腕关节面和尺骨头下方的关节盘作为关节窝而构成。关节囊松弛，关节的前、后和两侧均有韧带加强，其中掌侧韧带最为坚韧，所以腕的后伸运动受限。桡腕关节可作屈、伸、展、收及环转运动。

2）腕骨间关节：为相邻各腕骨相互构成，属微动关节，各腕骨之间连接紧密，只能作轻微的滑动和转动。腕骨间关节和桡腕关节的运动通常是一起进行的，并受相同肌肉的作用。

3）腕掌关节：由远侧列腕骨与 5 个掌骨底构成。除拇指和小指的腕掌关节外，其余各指的腕掌关节运动范围极小。拇指腕掌关节，由大多角骨与第 1 掌骨底构成，属于鞍状关节，为人类及灵长目动物所特有。可作屈、伸、收、展、环转和对掌运动。由于第 1 掌骨的位置向内侧旋转了近 90°，故拇指的屈、伸运动发生在冠状面上，即拇指在手掌平面上向掌心靠拢为屈，离开掌心为伸。而拇指的收、展运动发生在矢状面上，即拇指在与手掌垂直的平面上离开示指为展，靠拢示指为收。对掌运动则是拇指向掌心、拇指尖与其余四指尖掌侧面相接触的运动。这一运动加深了手掌的凹陷，是人类进行握持和精细操作时必需的主要动作。

4）掌骨间关节：是第 2～5 掌骨底相互之间的平面关节，其关节腔与腕掌关节腔交通。

5）掌指关节：共 5 个，由掌骨头与近节指骨底构成。关节囊薄而松弛，其前、后有韧带增强，掌侧韧带较坚韧，并含有纤维软骨板。当指处于伸位时，掌指关节可作屈、伸、收、展及环转运动，环转运动因受韧带限制，幅度小。当掌指关节处于屈位时，仅允许作屈、伸运动。手指的收、展是以通过中指的正中线为准的，向中线靠拢是收，远离中线是展。当手握拳时，掌指关节显露于手背的凸出处是掌骨头。

6）指骨间关节：共 9 个，由各指相邻两节指骨的底和滑车构成，是典型的滑车关节。关节囊松弛，两侧有韧带加强，只能作屈、伸运动。指屈曲时，指背凸出的部分是指骨滑车。

（三）上肢筋膜和肌肉

上肢筋膜根据其分布部位分为肩胛筋膜、三角肌筋膜、臂筋膜、前臂筋膜和手筋膜。臂筋膜呈鞘状，区分屈、伸肌群。前臂筋膜坚韧，在腕部形成腕掌侧韧带、屈肌支持带和伸肌支持带，约束肌腱，防止肌腱滑脱。屈肌支持带位于腕掌侧韧带的远侧，形成了腕管。手掌筋膜分为深浅两层，大小鱼际处筋膜较薄，中间部分较厚，称为掌筋膜。深筋膜覆盖掌骨和掌间肌。

1. 上肢带肌　肩部肌肉，分为深浅两层，浅层为三角肌，深层为冈上肌、冈下肌、小圆肌、大圆肌、肩胛下肌（表 5-2）。

表 5-2　上肢带肌起止点、主要作用和神经支配

名称	起点	止点	主要作用	神经支配
三角肌	锁骨外 1/3、肩峰、肩胛冈	肱骨三角肌粗隆	肩关节外展、前屈、旋内（前部肌束）、后伸、旋外（后部束）	腋神经（$C_{5\sim7}$）
冈上肌	肩胛骨冈上窝	肱骨大结节上份	肩关节外展	肩胛上神经（$C_{5\sim6}$）
冈下肌	肩胛骨冈下窝	肱骨大结节中份	肩关节旋外	肩胛上神经（$C_{5\sim6}$）
小圆肌	肩胛骨外侧缘背面	肱骨大结节下份	肩关节旋外	腋神经（C_5）
大圆肌	肩胛骨下角背面	肱骨小结节嵴	肩关节后伸、内收及旋内	肩胛下神经（$C_{5\sim6}$）
肩胛下肌	肩胛下窝	肱骨小结节	肩关节内收、旋内	肩胛下神经（$C_{5\sim6}$）

肌腱袖，简称肩袖，有肩胛下肌、冈上肌、冈下肌、小圆肌腱分别止于肩关节的前方、上方、后方，腱纤维与关节囊纤维相互交织，包裹于肱骨头附近，因形同袖口故而得名。此结构可在肌肉收缩时，加强肩关节的稳定性，此外三角肌也有保持肩关节稳定性的作用。

2. 臂肌　臂肌覆盖肱骨，由臂筋膜分隔为前、后两个肌群，前肌群为屈肌，包括肱二头肌、肱肌、喙肱肌；后肌群为伸肌群，主要为肱三头肌（表 5-3）。

表 5-3　臂肌的起止点、主要作用和神经支配

名称	起点		止点	主要作用	神经支配
肱二头肌	长头：肩胛骨盂上结节		桡骨粗隆	屈肘、前臂旋后	肌皮神经（$C_{5\sim7}$）
	短头：肩胛骨喙突				
喙肱肌	肩胛骨喙突		肱骨中部内侧	肩关节屈、内收	
肱肌	肱骨下方前面		尺骨粗隆	屈肘关节	
肱三头肌	长头：肩胛骨盂下结节		尺骨鹰嘴	伸肘关节、助肩关节伸肌内收（长头）	桡神经（$C_5\sim T_1$）
	内侧头：桡神经沟内下方的骨面				
	外侧头：桡神经沟外上方的骨面				

3. 前臂肌　前臂肌位于尺桡骨周围，分为前（屈肌）群、后（伸肌）群，主要功能为运动腕关节、指骨间关节。同时还包括增加手部灵活功能的回旋肌。

前肌群共 9 块肌，分 4 层排列。第一层（浅层）有 5 块，由桡侧至尺侧依次为肱桡肌、旋前圆肌、桡侧腕屈肌、掌长肌、尺侧腕屈肌；第二层有 1 块，为指浅屈肌；第三层 2 块，拇长屈肌、指深屈肌；第四层为旋前方肌。

后肌群共 10 块肌，分深浅两层。浅层共 5 块肌，起至伸总肌腱，由桡侧到尺侧排列，依次为桡侧腕长伸肌、桡侧腕短伸肌、指伸肌、小指伸肌、尺侧腕伸肌；深层有 5 块肌，由上外向下内依次为：旋后肌、拇长展肌、拇短伸肌、拇长伸肌、示指伸肌。其起止、主要作用和神经支配见表 5-4。

表 5-4　前臂肌的起止点、主要作用和神经支配

名称	起点	止点	主要作用	神经支配
肱桡肌	肱骨外上髁上方	桡骨茎突	屈肘关节	桡神经
旋前圆肌	肱骨内上髁、前臂深筋膜	桡骨中部外侧面	屈肘、前臂旋前	正中神经（$C_5\sim T_1$）
桡侧腕屈肌	肱骨内上髁、前臂深筋膜	第 2 掌骨底	屈肘、屈腕、腕外展	正中神经（$C_5\sim T_1$）

续表

名称	起点	止点	主要作用	神经支配
掌长肌	肱骨内上髁、前臂深筋膜	掌腱膜	屈腕、紧张掌腱膜	正中神经（$C_5 \sim T_1$）
尺侧腕屈肌	肱骨内上髁、前臂深筋膜	豌豆骨	屈肘、腕内收	尺神经（$C_8 \sim T_1$）
指浅屈肌	肱骨内上髁，尺、桡骨前面	第 2～5 指中节指骨两侧	屈肘、屈腕、屈掌关节和近侧指骨间关节	正中神经
指深屈肌	尺骨及骨间膜前面	第 2～5 指远节指骨底	屈腕、屈 2～5 指间关节和掌指关节	正中神经、尺神经
拇长屈肌	桡骨及骨间膜前面	拇指远节指骨底	屈腕、屈拇指的掌指和指骨间关节	正中神经
旋前方肌	尺骨远端前面	桡骨远端前面	前臂旋前	正中神经
桡侧腕长伸肌	肱骨外上髁	第 2 掌骨底背面	伸腕、腕外展	桡神经
桡侧腕短伸肌	肱骨外上髁	第 3 掌骨底背面	伸腕、腕外展	
指伸肌	肱骨外上髁	第 2～5 指中节、远节指骨底背面	伸肘、伸腕、伸指	
小指伸肌	肱骨外上髁	小指中节、远节指骨底背面	伸小指	
尺侧腕伸肌	肱骨外上髁	第 5 掌骨底背面	伸腕、腕内收	
旋后肌	肱骨外上髁和尺骨上端	桡骨上端前面	前臂旋后、伸肘	
拇长展肌	桡、尺骨背面，骨间膜背面	第 1 掌骨底外侧	拇指外展	
拇短伸肌	桡、尺骨背面，骨间膜背面	拇指近节指骨底背面	伸拇指	
拇长伸肌	桡、尺骨背面，骨间膜背面	拇指远节指骨底面	伸拇指	
示指伸肌	桡、尺骨背面，骨间膜背面	示指指背腱膜	伸示指	

4.手肌　手的固有肌分为外侧、中间和内侧三个肌群。可以进行屈、伸、收、展、对指等运动，灵活而精巧。

（1）外侧肌群明显而发达，按照浅、深分为两层，共 4 块肌肉。分别为拇短展肌、拇短屈肌、拇对掌肌、拇收肌。共同完成拇指的对掌、展、屈、收等动作。并在拇指掌侧形成鱼际。

（2）内侧肌群，同样分浅深排列，共 3 块，为小指展肌、小指短屈肌，位于浅层。小指对掌肌位于深层。

（3）中间肌群，主要集中在掌心，共 3 块肌肉，为蚓状肌、骨间掌侧肌、骨间背侧肌（表5-5）。

表 5-5　手肌的起止点、主要作用和神经支配

名称	起点	止点	主要作用	神经支配
拇短展肌	屈肌支持带、舟骨	拇指近节指骨底	外展拇指	正中神经
拇短屈肌	屈肌支持带、大多舟骨	拇指近节指骨底	屈拇指近节指骨	正中神经
拇对掌肌	屈肌支持带、大多舟骨	第 1 掌骨	拇指对掌	正中神经
拇收肌	屈肌支持带、头状骨、第 3 掌骨	拇指近节指骨底	内收拇指、屈拇指近节指骨	尺神经
小指展肌	屈肌支持带、豌豆骨	小指近节指骨底	外展小指	尺神经

续表

名称	起点	止点	主要作用	神经支配
小指短屈肌	钩骨、屈肌支持带	小指近节指骨底	屈小指	尺神经
小指对掌肌	钩骨、屈肌支持带	第 5 掌骨内侧	小指对掌	
蚓状肌	指伸屈肌腱桡侧	第 2~5 指的指背腱膜	屈掌指关节，伸指骨间关节	正中神经、尺神经
骨间掌侧肌	第 2 掌骨的内侧和第 4、5 掌骨的外侧	第 2、4、5 指近节指骨底和指背腱膜	第 2、4、5 指内收，屈掌指关节，伸指骨间关节	尺神经
骨间背侧肌	第 1~5 掌骨对缘	第 2~4 指近节指骨和指背腱膜	第 2、3、4 指外展，屈掌指关节，伸指骨间关节	尺神经

三、下肢部

下肢分为臀、股、膝、小腿、踝、足。主要功能是支持体重和运动，以及维持身体的直立姿势。下肢带骨即髋骨，自由下肢骨包括股骨、髌骨、胫骨、腓骨及 7 块跗骨、5 块跖骨和 14 块趾骨。下肢骨承受重力，因此较上肢骨粗大，适于支撑和抗拒机械重力，内部的骨小梁构造也呈现出特殊的重力线排列模式，关节运动不如上肢灵活。

（一）体表标志

髂结节：在髂前上棘后上方约 5cm 处，可触及髂结节。

股骨大转子：在髂结节下方约 10cm 处，可触及股骨大转子。

坐骨结节：髋关节屈曲时，在臀下部内侧可触及。

臀大肌：臀部外形呈圆隆状。

臀沟：臀大肌与大腿后面根部形成一条横行沟。

髌骨：前面可在膝关节前面皮下触及，此骨的前面中点是测量膝围的体表标志。

胫骨粗隆：在膝关节前面下方皮下易触及，屈膝时更明显。

股骨内、外侧髁：髌骨两侧的上方。

胫骨内、外上髁：在胫骨下端内侧皮下的隆凸处可触摸到内踝，在内踝上方小腿最细处是测量踝围的体表标志，内踝点是测量小腿长的体表标志。

腓骨头：在胫骨外侧髁下方皮下可触摸到，屈膝时较明显。

跟骨跟结节：在足后部皮下能触及，为直立时足跟最向后突出的一点，为测量跟腱长和足长的体表标志。

内、外侧跖骨点：外侧跖骨点，第 5 跖骨小头向外侧最突出的点；内侧跖骨点，第 1 跖骨小头最向内侧突出的点。这两点为测量足宽的体表标志。

臀股沟：为一横行的沟，界于臀部和大腿后面之间。也称臀纹线，是测量大腿围的标志点。

腘窝横纹：在腘窝呈横行的皱纹。

臀大肌：使臀部形成圆隆的外形。

股四头肌：位于大腿前面。在大腿屈和内收时，可见股直肌在缝匠肌和阔筋膜张肌所组成的夹角。股内侧肌和股外侧肌在大腿前面的下部，分别位于股直肌的内、外侧。

半腱肌腱、半膜肌腱：附于胫骨上端的内侧，构成腘窝的上内界，并在此可摸到其肌腱。

股二头肌腱：为一粗索附于腓骨头，构成腘窝的上外界，在此处可摸到其肌腱。

小腿三头肌：在小腿后面，可明显见到该肌膨隆的肌腹及跟腱。腓肠肌最粗处是测量小腿围的标志点。

跟腱：在踝关节后方呈粗索状，向下止于跟骨后端胫骨前肌肌腱；在用力勾脚尖时，在小腿下端前面、胫骨外侧，明显可见此肌腱。

Nelaton 线：侧卧，髋关节屈曲 90°～120°，由坐骨结节至髂前上棘连线，通过股骨大转子尖。如出现髋关节脱位或股骨颈骨折，股骨大转子尖移位到此线上方。

Kaplan 点：仰卧位，双下肢并拢伸直，使两侧髂前上棘处于同一水平线，由同侧股骨头大转子经过同侧髂前上棘并延长，两侧延长线相交于脐，或脐以上，此点称为 Kaplan 点。发生髋关节脱位或股骨颈骨折时，此点偏移到脐下并偏向健侧。

颈干角：股骨颈与股骨体的两长轴之间内夹角为颈干角，成人为 125°～130°。大于此角为髋外翻，小于此角为髋内翻。

膝外翻角：股骨体长轴线与胫骨体长轴线在膝关节处相交成向外的夹角，成人约 170°。其补角称膝外翻角，若外侧夹角小于 170° 为膝外翻，大于 170° 者为膝内翻。

（二）下肢骨的连结

1. 下肢带骨的连结

（1）骶髂关节：由骶骨与髂骨的耳状面相对而构成，属微动关节。主要的韧带是骶髂骨间韧带，骶髂前韧带和骶髂后韧带。

（2）耻骨联合：由两侧的耻骨联合面借纤维软骨连结而成。女性的耻骨联合有一定的可动性。

（3）髋骨与脊柱间的韧带连结：包括骶结节韧带、骶棘韧带和髂腰韧带。

（4）骨盆：由尾骨和左右髋骨及其韧带连结而成。被斜行的界线分为两部分，以上为大骨盆，又称假骨盆，其内腔是腹腔的髂窝部；以下为小骨盆，又称真骨盆，其内腔即盆腔。

2. 自由下肢骨的连结

（1）髋关节：股骨头与髋臼相对构成，属于杵臼关节，多轴性关节，能作屈伸、收展、旋转及环转运动。特点：①髋臼窝内充满脂肪，又称为 Haversian 腺。②关节盂缘附着。③髋臼横韧带及髋臼切迹围成一孔，有神经、血管等通过。④股骨颈的后面有一部分处于关节囊外，而颈的前面则完全包在囊内。所以股骨颈骨折时，根据其骨折部位而有囊内骨折、囊外骨折或混合性骨折之分。

髋关节周围有韧带加强，主要是髂股韧带、耻骨囊韧带、坐骨囊韧带等。股骨头韧带为关节腔内的扁纤维束，此韧带有滑膜被覆，内有血管通过。

（2）膝关节：由股骨内、外侧髁和胫骨内、外侧髁及髌骨构成。膝关节的运动主要是沿额状轴所做的屈伸运动。特点：①关节囊较薄而松弛。关节囊周围韧带包括髌韧带，腘斜韧带，胫、腓侧副韧带。②关节内有半月板。③膝关节内有两条交叉韧带。

（3）小腿骨的连结：包括胫腓关节、小腿骨间膜和胫腓韧带联合，小腿两骨连结很紧密，几乎不能运动。

（4）足骨的连结：包括踝关节、跗骨间关节、跗跖关节、跖骨间关节、跖趾关节及趾间关节 6 种。

1）踝关节：由胫、腓骨下端的关节面与距骨滑车构成，故又名距骨小腿关节。在跖屈时，踝关节松动易发生扭伤，以内翻损伤多见，因为外踝比内踝长而低，可阻止距骨过度外翻。当足过度跖屈内翻时，易损伤距腓前韧带及跟腓韧带。

2）跗骨间关节：种类很多，较重要的有距跟关节、距跟舟关节、跟骰关节和跗横关节。

3）跗跖关节：又名 Lisfranc 关节，由三块楔骨和骰骨的远侧面与 5 个跖骨底构成。跗跖关节为平面关节，可作轻微的运动。

4）跖骨间关节：各跖骨底之间的连结，属平面关节，连结紧密，活动甚微。

5）跖趾关节：由各跖骨小头与各趾的第 1 节趾骨底构成。跖趾关节属椭圆关节，可作屈伸及轻微的收展运动。

6）趾间关节：位于相续的两节趾骨之间，由趾骨滑车与其远侧趾骨的底构成，属于滑车关节。关节囊的两侧有侧副韧带增强。此关节仅能作屈伸运动。

7）足弓：是由跗骨、跖骨的拱形砌合，以及足底的韧带、肌腱等具有弹性和收缩力的组织共同构成的一个凸向上方的弓，可分为纵弓及横弓。足弓起着重要的缓冲震荡的作用。

（三）下肢的筋膜肌肉

1. 下肢筋膜　分为深浅两层，浅筋膜与下肢部浅筋膜相续，深筋膜比较发达。

大腿的深筋膜为全身最厚的筋膜，称阔筋膜，向上附于腹股沟韧带和髂嵴，并延为臀筋膜，向下与小腿深筋膜相延续。在耻骨结节的外下方约 3cm 处，形成一卵圆形的薄弱区，称隐静脉裂孔或称卵圆窝。窝的表面被覆有形如筛状的筋膜，称为筛筋膜。阔筋膜呈鞘状包裹大腿诸肌，并深入肌群之间，形成内、外、后三个肌间隔，附于股骨。阔筋膜最宽厚的部分分布于大腿外侧，呈扁带状，称髂胫束。

小腿浅筋膜疏松，深筋膜由大腿阔筋膜延续而来，包裹小腿肌，于胫骨的内侧面下行。在踝关节附近，筋膜增厚形成数条支持带。小腿下端前面有伸肌上支持带，踝关节的前方有伸肌下支持带；内踝的后下方有屈肌支持带；外踝的后下方，还有腓骨肌上支持带和腓骨肌下支持带。这些支持带对经过踝关节前、后方的腿肌有约束作用。小腿肌在经过踝关节周围时，都有腱滑膜鞘包绕。足底深筋膜在足底中间部增厚，形成足底腱膜，有增强足纵弓的作用。

2. 下肢肌　下肢肌由髋肌、大腿肌、小腿肌、足肌组成，能维持下肢的直立、行走、支持体重等生理功能，较为粗大强壮。

（1）髋肌：又称盆带肌，分为前、后两个肌群，主要功能为运动髋关节。前群由 3 块肌肉参与，分别为髂腰肌、腰大肌、阔筋膜张肌。后群由 7 块肌组成，合为臀肌，共分 3 层。浅层为臀大肌；中层为臀中肌、梨状肌、闭孔内肌、股方肌；深层为臀小肌、闭孔外肌。除臀大肌外的其余 6 块肌肉，共同参与髋关节旋外，起固定髋关节作用（表 5-6）。

表 5-6　髋肌的起止点、主要作用和神经支配

名称		起点	止点	主要作用	神经支配
髂腰肌	髂肌	髂窝	股骨小转子	髋关节前屈和旋外，下肢固定时，前屈躯干和骨盆	腰丛神经
	腰大肌	腰椎体侧面和横突			
阔筋膜张肌		髂前上棘	经髂胫束至胫骨外侧髁	紧张阔筋膜并屈髋关节	臀上神经（$S_4 \sim L_1$）
臀大肌		髂骨翼外面和骶骨背面	臀肌粗隆及髂胫束	髋关节伸及旋外	臀下神经
臀中肌		髂骨翼外面	股骨大转子	髋关节外展、旋内和旋外	臀上神经
梨状肌		骶骨前面骶骨孔外侧	股骨大转子	髋关节外展、旋外	梨状肌神经
闭孔内肌		闭孔膜内面及其周围骨面	股骨转子窝	髋关节旋外	骶丛分支

名称	起点	止点	主要作用	神经支配
股方肌	坐骨结节	转子间嵴	髋关节旋外	骶丛分支
臀小肌	髂骨翼外面	股骨大转子	髋关节外展、旋内和旋外	臀上神经
闭孔外肌	闭孔膜外面及其周围骨面	股骨转子窝	髋关节旋外	闭孔神经

（2）大腿肌：分为前群、后群和内侧群。前群：缝匠肌、股四头肌。后群：股二头肌、半腱肌、半膜肌。内侧群：耻骨肌、长收肌、股薄肌、短收肌、大收肌。

大腿肌的起止点、主要作用和神经支配见表5-7。

表 5-7 大腿肌的起止点、主要作用和神经支配

名称	起点	止点	主要作用	神经支配
缝匠肌	髂前上棘	胫骨上端内侧面	屈髋关节、屈膝关节并使之旋内	股神经
股四头肌	髂前下棘、股骨粗线内外侧唇、股骨体前面	经髌骨韧带止于胫骨粗隆	屈髋关节、伸膝关节	股神经
耻骨肌	耻骨支、坐骨支前面	股骨耻骨肌线	髋关节内收、旋外	股神经、闭孔神经
长收肌	耻骨支、坐骨支前面	股骨粗线	髋关节内收、旋外	
股薄肌	耻骨支、坐骨支前面	胫骨上段内侧面	髋关节内收、旋外	闭孔神经
短收肌	耻骨支、坐骨支前面	股骨粗线	髋关节内收、旋外	
大收肌	耻骨支、坐骨支、坐骨结节	股骨粗线和收肌结节	髋关节内收	闭孔神经
股二头肌	长头：坐骨结节	腓骨头	伸髋关节、屈膝关节并微旋外	坐骨神经
	短头：股骨粗线			
半腱肌	坐骨结节	胫骨上端内侧面	伸髋关节、屈膝关节并微旋内	坐骨神经
半膜肌	坐骨结节	胫骨内侧髁后面	伸髋关节、屈膝关节并微旋内	坐骨神经

（3）小腿肌：分为三层，前群在小腿骨间膜之前，有胫骨前肌、姆长伸肌、趾长伸肌。后群在小腿骨间膜之后，有小腿三角肌，浅头为腓肠肌，深头为比目鱼肌，向下移行称为跟腱，腘肌、趾长屈肌、姆长屈肌、胫骨后肌。外侧群在腓骨的外侧面，有腓骨长肌和腓骨短肌。

小腿肌的起止点、主要作用和神经支配见表5-8。

表 5-8 小腿肌的起止点、主要作用和神经支配

名称	起点	止点	主要作用	神经支配
胫骨前肌	胫、腓骨上端，骨间膜前面第 2～5 趾背腱膜	内侧楔骨内侧面、第 1 跖骨底	足背屈、内翻	腓深神经（$L_4 \sim S_2$）
姆长伸肌		姆趾远节趾骨底	足背屈、伸姆趾	
趾长伸肌		止于第 5 趾跖骨底者为第 3 腓骨肌	伸 2～5 趾、足背屈	
腓骨长肌	腓骨外侧	内侧楔骨、第 1 跖骨底	足跖屈、外翻	腓浅神经（$L_4 \sim S_2$）
腓骨短肌		第 5 跖骨粗隆		

续表

名称	起点		止点	主要作用	神经支配
腓肠肌	内侧头：股骨内侧髁	跟骨结节		屈膝关节、足跖屈	胫神经 (L₄~S₃)
	外侧头：股骨外侧髁				
比目鱼肌	胫、腓骨上端			足跖屈	
腘肌	股骨外侧髁的外侧份	胫骨比目鱼肌线以上骨面		屈膝、小腿旋内	
趾长屈肌	胫、腓骨后面及间膜	第2~5趾远节趾骨底		足跖屈、屈第2~5趾骨	
胫骨后肌		足舟骨粗隆，内侧、中间和外侧楔骨		足跖屈、内翻	
踇长屈肌		指远节趾骨		屈踇趾、足跖屈	

（4）足肌：可分为足背肌和足底肌。足背肌较薄弱，为伸圆趾的圆短伸肌和伸第2~4趾的趾短肌。足底肌分为内侧群、外侧群和中间群，但没有与趾和小趾相当的对掌肌。内侧群有踇展肌、踇短屈肌和踇收肌；外侧群有小趾展肌和小趾短屈肌；中间肌有趾短屈肌、足底方肌、4条蚓状肌、3块骨间足底肌和4块骨间背侧肌。足底肌的主要作用在于维持足弓。足肌的起止点、主要作用和神经支配见表5-9。

表 5-9　足肌的起止点、主要作用和神经支配

名称	起点	止点	主要作用	神经支配
趾短伸肌	跟骨前端的上面和外侧面	第2~4趾近节趾骨底	伸第2~4趾	腓深神经 (L₄~S₂)
踇短伸肌		踇趾近节趾骨底	伸踇趾	
踇展肌	跟骨、足舟骨	踇趾近节趾骨底	外展踇趾	足底内侧神经（S₁~₂）
踇短屈肌	内侧楔骨		屈踇趾	
踇收肌	第2、3、4跖骨底		内收和屈踇趾	
小趾展肌	跟骨	小趾近节趾骨底	屈和外展小趾	足底外侧神经（S₂~₃）
小趾短屈肌	第5跖骨底		屈小趾	
趾短屈肌	跟骨	第2~5中节趾骨	屈第2~5趾	足底内侧神经
足底方肌	跟骨	趾长屈肌腱		足底外侧神经
蚓状肌	趾长屈肌腱	趾背腱膜	屈跖趾关节、伸趾骨间关节	足底内、外侧神经
骨间足底肌	第3~5跖骨内侧半	第3~5近节趾骨底和趾背腱膜	内收第3~5趾	足底外侧神经
骨间背侧肌	跖骨相对缘	第2~4近节趾骨底和趾背腱膜	外展第2~4趾	

四、胸部

胸廓是上窄、下宽、前后略扁的圆锥体，由12个胸椎，12对肋、1块胸骨，以及关节和韧带等组成，胸廓表面覆盖有胸部筋膜及胸上肢肌和胸固有肌。胸廓有两口、三径和四壁。胸廓上口较小，由第1胸椎、第1肋和胸骨柄上缘构成，有食管、气管及重要的神经和血管通过。胸廓下口宽而不整，由第12胸椎，第11、12对肋，左右肋弓、胸骨剑突构成，膈肌在底部与

腹腔相隔离。两肋弓在中线构成向下开放的胸骨下角。胸廓的三径是横（右）径、矢状（前后）径、垂直（上下）径。四壁是前壁为胸骨和肋软骨；后壁为胸椎角以后的部分；两侧壁为肋骨的其余部分。胸廓内藏心、肺等人体重要器官，具有保护、运动等功能。

胸部的境界：上界为颈静脉切迹、胸锁关节、锁骨上缘、肩峰与第 7 颈椎棘突的连线，下界为剑突、肋弓、第 11 肋、第 12 肋下缘与第 12 胸椎棘突的连线。

（一）体表标志

胸骨上切迹：位于胸骨柄的上方。正常情况下气管位于切迹正中。

胸骨柄：为胸骨上端略呈六角形的骨块。其上部两侧与左右锁骨的胸骨端相连接，下方则与胸骨体连接。

胸骨角：又称 Louis 角，为胸骨柄与胸骨体的连接处。其两侧分别与左右第 2 肋软骨相连接，胸骨角还标志支气管分叉、心房上缘和上下纵隔交界及相当于第 4 胸椎下缘水平。

剑突：位于胸骨体下端，呈三角形，其底部与脚骨体相连，每人剑突的长短差异很大。

腹上角：又称胸骨下角，为左右肋弓（由两侧的第 7～10 肋软骨相互连接而成）在胸骨下端会合处所形成的夹角。正常为 70°～110°，体型瘦长者较小，矮胖者较大，深呼气时可稍增宽。其后为肝脏左叶、胃及胰腺所在区域。

肋骨：共 12 对。肋骨除被锁骨和肩胛骨掩盖部分外，大多能在胸壁触及。在背部与相应的胸椎相连，由后上方向前下方倾斜。其倾斜度上方略小，下方稍大。第 1～7 肋骨在前胸部通过各自的肋软骨与胸骨相连。而第 8、9、10 肋软骨通过上一肋软骨与胸骨相连。第 11、12 肋骨不与胸骨相连，称为浮肋。

肋间隙：为两个肋骨之间的空隙，第一肋骨下面的间隙为第一肋间隙、第二肋骨下面的间隙为第二肋间隙，其余以此类推。

（二）人工划线

前正中线：即胸骨中线，为通过胸骨的正中线。上端位于胸骨柄上缘的中点，向下通过剑突中央的垂直线。

胸骨线（左、右）：为沿胸骨边缘与前正中线平行的垂直线。

锁骨中线：为通过锁骨的肩峰端与胸骨端两者中点所作与前正中线平行的垂直线，即通过锁骨中点向下的垂直线。

腋前线：上肢向外侧方平举，与躯体成 90°以上时，通过腋窝前皱襞沿前侧胸壁向下的垂直线。

腋后线：为通过腋窝后皱襞沿后侧胸壁向下的垂直线。

腋中线：为自腋窝顶于腋前线和腋后线之间向下的垂直线。它与腋前线和腋后线距离相等。

后正中线：即脊柱中线，为通过椎骨棘突或沿脊柱正中下行的垂直线。

肩胛线：为双臂下垂时通过肩胛下角所作与后正中线平行的垂直线，故亦称肩胛下角线。

（三）筋膜和肌肉

胸壁由皮肤、浅筋膜、深筋膜、胸廓外肌层、胸廓和肋间肌及胸内筋膜等组成。胸部筋膜分为浅、深两层，浅层较疏松薄弱，覆盖于胸大肌表面。深层包裹胸小肌，向上附着于锁骨，并在胸小肌与锁骨之间形成锁胸筋膜。胸壁内由胸内筋膜覆盖。

　　胸肌分为两群，即胸上肢肌，位于胸壁浅层，包括胸大肌、胸小肌、前锯肌；胸固有肌，参与构成胸壁，保持有阶段性，包括肋间外肌、肋间内肌、肋间最内肌、胸横肌（表 5-10）。

表 5-10　胸肌的起止点、主要作用和神经支配

名称		起点	止点	主要作用	神经支配
胸大肌		锁骨内侧半、胸骨、第 1～6 肋软骨	肱骨大结节嵴	肩关节内收、旋内及屈	胸外侧神经（C_5～T_1）
					胸内侧神经（C_7～T_1）
胸小肌		第 3～5 肋骨	肩胛骨喙突	拉肩胛骨向下	胸内侧神经
前锯肌		第 1～8 或 9 肋骨	肩胛骨内侧缘及下角	拉肩胛骨向前	胸长神经（$C_{5～7}$）
肋间外肌		上位肋骨下缘	下位肋骨上缘	提肋助吸气	肋间神经（$T_{1～12}$）
肋间内肌		下位肋骨上缘	上位肋骨下缘	降肋助呼气	
胸横机		胸骨内面下缘	第 2～6 肋骨的内面	拉肋向下助呼气	肋间神经
膈	胸骨部	剑突后面	中心腱	膈穹隆下降，扩大胸腔助吸气，增加腹压	膈神经（$C_{3～5}$）
	肋部	第 7～12 肋内面			
	腰部	第 2～3 腰椎体前面			

五、腹部

　　腹部由腹壁、腹腔及腹腔内容物等组成。腹壁由肌肉和筋膜的软组织组成。腹肌位于胸廓与骨盆之间。腹腔是由后面的腰椎两侧和前面的腹壁软组织围成的体腔。腹腔上壁由膈肌参与组成，腹腔下壁由盆腔底肌构成。

（一）体表标志

　　肋弓下缘：由第 8～10 肋软骨连接形成的肋缘和第 11、12 浮肋构成。肋弓下缘是腹部体表的上界，常用于腹部分区、肝脾的测量和胆囊的定位。

　　剑突：是胸骨下端的软骨，是腹部体表的上界，常作为肝脏测量的标志。

　　腹上角：是两侧肋弓至剑突根部的交角，常用于判断体型及肝的测量。

　　脐：位于腹部中心，向后投影相当于第 3～4 腰椎之间，是腹部四区分法的标志。此处易有脐疝。

　　髂嵴：为髂骨翼的上缘，位于皮下，全长均可触及。两侧髂嵴最高点连线通过第 4 腰椎，是腰椎穿刺术的标志。

　　髂前上棘：是髂嵴前方突出点，是腹部九区分法的标志和骨髓穿刺的部位。

　　腹直肌外缘：相当于锁骨中线的延续，常为手术切口和胆囊点的定位。

　　腹中线：是胸骨中线的延续，是腹部四区分法的垂直线，此处易有白线疝。

　　腹股沟韧带：是腹部体表的下界，是寻找股动、静脉的标志，常是腹股沟疝的通过部位和所在。

　　耻骨联合：是两耻骨间的纤维软骨连接，共同组成腹部体表下界。

　　肋脊角：是两侧背部第 12 肋骨与脊柱的交角，为检查肾叩痛的位置。

（二）腹部分区

　　目前常用的腹部分区有以下两种方法。

1. 四区分法 通过脐划一水平线与一垂直线，两线相交将腹部分为四区，即左、右上腹部和左、右下腹部。各区所包含主要脏器如下：①右上腹部，肝、胆囊、幽门、十二指肠、小肠、胰头、右肾上腺，右肾、结肠肝曲、部分横结肠、腹主动脉、大网膜。②右下腹部，盲肠、阑尾、部分升结肠、小肠、右输尿管、胀大的膀胱、淋巴结，女性为右侧卵巢和输卵管、增大的子宫，男性为右侧精索。③左上腹部，肝左叶、脾、胃、小肠、胰体、胰尾、左肾上腺、左肾、结肠脾曲、部分横结肠、腹主动脉、大网膜。④左下腹部，乙状结肠、部分降结肠、小肠、左输尿管、胀大的膀胱、淋巴结，女性为左侧卵巢和输卵管、增大的子宫，男性为左侧精索。四区分法简单易行，但较粗略，难于准确定位，为其不足之处。

2. 九区分法 由两侧肋弓下缘连线和两侧髂前上棘连线为两条水平线，左、右髂前上棘至腹中线连线的中点为两条垂直线，四线相交，将腹部划分为井字形九区。即左右上腹部（季肋部）、左右侧腹部（腰部）、左右下腹部（髂窝部）及上腹部、中腹部（脐部）和下腹部（耻骨上部）。

（三）腹部筋膜和肌肉

腹部筋膜包括浅筋膜、深筋膜、腹内筋膜。

1. 浅筋膜 腹上部为一层，脐以下分为浅深两层。浅层内含脂肪，称为 Camper 筋膜，向下延续与会阴浅筋膜、阴囊肉膜相连。深层为膜性层，向下延续与大腿的阔筋膜相合，含有弹性纤维，又称为 Scarpa 筋膜。

2. 深筋膜 覆盖在前外侧肌群各肌的表面和深面。

3. 腹内筋膜 附着于腹腔壁各部，随覆盖的肌肉同名。

腹肌可分为前外侧群和后群两部分。前外侧群构成腹腔的前外侧壁，包括腹直肌、腹外斜肌、腹内斜肌和腹横肌。后群有腰方肌（表5-11）。

表 5-11 腹肌的起止点、主要作用和神经支配

名称	起点	止点	主要作用	神经支配
腹直肌	耻骨嵴	胸骨剑突，第5～7肋软骨	脊柱前屈、增加腹压	肋间神经（$T_{5\sim12}$）
腹外斜肌	下8肋外面	白线、髂嵴、腹股沟韧带	增加腹压，脊柱侧屈、前屈、旋转	肋间神经、髂腹下神经（L_1）、髂腹股沟神经（L_1）
腹内斜肌	胸腰筋膜、髂嵴、腹股沟韧带	白线		
腹横肌	下6肋内面、胸腰筋膜、腹股沟韧带	白线		
腰方肌	髂嵴	第12肋、第1～4腰椎横突	降第12肋，脊柱腰部侧屈	腰神经前支

第二节 神经系统解剖

现代研究表明，推拿治疗疾病是通过生理性调节完成的。在刺激穴位、经络的作用机制中，神经、体液及免疫是其物质基础。人体在接触外界刺激后，刺激信息要经过外周传入系统进入中枢各级区域，经过系统反馈后，再经过传出通路对外周感受器进行调节和控制。通过腧穴解剖研究，传统的经络腧穴分布区域，绝大多数符合神经解剖学。因此，神经解剖学也应作为推

拿的基础理论进行学习。根据推拿学的特点及临床实际需要，重点讲述周围神经，即脊神经及十二对脑神经。

一、脊髓

脊髓位于椎管内，外有被膜包被，向上连结延髓，下端为脊髓圆锥，成人平第 1 腰椎椎体下缘，新生儿平第 3 腰椎。向下延续为细长的神经系统的终丝，起到稳定脊髓的作用。成年男性脊髓全长为 42～45cm，横径最宽处为 1～1.2cm。脊髓形态是一前后稍扁的圆柱体，全长粗细不均，有颈膨大和腰骶膨大。颈膨大为颈髓第 4 节段至胸髓第 1 节段，支配上肢；腰骶膨大为腰髓第 2 节段至骶髓第 3 节段，支配下肢。膨大的程度低于四肢发达程度，呈正比。

（一）脊髓的节段

脊髓在外形上没有明显的节段，但每一对脊神经前、后根的根丝附着于脊髓，将与每一对脊神经前、后根相连的 1 段脊髓，称脊髓的 1 个节段。因为脊神经有 31 对，故脊髓也分为 31 个节段：即 8 个颈节（C）、12 个胸节（T）、5 个腰节（L）、5 个骶节（S）和 1 个尾节。

（二）脊髓节段与椎骨的对应关系

成人脊髓和脊柱的长度不等，脊柱的长度与脊髓的节段并不完全对应。了解脊髓节段与椎骨的对应关系，对病变和麻醉的定位具有重要意义。在成人，一般的推算方法为：上颈髓段（C_1～C_4）大致与同序数椎骨相对应，如第 3 颈椎骨骨折，可导致第 3 脊髓颈段损伤；下颈髓节段（C_5～C_8）和上胸髓节段（$T_{1～4}$）与同序数椎骨的上 1 节椎体平对，如第 2 脊髓胸段与第 1 胸椎体相平对；中胸部的脊髓节段（T_8）约与同序数椎骨上 2 节椎体平对，如第 7 脊髓胸段与第 5 胸椎体平齐；下胸部的脊髓节段（T_1）约与同序数椎骨上 3 节椎体平对，如第 10 脊髓胸节段与第 7 胸椎体平对；腰髓节段平对第 10～12 胸椎体，骶、尾髓节段平对第 1 腰椎体。与脊髓相连的脊神经前、后根会合形成脊神经，经相应的椎间孔离开椎管。因脊髓短于脊椎，腰、骶、尾部的脊神经前后根要在椎管内下行一段距离，才能到达各自相应的椎间孔。腰骶尾段的脊神经根在没出相应的椎间孔之前，在椎管内围绕终丝下行，所形成的结构称为马尾。

成人，第 1 腰椎以下已无脊髓，只有浸泡在脑脊液中的马尾和终丝，所以临床上常选择第 3、4 或第 4、5 腰椎棘突之间进针行腰椎穿刺，以避免腰神经根损伤脊髓。

二、脊神经

脊神经共 31 对，每对脊神经连于一个脊髓节段，每对脊神经借前根连于脊髓前外侧沟；借后根连于脊髓后外侧沟。前、后根均有许多根丝，一般前根属运动性的，后根属感觉性的，两者在椎间孔处合成一条脊神经。因此，脊神经既含感觉神经纤维，又含运动神经纤维，为混合性的。脊神经后根在椎间孔附近有椭圆形的膨大，称脊神经节，其中内含假单极的感觉神经元，其中枢突构成了脊神经后根。其周围突随脊神经分布至感受器。

（一）脊神经的分支

脊神经干很短，出椎间孔后立即分为 4 支：脊膜支、交通支、后支和前支。

1. 脊膜支　也称窦椎神经。每条脊膜支都接受来自邻近的灰交通支或来自胸交感干的分支，然后再经椎间孔返入椎管，分成横支、升支和降支，分布于脊髓被膜、血管壁、骨膜、韧带、椎间盘等处。上 3 对颈神经的脊膜支的升支较大，还分布于颅后窝的硬脑膜。

2. 交通支 为连于脊神经与交感干之间的细支。其中发自脊神经连于交感干的为白交通支，多由有髓纤维构成。而发自交感干连于脊神经的称为灰交通支，多由无髓纤维构成。

3. 后支 为混合性，较细，经相邻椎骨横突之间或骶后孔向后走行，除骶神经外，一般脊神经后支绕上关节突外侧向后行至相邻横突之间，再分为内侧支和外侧支，它们又都分成肌支，分布于项、背、腰、骶部深层肌；皮支分布于枕项、背、腰、骶、臀部的皮肤。其中第 1 颈神经后支较粗大，称枕下神经，分布于椎枕肌。第 2 颈神经后支的皮支粗大，称枕大神经，分布于枕项部皮肤。第 3 颈神经后支的内侧支也穿过斜方肌，称为第 3 枕神经，分布于枕下区皮肤。第 1～3 腰神经后支的外侧支较粗大，其皮支分布于臀上部皮肤，称为臀上皮神经。第 1～3 骶神经后支的皮支分布于臀中区皮肤，称为臀中皮神经。

腰神经后支及其分支行程中分别经过横突、关节突及韧带构成的骨纤维孔，以及腰椎乳突与副突间的骨纤维或穿胸腰筋膜裂隙。在正常情况下这些孔、管或裂隙对通行其内的血管、神经有保护作用，但若骨质增生或韧带硬化则造成对腰神经后支的压迫，这常是造成腰腿痛的重要原因，可通过压迫缓解。

4. 前支 粗大，为混合性，分布于躯干前外侧和四肢的肌肉及皮肤等。人类胸神经前支保持原有的节段性走行和分布，其余各部脊神经前支分别交织成丛，形成了 4 个神经丛，即颈丛神经、臂丛神经、胸神经前支腰丛神经和骶丛神经。由各丛神经再发出分支分布。31 对脊神经分 5 部分：8 对颈神经，12 对胸神经，5 对腰神经，5 对骶神经和 1 对尾神经。

（1）颈丛：由第 1～4 颈神经的前支组成，位于胸锁乳突肌上部的深面，发出至皮肤的皮支和至肌的肌支。

1）皮支均在胸锁乳突肌后缘中点附近穿出，行向各方，其穿出部位是颈部皮肤浸润麻醉的一个阻滞点。主要皮支如下：①枕小神经（C_2），沿胸锁乳突肌后缘上行，分布于枕部及耳郭背面上部的皮肤。②耳大神经（C_2、C_3），沿胸锁乳突肌表面向耳垂方向上行，分布于耳郭及附近皮肤。③颈横神经（C_2、C_3），也称颈皮神经，发出后横过胸锁乳突肌表面向前行，分布于颈部皮肤。常与面神经有交通支。④锁骨上神经（C_3、C_4），有 2～4 支行向下外方，分布于颈下外侧区及胸壁上部和肩部的皮肤。

2）肌支主要支配颈部深层肌、肩胛提肌、舌骨下肌群等。

膈神经：是颈丛中最重要的分支，经前斜角肌前面降至该肌内侧，在锁骨下动、静脉之间经胸廓上口进入胸腔，此后，有心包膈血管伴行经肺根前方，在纵隔与心包之间下行，于膈中心腱附近穿入膈肌。膈神经中的运动纤维支配膈肌，感觉纤维分布于胸膜、心包及膈下面的部分腹膜。一般认为右膈神经的感觉纤维尚分布到肝、胆囊和胆道外的浆膜中。

膈神经损伤以同侧膈肌瘫痪为主，腹式呼吸减弱或消失，严重者可有窒息感。膈神经受刺激时可产生呃逆。

副膈神经：我国副膈神经出现率约为 48%，常见于一侧，可发自第 4、第 5 或第 6 颈神经。多在膈神经外侧下行，于锁骨下静脉上方或下方加入到膈神经内。

颈丛与其他神经之间还存在一些交通支，包括颈丛与副神经、迷走神经和交感神经之间的交通支等。其中最重要的是颈丛与舌下神经之间的交通联系。第 1 颈神经部分纤维加入到舌下神经内，随舌下神经下行，分出颏舌骨肌支和甲状舌骨肌支后，余部纤维继续下行构成了舌下神经降支（实则为第 1 颈神经纤维），与第 2、3 颈神经部分纤维组成的颈神经降支在环状软骨水平结合成颈袢（也称舌下神经袢），由此发出分支支配舌骨下肌群。

（2）臂丛：是由第 5～8 颈神经前支和第 1 胸神经前支大部纤维成分构成，由斜角肌间隙穿出，行于锁骨下动脉的后上方，经锁骨后方进入腋窝。因此，以锁骨为界，分为锁骨上部和锁骨下部。锁骨上部分支以短肌支为主，分布于颈深肌、背浅肌（斜方肌除外），部分胸上肢肌和上肢带肌。锁骨下部分支是由围绕腋动脉的神经根经过反复的分支、组合后，最后形成的 3 个束发出的，根据与腋动脉的位置关系，分别为外侧束、内侧束、后侧束。由束再发出分支，多为长支，分布于肩部、胸部、臂部、前臂部及手部的肌肉、骨、关节、皮肤。臂丛神经分支如下。

1）胸长神经（$C_{5\sim7}$）：起自脊神经根，经臂丛后方进入腋窝，沿胸侧壁前锯肌表面伴随胸外侧动脉下行，分布于前锯肌和乳房。损伤后可出现前锯肌瘫痪，肩胛骨脊柱缘翘起，出现"翼状肩"体征。

2）胸背神经（$C_{6\sim8}$）：起自后束，沿肩胛骨外侧缘伴肩胛下血管下行，分布于背阔肌。乳腺癌根治术清除淋巴时，须注意勿损伤此神经。

3）肩胛上神经（$C_{5\sim6}$）：发自锁骨上部，约半数由第 4 颈神经的纤维参加。位于臂丛神经的上侧，行向外上方，经斜方肌、肩胛舌骨肌的深处达到肩胛骨上缘，然后转至冈下窝、冈上窝。发出神经分支，支配冈上肌、冈下肌、肩关节。

4）胸外侧神经（$C_{5\sim7}$）：发自臂丛神经外侧束，经过腋动静、脉的前方，穿胸小肌，分布于胸大肌。

5）胸内侧神经（C_8、T_1）：发自臂丛神经内侧，在腋动、静脉之间向前，与胸外侧神经所发出的分支结合，支配胸小肌及胸大肌下部。

6）腋神经（$C_{5\sim6}$）：发自臂丛神经后束，与旋肱后血管伴行向后外，穿过腋窝后壁的四边孔，绕肱骨外科颈至三角肌深面，发出的肌支分布于三角肌和小圆肌；其皮支为臂外侧上皮神经，自三角肌后缘穿出，分布于肩部、臂外侧区上部的皮肤。

因肱骨外科颈骨折、肩关节脱位或被腋杖压迫，造成腋神经损伤而导致三角肌瘫痪，臂不能外展，肩部、臂外上部感觉障碍。由于三角肌萎缩，肩部可失去圆隆的外形，呈粗线方肩。

7）肌皮神经（$C_{5\sim7}$）：自臂丛神经外侧束发出后，向外侧斜穿喙肱肌，经肱二头肌与肱肌间下行，发出的肌支分布于这三块肌。其皮支在肘关节稍下方，经肱二头肌下缘外端穿出深筋膜，为前臂外侧皮神经，分布于前臂外侧皮肤。

8）正中神经（$C_6\sim T_1$）：起自臂丛神经内、外侧束的内、外侧两根，两根夹持腋动脉于其前方或外侧向下呈锐角会合成正中神经干，沿肱二头肌内侧沟下行，并由外侧向内侧跨过肱动脉，与该血管伴行至肘窝。继而向下穿旋前圆肌及指浅屈肌腱弓，在前臂正中下行，于指浅、深屈肌间达腕部。在桡侧腕屈肌腱和掌长肌腱之间的深部进入腕管，在掌腱膜深面达到手掌。

正中神经在臂部一般无分支。在肘部及前臂部发出许多肌支，支配除肱桡肌、尺侧腕屈肌和指深屈肌尺侧半以外的所有前臂屈肌、旋前圆肌及附近关节。在手区正中神经外侧缘发出一个折返支，进入鱼际，支配拇短展肌，拇短屈肌，拇对掌肌，第 1、2 蚓状肌。正中神经发出皮质支配手掌桡侧 2/3 区，桡侧 3 个半手指掌面及此 3 个半指背面末两节的皮肤。

正中神经的体表投影：自肱二头肌内侧沟上端肱动脉搏动点开始，向下至肱骨内、外上髁间线中点稍内侧，在由此向下至腕掌侧横纹中点。

正中神经易受损伤部位多在前臂及腕部：前臂部多为正中神经干损伤，其多表现为前臂不能旋前，腕屈力减弱，拇指、示指、中指不能弯曲，拇指对掌功能损伤，鱼际萎缩，手掌平坦。感觉障碍多以手掌桡侧半和桡侧 3 个指末节最为明显。

9）尺神经（C_8、T_1）：发自臂丛神经内侧束，在腋动、静脉之间出腋窝，沿肱动脉内侧、肱二头肌内侧沟下行至臂中份，穿内侧肌间隔至肱骨内上髁后方的尺神经沟，继而向下穿过尺侧腕屈肌起端再转至前臂前内侧，在尺侧腕屈肌和指深屈肌间，尺动脉内侧下行，至桡腕关节上方发出手臂支，本干在豌豆骨桡侧，由屈肌支持带前面分浅、深两支，经掌腱膜深面、腕管浅面进入手掌。

尺神经在臂部未发分支，在前臂上部发肌支支配尺侧腕屈肌和指深屈肌尺侧半，入手掌后发出深支支配小鱼际肌，拇收肌，骨间掌侧肌，骨间背侧肌及第3、4蚓状肌。尺神经发出皮支分布于手掌尺侧1/3区和尺侧一个半手指的皮肤；在手背，分布于尺侧1/2区和两个半手指皮肤。

尺神经的表面投影：自胸大肌下缘、肱动脉始端搏动点开始至肱骨内上髁后方，再由此至豌豆骨外侧的连线。

尺神经常易受损伤部位在肘部肱骨内上髁后方，尺神经干受损时，运动障碍表现为屈腕力减弱，尺侧一个半手指远节指关节不能屈曲，小鱼际萎缩，拇指不能内收，骨间肌萎缩，各指不能互相靠拢，各掌指关节过伸，出现"爪形手"，手掌、手背内侧缘皮肤感觉丧失。若尺神经和正中神经同时受损伤时，鱼际肌和小鱼际肌、骨间肌、蚓状肌均萎缩，整个手掌变得平坦，类似"猿手"。

10）桡神经（$C_5 \sim T_1$）：是臂丛神经后束发出的粗大神经。经肱三头肌深面紧贴肱骨体中部后面，沿桡神经沟旋向下外行，在肱骨外上髁前方分为浅、深两终支。

桡神经在臂部发出的分支如下：①皮支，分布于臂后部、臂下外侧部及前臂后面皮肤。②肌支，支配肱三头肌、肘肌、肱桡肌和桡侧腕长伸肌。③关节支，分布于肘关节。

桡神经浅支，为终支之一，属于皮支，自肱骨外上髁前外侧向下沿桡动脉外侧下行，在前臂中、下1/3交界处转向背侧，至手背区，分成4～5支指背神经，分布于手背桡侧半和桡侧2个半手指近节背面的皮肤及关节。

桡神经深支为另一终支，较粗大，主要为肌支，经桡骨颈外侧穿过旋后肌至前臂后面，在前臂浅、深层伸肌之间下行，继之沿前臂骨间膜后面下行达腕关节背面，因此桡神经深支也称骨间后神经。沿途发出分支分布于前臂伸肌、桡尺远侧关节、腕关节和掌骨间关节。

桡神经表面投影：自腋后襞下缘与臂交点处，斜过肱骨后方，至肱骨外上髁的连线为桡神经干投影处。

桡神经最易损伤的部位为以下两处：在臂中段后部，贴肱骨桡神经沟处及穿旋后肌行于桡骨颈中至中、下1/3交界处，骨折时容易合并桡神经损伤，主要是前臂伸肌瘫痪，表现为抬前臂时呈"垂腕状"，第1、2掌骨间背面皮肤感觉障碍明显。桡骨颈骨折时，可损伤桡神经深支，主要表现为伸腕力弱，指不能伸。

（3）胸神经前支：胸神经前支共12对。除第1对的大部分和第12对的一少部分分别参加臂丛神经和腰丛神经外，其余均不成丛。第1～11对各自位于相应的肋间隙中，称肋间神经，第12对胸神经前支位于第12肋下方，故名肋下神经。肋间神经沿肋沟，行于肋间内、外肌之间，肋间血管的下方，自上而下按静脉、动脉和神经的次序并列。肋间神经在腋前线附近离开肋骨下缘，行于肋间隙中，并在胸腹壁侧面发出外侧皮支，其本干继续前行。上6对肋间神经分布于肋间肌、胸壁皮肤和壁胸膜，下5对肋间神经和肋下神经斜向下内，行于腹内斜肌与腹横肌之间，并进入腹直肌鞘，在腹白线附近穿出至皮下。其除分布于相应的肋间肌、胸壁皮肤和壁胸膜外，还分布于腹前外侧群肌、腹壁的皮肤及腹膜壁层。

第7～11肋间神经及肋下神经沿相应肋间隙逐渐向前下行于腹横肌与腹内斜肌之间，继续向前下行，在腹直肌外缘进入腹直肌鞘，分布于腹直肌，下5对肋间神经及肋下神经发出的肌支分布于肋间肌及腹肌前外侧群。皮支中的外侧皮支几乎沿一斜线分别自肋间肌、腹外斜肌穿出，而前皮支则在腹白线外侧穿出。皮支除分布至胸腹部皮肤外，还分布到胸、腹膜的壁层。

胸神经前支在胸、腹壁皮肤的节段性分布最为明显，由上向下按顺序依次排列。如 T_2 分布区相当胸骨角平面，T_4 相当乳头平面，T_6 相当剑胸结合平面，T_8 相当肋弓平面，T_{10} 相当脐平面，T_{12} 则分布于脐与耻骨联合连线中点平面。临床依此阶段性分布特点，作为推断胸神经损伤平面的依据。

（4）腰丛神经：由第 12 胸神经前支一部分、第 1~3 腰神经前支及第 4 腰神经前支部分神经纤维组成。

1）腰丛神经的组成和位置：腰丛神经由第 12 腰椎位于腰大肌深面腰椎横突前方，除发出支配髂腰肌和腰方肌的肌支外，还有分支分布于腹股沟区、大腿前部和内侧部。

2）腰丛神经的分支

A. 髂腹下神经（T_2、L_1）：自腰大肌外侧缘穿出后，于肾后方和腰方肌前方向外下行，由髂嵴上方进入腹横肌与腹内斜肌之间，继续向前行于腹内斜肌与腹外斜肌之间，最后约在腹股沟管浅环上方 3cm 处穿腹外斜肌腱膜达皮下。沿途发支分布于腹壁诸肌，并发出皮支分布于臀外侧区、腹股沟区及下腹部的皮肤。

B. 髂腹股沟神经（L_1）：神经纤维较细小，自髂腹下神经下方出腰大肌外缘，与髂腹下神经平行，在腹股沟中与精索或子宫伴行，并出腹股沟浅环。肌支分布于下腹壁肌，皮支支配腹股沟区、阴囊或大阴唇。

C. 股外侧皮神经（$L_{2~3}$）：自腰大肌外侧缘穿出后，向前外侧走行，越过髂肌表面达髂前上棘内侧，经腹股沟韧带深面达股外侧，在髂前上棘下方 5~6cm 处穿出深筋膜，分布于大腿前外侧部的皮肤。

D. 股神经（$L_{2~4}$）：是腰丛最大分支，自腰大肌外缘穿出，继而在腰大肌与髂肌之间下行，在腹股沟韧带中点稍外侧经韧带深面、股动脉外侧进入股三角区，随即分为数支。肌支，分布于髂肌、耻骨肌、股四头肌和缝匠肌；皮支，包括以下分支，前皮支分布于大腿及膝关节前面的皮肤。最长的皮支为隐神经，伴随股动脉入收肌管下行，由缝匠肌穿出此管后至膝关节内侧下行，于缝匠肌下段后方浅出至皮下后，伴随大隐静脉沿小腿内侧面下行至足内侧缘，沿途分布于足下、小腿内侧面及足内侧缘皮肤。另外，股神经也发支分布于膝关节和股动脉及其分支。

股神经损伤后表现为股四头肌瘫痪无力，导致屈髋无力，坐位时不能伸膝，行走困难，膝反射消失，大腿前面和小腿内侧面皮肤感觉障碍。

E. 闭孔神经（$L_{2~4}$）：从腰丛发出后，自腰大肌内侧缘穿出，贴盆腔侧壁前行，与闭孔血管伴行穿闭膜管至股部，分前、后两支，分别经短收肌前、后面下行进入大腿区。闭孔神经发肌支支配闭孔外肌，长、短、大收肌和股薄肌，也常发支分布于耻骨肌。皮支分布于大腿内侧面皮肤。

副闭孔神经：沿腰大肌内侧缘下行，在耻骨肌后面跨过耻骨上支后分支，分布于耻骨肌、髋关节，并与闭孔神经间有交通。

F. 生殖股神经（$L_{1~2}$）：发自腰大肌前面，在腹股沟韧带上方分成生殖支和股支。生殖支于腹股沟管深环处进入该管，分布于提睾肌和阴囊（或随子宫圆韧带分布于大阴唇）。股支分布于股三角部的皮肤。

（5）骶丛神经

1）骶丛神经的组成和位置：骶丛神经有第 4 腰神经前支部分和第 5 腰神经前支（合成腰骶

干），以及全部骶神经和尾神经前支，为全身最大的脊神经丛。

骶神经位于盆腔内，在骶骨及梨状肌前面，骶丛支配梨状肌、闭孔内肌、股方肌、盆膈的短小肌支。

2）主要分支

A. 臀上神经（L_4、L_5、S_1）：由骶丛发出，伴臀上血管经梨状肌上孔出盆腔，穿行于臀中肌、臀小肌之间，分上、下两支，分布于臀中肌、臀小肌筋膜张肌。

B. 臀下神经（L_5、S_1、S_2）：经梨状肌下孔出盆腔，行于臀大肌深面，分布于臀大肌。

C. 股后皮神经（$S_{1\sim3}$）：发出后穿梨状肌下孔出盆腔，在臀大肌深面至其下缘浅出下行，发出的分支分布于臀区、股后区和腘窝处的皮肤。

D. 阴部神经（S_2、S_4）：发出后伴阴内血管出梨状肌下孔，绕过坐骨棘经坐骨小孔进入坐骨肛门窝，贴于此窝外侧壁表面前行分布于会阴、外生殖器、肛门的肌肉和皮肤。

E. 坐骨神经（L_4、L_5、S_1、S_3）：作为全身最粗大、最长的神经，起始段最宽可达2cm，梨状肌下孔出盆腔后，位于臀大肌深面，在坐骨结节与大转子之间下行至股后区，继而在股二头肌长头深面下行，一般在腘窝上方分为胫神经和总神经两大终支。坐骨神经干在股后区发出肌支分布于股二头肌、半腱肌和半膜肌，同时发出分支分布于髋关节。

坐骨神经干的体表投影：自坐骨结节和大转子之间连线的中点，向下至股骨内、外侧髁之中点连线，此线上2/3段，为其投影。坐骨神经痛时，常在此连线上出现压痛。

坐骨神经干分成两大终支处的平面变异较大，有的分支平面很高，甚至在盆腔内就分成两支。

F. 胫神经（L_4、L_5、$S_{1\sim3}$）：为坐骨神经本干的直接延续，于股后区下的中线，下行入腘窝，与其深面的腘血管伴随下行，继而在小腿后区，比目鱼肌深面伴胫后血管下行，经内踝后方屈肌支持带深面的踝管处分成两终支（即足底内侧神经、足底外侧神经）进入足底区。胫神经分布范围包括小腿后群和足底肌，小腿后面和足底的皮肤。

胫神经的体表投影：可自股骨内、外侧髁之间中点向下至内踝后方连线画出。

胫神经损伤后主要表现为小腿后群肌无力，足不能跖屈，不能以足尖站立，内翻力弱，足底皮肤感觉障碍明显。由于小腿前外侧群肌过度牵拉，使足呈背屈、外翻位，出现"钩状足"畸形。

G. 腓总神经（L_4、L_5，S_1、S_2）：腓总神经由坐骨神经分出后，沿腘窝上外侧界的股二头肌腱内侧向外下走行，继而绕过腓骨颈向前，穿过腓骨长肌，分为腓浅神经和腓深神经。腓总神经分布范围包括小腿前、外侧肌群，足背肌和小腿外侧，足背、趾背的皮肤，膝关节前外侧部及胫腓关节。腓浅神经分出后，在腓骨长、短肌与趾长伸肌之间下行，沿途发支分布于腓骨长、短肌，在小腿中下1/3交界处浅出成为皮支，分布于小腿外侧、足背和第2～5趾背的皮肤。

腓深神经，分出后斜向前下行，伴随胫前血管下行于小腿前群肌之间，经踝关节前方达足背。分布于小腿前群肌，足背肌和第1、2趾相对缘的皮肤。

腓总神经绕行腓骨颈处位置表浅，易受损伤。受损伤后，足不能背屈，趾不能伸，足下垂且内翻，呈"马蹄"内翻足畸形。行走时呈"跨阈步态"。小腿前外侧及足背感觉障碍明显。

（二）神经定位诊断所检查的与运动相关的肌及神经支配

神经定位诊断所检查的与运动相关的肌及神经支配见表5-12、表5-13。

表 5-12 上肢神经定位诊断所检查的与运动相关的肌及神经支配

运动	肌名称	神经	神经支配
肩外展	三角肌	腋神经	C_5
屈肘	肱二头肌	肌皮神经	C_5、C_6
桡侧伸腕	桡侧腕伸肌	桡神经	C_6
伸肘	肱三头肌	桡神经	C_7
屈指	拇长屈肌、指深屈肌	正中神经	C_8
拇指外展	拇短展肌、第一骨间背侧肌	正中神经、尺神经	C_8、T_1

表 5-13 下肢神经定位诊断所检查的与运动相关的肌及神经支配

运动	肌名称	神经	神经支配
屈髋	髂腰肌	股神经	L_1、L_2
收髋	大腿内收机	闭孔神经	L_2、L_3
伸膝	股四头肌	股神经	L_3、L_4
踝背屈	胫骨前肌	腓深神经	L_4
足内翻	胫骨后肌	胫神经	L_4、L_5
足外翻	腓骨长、短肌	腓浅神经	L_5、S_1
屈膝	股二头肌	坐骨神经	S_1
踝跖屈	小腿三头肌	胫神经	S_1、S_2

三、脑神经

脑神经,共 12 对,也是属于周围神经系统,头颈及胸腹部器官的感受器和效应器通过脑神经联系起来。脑神经的序列通过罗马数字表示。

(一)脑神经的纤维成分

根据功能、胚胎组成等特点,脑神经的纤维成分分为 7 类。

(1)一般躯体感觉纤维分布于皮肤、肌、肌腱和眶内、口、鼻大部分黏膜。

(2)特殊躯体感觉纤维分布于由外胚层衍化来的特殊感觉器官,即视器和前庭蜗器。

(3)一般内脏感觉纤维分布于头、颈、胸、腹的脏器。

(4)特殊内脏感觉纤维分布于味蕾和嗅器。虽然这些感受器是由外胚层衍化而来,但是进食等内脏功能与之相关,故将与它们联系的纤维称为特殊内脏感觉纤维。

(5)一般躯体运动纤维分布于由中胚层衍化来的眼球外肌、舌肌等横纹肌。

(6)一般内脏运动纤维分布于平滑肌、心肌和腺体。

(7)特殊内脏运动纤维分布于咀嚼肌、表情肌和咽喉肌等。

(二)脑神经出脑部位

端脑:嗅神经。

中脑:视神经、动眼神经、滑车神经。

脑桥:三叉神经、展神经、面神经、前庭蜗神经。

延髓：舌咽神经、迷走神经、副神经、舌下神经。

（三）脑神经的分类

脑神经与脊神经不同，并非都是混合神经，根据包含神经成分多少不同，分为以下三种。

1. 仅含感觉纤维   嗅神经、视神经、前庭蜗神经，与头部的特殊感受器相联系。

2. 仅含运动纤维   动眼神经、滑车神经、展神经、副神经、舌下神经。

3. 含混合性纤维   三叉神经、面神经、舌咽神经、迷走神经。

脑神经名称、性质、连脑部位及进出颅腔部位见表 5-14。

表 5-14　脑神经名称、性质、连脑部位及进出颅腔部位

顺序名称	性质	连脑部位	进出颅腔部位
Ⅰ嗅神经	感觉性	端脑	筛孔
Ⅱ视神经	感觉性	间脑	视神经管
Ⅲ动眼神经	运动性	中脑	眶上裂
Ⅳ滑车神经	运动性	中脑	眶上裂
Ⅴ三叉神经	混合性	脑桥	眼神经经眶上裂、上颌神经经圆孔、下颌神经经卵圆孔
Ⅵ展神经	运动性	脑桥	眶上裂
Ⅶ面神经	混合性	脑桥	内耳门、茎乳孔
Ⅷ前庭蜗神经	感觉性	脑桥	内耳门
Ⅸ舌咽神经	混合性	延髓	颈静脉孔
Ⅹ迷走神经	混合性	延髓	颈静脉孔
Ⅺ副神经	运动性	延髓	颈静脉孔
Ⅻ舌下神经	运动性	延髓	舌下神经管

（四）脑神经分支

1. 嗅神经   由上鼻甲上部和鼻中隔上部黏膜内的嗅细胞中枢突聚集成 20 多条嗅丝（即嗅神经），穿筛孔入颅，进入嗅球，传导嗅觉。当颅前窝骨折累及筛板时，可造成嗅丝撕脱，嗅觉障碍。鼻炎时，炎症也可蔓延到鼻黏膜，产生一定的嗅觉迟钝。

2. 视神经   由视网膜节细胞的轴突在视神经盘处会聚，再穿过巩膜而构成，是特殊躯体感觉神经。视神经在眶内行向后内，穿视神经管入颅窝，连于视交叉，再经视束连于间脑。由于视神经是胚胎发生时间脑向外突出形成视器过程中的一部分，故视神经外面包有由 3 层脑膜延续而来的 3 层被膜，脑蛛网膜下腔也随之延续到视神经周围。所以颅内压增高时，常出现视盘水肿。

3. 动眼神经   为运动性神经，含有一般躯体运动纤维和一般内脏运动纤维两种纤维。中脑动眼神经上支分布于上直肌、上睑提肌；下支分布于下直肌、内直肌、下斜肌。动眼神经中的内脏运动纤维由下斜肌支分出，称睫状神经节短根，分布于睫状肌和瞳孔括约肌。一般躯体运动纤维起于中脑动眼神经核，一般内脏运动纤维起于动眼神经副核。动眼神经自脚间窝出脑，紧贴小脑幕缘及后床突侧方前行，进入海绵窦侧壁上部，再经眶上裂眶，立即分为上、下两支。上支细小，支配上直肌和上睑提肌。下支粗大，支配下直肌、内直肌和下斜肌。由下斜肌支分出一个小支，称为睫状神经节短根，它由内脏运动纤维（副交感）组成，进入睫状神经节交换神经元后，分布于睫状肌和瞳孔括约肌，参与瞳孔对光反射和调节反射。动眼神经麻痹时，出现上眼睑下垂，眼球向内、向上及向下活动受限而出现外斜视和复视，并有瞳孔散大，调节和聚合反射消失。

4. 滑车神经　为运动性神经，起于中脑下丘平面对侧滑车神经核，自中脑背侧下丘方出脑；自脑发出后，绕过大脑脚外侧前行，穿经海绵窦外侧壁向前，经眶上裂入眶，越过上直肌和上睑提肌向前内侧行，进入并支配上斜肌。滑车神经是第 4 对脑神经。滑车神经是脑神经中最细的神经。

5. 三叉神经　为最粗大的混合性神经，含一般躯体感觉纤维和特殊内脏运动纤维两种纤维。脑桥中段的三叉神经运动核发出特殊内脏运动纤维，组成三叉神经运动根，出脑后，位于感觉根下部，进入三叉神经第 3 支下颌神经中，由卵圆孔出颅，支配咀嚼肌等。三叉神经中脑核纤维负责传导咀嚼肌的本体感觉。三叉神经节以躯体感觉纤维为主，位于颅中窝颞骨岩部尖端的三叉神经压迹处，构成三叉神经感觉根。其中传导痛温觉的感觉纤维主要终止于三叉神经脊束核。传导触觉纤维主要终止于三叉神经功能脑桥核。周围突组成了三叉神经的三大分支，即第 1 支眼神经、第 2 支上颌神经、第 3 支下颌神经。其三大分支分布于眼及眶内、口腔、鼻腔、鼻旁窦的黏膜、牙、脑膜等，传导痛、温、触等多种感觉。

（1）眼神经：眼神经仅含躯体感觉纤维，自三叉神经节发出后，穿行海绵窦外侧壁，位于伴行的动眼神经、滑车神经的下方，继而经眶上裂入眶，分布于眶内、眼球、泪器、结膜、硬脑膜、部分鼻和鼻旁窦黏膜、额顶部及上睑和鼻背部的皮肤。眼神经分支如下。

1）额神经：是眼神经分支中最上面的一支，较粗大，在眶顶骨膜与上睑提肌之间前行，分 2～3 支，其中经眶上切迹伴眶上血管穿出者，称为眶上神经，分布于额顶上睑部皮肤。另一支向内前方经滑车神经上方出眶，称滑车上神经，分布于鼻背及内眦附近皮肤。

2）泪腺神经：细小，沿眶外侧壁、外直肌上方行向前外，除分支分布于泪腺外还分出细支，穿外眦达面部，分布于上睑、外眦部皮肤，接受上述区域和泪腺的感觉。颧神经有交通支，由此导入属面神经的副交感纤维控制泪腺分泌。

3）鼻睫神经：在上直肌和视神经之间向前内行达眶内侧壁，发出滑车下神经，行于上斜肌下方，在滑车下出眶，分布于鼻背、眼睑皮肤及泪囊，发出筛前、筛后神经，分布于筛窦、鼻腔黏膜及硬脑膜；发出睫状长神经在眼球后方穿入眼球，分布于角膜、睫状体、虹膜等；并有分支至睫状神经节，构成其感觉根。

（2）上颌神经：仅含躯体感觉纤维，自三叉神经节发出后，进入海绵窦外侧壁，沿其下部向前经圆孔出颅，进入翼腭窝上部，继续前行经眶下裂入眶，延续为眶下神经。上颌神经主要分布于上颌牙和牙龈、口腔顶和鼻腔及上颌窦黏膜、部分硬脑膜及睑裂与口间的皮肤，接受其感觉。主要分支如下。

1）眶下神经：为上颌神经主干的终末支，经眶下裂入眶，贴眶下壁向前，经过眶下沟、眶下管出眶下孔分数支，分布于下睑、鼻翼、上唇的皮肤和黏膜。

2）上牙槽神经：分为上牙槽后、中、前 3 支，其中上牙槽后神经自上颌神经本干发出，在上颌骨体后方穿入骨质；上牙槽中、前支分别在眶下沟和下管内自眶下神经分出，3 支在上颌骨内相互吻合形成上牙槽神经丛，由丛发支分布于上颌牙、牙龈及上颌窦黏膜。

3）颧神经：较细小，在翼腭窝处分出，经眶下裂入眶后分两支，穿过眶外侧壁分布于颧、颞部皮肤。颧神经还借交通支将来源于面神经的副交感神经节后纤维导入泪腺神经内，控制泪腺分泌。

4）翼腭神经：也称神经节支，始于上颌神经，行至翼腭窝处，向下连于翼腭神经节（副交感神经节），穿过神经节后分布于腭、鼻腔的黏膜及腭扁桃体，传导这些区域的感觉冲动。

（3）下颌神经：是三叉神经三大分支中最粗大的一支，是既含一般躯体感觉纤维又含特殊内脏运动纤维的混合性神经。自卵圆孔出颅后，在翼外肌深面分为前、后两干，前干细小，除发出肌支，分布于咀嚼肌、鼓膜张肌和腭帆张肌外，还发出一支颊神经。后干粗大，除分支分布于硬脑膜、下颌牙及牙龈、舌前 2/3 及口腔底的黏膜、耳颞区和口裂以下的皮肤外，还发分支支配下颌舌骨肌和二腹肌前腹。下颌神经主要分支如下。

1）耳颞神经：此神经以两根起于下颌神经后干，多为两根间夹持脑膜中动脉，向后合成一支，经下颌颈内侧转向上行，与颞浅血管伴行穿出腮腺，经耳前向上分布于颞区皮肤，并有分支至腮腺，传导感觉冲动，并将来源于舌咽神经的副交感纤维导入腺体，控制腮腺分泌。

2）颊神经：发出后沿颊肌外面向前下行，分布于颊部皮肤及口腔侧壁黏膜。

3）舌神经：分出后在下颌支内侧下降，沿舌骨舌肌外侧弓形向前，越过下颌下腺上方，向前内行达口腔黏膜深面，分布于口腔底及舌前 2/3 黏膜，传导一般感觉。

4）下牙槽神经：为混合性神经，在舌神经后方，穿下颌孔入下颌管，在管内分支组成下牙丛，分支分布于下颌牙及牙龈，其终支自下颌骨颏孔穿出，称颏神经，分布于颏部及下唇的皮肤和黏膜。下牙槽神经中的运动纤维支配下颌舌骨肌及二腹肌前腹。

5）咀嚼肌神经：属运动性，分支有咬肌神经、颞深神经、翼内肌神经、翼外肌神经，分别支配 4 块咀嚼肌。

一侧三叉神经损伤时出现同侧面部皮肤及眼、口和鼻黏膜一般感觉丧失；角膜反射因角膜感觉丧失而消失；一侧咀嚼肌瘫痪和萎缩，张口时下颌偏向患侧。临床上常见的三叉神经痛可以波及三叉神经全部分支或某一分支，此时，疼痛部位与三叉神经三大支的皮肤分区完全一致，而且压迫眶上孔、眶下孔或颏孔时，可以诱发患支分布区的疼痛，借此有助于诊断。

三叉神经半月节以上损伤时，可出现患侧头面部皮肤及舌、口、鼻腔黏膜的一般感觉丧失；角膜反射消失；患侧咀嚼肌瘫痪，张口时下颌偏向患侧。

三叉神经半月节以下受损时，可出现各单支损伤表现，眼神经受损时，出现患侧睑裂以上皮肤感觉障碍，角膜反射消失。

上颌神经损伤时可致患侧下睑及上唇皮肤、上颌牙齿、牙龈及硬腭黏膜的感觉障碍；下颌神经受损时可致患侧下颌牙齿、牙龈及舌前 2/3 和下颌皮肤的一般感觉障碍，并有患侧咀嚼肌的运动障碍。

6. 展神经　为运动神经，起自脑桥下部的展神经核，轴突组成展神经，经眶上裂入眶，支配眼外直肌。展神经损伤时出现眼内斜视。

7. 面神经　为混合性脑神经，包括特殊内脏运动纤维、一般内脏运动纤维、特殊内脏感觉纤维和一般躯体感觉纤维四种纤维成分：

（1）特殊内脏运动纤维起于面神经核，主要支配面肌的运动。

（2）一般内脏运动纤维起于上泌涎核，其发出的副交感节前纤维至翼腭神经节和下颌下神经节，换元后的节后纤维分布于泪腺、下颌下腺、舌下腺及鼻、腭的黏膜腺等，司这些腺体分泌。

（3）特殊内脏感觉纤维的神经元胞体位于膝神经节，为假单极神经元，周围突分布于舌前2/3 黏膜的味蕾，中枢突止于孤束核上部，司味觉。

（4）一般躯体感觉纤维的神经元胞体也位于上膝神经节，也为假单极神经元，周围突分布于外耳道、耳后皮肤及面肌，中枢突止于三叉神经脊束核，司外耳道和耳后皮肤的一般躯体感觉及面肌的本体感觉。

面神经由两个根组成，一个是较大的运动根，另一个是较小的中间神经（由感觉纤维和副交感纤维组成），自脑桥延髓沟外侧出脑，与前庭蜗神经同行，进入内耳门，两根合为一个干，穿过内耳道底进入面神经管，经鼓室内侧壁后上方，再转向下，经茎乳孔出颅，向前穿腮腺到达面部。在面神经管起始处，有膨大的膝神经节。

（1）面神经管内的分支

1）鼓索（chorda tympani）：在面神经出茎乳孔前发出，然后又从鼓室穿出，并入三叉神经的分支舌神经中，随其走行分布。鼓索含味觉和副交感两种纤维：味觉纤维随舌神经分布于舌前 2/3 的味蕾，传导味觉冲动；副交感节前纤维进入舌神经下方的下颌下神经节，换元后，节后纤维分布于下颌下腺和舌下腺，支配腺体分泌，也称岩浅大神经，含有特殊内脏感觉纤维和副交感纤维。特殊内脏感觉纤维由膝神经节细胞的周围突组成，分布于腭和鼻腔后部黏膜，司味觉。

2）岩大神经（也称岩大浅神经）：含特殊内脏感觉纤维和副交感纤维。特殊内脏感觉纤维由膝神经节细胞构成，分布于腭和鼻腔后部黏膜，司味觉。副交感节前纤维起自上泌涎核至翼腭神经节交换神经元，节后纤维司泪腺、腭和鼻腔黏膜腺体分泌。

岩大神经自膝神经节处分出后，向前行入颅中窝，在颞骨岩部前面经三叉神经节深面，穿出颞骨至颅底；在此，与来自颈内动脉交感丛的岩深神经合成翼管神经，穿翼管，前行至翼腭窝，进入翼腭神经节，副交感纤维在此换元，节后纤维随神经节的一些分支及三叉神经的分支到达泪腺、腭及鼻黏膜的腺体。特殊内脏感觉纤维穿神经节时不中断，到达腭和鼻腔后部黏膜。

3）骨肌神经：在面神经管内发出，沿鼓室后壁下降至镫骨肌，支配镫骨肌运动。

（2）面神经管外的分支：面神经出茎乳孔后即发出耳后神经支配耳周围肌、枕肌；发出二腹肌支支配二腹肌后腹；发出茎突舌骨肌支，支配茎突舌骨肌。面神经主干前行进入腮腺实质内，在腺内分支组成腮腺内丛，由丛分出分支，呈辐射状分布于面部诸表情肌，支配表情肌运动。

1）颞支：向上越颧弓至颞区，分布于额肌、眼轮匝肌等。

2）颧支：由腮腺前缘浅出后前行，越弓至外眦，分布于眼轮匝肌。

3）颊支：出腮腺前缘后，水平前行，支配颊肌、口轮匝肌及其他口裂周围肌。

4）下颌缘支：出腮腺前缘后，向前下方行，沿下颌骨下缘前行，分布于下唇诸肌。

5）颈支：自腮腺下部发出，在下颌角附近，下行于颈阔肌深面，支配该肌。

8. 前庭蜗神经 又称为位听神经，属于特殊躯体感觉神经，由传导平衡觉和听觉的特殊躯体感觉纤维组成，分为前庭神经和蜗神经。前庭神经与姿势和平衡功能有关，蜗神经与听觉功能有关。两部合并后与面神经共同在内耳道和内耳门行走，于脑桥延髓沟内，面神经的后外侧入脑。

（1）前庭神经：前庭神经传导平衡觉。其胞体位于内耳道底的前庭神经节。由双极神经元组成，其周围突穿内耳道底，分支分布于椭圆囊斑、球囊斑和壶腹嵴，中枢突组成前庭神经，与蜗神经同行，经内耳门入颅，在脑桥延髓沟外侧入脑，止于前庭神经核群和小脑。

（2）蜗神经：蜗神经传导听觉。其胞体位于蜗轴，聚集为蜗神经节，又称螺旋神经节，为双极神经元，其周围突分布至内耳基底膜上螺旋器的毛细胞，中枢突在蜗轴中聚成蜗神经，穿内耳道，与前庭神经合并，形成前庭蜗神经，在脑桥延髓沟外侧部入脑，终止于蜗神经诸核。

前庭蜗神经损伤后表现为伤侧耳聋和平衡功能障碍。由于前庭刺激可出现眩晕和眼球震颤，且又因为前庭与网状结构和自主神经的联系，所以多同时伴有呕吐等症状。

9. 舌咽神经　为混合性脑神经，含有五种纤维成分。

（1）特殊内脏运动纤维：起于疑核嘴侧，其纤维支配茎突咽肌。核嘴发出的副交感节前纤维经舌咽神经。

（2）一般内脏运动纤维：起于上泌涎核，发出的副交感神经节前纤维经舌咽神经的耳前神经节内交换神经元后，节后纤维加入耳颞神经，支配腮腺分泌。

（3）一般内脏感觉纤维：其神经元胞体位于颈静脉孔下方的舌咽神经下神经节，为假单极神经元。其周围突分布于咽、舌后 1/3、咽鼓管和鼓室等处黏膜，以及颈动脉窦和颈动脉小球。中枢突终止于孤束核的尾侧部，传导一般内脏感觉。

（4）特殊内脏感觉纤维：其神经元胞体也位于下神经节，周围突分布于舌后 1/3 的味蕾，中枢突终止于孤束核上部。

（5）一般躯体感觉纤维：一般感觉纤维很少，其神经元胞体位于颈静脉孔上方的上神经节内，周围突分布于耳后皮肤，中枢突入脑后止于三叉神经脊束核。

舌咽神经在延髓橄榄后部出脑，经颈静脉孔出颅。出颅后先在颈内动、静脉间下降，然后弓形向前，经舌骨舌肌内侧达舌根。其主要分支如下。

（1）鼓室神经：发自下神经节，入鼓室后，在鼓室内侧壁黏膜内与交感神经纤维共同形成鼓室丛，发数小支分布于鼓室、乳突小房和咽鼓管黏膜，传导感觉。鼓室神经的终支为岩小神经，含来自下泌涎核的副交感纤维，出鼓室前行至耳神经节换元，其节后纤维伴三叉神经的分支耳颞神经走行，分布于腮腺，控制其分泌。

（2）颈动脉窦：本支在颈静脉孔下方发出后，沿颈内动脉下行分布于颈动脉窦和颈动脉小球，颈动脉窦为压力感受器，颈动脉小球为化学感受器，此神经可将血压和二氧化碳浓度的变化传入中枢，反射性地调节血压和呼吸。

（3）咽支：3～4 条细支分布于咽壁，与迷走神经和交感神经交织成丛，由丛发分支分布于咽肌及咽黏膜。

（4）舌支：为舌咽神经终支，经舌骨舌肌深面分布于舌后 1/3 黏膜和味蕾，传导一般感觉和味觉。

此外，舌咽神经还发出扁桃体支和茎突咽肌支。与舌咽神经有关的副交感神经节为耳神经节，此节位于卵圆孔下方，下经内侧，含有四个根。

1）副交感根：来自岩小神经，此神经内含来自下泌涎核的副交感节前纤维，在节内换元后，节后纤维随耳颞神经至腮腺，支配腺体分泌。

2）交感根：来自脑膜中动脉交感丛，为发自颈上交感神经节的节后纤维，在耳神经节穿越，与副交感纤维一起随鼻睫神经分布至腮腺的血管。

3）运动根：来自下颌神经的翼内肌神经运动支，支配鼓膜张肌和腭帆张肌。

4）感觉根：来自耳颞神经，分布于腮腺，传导腮腺一般感觉。

一侧舌咽神经损伤表现为同侧舌后 1/3 味觉消失，舌根及咽峡区痛觉消失，同侧咽肌轻度瘫痪及软腭反射消失，腮腺分泌障碍，但由于舌下腺和下颌下腺分泌正常，不引起口渴。

10. 迷走神经　为混合性脑神经，是行程最长，分布最广的脑神经，含有四种纤维成分。

（1）一般内脏运动纤维起于迷走神经背核，节前纤维随迷走神经分支分布于颈、胸、腹部器官，并在器官旁或器官内的副交感神经节交换神经元，节后纤维控制这些器官的平滑肌、心肌和腺体的活动。

（2）特殊内脏运动纤维起于疑核，随迷走神经分布于咽肌、喉肌、腭肌和食管上段的横纹肌。

（3）一般内脏感觉纤维的神经元胞体位于颈静脉孔下方的迷走神经下神经节（又称结状神经节）内，为假单极神经元，其中枢突与面神经和舌咽神经的一般及特殊内脏感觉纤维共同组成孤束，终于孤束核；其周围突随迷走神经分支分布于颈、胸、腹部的多种器官，传导一般内脏感觉。

（4）一般躯体感觉纤维的神经元胞体位于颈静脉孔内的迷走神经上神经节内，也为假单极神经元，中枢突入脑止于三叉神经脊束核，周围突随迷走神经分支分布于硬脑膜、耳郭及外耳道皮肤，传导一般感觉。

迷走神经在延髓橄榄后沟的中部出延髓，经颈静脉孔出颅，在此处有膨大的迷走神经上、下神经节。出颅后的迷走神经干行于颈内静脉与颈内动脉或颈总动脉之间的后方，经胸廓上口入胸腔。左、右迷走神经分别位于气管的左、右侧，经左、右肺根的后方，沿食管下降。左迷走神经在食管前面分成许多细支，构成左肺丛和食管前丛，食管前丛在食管下段又逐渐集中延续为迷走神经前干。右迷走神经走在食管后面，分支构成右肺丛和食管后丛，继续下行集中，构成迷走神经后干，迷走神经前、后干伴食管一起穿膈肌食管裂孔进入腹腔，分布于胃前、后壁，其终支为腹腔支，与交感神经构成腹腔丛。

迷走神经沿途发出许多分支，其中较重要的分支如下。

（1）头部分支

1）脑膜支：起于迷走神经上神经节，从颈静脉孔入颅腔，分布于硬脑膜、横窦等，传导一般感觉。

2）耳支：亦起自迷走神经上神经节，与舌咽神经上神经节所发出的耳支相结合，分布到耳郭和外耳道皮肤。因此，刺激外耳道皮肤，可以引起咳嗽或呕吐等神经反射现象。

3）咽支：自迷走神经下神经节发出，咽支主要含特殊内脏运动纤维和部分内脏感觉纤维，与交感神经分支结合形成咽丛，分支支配部分咽肌运动，管理咽、腭部黏膜感觉。

4）喉上神经：起于迷走神经下神经节，分布于咽、会厌、舌根及声门裂以上的喉黏膜，传导一般内脏感觉及味觉。另外有小的分支至部分喉肌。

5）颈心支：也称心支，分为上、下两支，与交感神经的心支结合形成心丛，调节心脏活动。上支还发出一分支，分布于主动脉弓壁内，称主动脉神经或减压神经，感受血压变化和化学刺激，反射性调节心脏活动。

（2）胸部分支

1）喉返神经：自主干发出后，右喉返神经由下后方钩绕右锁骨下动脉上行，返回颈部。左喉返神经发出部位较低，绕主动脉弓下后方上行，返回至颈部。在颈部，左、右喉返神经均行于气管与食管之间的沟内，分别在甲状腺左、右侧叶后方入喉，称为喉下神经，发出分支分布于喉。其中特殊内脏运动纤维支配大部分喉肌运动，内脏感觉纤维分布于声门裂以下喉黏膜。

喉返神经在行程中还发出心支、支气管支和食管支，分别参加心丛、肺丛和食管丛。喉返神经支配大多数喉肌的运动，在入喉前与甲状腺下动脉及其分支相互交叉，在甲状腺手术中，分离或结扎甲状腺下动脉时，注意避免损伤喉返神经，防止导致声音嘶哑。如两侧喉返神经同时受损，可引起失音、呼吸困难，甚至窒息。

2) 支气管支和食管支：是左、右迷走神经在胸部发出的若干小支，与交感神经的分支共同构成肺丛和食管丛，自丛再发细支分布于气管、支气管、肺及食管，主要含内脏感觉纤维和内脏运动纤维，传导脏器和胸膜感觉的同时支配器官的平滑肌及腺体。

（3）腹部分支：迷走神经入腹腔后，前干达胃前面，后干在胃后面，然后分支至各器官，其主要分支如下。

1) 胃前支：发自迷走神经前干，分布于胃前壁。

2) 胃后支：发自迷走神经后干，沿途分支分布于胃后壁。

3) 肝支：发自迷走神经前干，向右行于小网膜内，参加构成肝丛，随肝固有动脉分支分布于肝、胆等结构。

4) 腹腔支：为迷走神经后干的终支，向右行至腹腔干附近，与交感神经一起构成腹腔丛，伴腹腔干、肠系膜上动脉及肾动脉等血管分支分布于肝、胆、胰、脾、肾及结肠左曲以上的腹部消化管。

若迷走神经主干损伤，造成的内脏活动障碍表现为：心悸、脉速、恶心、呕吐、呼吸节律深而慢，甚至窒息等；因咽喉感觉障碍和咽喉肌瘫痪，可出现声带麻痹、声音嘶哑、吞咽困难、软腭下垂，腭垂偏向健侧。

11. 副神经 属于运动性脑神经，由颅根和脊髓根组成。颅根起自疑核尾端，为特殊内脏运动纤维，自迷走神经根下方出脑后与脊髓根同行，经颈静脉孔出颅，加入迷走神经，支配咽喉肌。脊髓根起自脊髓颈部的副神经核，为一般躯体运动纤维，由脊神经前、后根之间出脊髓，在椎管内上行，经枕骨大孔入颅腔，与颅根合成一短干，经颈静脉孔出颅后，再与颅根分离，行向外下方，分布于胸锁乳突肌和斜方肌，支配其运动。副神经脊髓根损伤时，由于胸锁乳突肌瘫痪，使患者出现斜颈，表现为头弯向健侧，面向患侧仰的强迫性体位。斜方肌瘫痪，患侧肩胛骨下垂，耸肩困难。

12. 舌下神经 为运动性神经，主要由一般躯体运动纤维组成。起于舌下神经核，在椎体和橄榄之间出脑，经舌下神经管出颅，在颈内动、静脉之间下降，在下颌角平面，弓形向前至舌，支配全部舌内肌和大部分舌外肌（颏舌肌、舌骨舌肌等）。

一侧舌下神经损伤时，其主要表现为患侧舌肌瘫痪，伸舌时舌体偏向患侧，缩舌时，舌尖偏向健侧，长时间的瘫痪，可造成肌肉萎缩。

12 对脑神经主要知识点总结表见表 5-15。

表 5-15　12 对脑神经主要知识点总结表

顺序名称	成分	起核	终核	分布	损伤后症状
Ⅰ 嗅神经	特殊内脏感觉		嗅球	鼻腔嗅黏膜	嗅觉障碍
Ⅱ 视神经	特殊躯体感觉		外侧膝状体	眼球视网膜	视觉障碍
Ⅲ 动眼神经	一般躯体运动	动眼神经核		上、下内直肌和下斜肌，上睑提肌	眼外斜肌、上睑下垂
	一般内脏运动	动眼神经副核		瞳孔括约肌、睫状肌	对光及调节反射消失
Ⅳ 滑车神经	一般躯体运动	滑车神经核		上斜肌	眼不能外下斜视

续表

顺序名称	成分	起核	终核	分布	损伤后症状
V三叉神经	一般躯体感觉		三叉神经中脑核、三叉神经功能脑桥核、三叉神经脊束核	头面部皮肤、口腔、鼻腔黏膜、牙及牙龈、眼球、硬脑膜	感觉障碍
	特殊内脏运动	三叉神经运动核		咀嚼肌、下颌舌骨肌、二腹肌前腹	咀嚼肌瘫痪
VI展神经	一般躯体运动	展神经核		外直肌	眼内斜视
VII面神经	特殊内脏运动	面神经核		面表情肌、颈阔肌、茎突舌骨肌、二腹肌后腹、镫骨肌	额纹消失、眼不能闭合、口角㖞向健侧、鼻唇沟变浅
	一般内脏运动	上泌涎核		泪腺、下颌下腺、舌下腺及鼻腔和腭的腺体	分泌障碍
	特殊内脏感觉		孤束核	舌前2/3味蕾	味觉障碍
VIII前庭蜗神经	特殊躯体感觉		前庭神经核群	壶腹嵴、球囊斑、椭圆囊斑	眩晕、眼球震颤
	特殊躯体感觉		蜗神经核	耳蜗螺旋器	听力障碍
IX舌咽神经	特殊内脏运动	疑核		茎突咽肌	
	一般内脏运动	下泌涎核		腮腺	分泌障碍
	一般内脏感觉		孤束核	咽、鼓室、咽鼓管、软腭、舌后1/3黏膜、颈动脉窦、颈动脉小球	咽后与舌后1/3感觉障碍、咽后反射消失
	特殊内脏感觉		孤束核	舌后1/3味蕾	舌后1/3味觉消失
X迷走神经	一般内脏运动	迷走神经背核		胸腹腔内脏平滑肌、心肌、腺体	心动过速、内脏活动障碍
	特殊内脏运动	疑核		咽肌、喉肌、腭肌和食管上段的横纹肌	发音困难、声音嘶哑、发呛、吞咽障碍
	一般内脏感觉		孤束核	胸腹腔脏器、咽喉黏膜	
	一般躯体感觉		三叉神经脊束核	硬脑膜、耳郭及外耳道皮肤	
XI副神经	特殊内脏运动	疑核		咽喉肌	一侧胸锁乳突肌瘫痪、头无力转向对侧、斜方肌瘫痪、肩下垂、抬肩无力
	一般躯体运动	副神经核		胸锁乳突肌、斜方肌	
XII舌下神经	一般躯体运动	舌下神经核		舌内肌和部分舌外肌	舌肌瘫痪、萎缩、伸舌时舌体偏向患侧

第六章

成人推拿手法

推拿手法学的主体内容是成人推拿手法部分。推拿治疗疾病效果的优劣，关键在于手法。只有手法掌握的纯熟，才能极尽运用之妙，《医宗金鉴》曰："一旦临症，机触于外，巧生于内，手随心转，法从手出。"成人推拿手法，是与小儿推拿手法相对而言的。成人推拿手法的特点是手法种类繁多，治疗疾病范围广泛。经过手法学不断地研究和改进，现有手法已多达百余种，治疗范围已涵盖了伤科、内科、妇科、五官科等多种临床疾病。

本章着重介绍四十余种成人推拿手法，并根据手法的操作形态及运用特点等分为摆动类、摩擦类、挤压类、振颤类、叩击类、运动关节类、复合类和其他类，共八类手法，就其操作方法、动作要领、注意事项、适用部位和作用等予以详细介绍。

第一节　摆动类手法

摆动类手法是通过腕关节有节律的摆动，使手法产生的力（或功力）轻重交替、持续不断地作用于体表施术部位的一类手法。其特点是手法缠绵，具有可持续操作性，且适应证广泛。主要包括一指禅推法、滚法和揉法三种。

一、一指禅推法

一指禅推法是以拇指指端或螺纹面着力于施术部位，通过前臂主动摆动带动腕关节往返摆动，使所产生的功力通过拇指连续不断地作用于施术部位或穴位上，称为一指禅推法。一指禅推法是一指禅推拿流派的代表手法。禅，意为静虑，此引申为内功、内劲。通过拇指的内力进行缠绵推动的方法，为一指禅推法。

（一）操作方法

以拇指指端或螺纹面着力于施术部位或穴位上。手握空拳，拇指自然伸直，余指的掌指关节和指间关节自然屈曲。沉肩、垂肘、悬腕、掌虚指实，以前臂主运动，带动腕关节节律性地左右摆动，使所产生的力通过拇指指端或螺纹面轻重交替、持续不断地作用于施术部位或穴位上（图 6-1）。频率为 120～160 次/分。

除此之外，由一指禅推法演变而来，用拇指偏峰、指间关节进行一指禅操作的方法，名为一指禅偏峰推法和一指禅屈指推法，为一指禅推法的变化运用。

一指禅偏峰推法的操作方法是以拇指偏峰部着力，手握空拳，拇指自然伸直并内收，余指掌指部伸直，腕关节微屈或自然伸直（图 6-2）。其运动过程同一指禅推法一致，但其腕部摆动幅度较小，有时仅为旋动。

一指禅屈指推法的操作方法：拇指屈曲，指端顶于示指桡侧缘或以螺纹面压在示指的指背上，余指握拳。以拇指指间关节桡侧或背侧着力于施术部位或穴位上。其运动过程同一指禅推法。

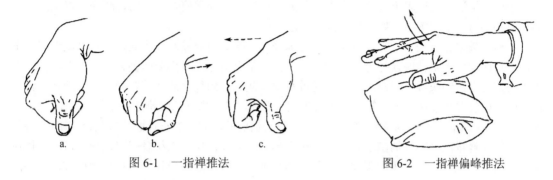

图 6-1　一指禅推法　　　　　　　　图 6-2　一指禅偏峰推法

（二）动作要领

一指禅推法操作时要求术者姿势端正，精神内守，肩、肘、腕各部位贯穿一个"松"字，做到蓄力于掌，发力于指，将功力集中于拇指指端，才能使手法刚柔相济，形神具备。

1.沉肩　肩关节自然放松，肩胛骨下沉，以腋下空松能容一拳为宜。

2.垂肘　肘关节自然下垂，略低于腕部。肘部切记不要向外支起，亦不宜过度夹紧内收。

3.悬腕　手掌自然垂屈，在保持腕关节放松的基础上，尽可能屈腕至 90°。腕部在外摆时，尺侧要低于桡侧，回摆到最大时，尺、桡侧持平。

4.指实掌虚　拇指指端自然着实吸定于一点，其余四指及掌部放松，手握空拳。前臂摆动产生的功力通过拇指轻重交替作用于施术部位，外摆和回摆时发力轻重大致为 3∶1，即"推三回一"。

5.紧推慢移　是指一指禅推法在体表操作变换部位时，前臂维持较快的摆动频率，即每分钟 120～160 次，但拇指螺纹面移动的速度要慢，幅度要小。

6.深浅适度　一指禅推法依据作用不同层次可分为平、浅、深、陷四种劲道，平作用在皮肤，浅作用在肌肉，深作用于筋骨之间，陷作用于骨面或者内脏。

（三）注意事项

1.吸定　一指禅推法在操作时，拇指应吸定于一点，不能在体表上滑动或摩擦，循经推动时，应在吸定的基础上缓慢移动。

2.合理选择手法　一指禅推法临床操作有屈伸指间关节和不屈伸指间关节两种术式，前者刺激柔和，后者着力较稳但刺激较强。若治疗时施术部位皮肉浅薄，要求较柔和的刺激，宜选用屈伸指间关节的操作；若治疗时施术部位肌肉丰厚或病灶部位在深层次，要求的刺激较强，宜选用不屈伸指间关节的操作。推拿医生应熟练掌握两种操作方法，以便临床选择使用。

（四）适用部位

各部经络腧穴。一指禅推法刺激中等，接触面积小，渗透性好，临床适于循经络、推穴位。而由一指禅推法变化而来的一指禅偏峰推法，以其"少商劲"的轻快柔和，多用于颜面部；一指禅屈指推法因其着力沉稳、刚劲有力则多用于颈项部及关节骨缝处。

（五）作用

一指禅推法主要适用于头痛、失眠，面瘫，近视，颈项强痛，冠心病，腰痛，胃脘痛，泄泻、便秘，月经不调等内、妇科疾病及关节酸痛等症。

头痛、失眠、面瘫、近视，宜用一指禅偏峰推法推头面部腧穴。头痛、失眠以太阳穴为重点，可自印堂向上至神庭穴往返推数次，其次由印堂沿两侧眉弓推至两侧太阳穴往返数次，再由神庭穴沿发际经头维至两侧太阳穴往返推数次，从而达到行气活血、镇静安神的功效，常与揉太阳、抹前额及按揉三阴交等方法配合使用；面瘫，以一指禅偏峰推法推下关、颊车、地仓、迎香、四白、太阳等穴，从而达到舒筋活络、行气活血的功效，多与抹面法等配合应用；近视，用一指禅偏峰推法推眼眶周围诸穴，呈"∞"形线路返复数次，以缓解眼肌痉挛，可与按揉法按揉眼周穴位配合使用；颈项强痛，可用一指禅推法自哑门沿颈脊柱正中推至大椎穴，次由两侧风池穴沿两侧颈肌外缘推至颈根部，可反复数次，从而达到通经活络、解痉止痛的功效，亦可用一指禅屈指推法沿上述线路操作，常与颈项部拇指按揉法、拿法等配合应用；便秘、泄泻、胃脘痛等胃肠疾患，用一指禅推法推足太阳膀胱经第一侧线，可重点推脾俞、胃俞、肝俞、胆俞、大肠俞等穴位，从而达到健脾和胃、调整胃肠的功能，常与腹部摩法等配合应用；冠心病，用一指禅推法推心俞、风门、肺俞及膈俞，从而达到活血通脉、行气止痛的目的，多与拇指按揉法按揉内关及上述穴位等方法配合应用；至于腰痛、痛经、月经不调、关节酸痛等病证，可根据具体病情随证选穴应用。

按语　一指禅操作时如动作不当，极易损伤拇指指间关节和掌指关节，因此初学者一定严格遵守动作要领及操作注意事项，初学以形，渐学以发力透力，不要急于求成。

二、滚法

以第 5 掌指关节背侧吸附于体表施术部位，通过前臂的旋转运动带动腕关节的屈伸运动，使手背尺侧部位在施术部位上作持续不断的来回滚动，称为滚法（图 6-3）。滚法为滚法推拿流派的代表手法，在 20 世纪 40 年代由一指禅流派原有滚法发展而来。滚法以其滚动之力作用于体表，刺激平和、舒适安全、易于被人接受，具有良好的调整作用。

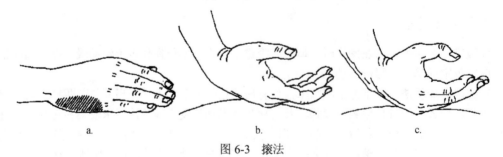

图 6-3　滚法
a.滚法着力部位；b.屈腕和前臂旋外；c.伸腕和前臂旋内

（一）操作方法

手握空拳，拇指自然放松，余指自然屈曲，环指与小指的掌指关节屈曲约 90°，以小指指关节背侧吸附于体表施术部位上，肘关节为支点，前臂主动摆动做推旋运动，带动腕关节做较大幅度的屈伸活动，使小鱼际和手背尺侧部在施术部位上进行持续不断的来回滚动，频率为 120～160 次/分。

此外，由滚法演变而来，利用掌指关节和指间关节进行滚法操作，名为掌指关节滚法和指间关节滚法。

掌指关节滚法的操作方法：小指掌指关节背侧为吸定点，以小指、环指、中指及示指的掌指关节背侧为滚动着力面，沉肩，腕关节略屈向尺侧，其准备形态与滚法相同。其手法运动过程也同滚法。频率为 120～160 次/分。

拳滚的操作方法：拇指自然伸直，盖住拳眼，余指半握空拳状，以示、中、环和小指的近端指骨间关节背着力于施术部位上，腕关节放松，前臂主动施力，单纯进行推拉摆动，带动腕关节做屈伸活动，以示、中、环和小指的第一节指背、掌指关节背侧、指间关节背侧为滚动着力面，在施术部位上进行持续不断地滚动，使产生的力轻重交替，持续不断地作用于体表施术部位。频率为 120～160 次/分。

前臂滚法的操作方法：沉肩，前臂自然放松，屈曲 90°，以前臂尺侧着力于施术部位，以肘关节为支点，上臂主动发力，带动前臂在体表施术部位做连续不断的滚动，使产生的力轻重交替，持续不断地作用于体表施术部位。频率为 120～160 次/分。

（二）动作要领

（1）沉肩，肩关节放松下垂，肩关节略前屈，肘关节自然屈曲，上臂距胸壁一拳左右。

（2）松腕，腕关节自然放松，手指自然弯曲，不能过度屈曲或挺直。

（3）操作过程中，腕关节屈伸幅度要大，一般在 120° 左右（即前滚最大时屈腕约 80°，回滚最大时伸腕约 40°）。

（4）滚法对体表产生轻重交替的刺激，前滚和回滚时着力轻重之比为 3∶1，即"滚三回一"。

（5）操作频率为 120～160 次/分。

（6）动作要协调连贯，有节奏感，压力适中，幅度均匀。

（三）注意事项

（1）在操作时吸定部位应紧贴于治疗部位上滚动，不能拖动或手背相对体表而空转，同时应尽量避免掌指关节的骨突部与脊椎棘突或其他部位关节的骨突处猛烈撞击。

（2）操作时腕关节屈伸幅度要大，发力要均匀，避免突然用力过大而出现折刀样的突变动作造成跳动感。

（3）临床使用时常结合肢体关节的被动运动，适当调整术者体位及动作，此时应注意两手动作协调，被动运动要"轻巧、短促、随发随收"。

（四）适用部位

滚法接触面积大，刺激平和，一般适用于肌肉丰厚的部位，如颈项、肩背、腰臀、四肢等。

（五）作用

滚法具有疏通经络、滑利关节、活血祛瘀的功效，适用的疾病较为广泛，为伤科、内科、妇科等常用手法。主要适于颈椎病，肩周炎，腰椎间盘突出，半身不遂，各种肌肉拉伤，运动疲劳，肌无力，高血压，糖尿病，痛经，月经不调等多种病证。也是常用的保健推拿手法之一。

颈椎病，肩周炎，腰椎间盘突出，半身不遂等疾病通常以㨰法沿病变部位肌肉丰厚处反复操作，从而达到疏通经络、滑利关节、活血祛瘀的功效；高血压、糖尿病，宜用拳㨰法，重点于膀胱经脉循行路线施治，可兼及下肢；痛经、月经不调等病证，可用拳㨰法或掌指关节㨰法作用于腰骶部施治。以上诸病证所施㨰法，具有疏通经络、活血化瘀、疏松肌筋、解痉止痛、滑利关节、松解粘连等作用，临床常与揉法、按揉法、按法、扳法、摇法等手法于各病变处及辨证所选经络腧穴处配合应用。

㨰法亦可以作为保健推拿手法使用，可广泛用于多种体位操作，除头面、腹部、手足外均可应用，有较好地解除疲劳的作用。

按语 㨰法操作时如动作不当，发力方式不对，极易损伤腕关节，因此初学者一定严格遵守动作要领及操作注意事项，初学以形，渐学以发力透力，循序渐进，不要急于求成。

三、揉法

以手掌掌根、大鱼际、小鱼际或手指等部位，吸定于体表施术部位上，作轻柔和缓的环旋动作，并带动皮下组织一起运动的手法称为揉法（图6-4）。揉法也是推拿常用手法之一，根据操作手法的不同可分为掌揉法、指揉法、前臂揉法。掌揉法又可分为掌根揉法、（全）掌揉法、大鱼际揉法、小鱼际揉法；指揉法又可分为拇指揉法、中指揉法、三指揉法（图6-4）。

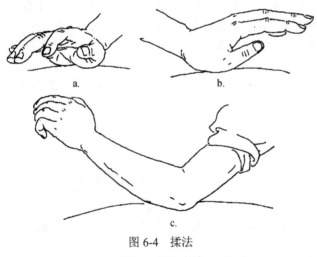

图6-4 揉法

a.掌根揉法；b.大鱼际揉法；c.肘揉法

（一）操作方法

1. 掌根揉法 沉肩、垂肘，松腕，肘关节微屈，腕关节放松并略背伸，五指自然弯曲，以掌根部附着于施术部位。以肘关节为支点，前臂作主动运动，带动腕及手掌连同前臂作小幅度的回旋揉动，并带动该处的皮下组织一起运动，频率为120～160次/分，掌根揉法要求掌根部稍用力下压，用来加大渗透力，常可以一掌叠加于另一手背上做掌揉法，又称为叠掌揉法。掌揉法是以整个手掌掌面着力，操作术式与掌根揉法相同。

2. 大鱼际揉法 沉肩、垂肘，松腕，呈微屈或水平状。拇指内收，其余四指自然伸直，用大鱼际着力于施术部位上。以肘关节为支点，前臂作主动运动，带动腕关节摆动，使大鱼际在治疗部位上做轻缓柔和地环旋揉动，并带动皮下组织一起运动，频率为120～160次/分。

3. 小鱼际揉法 沉肩、垂肘，松腕，呈微屈或水平状。拇指内收，其余四指自然伸直，用小鱼际着力于施术部位上。以肘关节为支点，前臂作主动运动，带动腕关节摆动，使小鱼际在治疗部位上做轻缓柔和地环旋揉动，并带动皮下组织一起运动，频率为120～160次/分。

4. 拇指揉法 沉肩、垂肘，拇指螺纹面着力于施术部位，其余四指自然放松。以腕关节为支点，拇指主动发力，在体表施术部位做环旋揉动并带动皮下组织一起运动，频率为120～

160 次/分。

5. 中指揉法　中指伸直，示指搭于中指远端指间关节背侧，腕关节微屈，用中指螺纹面着力于施术部位。以肘关节为支点，前臂作主动运动，通过腕关节使中指螺纹面在施术部位上做轻柔地、小幅度地环旋运动，并带动皮下组织一起运动，频率为 120～160 次/分。

6. 三指揉法　示、中、环指并拢，三指螺纹面着力，操作方法与中指揉法基本相同。频率为 120～160 次/分。

7. 前臂揉法　用前臂尺侧上部着力于施术部位。以肩关节为支点，上臂主动发力，带动前臂做轻柔地、小幅度地环旋运动，并带动皮下组织一起运动，频率约为 100 次/分。

（二）动作要领

（1）揉法作用于体表压力不宜过大。《厘正按摩要术》指出："是从摩法生出者。"揉法操作时着力比摩法重，操作时指掌吸定一个部位，带动皮下组织运动，和体表没有摩擦动作。如需较大刺激可用叠掌按揉法。

（2）揉法操作时动作要灵活而有节律性。指揉法、掌揉法的频率为 120～160 次/分，前臂揉法频率约为 100 次/分。

（3）揉法操作往返移动时注意吸定于操作部位，做到紧揉慢移，避免与体表产生摩擦。

（4）大鱼际揉法腕部宜放松，而指揉法要求腕关节要有一定紧张度，掌根揉法则要求腕关节略有背伸，松紧适度。

（三）注意事项

揉法操作时压力不能过大，应吸定于施术部位，并带动皮下组织一起揉动，不能在体表上有摩擦运动。

（四）适用部位

鱼际揉法主要适用于头面部、胸胁部等肌肉浅薄面积较小的部位；掌根揉法适用于腰背及四肢等肌肉丰厚面积大且平坦的部位；掌揉法常用于脘腹部；中指揉法、拇指揉法适用于全身各部腧穴；三指揉法小儿推拿常用，常用于小儿颈部。

（五）作用

主要适用于脘腹胀痛，胸闷胁痛，腰椎间盘突出，颈肩腰腿痛，便秘，泄泻，头痛、眩晕及儿科病证等，亦可用于头面部及腹部保健。

脘腹胀痛，可掌揉或大鱼际揉腹部；胸闷胁痛，可沿任脉或肋间隙用大鱼际揉法操作；腰痛可掌根揉腰背部肌肉、肾俞、命门、腰阳关等穴；头痛、眩晕可指揉印堂、上星、神庭、太阳等穴；小儿先天性肌性斜颈，可二指揉颈部。揉法用于腹部或治疗小儿病证时，常根据不同的病情选择顺时针或逆时针的揉动方向。以上各病证于各部位所施揉法，具有疏通经络、行气活血、健脾和胃、消肿止痛等作用，临床常与按揉法、摩法、按法、拿法等手法配合应用于各病证所施部位。

按语　揉法操作时谨遵施术要求，切勿使用蛮力损伤术者腕关节，操作时紧紧吸定施术部位，切勿产生摩擦，同时下压力量不宜过大。

第二节　摩擦类手法

摩擦类手法是指以手或肘臂部贴附在体表，作直线或环旋移动的一类手法。其特点是手法作用于施术部位后，在体表会形成摩、擦等不同形式的位置移动，运动方式有单向直线、直线往返、环形、弧形等。主要手法包含摩法、擦法、推法、搓法、抹法等。

一、摩法

用手在体表施术部位做环形摩动，称为摩法。按操作方式不同可分为指摩法和掌摩法两种（图6-5）。

（一）操作方法

1. 指摩法　沉肩、垂肘、腕关节略屈，除拇指外四指并拢，以四指指面着力于施术部位，以肘关节为支点，前臂主动运动带动腕关节，使指面在施术部位做环形摩动。

2. 掌摩法　手掌掌面作用于施术部位，手掌自然伸直，腕关节放松略背伸。以肘关节为支点，前臂主动运动，带动腕关节连同手掌做环旋摩动。

（二）动作要领

（1）沉肩，肘关节屈曲40°～60°。

（2）指摩法时腕关节要保持一定的紧张度，掌摩法时要放松。

（3）摩动的速度、压力宜均匀。一般指摩法宜稍轻快，频率为120次/分；掌摩法宜稍重缓，频率约为100次/分。

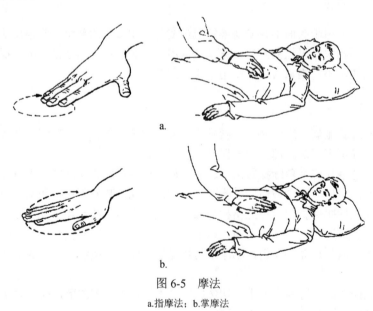

图6-5　摩法

a.指摩法；b.掌摩法

（4）要根据病情的虚实来决定手法的摩动方向。一般以"顺时针摩法为补，逆时针摩法为泻"，故治疗虚证宜顺时针方向摩动，治疗实证宜逆时针方向摩动。

（三）注意事项

操作时注意摩动的速度不宜过快，也不宜过慢；压力不宜过轻，也不宜过重。《圣济总录》：
"摩法不宜急，不宜缓，不宜轻，不宜重，以中和之意取之。"

（四）适用部位

全身各部。以腹部应用较多。

（五）作用

本法主要用于治疗消化系统、呼吸系统、妇科、男科、外伤肿痛及风湿痹痛等病证。

消化系统疾病，如脘腹胀痛、消化不良、泄泻、便秘等胃肠道疾病可摩中脘、天枢、脐部
及全腹，并结合其他手法以和胃理气、消食导滞，调节胃肠功能；呼吸系统疾病，如咳嗽、气
喘，可摩膻中、胁肋部，并结合其他手法以宽胸理气、宣肺止咳；妇科疾病，如月经不调、痛
经，可摩小腹部的关元、气海，并结合其他手法以暖宫调经；男科疾病，如遗精、阳痿，可掌
摩下腹部、腰骶部，并结合其他手法以涩精止遗、温肾壮阳；外伤肿痛及风湿痹痛，可摩患处，
并结合其他手法以行气活血，散瘀消肿。

按语　摩法不同于揉法，操作时不带动皮下组织，不同于擦法的直线往返运动，有别于推
法的压力较大且单向直线运动，不同于抹法的直线或弧形运动。

二、擦法

用手在体表施术部位，作较快速的直线往返运动，使之摩擦生热，称为擦法。依据操作时
着力部位不同分为指擦法、小鱼际擦法、掌擦法、大鱼际擦法（图6-6）。

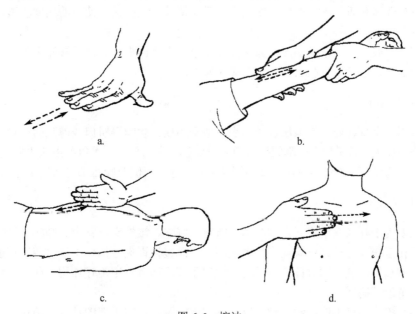

图 6-6　擦法

a.指擦法；b.大鱼际擦法；c.小鱼际擦法；d.掌擦法

（一）操作方法

以除拇指外四指指面或掌面，手掌的大鱼际、小鱼际置于体表施术部位。稍用力下压，腕关节伸直，使前臂与手掌相平。肩关节与肘关节联合屈伸运动，使手的着力部位在体表施术部位做均匀的上下或左右直线往返摩擦移动，使施术部位产生一定的热量。用示、中、环和小指指面着力称指擦法；用全掌面着力称掌擦法；用手掌的大鱼际着力称大鱼际擦法；用小鱼际着力称小鱼际擦法。

（二）动作要领

（1）肩关节宜放松，肘关节宜自然下垂并内收。

（2）操作时，着力部分要紧贴体表，须保持直线往返运动。

（3）擦动的往返距离宜大，增加产热量。

（4）透热为度。擦法属于生热手法，应以操作者感觉手下所产生的热已进入到受术者的体内，并与其体内之"热"相呼应为尺度。依据不同部位选择相应手法。

（5）擦法频率要快，一般为 80～120 次/分。

（6）操作时如直接接触皮肤，应适当选用介质，切勿造成皮肤擦伤。

（7）擦法操作结束，尽量不再使用其他手法操作，避免造成皮肤破损。

（8）术者操作时保持正常呼吸，不可憋气操作，以免损伤肺络。

（三）注意事项

（1）压力适中，不能太大，也不能可太小。擦法操作时如压力太大，手法就显得重滞，并且易擦破皮肤；如果压力过小，则不易生热。

（2）擦动时的路线要保持直线往返运动。

（3）适当选用介质，既可保证操作安全，避免擦破皮肤；又可使擦的热度渗透，提高手法效应。

（4）擦法一般作为结束类手法，擦法操作结束，不要再进行其他手法操作。

（5）擦法操作应紧贴皮肤表面，不可隔衣操作。

（四）适用部位

擦法适用于全身各处。指擦法接触面小，适于颈项、肋间等肌肉浅薄且面积较小的部位；掌擦法接触面积大，适于肩背、胸腹等肌肉分布面积较大的部位；大鱼际擦法主要适于四肢部，其中以上肢最为常用；小鱼际擦法主要适用于肩背、脊柱两侧及腰骶部等肌肉丰厚细长的部位。

（五）作用

擦法主要用于呼吸系统疾病，如胸闷、咳嗽、气喘、慢性支气管炎、肺气肿等病证。擦法也适用于消化系统及运动系统疾病，如消化不良、急慢性胃炎，消化不良，四肢伤筋、软组织肿痛、风湿痹痛等病证。同时擦法对于男女生殖系统疾病有一定治疗作用，如女子痛经，男子阳痿、遗精滑泄等病证。

呼吸系统疾病，可擦胸部和背部，以达到理气宽胸、止咳平喘的功效；消化系统疾病可擦背部两侧膀胱经和双下肢足三里穴，以达到健脾和胃、调节胃肠的功效；运动系统损伤，可擦患处，以达到行气活血、消肿止痛的功效；男女生殖系统疾病可擦肾俞、八髎，以达到温肾壮阳、暖宫调经的功效。

按语　擦法操作时要注意下压力度，既不能太大，也不能太小；既要防止手法生硬损伤操作处皮肤，又要防止手法过于轻浮无力。直接接触皮肤操作，依据病情尽量选用适当介质，防止皮肤擦伤。

三、推法

以指、掌、拳或肘部着力于施术部位上，做单方向的直线推动，称为推法。依据着力部位不同可以分成指推法、掌推法、拳推法及肘推法。

（一）操作方法

1. 指推法　分为拇指端推法、拇指侧推法、拇指平推法、指节推法和三指推法。

（1）拇指端推法：以拇指指端着力于施术部位上，其余四指置于相应的位置以固定，腕关节略屈并向尺侧偏斜。拇指及腕部主动施力，向拇指指端方向呈单向直线推进。

（2）拇指侧推法：以拇指桡侧边缘着力于施术部位，拇指及腕部主动施力，向示指指尖方向做直线推动，可双手交替进行操作。

（3）拇指平推法：又称拇指指腹推法，以拇指螺纹面着力于施术部位，其余四指并拢置于其前外方以助力，腕关节略屈曲，拇指及腕部主动施力，向中指方向做对掌运动式单向直线推进。

（4）指节推法：单手握拳，拇指屈曲，以拇指指间关节背侧着力于施术部位，做单方向直线推动，也可用中指、示指间关节背侧做直线推动。

（5）三指推法：中间三指并拢，用指端部位着力于施术部位，腕关节略屈。前臂部主动发力，通过腕关节带动掌部，使示、中、无名三指向指端方向做单向直线推进。

2. 掌推法　以掌根部或者掌面着力于施术部位，腕关节略背伸，肘关节伸直。以肩关节为支点，上臂主动发力，通过肘关节伸展时的力量带动手掌向前方做单方向直线推进。

3. 拳推法　单手握拳，以示、中、环及小指四指的第一指间关节突起部着力于施术部位，腕关节伸直，肘关节略屈。以肘关节为支点，前臂主动发力，使拳面向前呈单方向直线推进。

4. 肘推法　术者屈肘，以肘尖处着力于施术部位，以肩关节为支点，上臂部主动发力，做较缓慢的单方向直线推进。如须增大力气，可用另一手手面覆盖施术手手背，增加下压力量。

（二）动作要领

（1）着力部位要紧贴皮肤，压力要均匀。
（2）推进的速度宜缓慢均匀。
（3）推法为单向直线推进。
（4）拳、肘推法宜顺肌纤维走行方向。
（5）拇指端推法与拇指平推法推动的距离宜短，肘推法压力较大，刺激较强，老人及儿童慎用。
（6）推法直接作用于体表时，适当使用介质，预防皮肤擦伤。

（三）注意事项

（1）推进的速度要慢不可过快，压力大小适中。
（2）预防推破施术部位皮肤。可适量使用冬青膏、滑石粉及红花油等润滑剂。

（3）推法为直线运动，不可歪曲斜推。

（四）适用部位

本法适用于全身各部。指推法适于肌肉较为浅薄的部位，如头面部、颈项部、手部和足部，以足部使用最多；掌推法主要适于胸腹部、腰背部及四肢部；拳推法适于背腰部及四肢部等肌肉丰厚，需要刺激量大的部位；肘推法主要适于背、腰部脊柱两侧。

（五）作用

内科病证，如高血压、头痛、头晕、失眠等，可用指推桥弓，掌推脊柱两侧膀胱经脉，以平肝降压，通调脏腑；躯干四肢部位，如腰腿痛、风湿痹痛、腰背部僵硬、感觉迟钝等病证，宜用肘推法推脊柱两侧膀胱经脉、华佗夹脊及两下肢后侧，亦可用掌推法和拳推法操作，以祛风散寒、通经活脉、化瘀止痛；内科病证，如胸闷胁胀、烦躁易怒等，宜用掌推法分推胸胁部，以疏肝解郁；腹胀、便秘、食积等，用掌推法推脘腹部，以消胀除满、通便除积；伤科，如软组织损伤、局部肿痛等，宜用指推法和掌推法于病变处施治，以舒筋活络、消肿止痛。

按语　推法是有别于擦法、抹法，以及摩法的特殊手法，操作时要保持一定下压力，但压力不宜过大，且推法为单向直线运动。

四、搓法

用双手掌面夹住肢体或施术部位，做交替搓动或往返搓动，称为搓法（图6-7）。

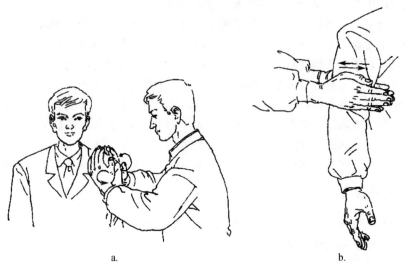

图 6-7　搓法
a.肩部之双手搓法；b.上肢之双手搓法

1.操作方法　术者用双手掌面夹持住施术部位，受术者被操作部位充分放松。以肘关节为支点，前臂与上臂部主动发力，做相反方向的较快速地搓动，并同时做上下往返移动。

2.动作要领

（1）搓法操作时动作要轻快、协调、连贯。搓法含有擦、揉、摩、推等多种成分，为简单复合手法。

（2）来回搓动的速度要快，上下移动的速度一定要慢，做到紧搓慢移。

（3）搓法搓动时双手用力要对称，大小一致。

3. 注意事项　搓法操作发力不可过重。搓动时如夹持手法太紧或推搓时下压力过大，会造成手法呆滞，失去灵活。

4. 适用部位　搓法主要适于四肢部和胁肋部。

5. 作用　主要用于肢体酸痛、关节活动不利及胸胁迸伤等伤科病证，以及肝气郁滞、两胁胀痛等内科病证。

四肢部酸痛，关节活动不利，宜用双手夹搓法搓四肢部及患病的关节，以达到疏松肌筋、解痉止痛的作用。胸胁伤及肝郁气滞之证，可用双手夹搓法夹搓胸胁部，达到调和气血及疏肝理气的作用。搓法也常作为上肢部治疗的结束手法。

五、抹法

用拇指指面或手掌掌面在体表做上下、左右或弧形的曲线的抹动，称为抹法。抹法是一指禅流派的辅助手法之一，它实际是以成人推拿手法中的平推法和小儿推拿所用的直推法、旋推法、分推法及合推法的综合动作。一般分为掌抹法和指抹法两种（图6-8）。

（一）操作方法

1. 掌抹法　以一手或双手的掌面置于施术部位。腕关节放松，以肘关节为支点，前臂部主动发力，带动手掌、大鱼际、小鱼际在施术部位上做上下、左右或弧形曲线的抹动。可双手同时操作。

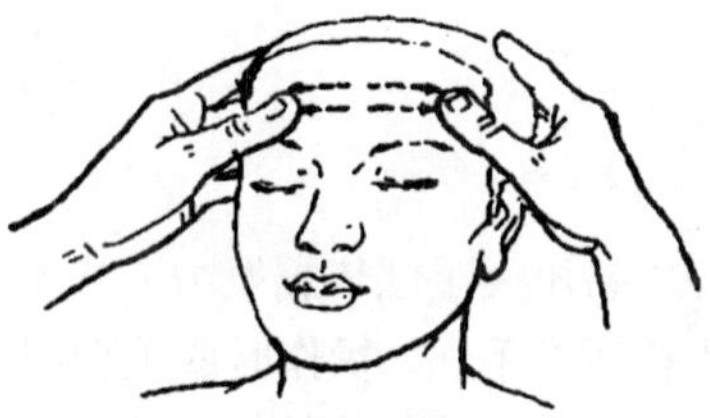

2. 指抹法　以一手或双手拇指指腹或螺纹面置于体表

图6-8　抹法

施术部位上，其余四指置于相应的位置以固定，指主动发力，在施术部位做线的抹动。

指抹法亦可以示指、中指与环指螺纹面于额颞部操作；也可以采用两指，或三指、四指同时操作，通常操作时双手同时协调进行。

（二）动作要领

（1）操作时手指指腹或掌面要紧贴于施术部位。

（2）用力要均匀适中，动作要轻柔和缓。

（3）抹法操作时路线较为自由多样，应根据不同施术部位进行手法选择。

（4）操作时可适量使用推拿介质。

（三）注意事项

（1）注意要把抹法和推法区分开来。这里说的推法是指推法，其运动特点是单向、直线运动。而抹法则是或上或下，或左或右，或直线往来，或曲线运转，可根据不同的部位灵活变化运用。

（2）抹动时发力既不能过轻也不能过重。过轻则手法飘浮功力无法渗透；过重则手法重滞，丧失了灵活性。

（四）适用部位

指抹法一般适于面部、手足部肌肉浅薄部位；掌抹法则适于背腰部、四肢部等肌肉丰厚部位。

（五）作用

本法主要用于内科感冒、头痛，面瘫等病证，以及伤科肢体酸痛等病证。

指抹法抹前额部及两侧太阳穴具有开窍镇静、疏风散寒、安神止痛的功效，一般用来治疗感冒、头晕、头痛、失眠等病证；用指抹法抹面，可疏经通络、活血化瘀，用来治疗面瘫等疾病；掌抹法治疗肢体酸痛，抹病变肢体，达到舒筋活血、行气止痛的功效；掌抹腰部主要有舒筋活血、解痉止痛的功效。

抹法也常用于手足保健及面部保健，可涂少许润滑剂后施术。

按语　抹法和推法要区分开来。推法的运动特点是单向、直线运动。而抹法则是或上或下，或左或右，或直线往来，或曲线运转，可根据不同的部位灵活变化运用。此外，抹动时发力既不能过轻也不能过重。过轻则手法飘浮功力无法渗透；过重则手法重滞，丧失了灵活性。

第三节　挤压类手法

挤压类手法依据发力方式不同可分为按压与捏拿两类手法。垂直于施术部位发力的手法称为按压类手法，操作时应垂直用力，使产生的刺激缓缓透达体内，其作用浅至肌表，深达脏腑。按压类手法是最早的推拿治疗的手法之一。按摩、按跷即出于此处。按压类手法主要包括按法、压法、点法、踩跷法和拨法等，代表手法就是按法，其他的手法均由按法衍化或发展而来。对称性挤压施术部位的手法称为捏拿类手法，此法为以对称性挤捏的方式作用于施术部位的一类手法，操作时应对称性用力，刺激既柔和又深透，舒适自然。主要包括拿法、捏法、捻法、挤法、拧法等。

一、按法

以手指、手掌或肘尖部位垂直按压于体表施术部位，渐行发力，由小至大，从浅至深的手法称按法。按法的刺激性强烈而舒适，易于被人接受。常与揉法相结合，组成"按揉"的复合手法。依据发力部位不同，可将按法分为指按法、掌按法、肘按法三种（图6-9）。

（一）操作方法

1. 指按法　以手指螺纹面垂直着力于体表施术部位，可用拇指，也可用多指，垂直向下按压，发力时力量由浅入深，逐渐增大，当按压力达到所需的力度后，患者产生酸、麻、胀等"得气症状"时要稍停片刻，即"按而留之"，然后逐渐松劲撤力，重复按压，使按压动作既平稳又有节奏性。如需要力量较大时可采用叠指按压，及一手拇指置于另一手拇指指甲上进行垂直按压的方法。

2. 掌按法　依据发力方式不同分为单掌按法和叠掌按法两大类。用单手或双手掌面单独置于施术部位。身体略前倾，以肩关节为支点，上臂发力传至手掌部，由浅入深的垂直向下发力的手法称为单掌按法。用一手手掌覆盖于另一手手掌之上，上身前倾，双臂伸直，以肩关节为支点，使身体产生的力由浅入深地逐渐深透至施术部位的手法，称为叠掌按法。叠掌按法也适用于脊柱小关节紊乱的推拿治疗，通常叠掌按至最深处施加"巧力寸劲"做一个深层次按压，并迅速抬手，可反复操作 3～4 次。

3. 肘按法 肘关节屈曲，置于施术部位，术者上身前倾，依靠自身重力发力，由浅入深，垂直于施术部位发力，这种按法称为肘按法，一般适用于肌肉丰厚的部位。

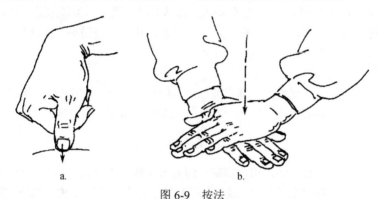

a.   b.

图 6-9 按法

a. 拇指按法；b. 叠掌按法

（二）动作要领

（1）拇指按法应悬腕。腕关节悬屈 40°～60° 时，拇指最适于发力，余四指也容易支撑助力。

（2）掌按法以肩关节为支点，术者身体略前倾，自身重力也能作用于施术部位，减少上臂发力。

（3）按压的发力方向与施术部位垂直，按压时要由浅入深，逐渐渗透至皮下部位。

（4）按压力度要依据受术者身体素质而定，一般年幼、年老、体虚患者压力较小。

（5）按压时要缓慢有节率性。

（三）注意事项

（1）指按法接触面积小，刺激强，通常重手法操作后，要采用较为轻柔的揉法来缓解肌肉的酸胀。

（2）按法操作要逐渐发力，由浅入深，不可突施暴力。无论指按法、掌按法或者肘按法，其发力原则均是由轻而重，再由重而轻，手法操作忌突然发力与突然收力。

（四）适用部位

指按法适于全身各处，尤其以经络、穴位最为常用；掌按法适于背部、腰部、下肢后侧及胸部、腹部等面积较大而又较为平坦的部位；肘按法适用于腰背、大腿后侧等肌肉丰厚不易渗透的部位。

（五）作用

按法具有舒筋活血、解痉止痛、开通闭塞、活血通络、理筋整复的功效，常用于头痛、腰背痛、下肢痛等各种痛证及风寒感冒等病证。

头痛发作时可指按鱼腰、印堂、头维、太阳、百会、风池等腧穴，从而达到通经活脉、安神定痛的作用；腰痛、下肢部疼痛，可掌按腰背部、下肢后侧，以达到通经止痛、活血通络的作用；风寒感冒可掌按或指按背部膀胱经诸穴，以达到疏风散寒、温经通脉的作用；腰背扭伤，四肢肌肉拉伤可掌按腰背部和四肢部腧穴，以达到解痉止痛、理筋整复的功效。

二、压法

用手指螺纹、手掌、肘部着力于施术部位进行的持续按压，称压法。压法根据发力部位不同分为指压法、掌压法和肘压法，临床一般以肘压法最为常用。

（一）操作方法

1. 指压法　主要为拇指压法，用拇指螺纹面着力于体表施术部位，其余四指张开固定；腕关节悬屈 $40°\sim60°$。前臂主动发力，通过拇指使其发力方向垂直于施术部位，进行持续按压。其手法形态同指按法。

2. 掌压法　以单手或叠掌面置于施术部位，以肩关节为支点，术者上身略前倾，利用身体上半部的重量，通过上、前臂传至手掌部，垂直于施术部位向下用力，持续按压。其手法形态同掌按法。

3. 肘压法　术者上身前倾，肘关节屈曲，以肘关节尺侧突起部着力于体表施术部位。以肩关节为支点，利用身体上半部的重量，垂直用力，持续按压。

（二）动作要领

（1）压法的动作形态基本等同于按法。

（2）肘压法操作时术者上身前倾，以肩关节为支点，巧用身体上半身的重量，使操作者不易疲惫。同时肘压的力量要以受术者能忍受为度。

（3）压法发力要持续。持续施力是压法和按法的根本区分点。一般认为按法动作偏动，由浅入深，复由深转浅，带有缓慢的节奏性，而压法动作偏静，压而不动，持续发力。

（三）注意事项

（1）完善相应辅助检查，明确诊断，不可突发暴力，以免造成医疗事故。

（2）肘压法在结束操作时，要逐渐减力，注意不可突然终止压力。

（四）适用部位

压法的适用部位基本和按法一致，肘压法适用于腰臀部、下肢后侧及背部等肌肉发达厚实的部位。

（五）作用

指压法、掌压法与指按法、掌按法的作用相同，肘压法主要用于腰肌强硬、顽固性腰腿痛等疾病。

在治疗腰椎间盘突出时，可用肘压法压腰椎间盘突出节段椎旁 1.5cm 处，及患侧的秩边、环跳、承扶、承山等穴，以达到舒筋通络、解痉止痛的作用。

按语　压法和按法动作形态基本相同，但动作要领有所区别，压法发力要持续。持续施力是压法和按法的根本区分点。一般认为按法动作偏动，由浅入深，复由深转浅，带有缓慢的节奏性，而压法动作偏静，压而不动，持续发力。

三、点法

用手指指端、指间关节、肘部等着力于体表施术部位，持续垂直按压的手法，称为点法（图 6-10）。点法是由按法演变而来的。最早见于《保生秘要》，可以属于按法范畴。点法具有着力点小、刺激强的特点，操作与压法基本相同，其区别点在于压法的着力面积较大，而点法着力面积较小。依据发力部位不同主要分为指点法和肘点法。临床以拇指端点法最为常用。

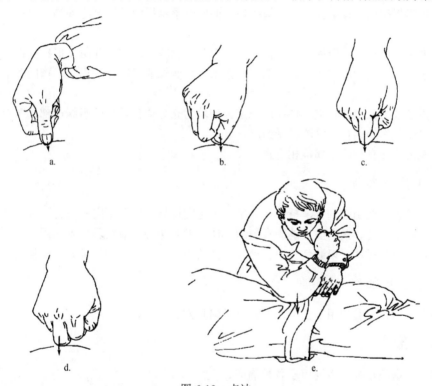

图 6-10　点法

a.拇指指端点法；b.拇指指节点法；c.示指指节点法；d.中指指节点法；e.肘点法

（一）操作方法

1. 指点法　指点法主要分为指端点法和指节点法两种方法。

（1）指端点法又分为拇指指端点法、中指指端点法。

1）拇指指端点法：操作时手握空拳，拇指伸直并紧靠于示指中节，以拇指指端着力于施术部位或穴位上。前臂与拇指主动发力，进行持续点压，也可以用拇指按法的手法形态，用拇指指端进行持续点压。

2）中指指端点法：用拇、示、无名三指用力夹持中指末节，以中指指端着力于体表，垂直向下用力按压。

（2）指节点法：又称屈指点法。主要包括拇指指节点法和示指指节点法。

1）拇指指节点法：以拇指指间关节桡侧着力于体表施术部位，拇指指端抵于示指中节桡侧缘助力，前臂与拇指主动施力，进行持续点压的手法。

2）示指指节点法：示指屈曲，以示指第一指间关节突起部着力于体表施术部位，前臂与示指发力，进行持续点压。

2.肘点法　术者曲肘，以肘关节鹰嘴凸起部位着力于体表施术部位，身体略前倾，上臂主动发力，进行持续点压。肘点法一般适用于腰背、大腿等肌肉丰厚部位。

（二）动作要领

（1）拇指指端点法宜手握空拳，拇指螺纹面应贴紧示指中节桡侧缘外侧，以免用力时扭伤拇指关节。

（2）拇指指节点法，拇指指端应抵在示指中节桡侧缘，固定，并防止拇指扭伤。

（3）示指指节点法，宜手指握实拳，拇指末节尺侧缘要紧压在示指第一指间关节处以固定和助力。

（4）点法发力要由轻到重，持续而稳定，使功力充分达到机体的组织深部，要有酸、麻、胀、痛等"得气"的感觉，以能忍受为度。

（5）发力方向宜与施术部位相垂直。

（三）注意事项

（1）点法发力要由轻到重，持续而稳定，不可突施暴力。既不突然发力，也不突然收力。

（2）对年老体弱、久病虚衰的患者慎用点法，尤其是心功能较弱患者忌用。

（3）点后宜用揉法，以避免气血积聚及点法所施部位或穴位的局部软组织损伤。

（四）适用部位

全身各部位，尤其适用于全身阳经穴位及阿是穴。

（五）作用

点法善于解痉止痛，主要用于各种痛证。

胃脘痛点脾俞、胃俞等腧穴；腹痛点足三里、上巨虚等腧穴；头痛可点鱼腰、百会、太阳、风池等腧穴；牙痛点合谷、下关、颊车等腧穴；腰腿痛，可点腰痛穴、肾俞、大肠俞、八髎、环跳、承扶、委中、承山等腧穴。以上各种痛证应用点法治疗，均具有解痉止痛的作用。

附：掐法

掐是用拇指指尖垂直按压于施术部位的手法。

操作方法： 握拳，示指指间关节桡侧抵住拇指指腹，拇指指端着力于施术部位，垂直按压。

动作要领：

（1）拇指指尖垂直按压于施术部位。

（2）施术时力度适中，不可损伤施术部位皮肤。

（3）取穴准确，每个腧穴操作4~5次，不宜长时间反复施术。

作用：掐法又称指针疗法，适用于全身各处腧穴，以指代针，具有开窍醒神、解痉止痛等功效，特别适用于病位较深，且惧怕针灸治疗的患者。

四、捏法

用拇指和其他手指在施术部位做对称性的挤捏肌肤的手法，称为捏法。依据与拇指配合操作手指的多少可分为二指捏法、三指捏法、五指捏法等（图 6-11）。捏法操作容易，易掌握，但要求拇指与余指捏合力持久有力，所以须长期练习。捏法可以单手操作，也可双手同时操作。

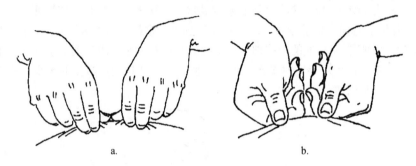

图 6-11　捏法

a. 三指捏法；b. 二指捏法

1. 操作方法　二指捏法是拇指与示指指面，相对用力挤捏。三指捏法是拇指与示指、中指合力挤捏施术部位。五指捏法用拇指和其余四指指面夹住肢体或肌肤，相对用力挤压，随即放松，可反复多次操作。

2. 动作要领

（1）操作时手指要以指腹着力，发力时双方力量要对称。

（2）动作要连贯而有节奏性，用力要均匀而柔和。

3. 注意事项

（1）操作时手指要以指腹着力，发力时双方力量要对称。用指端着力就会失去挤压的力量。

（2）操作时注意只捏，不提不揉。

4. 适用部位　颈项部、四肢部。

5. 作用　捏法主要用于颈椎病及疲劳性四肢酸痛等病证。

捏法常用来治疗颈椎病，尤其是椎动脉型和交感型颈椎病，以捏法自双侧风池穴向下循序捏至大椎部，以达到舒筋通络、行气活血的功效。也可治疗疲劳性四肢酸痛，用捏法自四肢的近端捏向远端，以达到松肌舒筋、解除疲劳的功效。

按语　捏法是用拇指和其他手指在施术部位做对称性的挤捏肌肤的手法，不带有其他方向操作，主要区别于拿法，捏而提之称为拿法。

附：捻法

捻法是用拇指与示指夹持住受术者的末端肢体做往返搓动的手法。

操作方法：术者用拇、示二指螺纹面，或拇指螺纹面与屈曲的示指中节桡侧面着力，夹持住患者手指或脚趾，做来回搓动。

动作要领：

（1）频率为每分钟约 200 次。

（2）动作灵活连续，发力均匀深透。

（3）捻法操作时捻动要快，移动要慢。

作用：主要适用于手指、脚趾部位的按摩，具有舒经活络、活血止痛、滑利关节的功效。也可用作类风湿疾病的辅助治疗。

五、拿法

拿法是由捏法演变而来的手法，捏而提之谓之拿，用拇指和其余手指对称用力，提捏肌肤的手法，称为拿法（图6-12）。拿法也是临床常最常用手法之一，具有操作简便，感觉舒适的特点。"推拿"首见于明代推拿学专著，从"按摩"到"推拿"，推拿手法有了飞速的发展。后世的"抓沙袋""拿大腿"及其他的一些训练，主要就是针对拿法，用来增加手部拿捏的力量。拿法既可以一手操作，也可双手同时操作。根据其他手指和拇指配合数量的多少，可以将拿法分为三指拿法、五指拿法等。

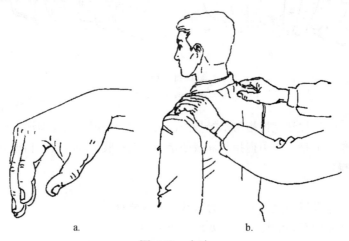

图 6-12　拿法

a.拿法手势；b.拿肩井法

1.操作方法　施术者腕关节放松微屈曲，以拇指螺纹面和其余手指的指面相对用力，捏住施术部位的肌肤并逐渐将其垂直提起，再缓慢放下，如此反复操作，用拇指同其他手指的对合力进行轻重交替、连续不断地提捏并施以揉动。

2.动作要领

（1）着力面必须为拇指与其余四指指腹，切不可用指尖内扣。

（2）提提中要含有揉动之力，实际上拿法可以算作一种复合手法，由捏、提、揉这三种手法构成。

（3）操作时腕关节放松，动作要灵活、柔和而富有节奏性。

（4）操作时指间关节要伸直，加大受力面积，减少压强。

（5）拿法操作要连贯而富有节律性。

（6）双手操作时可相互交替操作，使双手都能得到放松。

（7）操作时要沿经络循行部位，快拿慢移，骨节部位及皮肉浅薄部位要避开。

3.注意事项　拿法应注意动作连贯协调，不能死板僵硬。初学者不可过度用力且操作时间过长，以防伤及腕部与手指的屈肌肌腱及腱鞘。拿法要和捏法区分开来。

4. 适用部位　颈项部、肩部、四肢部和头部等。

5. 作用　拿法常用于颈椎病，拿颈项部肌肉、肩井部及患侧上肢肌肉，从而达到行气活血、疏经通络的作用。四肢酸痛，拿法操作由四肢近端拿向远端，从而达到松肌舒筋、止痛除酸的作用。头痛恶寒等外感表证，可拿风池穴、颈项部肌肉、肩井及头部腧穴，从而达到祛风散寒、活血止痛的作用。

附：拿五经

拿五经是五指张开，掌指关节屈曲，以五指指端置于头顶部，自前往后，各指间关节用力屈曲，相对用力挤压、抓拿头顶部经络及腧穴的手法。

该手法以五指指腹着力于施术部位，不要用指甲发力，避免损伤头部皮肤，具有祛风散寒、开窍醒神、平肝潜阳、益髓健脑等功效，主要用于风寒感冒、头晕、失眠、高血压及头部病变。

六、踩跷法

用双足在施术部位上进行节律性踩踏来治疗疾病的方法，称踩跷法。踩跷法临床应用较为广泛，其特点是踩跷的力量沉稳而着实，渗透性好，对于体重较大或者长期按摩耐受力强的患者较为适宜，并且施术者因将自身的体重化为手法渗透之力，所以施术者不觉疲惫，节约体力，可长时间操作。踩跷法力度大，危险性较高，在人体施术前要熟练掌握脚法，明确患者病情及身体耐受程度。预防出现医疗事故。常用的踩跷法有踏步式踩跷法、倾移式踩跷法及外八字踩跷法。

（一）操作方法

1. 踏步式踩跷法　受术者俯卧于踩跷床上，术者清洗双足，更换新袜，双手或单手扶住踩桥床两侧横木扶手，以调节自身的重力从而控制踩踏力量。准备就绪后，双足横踏于患者的腰骶部，用力要适中，用轻踏步的方式，双足交替起落地进行节律性踩踏，术者身体的重心随着双足的起落而缓慢转移。沿腰骶部循脊柱上移踩踏至大椎下缘，然后再循序踩踏回返至腰骶部，如此反复多遍。

2. 倾移式踩跷法　受术者俯卧于踩跷床上。术者准备工作与前法相同。双足分别踏于一侧肩胛部和腰骶部，用力要适中，术者面部朝向受术者头部。踏于肩胛部一足的内侧缘要与脊柱平行，并紧扣于所踏肩胛内侧缘，腰骶部的一足横踏于腰骶部，且与脊柱垂直。以术者腰部为轴，身体的重心有节律地前倾或后移，前倾时术者身体重心落在前足，后移时术者身体重心落在后足，如此连续不断地进行节律性前倾后移踩踏，双足可交替进行。

3. 外八字踩跷法　受术者俯卧于踩跷床上，术者准备工作与前法相同。术者双足呈外八字分踏于患者双下肢股后侧的承扶穴上，术者身体重心左右移动，并随着身体重心移动将其落在左足或者右足。如此持续不断地进行节律性踩踏，并沿双大腿下移至腘窝上，然后沿着原路线返回双侧承扶处，如此可反复多遍。

（二）动作要领

（1）踩跷法操作时要富有节律性，呈轻踏步式，足底离开术者身体不要过高，以身体重心能顺利转移至对侧足部即可。踩踏的频率不能太快，也不能太慢，一般为60次/分。

（2）倾移式踩跷时双足以腰为轴，身体前倾后移踩踏，均不能离开操作部位。

（3）踩跷法操作时力量与时间应依据患者体质、病情等情况来确定，操作力量不宜过大，时间不宜过长。如有患者不配合操作时，立即停止操作。

（三）注意事项

（1）踩跷操作危险性较高，操作前必须明确诊断，严格把握患者病情，骨折、严重骨质疏松、骨肿瘤、严重脏腑疾病患者禁用。体质较弱的患者慎用。

（2）踩跷操作时注意控制身体重力落在患者身上的大小，不可过度刺激，如出现受术者不能受力的情况，要立即停止操作。

（3）踩跷操作时不能在某一位置过长时间踩踏，以免产生不良反应。

（4）踩跷法一般适用于体重较轻的施术者，一般50~70kg，体重过重的推拿师要慎用此法。

（四）适用部位

背部、腰骶部及下肢后侧肌肉丰厚处。

（五）作用

踩跷法主要用于腰背筋膜劳损，腰椎间盘突出，颈椎病，头痛等病证。

腰背筋膜劳损、腰椎间盘突出等病证，可用踏步式踩跷法反复踩踏背部、腰部，间以外八字踩跷法踩踏两下肢股后侧，以达到疏经通络、理筋整复的功效；颈椎病，病变位置较低，累及肩胛部酸痛者，可用倾移式踩跷法重踩肩胛部，达到行气活血、止痛除酸的功效；头痛，病程较长，缠绵不愈的患者，用外八字踩跷法较长时间反复踩踏双下肢股后侧，对个别承受能力较强的患者，可踩踏至两小腿后侧，从而达到安神定痛的功效。

按语 踩跷法是手法按摩的延伸，用足部借助身体重力来按摩达到治病祛邪的功效，具有渗透力强，省时省力的优点，值得临床推广应用。同时操作时应谨记注意事项，避免出现医疗事故。

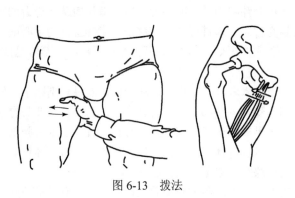

图6-13 拨法

七、拨法

用手指或肘关节深按于施术部位，做单向或往返的拨动肌筋的手法，称为拨法。也称弹拨法（图6-13）。其中用手指进行拨动的手法称指拨法，用肘关节进行拨动的手法称为肘拨法。拨法发力沉实有力，刺激性较强，具有良好的解痉止痛与松解粘连的作用。常用于肩背部、四肢部肌肉粘连疼痛等部位。

（一）操作方法

1. 指拨法 按照发力方式不同可分为拇指拨法和三指拨法。拇指拨法操作时拇指伸直，其余四指自然握拳，以拇指指端着力于体表施术部位，适当下压，保持一定深度，一般以肌肉酸胀感为宜。然后做与肌纤维或肌腱、韧带垂直方向的单向或往返方向拨动。若感觉单手指力不足，可叠指操作。三指拨法以示、中、环指三指并拢，用三指指端着力于体表施术部位，适当下压，保持一定深度，一般以肌肉酸胀感为宜。然后做与肌纤维或肌腱、韧带垂直方向的单向或往返方向拨动。

2. 肘拨法 以肘尖或前臂靠近肘尖部位着力于施术部位，肘关节屈曲，以肩关节为支点，上臂主动发力，用力下压至一定深度，一般以肌肉酸胀感为宜。然后做与肌纤维或肌腱、韧带垂直方向的单向或往返方向拨动。

（二）动作要领

（1）拨法拨动的方向要与拨动的肌肉或肌腱方向相互垂直。

（2）拨法操作时要对施术部位有一定下压力，指下或肘下要保持吸定，拨动时带动皮下组织一起运动，切忌产生摩擦。

（3）拨法操作时发力要从轻到重，不可突发暴力。

（4）拨法操作时既可单方向拨动也能往返操作。

（5）拨法操作时用力适中，以患者耐受为度，如指拨法操作需要增加力量时，可叠指进行操作。

（三）注意事项

拨法在操作时，应掌握"以痛为腧"的原则。在患者身上找到某一体位时最疼痛的一点，以指端或肘尖按住此点不放，随后进行拨动。

（四）适用部位

拨法的刺激性较强，常在四肢或腰背部结节处使用，具有松解粘连、解痉止痛的功效，常用于颈项部、肩背部、腰部、臀部和四肢部等部位。

（五）作用

拨法主要用于颈椎病、落枕、肩周炎、腰肌劳损、网球肘等病证。

颈椎病、落枕，可在颈部及背部酸痛点施以指拨法，并配合颈部的前俯、后仰、侧屈等被动活动，从而达到松解粘连、解痉止痛的功效；肩周炎，软组织粘连，疼痛活动受限时，可以指拨法弹拨肱二头肌长、短头肌腱及三角肌与肱三头肌交界处，以及弹拨肩贞、天宗等腧穴，并配合肩关节被动活动，从而达到松解粘连、解痉止痛的功效；网球肘，可指拨肱骨外上髁压痛点，以解痉止痛；腰肌劳损用肘拨法或指拨法弹拨局部炎性反应点处结节，以解痉止痛、分解粘连。

八、拧法

拧法是用手指挟住患者的皮肤，两指施力将患者皮肤向外拉扯，当拉至将尽极限时，将皮肤从夹持的两指间滑出的一种广泛流传于民间的手法，又称"扯法""揪法"（图6-14）。

1. 操作方法 用拇指和屈曲的示指或者屈曲的示指和中指，张开挟住患者施术部位的皮肤，两指施力将皮肤向外拉扯，当拉至将尽极限时，将皮肤从夹持的两指间滑出，可多次反复操作，一拉一放，常可听到"哒哒"的声响。

2. 动作要领

（1）手指对皮肤的夹持力要适中，不可用力过大，以免损伤施术部位皮肤。

（2）手法操作时术者手部要适当使用润滑剂，防治皮肤干燥引起皮肤损伤。

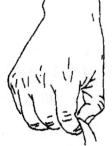

图 6-14 拧法

（3）操作时以皮肤出现红紫色瘢痕为度，如长时间操作不出瘢痕，不要强求，说明病情不适用此类手法。

3. 注意事项 注意施术力度，不要拧破皮肤。

4. 适用部位 颈项部、前额部、胸腹部、华佗夹脊等部位。

5. 作用 拧法常用于中暑、音哑等病证。

拧颈前部皮肤可以清心利咽，常用来治疗心火上炎引起的声音沙哑。拧前额部皮肤可以治疗暑湿引起的发热、头痛等症状。拧华佗夹脊、胸腹部可以治疗胸闷、呕恶等症状。

九、挤法

用手指指端对称性向中央挤压皮肤表面，使之出现紫色瘢痕的手法，称为挤法。挤法也是民间较为流行的治疗手法，可以分为单手挤法和双手挤法（图 6-15）。

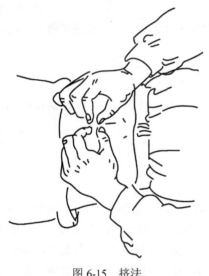

1. 操作方法 单手挤法以一手的拇指和示指的指端或螺纹面着力于施术部位的皮肤或筋节，将施术部位皮肤用力挤按，直到皮肤出现紫色瘢痕。双手挤法是用双手拇指、示指相对，然后两指对称性用力，向中央挤按受术部位皮肤或筋节，使之出现紫色瘢痕。

2. 动作要领

（1）挤法操作时两指或两手要对称性发力。

（2）挤法操作时皮肤以透出紫色瘢痕为度，切勿挤破皮肤。

（3）挤法操作时用力要适中，不可强求紫色瘢痕。

3. 注意事项

（1）用力适中，不可挤破皮肤。

（2）对于时间较久的筋结，不可强行挤破。

4. 适用部位 前额部和腕、踝关节部最为常用。

5. 作用 挤法常用于治疗头痛和腱鞘囊肿。

图 6-15 挤法

治疗头痛，民间流行在前额部挤"痧点"，多者呈排状，具有清利头目、镇静安神的作用；治疗腱鞘囊肿，时间较短暂者可予以挤破，以消散筋结。

第四节 振颤类手法

以较高的频率在体表施术部位进行轻重交替的有节律性的刺激，使受术部位产生抖动、振动、或颤动等运动形式，称为振颤类手法。振颤类手法主要包括抖法、振法和颤法。

一、抖法

用手握住患者四肢远端，做小幅度的连续上下抖动的手法，称为抖法。一般依据操作部位不同可分为抖上肢法、抖腕部法、抖下肢法及抖腰法（图 6-16）。

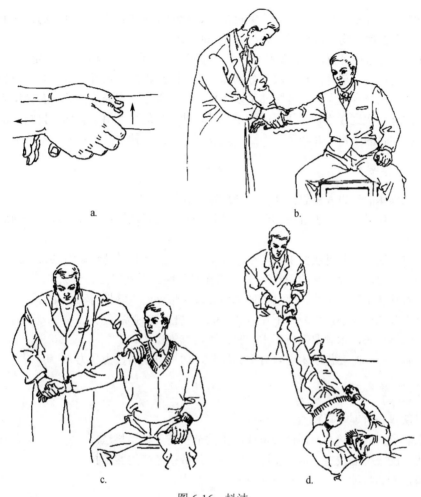

图 6-16　抖法

a.捏腕姿势；b.握腕抖法；c.握手抖法；d.抖下肢法

（一）操作方法

1.抖上肢法　患者取端坐位、站立位或仰卧位，被操作上肢部放松。术者或站，或马步，或坐于患者身体前外侧，术者身体略前倾。双手握住患者手腕，将患侧上肢向前外方抬起至 60° 左右，双手略做牵拉，而后术者双前臂微用力做小幅度的连续的高频率上下抖动，并且使所产生的抖动力以波浪的形式传递到患者肩部。也可以以一手握住患者腕部，另一手按住患者肩部，做小幅度的连续的高频率左右抖动，使产生的功力向上传至肱三头肌处。频率为 200～250 次/分。

2.抖腕部法　患者端坐位，患侧腕关节放松。术者立于患者侧前方，用双手拇指指尖相对，横置于患者腕背横纹处，两示指自然伸直相对，与两手拇指一起相对用力握住患者患侧腕关节，并做上下的快速抖动，并带动腕关节做小幅度的连续的高频率屈伸运动。也可以背对患者，双手握住患者近腕部上方，做小幅度的连续的高频率抖动。频率为 200～250 次/分。

3.抖下肢法　患者平躺于治疗床上，患侧下肢放松，术者站在患者足面前侧，面向患者，双手握患者一侧踝部，或双手分别握住患者双侧踝部，将患侧下肢抬起，略作牵拉，离开床面约 30°，然后术者上肢同时发力，做小幅度的、连续的高频率抖动，使抖动的力向上传导到髋部。使患者下肢及髋部均有舒松感。频率约为 100 次/分。

4. 抖腰法　患者俯卧位，趴在治疗床上，双手抓住床头固定，或由助手固定患者双侧腋下，术者立于患者足后方，双臂伸直，双手分别握住患者两足踝部，术者身体后倾，向患者或助手相对方向用力，以自身重力对患者腰部予以牵拉，待患者腰部充分放松后术者身体前倾，双臂发力对患者进行 1 次到 3 次较大幅度的腰部抖动，使产生的力作用于腰部。抖腰法是腰部手工牵引和抖法相结合的产物，并非单一手法，是复合类手法一种。

（二）动作要领

（1）抖法操作前嘱患者将患侧肢体充分放松，并伸直。

（2）抖法操作时要握住患者肢体远端，使抖法产生的抖动波由肢体的远端传向肢体近端，切不可突然松手。

（3）上肢抖法和下肢抖法要求幅度小，频率快，一般上肢抖动频率为 200～250 次/分。下肢部抖动频率稍慢，一般频率约 100 次/分。操作时频率由慢到快，逐渐加快。

（4）抖腰法属于复合手法，要以拔伸牵引和较大幅度的短阵性抖动相结合。

（5）抖上肢幅度要小，一般上下左右 2～3cm，抖下肢时幅度稍大。

（6）抖法操作时，术者要保持正常呼吸，不可屏气操作。

（7）抖腰法操作时要借助术者自身重力操作，切不可使用蛮力暴力。

（三）注意事项

（1）抖法操作时要呼吸自然，不可屏气。

（2）患者肩、肘、腕有习惯性脱位或严重关节损伤者禁用抖法。

（3）患者腰部疼痛较重，活动受限，肌肉不能放松者禁用腰部抖法。

（4）抖法发力持续而柔和，不可突发暴力、蛮力。

（四）适用部位

抖法主要用于四肢部和腰部，以上肢部最为多用。

（五）作用

抖法主要用于治疗颈椎病、肩周炎、腰椎间盘突出、髋部伤筋等颈、肩、臂、腰、腿部疼痛性疾病，为常用的辅助治疗手法，经常作为上、下肢部治疗的结束手法。

颈椎病、肩周炎等可用抖上肢法，以达到舒筋活血、滑利关节的功效；髋部伤筋用抖下肢法，以达到疏松脉络、松解粘连的作用；若腰椎间盘突出及腰扭伤、腰椎小关节滑膜嵌顿等疾病，用抖腰法，以达到松解粘连和整复错位的作用。

二、振法

以手掌或手指在体表施以垂直皮肤并将产生的功力渗透入皮下的快速振动的方法，称为振法。依据操作动作不同，振法分为指振法与掌振法两种（图 6-17）。振法属内功推拿流派，常用来治疗脏腑疾病及其他顽固性疾病。

（一）操作方法

1. 指振法　患者端坐位或卧位，术者以示指、环指夹住中指指端并将其置于体表施术部位，集中精神于指端，前臂和手部肌群做静止性收缩发力，使产生的震颤力通过中指指端深入患者皮下，使施术部位产生震动感及温热感。频率为 300～700 次/分。

2. 掌振法　患者端坐位或卧位，术者站立或端坐位，沉肩、垂肘，五指自然伸直、并拢。以手掌部着力于施术部位，精神集中于掌心，前臂静止性发力，使肌肉收缩产生的震动力通过掌心传递至患者体表受术部位。频率为 300～700 次/分。

（二）动作要领

（1）振法操作时必须静止性发力。前臂和手部肌肉群收缩发力，但不可产生移动。

（2）振法操作时要全神贯注，以意引力。

（3）振法操作时振动频率要快，一般为每分钟 300～700 次。且掌振法的频率要快于指振法。

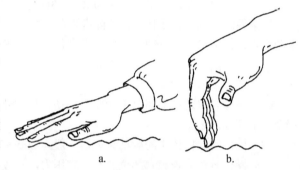

图 6-17　振法

a. 掌振法；b. 指振法

（4）振法操作时手指或手掌部要轻放于受术部位，不能施加额外的压力。

（5）振法操作时要自然呼吸，不可因发力而憋气。

（6）振法操作要保证一定时间，一般为 3 分钟左右，施术者要经常练习，熟练掌握。

（7）振法操作时发力方向垂直于施术部位，并且使产生的震颤力深入体表之下。

（三）注意事项

振法操作时手臂及手部肌群要静止性发力。不能带有主动运动，操作时术者要自然呼吸，不可憋气操作，施术部位压力要自然，不可特意施加压力。振法耗气容易使操作者术后感到疲乏，应注意施术者自身保护。

（四）适用部位

指振法几乎适用于全身各处穴位，掌振法适于胸腹部。

（五）作用

主要用于治疗头痛、失眠，咳嗽、气喘，胃脘痛、胃下垂，痛经、月经不调等病证，以温补为主，通调为辅。

头痛、失眠，可用指振法操作于印堂、太阳、百会等腧穴，以达到镇静安神、活血止痛的功效；胃下垂、胃脘痛，可用指振中脘或掌振脘腹部，从而达到温中散寒、益气升阳的功效；咳嗽、气喘，可用指振法，操作于膻中穴，从而达到宽胸理气、止咳祛痰的效果；痛经、月经不调，可用掌振法操作于小腹部及腰骶部，从而达到调经活血、暖宫散寒的功效。

三、颤法

以手指或手掌在施术部位做主动颤动并使产生的动力渗透入体表的方法，称为颤法。颤法和振法合称为振颤法，但振法为静止性发力，颤法为主动性颤动。依据操作方式不同，颤法可分为指颤法和掌颤法两种。

（一）操作方法

1. 指颤法　用一指或多指的螺纹面着力于施术部位，手和臂部肌肉绷紧，主动施力，进行颤动，使产生的力深入皮下。频率为 200～300 次/分。

2. 掌颤法　沉肩、垂肘，五指自然伸直、并拢。以手掌部着力于施术部位，手臂肌肉绷紧，主动发力，使手臂产生颤动，并通过手掌传递至施术部位皮下组织。频率为 200～300 次/分。

（二）动作要领

（1）操作时前臂和手部要主动发力颤动，形成外在可见的颤动波，并使之通过手掌或手指传至皮下深处。

（2）操作时保持较快的颤动频率，一般为 200～300 次/分。

（3）操作时对体表施术部位要有一定压力，一般以适合手臂颤动的传递为宜。

（三）注意事项

颤法操作时要区别于振法，主动发力，主动颤动，对施术者消耗较振法小，但亦应注意自体保护，不可过久操作。颤法操作时力度要渗透入皮下组织从而达到治疗疾病的目的。

（四）适用部位

主要适用于腹部。

（五）作用

主要用于消化不良产生的腹胀等病证。

治疗腹胀，消化不良，可指颤上、中、下三脘，掌颤脐部，具有消胀除满、消食导滞的作用。常与揉胃脘、揉天枢等方法配合使用。

按语　振法和颤法是两种不同类型手法，治疗疾病作用也不同，要准确区分两者的区别，正确练习和应用。

第五节　叩击类手法

叩击类手法，是指用手或特定的器具有节奏地叩击和拍打体表而治疗疾病的一种手法。主要的代表手法有拍法、叩法、击法、啄法和弹法。

一、拍法

用手掌或手指拍打体表的手法，称拍法。拍法既能单手操作，也可以双手同时操作。可分为掌拍法和指拍法（图 6-18）。

（一）操作方法

1. 掌拍法　术者掌心凹陷成虚掌，五指并拢，掌指关节微屈，拇指置于示指第一指间关节处。腕关节放松，前臂主动发力，上下挥动手臂带动腕关节上下运动，从而使掌心平稳而有节奏地拍击体表施术部位。可一手操作，也可双手同时操作，交替拍打。频率约为100 次/分。

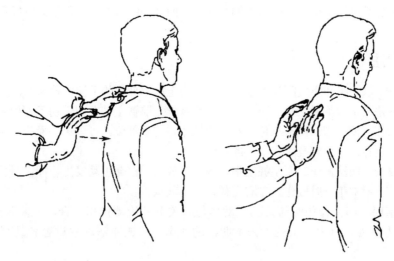

图 6-18　拍法

2. 指拍法　术者五指并拢伸直，手部肌肉放松，前臂主动发力，使手指指腹平稳、轻巧、有节律地作用于施术部位，一般用于面部操作。

（二）动作要领

（1）拍击时动作要平稳、轻巧、有节律性，要以空掌拍击体表施术部位，声音清响但无疼痛感。

（2）拍法操作时腕关节要放松。上下挥动臂膀时，力量通过腕关节传递到手掌或手指部，使作用力越发柔和。

（3）拍法操作时要以皮肤轻度发红为度。

（4）掌拍法时掌面与手指要同时接触施术部位。

（5）拍法操作时可以双手交替操作，且一般操作顺序为由上往下，由左往右。

（三）注意事项

（1）拍击时力量要平稳不可发生偏移，否则易拍击皮肤而疼痛。

（2）要掌握好拍法的适应证，对结核、肿瘤、冠心病等禁用拍法。

（四）适用部位

常用于肩背部、腰骶部和下肢后侧。

（五）作用

拍法具有活血行气、消除疲劳、解痉止痛、宣肺排痰等作用，主要用于腰背筋膜劳损、腰椎间盘突出及咳嗽、咳痰等病证。

对腰背筋膜劳损、腰椎间盘突出，以及急慢性扭伤、肌肉痉挛、风湿病等可以用拍法拍患者背部、腰骶部及患侧下肢后侧，反复多次施术，从而达到舒筋通络、行气活血、解痉止痛、消除疲劳的作用。对于咳嗽、咳痰等病证可以用掌拍法拍击患者背部腧穴，从而达到宣肺排痰的作用。面瘫患者可以用指拍法拍击患侧面部，以面部潮红为度，从而达到舒经通络、活血行气的功效。

二、叩法

手握空拳，以小指和小鱼际尺侧缘击打体表一定施术部位的手法，称为叩法。

1.操作方法　术者手握空拳，腕关节放松略背伸。前臂主动发力带动手部做上下与旋外相结合的叩击动作，使小指尺侧与小鱼际有节律地叩击施术部位。可以单手操作，也可以双手同时操作，交替进行，常可闻及"空空"的声响。

2.动作要领　叩法操作时要手握空拳，腕关节放松，前臂主动发力，叩击时要有节奏感，发力要适中。一般双手同时操作，左右交替，如击鼓状。

3.注意事项　叩法操作时前臂上下动作与腕关节外旋动作相结合，注意不要垂直用力，不要施以暴力重力，重力叩击就失去了叩法的作用。一般叩法施术后患者具有轻松舒适的感觉。

4.适用部位　叩法主要用于肩背、腰及四肢等面积较大、肌肉较为发达处。

5.作用　叩法具有行气活血、舒筋通脉、解痉止痛、消除疲劳等作用，常用于治疗颈椎病及局部酸痛、倦怠疲劳等病证。

对颈椎病，所引起的肩背部酸胀、疼痛，以叩法施于肩背部，着重施术于肩井、颈百劳、天宗穴等腧穴，从而达到行气活血、舒筋通脉的作用，常和其他手法配合使用；如劳累引发的四肢酸痛，用叩法自肢体近端叩向远端，反复多次施术，从而达到松肌活血、消除疲劳的作用。

三、击法

用手或桑枝棒击打体表施术部位从而治疗疾病的方法，称为击法。按照操作方式不同可分为拳击法、掌击法、侧击法、指击法和桑枝棒击法等。

（一）操作方法

1.拳击法　术者手握空拳，腕关节放松并伸直，前臂主动施力，用拳面、拳背或术者拳尺侧面下拳眼有节律地击打体表施术部位。拳击法依据着力面不同又可分为拳心击法，拳背击法（图6-19）和拳眼击法，其中拳背击法操作时要求腕关节要挺直。

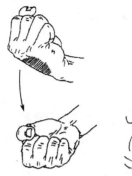
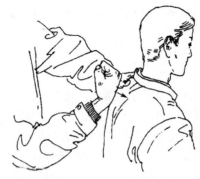

图 6-19 拳背击法

2. 掌击法 术者掌心向下，五指自然伸直，腕关节背伸，前臂主动发力，带动手掌掌根或掌心有节律地击打体表施术部位，依据着力点不同可以分为掌根击法（图 6-20）和掌心击法（图 6-21）。

3. 侧击法 术者立掌，五指伸直，腕关节背伸，前臂部主动发力，带动腕关节，使小鱼际部有节律地持续性击打施术部位。侧击法可单手操作，也能双手同时操作，交替进行。同时可用双手掌相合，前臂主动发力，以其旋后产生的力带动双手腕关节，使双手尺侧小鱼际在施术部位上进行有节律的持续性击打（图 6-22）。

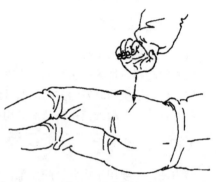

图 6-20 掌根击法

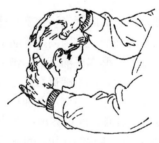

图 6-21 掌心击法

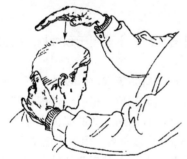

图 6-22 侧击法

4. 指击法 五指自然弯曲，呈抓型，腕关节放松，前臂主动发力带动腕关节屈伸运动，五指指端或指腹有节律地击打体表施术部位，称为五指击法。五指自然伸直，呈立掌，腕关节放松，前臂主动发力带动腕关节，使小指尺侧有节律地击打体表施术部位，称为侧指击法。还有一种双手相合击法，双手拇指、环指、小指相扣，示指、中指自然伸直，腕关节主动运动使中指尺侧有节律地击打体表施术部位。

5. 桑枝棒击法 术者手握特制的桑枝棒一端，

前臂主动发力带动腕关节，使棒身有节律地击打体表施术部位。一般适用于身体肌肉丰厚的部位。

（二）动作要领

（1）击法操作时发力要平稳含蓄，收发自如。
（2）击法操作时要轻快而具有反弹感，触及施术部位快速发力弹起。
（3）击法动作要持续附有节律性，快慢要适中。
（4）击打的力量要适中，应因人、因病而异。
（5）指击法操作时注意修剪指甲，不可伤及患者皮肤。
（6）拳击法、棒击法刺激强度大，主要适用于肌肉丰厚部位，操作时不可突然发力。

（三）注意事项

（1）应避免暴力击打。
（2）须严格掌握各种击法的适用部位和适应证。
（3）棒击法操作时发力方向与肌纤维方向要平行（腰骶部除外）。
（4）骨关节凸起处慎用击法，禁用棒击后脑、肾区，儿童禁用拳击、棒击法。

（四）适用部位

拳击法，主要用于肩井、腰骶部；掌击法，主要用于腰臀及下肢肌肉丰厚处；侧击法，主要用于肩背部、四肢部；指击法，主要作用于头部；棒击法，主要作用于背腰部、下肢部。

（五）作用

击法具有疏通经络、活血行气、化瘀止痛等作用，主要用于颈腰椎疾病引起的肢体酸痛、麻木，风湿痹痛，疲劳酸痛，肌肉萎缩等病证。

对颈椎病引起的上肢麻木疼痛，可拳击大椎、肩井等穴位，以达到舒筋通络、宣通气血的作用。操作时患者取端坐位，颈腰挺直，不能在颈前屈位时击打，常配合其他手法一起使用。风湿痹痛，肢体麻木者，宜选用侧击法和棒击法击打患病肢体的肌肉丰厚处，从而达到调和气血、祛风除湿的功效。若腰椎间盘突出，下肢部疼痛较重者，用掌根击法重击秩边穴、环跳穴、殷门穴等，从而达到通经活脉的作用，可配合腰臀部、下肢后侧拍法及侧击法应用。若肌肉萎缩，宜选用桑枝棒击法击打萎缩的肢体，从而起到活血通络、生肌起萎的功效，常配合其他手法一起应用。

四、啄法

五指端并拢叩击施术部位的手法称为啄法（图6-23）。啄法如小鸡吃米状，故而得名。

1.操作方法　术者五指自然屈曲并拢呈梅花状，腕关节放松，前臂主动发力，带动腕关节做屈伸运动，使五指指端在施术部位上做持续有节律的叩击动作。

2.动作要领
（1）五指自然屈曲并拢呈梅花状。
（2）操作时腕关节放松，动作要轻快灵活。

（3）头部操作时频率要快，力度偏小，幅度较小，背部操作频率慢，力度较大。

3. 注意事项

（1）腕关节放松，前臂主动发力，发力要均匀柔和，不可突发暴力。

（2）操作时修剪指甲，不可指甲过长，以免损伤患者皮肤。

4. 适用部位　主要适用于头部和背部。

5. 作用　啄法具有舒经活络、开胸理气、活血止痛、醒脑安神的功效，主要用来治疗头晕头痛、失眠、嗜睡、痰多咳嗽，以及局部软组织损伤等症状，常与其他手法联合应用。

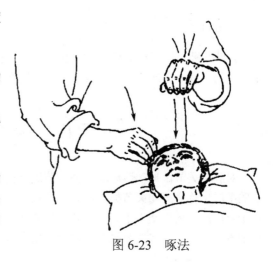

图 6-23　啄法

五、弹法

用手指弹击体表施术部位从而治疗疾病的手法，称作弹法。按照施术方式不同，可分为指甲弹法和指腹弹法两类（图 6-24）。

（一）操作方法

1. 指甲弹法　术者以拇指指腹或指尖扣住示指、中指、环指或者多指指甲，然后将示指、中指、环指或多指指甲依次弹击施术部位，如此反复多次，富有节律感。频率 100～150 次/分钟。

2. 指腹弹法　用示指指腹压住中指指背或指甲，示指与中指相对用力，示指滑落的过程中指腹快速弹击施术部位。频率为 100～150 次/分钟。

（二）动作要领

（1）弹法动作轻快灵活，频率 100～150 次/分。

（2）弹击力度要均匀渗透，弹击力度不可过大，以体表无明显疼痛为宜。

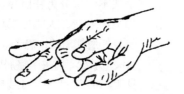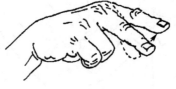

图 6-24　弹法

（三）注意事项

（1）弹法动作轻快灵活均匀渗透，弹击力度不可过大。

（2）弹法操作前修剪指甲，不可伤及局部皮肤。

（四）适用部位

弹法主要作用有舒筋通络、行气活血、健脑聪耳，适用于头面部腧穴。

（五）作用

弹法主要适用于枕部风池穴，头顶百会、四神聪，前额印堂等腧穴。常用于治疗失眠、头晕、头痛、耳鸣等病证，常与其他手法一同配合使用。

第六节　运动关节类手法

对肢体关节做被动性运动，使关节进行内收、外展、旋内、旋外等在生理活动范围内的运动的手法，称为运动关节类手法。运动关节类手法也是推拿临床最为常用的手法之一，临床应用十分广泛。依据操作不同，主要包括摇法、背法、扳法和拔伸法。运动关节类手法特点是手法节奏明快，对一些关节损伤的治疗效果良好。

一、摇法

使关节沿生理运动轴线做被动的环转运动的手法，称摇法。依据施术部位不同可以分成颈项部摇法、腰部摇法和全身四肢关节摇法。

（一）操作方法

1. 颈项部摇法　患者取端坐位，颈项部放松，头部略前倾。施术者站立于患者后方或侧后方。一手扶按其头顶部，另一手扶住下颌部，双手协调运动，使患者头颈部沿顺时针或逆时针方向进行环形旋转运动，可反复多次。或者施术者一手扶住患者后枕部，一手托住患者下颌部，保持一定的向上的牵引力，做颈椎顺时针或逆时针方向环旋摇动（图 6-25）。

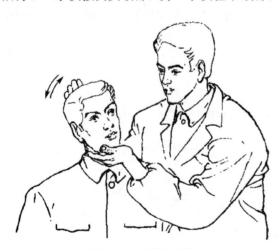

图 6-25　颈项部摇法

2. 肩关节摇法　肩关节摇法操作较多，依据手法不同可分为托肘摇肩法、握肘摇肩法、握手摇肩法、大幅度摇肩法等。

（1）托肘摇肩法：患者取坐位或仰卧位，患侧肩关节放松，肘关节略屈曲，施术者站在患者身侧，双脚弓步式，上身略前倾。一手按住患侧肩关节上部，另一手虎口轻握住患侧肘弯，并托住其肘部，使其前臂放在施术者手臂上。然后手臂部协同用力，进行肩关节顺时针或逆时针的生理活动范围内的环转摇动（图 6-26）。

（2）握肘摇肩法：患者端坐位，患侧上肢放松，肘关节自然弯曲，施术者站立于其侧后方，一手扶住患侧肩关节上部，另一手握住患者肘部，使其由低到高地做顺时针或逆时针方向的生理活动范围内的环旋摇动。

（3）握手摇肩法：患者端坐位或仰卧位，患侧上肢放松，术者立于其侧前方，一手扶住患侧肩关节上部，另一手握住患者手部，稍用力将其手臂向外牵拉伸直，做顺时针或逆时针方向的生理活动范围内的环旋摇动（图 6-27）。

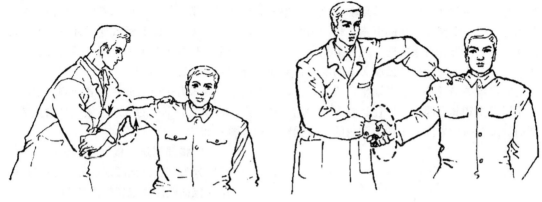

图 6-26 托肘摇肩法　　　　　　　图 6-27 握手摇肩法

（4）大幅度摇肩法：此术又名运肩法，患者取端坐位，患侧上肢自然放松并下垂，肩关节轻度外展。施术者立于患者前外侧，丁字步站立。施术者以一手手掌与一手手背相合，夹住患者患侧上肢的腕部，将患侧上肢缓慢牵拉并抬高至水平位，并继续上举，在此过程中，位于下方的一手应逐渐旋前反掌，当上举最高点时，则可用虎口向下握住其腕部。另一手随其上举之势由腕部沿前臂、上臂滑移至肩关节上部。然后握腕的手牵拉上肢从最高点向后下方下落至水平位，在此过程中扶按肩部一手已随势沿其上臂、前臂滑落至腕部。如此则为肩关节大幅度摇转一周，可反复摇转多次，也可调整步伐，反方向摇转。在大幅度摇转肩关节时，要配合脚步的移动，以调节身体重心。即当肩关节向上、向后外方摇转时，前足进一小步，身体重心在前；当向下、向前外下方复原时，前足退步，身体重心后移（图 6-28）。

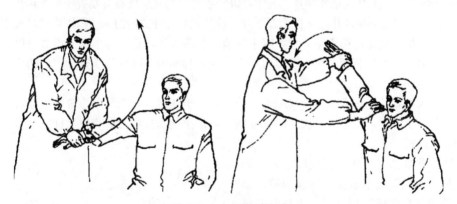

图 6-28 大幅度摇肩法

除以上四种手法外，还有拉手摇肩法和握臂摇肩法临床上也较常用。拉手摇肩法是让患者拉住施术者的手，施术者站于患者外侧方，主动做圆周形摇转手臂从而带动受术者的手臂运动，使其肩关节做中等幅度的环旋摇转。握臂摇肩法是在患者端坐位情况下，术者立于其后，两手分别握住其两上肢的肘关节上部，同时做由前向外、向后下方的中等幅度的环转摇动。

3. 肘关节摇法　患者端坐位或仰卧位，上肢放松，肘关节屈曲。施术者以一手握住其肘后部，另一手轻轻捏住其腕部，使其做肘关节顺时针或逆时针方向的生理范围内环转摇动。

4. 腕关节摇法　患者端坐位或仰卧位，上肢放松，掌心朝下。施术者双手合握其手掌部，以两拇指扶按于腕背侧，余指端扣于大小鱼际部，两手臂协调用力，在稍牵引的情况下做腕关节顺时针或逆时针方向的摇转运动。或者，患者五指并拢，掌心朝下。施术者以一手握其腕关节上方，另一手握住并拢的五指，稍用力牵引拉动，使其腕关节做顺时针或逆时针方向的摇转运动。或者，患者五指放松，腕关节屈曲。施术者以一手握住腕关节上方，另一手与患者五指相扣，双手协调运动使其做腕关节的顺时针或逆时针方向的摇转运动。

5. 掌指关节摇法　患者端坐位或仰卧位，手部放松，施术者用一手握住患者一侧掌部，另一手以拇指和其余四指握捏住患者五指中的任意一指，在稍用力牵拉的状态下做该掌指关节的顺时针或逆时针方向的生理范围内的环旋摇转运动（图 6-29）。

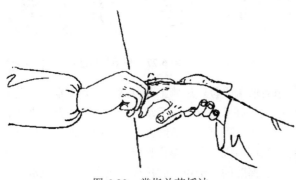

图 6-29　掌指关节摇法

6. 腰部摇法　依据施术时体位不同可以分为仰卧位摇腰法、俯卧位摇腰法、站立位摇腰法和滚床摇腰法四种。

（1）仰卧位摇腰法：患者仰卧位，腰部放松，两下肢放松并拢伸直，屈髋屈膝。施术者双手分按其双膝关节部或以一手按膝关节，另一手按于踝关节部，双手协调发力，使其做腰部顺时针或逆时针方向的生理活动范围内的环旋摇转运动。

（2）俯卧位摇腰法：患者俯卧位，腰部放松，双下肢放松并伸直。施术者一手按压其腰部，另一手臂从双膝下穿过并托抱住患者双下肢，使其做顺时针或逆时针方向的生理范围内的环旋摇转。摇转其双下肢时，按压腰部的一手可根据具体情况施加压力，以决定腰部被带动摇转的幅度。或者患者俯卧位，双下肢放松并伸直。施术者以一手拇指与其余四指分别置于腰椎两侧，另一手臂从靠近自己一侧膝下穿过并拖抱住患者下肢，使其做顺时针方向的生理范围内的环旋摇动。

（3）站立位摇腰法：患者站立位，双手扶墙，腰部放松。施术者半蹲于患者身侧，一手按住其腰部，另一手扶住脐部，两上肢协调发力，使其腰部做顺时针或逆时针方向的生理范围内的环旋摇转运动。

（4）滚床摇腰法：患者坐于诊察床上，施术者立于其后方，双手由患者腋下穿过用双手臂环抱胸部并两手锁定，助手双手按住患者双膝以固定。使其按顺时针或逆时针方向做生理范围内缓慢环旋摇转。

7. 髋关节摇法（单侧环转摇髋法）　患者仰卧位，患侧髋关节放松，屈髋屈膝。施术者一手按住患者侧膝部，另一手握其脚踝部或足跟部，将患者髋、膝屈曲的角度均调整到 90° 左右，然后双手协调用力，使髋关节做顺时针或逆时针方向的生理范围内的环旋摇转运动。或施术者一手前臂从患侧腘窝穿过，双手抱住患者膝关节两侧，做髋关节顺时针或逆时针方向的生理范围内的环旋摇转运动（图 6-30）。

8. 膝关节摇法　患者仰卧位，健侧下肢伸直放松，患侧下肢屈髋屈膝，膝关节放松。施

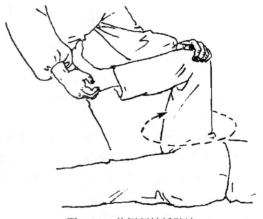

图 6-30　单侧环转摇髋法

术者一手托患侧下肢的腘窝部，另一手握其脚踝部或足跟部，使患侧膝关节做顺时针或逆时针方向的生理范围内的环转摇动。或者患者俯卧位，健侧下肢伸直放松，患侧下肢屈髋屈膝，膝关节放松。施术者一手握住患侧下肢的腘窝部，另一手握其脚踝部或足跟部，使患侧膝关节做顺时针或逆时针方向的生理范围内的环转摇动。

9. 踝关节摇法（环转摇踝法）　患者取仰卧位，下肢放松并自然伸直。施术者站立或坐于其足后，用一手握住足跟以固定，另一手握住脚掌，在稍用力拔伸牵拉的情况下做踝关节顺时针或逆时针方向的生理范围内的环转摇动。或者，患者俯卧位，患侧下肢屈膝。施术者以一手扶抓住小腿，或脚踝部，另一手抓住其脚掌，做踝关节顺时针或逆时针方向的生理范围内的环转摇动。本法较仰卧位时的踝关节摇法容易操作，且摇转幅度较大（图 6-31）。

（二）动作要领

（1）摇转的方向应为环旋摇动，幅度应从小到大，摇动范围要在人体正常生理活动范围之内，并依据各关节活动范围的大小，选择不同程度的摇法。

（2）摇法操作时动作要慢，特别是刚开始操作时要缓慢适应关节活动度，并可以逐渐增快摇转速度。

（3）摇动时发力要平稳协调，注意肢体固定，除了被摇动关节，尽量减少身体晃动。

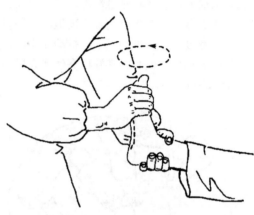

图 6-31　环转摇踝法

（三）注意事项

（1）摇法操作时不能逾越人体关节正常生理活动范围。

（2）摇法操作时要平稳协调，不可突然快速摇转。

（3）对习惯性关节脱位、关节骨折、肿瘤等患者禁用摇法。

（4）对椎动脉型、交感型颈椎病及颈部外伤等病证禁用摇法。

（四）适用部位

全身各关节部。

（五）作用

摇法具有舒筋活络、滑利关节、松解粘连等作用，主要适用于各种软组织损伤性疾病及运动功能障碍等病证。

落枕、颈椎病、颈项部软组织损伤，可以用颈项部摇法摇颈项部以达到舒筋活络、滑利关节的作用。肩周炎、肩部软组织损伤，用肩关节摇法摇肩以达到滑利关节、松解粘连的作用。急性腰扭伤或腰肌劳损、腰椎间盘突出的恢复期，可用腰部摇法。髋部伤筋、股骨头无菌性坏死等病证，可用髋关节摇法。膝、踝关节扭挫伤，骨折后遗症等，可用膝关节摇法和踝关节摇法。各关节摇法均具有舒筋通络、滑利关节的作用，有时还有一定的解除粘连的作用。摇法舒筋活络、滑利关节的作用是最强的，适用于全身各关节病变。

按语 摇法操作简便，施术时患者感觉舒适，常作为保健手法使用，临床上应用十分广泛。应熟练掌握各关节摇法操作，并注意其注意事项及禁忌证。

二、背法

将患者背起以牵伸、摇晃，以及瞬间后伸腰椎的手法，称为背法。通常所说的背法指的是背靠背所施的背法。

（一）操作方法

患者站立位，施术者与患者背靠背站立，双足分开，与肩同宽。施术者双上肢从患者腋下穿过，双肘勾住患者双侧肘弯部，然后屈膝、弯腰，臀部向后上方挺起，用腰骶部抵住患者腰部，将患者背起，使之双足悬空离地，保持姿势停留片刻，利用患者自身重力以牵伸其腰椎。然后做小幅度的左右晃动或上下抖动几次，使其腰部充分放松。然后做一突发性的、快速的伸膝屈髋挺臀动作，使其腰椎脊椎突然加大后伸幅度。常可闻及关节弹响，这一动作可连续操作2～3次（图6-32）。

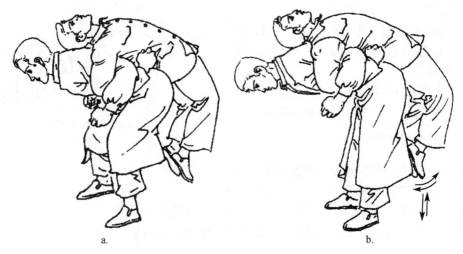

a.   b.

图 6-32 背法

a.弯腰，屈膝，挺臀；b.伸膝，屈髋，挺臀

（二）动作要领

（1）背法操作将患者背起时，嘱其充分放松身体，自然呼吸，头宜略后仰，紧靠在施术者背部。

（2）在做背法操作的关键性动作伸膝屈髋挺臀时，动作要连贯协调，一气呵成，同时要掌握好臀部施力的轻重。

（3）背法操作时施术者以骶部抵住患者腰部病变部位，操作施术者要掌握好两者的身高比例关系。

（4）操作时要依据患者病情及身体素质调节发力的方式、大小和幅度。

（5）操作结束时要缓慢放下患者，保持身体平衡。

（三）注意事项

（1）患者的腰部持续紧张、痉挛，疼痛较重者禁用。

（2）年老体弱或严重的骨质增生、骨质疏松及骨折、骨结核、骨肿瘤等患者禁用。

（3）操作时间不宜过长，最多2～3次。

（4）操作结束时要缓慢放下患者，保持患者身体平衡，使其防止摔倒。

（四）适用部位

此法作用部位较为单一，主要适用于腰部。

（五）作用

背法具有舒筋通络、解痉止痛、整复错位的功效。主要用于腰椎后关节紊乱，腰椎间盘突出，急性腰扭伤等病证。

本法尤其善于治疗腰椎后关节紊乱、滑膜嵌顿等病证，可以起到立竿见影的效果，症状会立即消失，无须再配合应用其他手法。急性腰扭伤患者，腰部肌张力下降后可施用背法。腰椎间盘突出急性期疼痛严重者，不可使用背法，应等病情缓解后使用，可使突出物还纳或移位。

按语　背法操作相对简单，应用较为单一，操作时应严格遵守操作规范，准确把握适应证和禁忌证。

三、扳法

应用"巧力""寸劲"使关节瞬间受力，做被动的扳动的手法，称为扳法。扳法作用于关节，多使关节产生屈伸、旋转等运动方式，多数情况下为快速短暂的运动。扳法是推拿常用的整复错位手法，是正骨流派的主要代表手法。扳法应用十分广泛，全身大部分关节均适用本法。

（一）操作方法

1. 颈椎扳法　包括颈椎斜扳法、颈椎旋转定位扳法、寰枢关节扳法和颈椎侧扳法。

（1）颈椎斜扳法：患者端坐位，颈部肌肉充分放松，头部略前倾。施术者站于其侧后方，一手扶住患者后枕部，另一手托住患者下颌部。双手协同用力，使患者头部向一侧旋转，当旋转至有阻力时，略做停顿，然后施以突发"巧力""寸劲"，做一个突发的、有控制的小幅度快速扳动，常可听到"喀"的关节弹响声，之后按同样的手法做另一侧扳动。临床可以根据病变节段的不同，选择颈部前倾的角度。另外颈椎斜板法也可以仰卧位施用。患者去枕仰卧位，身体放松。施术者坐于其头端。一手置于患者枕后部，拇指、示指扣于双侧风池穴处，另一手扶托住患者下颌部，双手协调用力，对患者颈部略作牵拉，在牵拉的基础上将颈向一侧旋转，当遇到阻力时略做停顿，然后施以突发"巧力""寸劲"，做一个突发的，有控制的小幅度快速扳动，常可听到"喀"的关节弹响声（图6-33）。

（2）颈椎旋转定位扳法：患者端坐位，颈项部肌肉充分放松。施术者站立于患者侧后方，一手肘弯环抱住患者下颌部，另一手拇指抵住病变颈椎偏凸起的棘突旁，嘱患者低头，屈颈至拇指下感到棘突活动，关节间隙张开时，保持这一前屈幅度，再用抱头的手臂发力使患者头部偏向患侧旋转至最大限度。当旋转遇到阻力时略做停顿，随即用"巧力""寸劲"做一个快速的、有控制的、稍增大幅度的扳动。常可听到"喀"的关节弹响声，同时拇指下一般会有棘突弹跳感（图 6-34）。

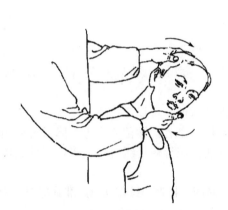

图 6-33　颈椎斜扳法

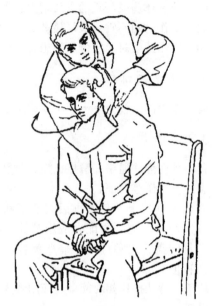

图 6-34　颈椎旋转定位扳法

（3）寰枢关节扳法：患者端坐于较低的凳子上，颈部略屈曲。施术者站在其侧后方。一手肘弯环抱住患者下颌部，另一手用拇指顶住第二颈椎棘突，肘臂部协调发力，做颈部向上的牵引拔伸，在向上牵引的基础上使颈椎向患侧旋转，当旋转遇到阻力时，略作停顿，随即施以"巧力""寸劲"，做一个快速的、有控制的、稍增大幅度的扳动，顶住棘突的拇指同时施力进行拨动。常可听到"喀"的关节弹响声，同时拇指下一般会有棘突弹跳感。表明手法操作成功。

（4）颈部侧扳法：患者端坐位，颈部肌肉充分放松，施术者站在患者侧后方，一手手心向下按于患者一侧肩部，另一手按于患者头部颞侧，双手反方向用力，牵拉颈部歪向一侧，当遇到阻力时，略作停顿，然后施以"巧力""寸劲"，做一个快速的、有控制的、稍增大幅度的扳动，常可听到"喀"的关节弹响声（图 6-35）。

2. 胸背部扳法　胸背部面积较大，小关节较多，容易形成小关节紊乱及关节嵌顿，因此胸背部扳法种类较多，包括扩胸牵引扳法、胸椎对抗复位扳法、胸椎旋转定位扳法、扳肩式胸椎扳法和仰卧压肘胸椎整复法。其中以扩胸牵引扳法和胸椎对抗复位扳法最为常用。

（1）扩胸牵引扳法：患者端坐位，腰背挺直，双手十指交叉抱住枕后部。施术者站在患者后方，双手握扶住患者两肘部，同时用一侧膝关节抵住其背部病变部位。嘱患者做前俯后仰运动，同时伴呼吸运动，这样活动几次之后，等患者身体后仰至最大限度时，施术者随即以"巧力""寸劲"将患者两肘部向后方突然拉动，同时抵住患者腰背部的膝部向前顶抵，常可听到"喀"的关节弹响声（图 6-36）。

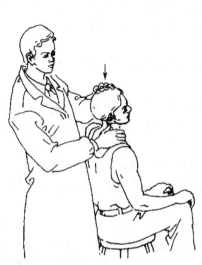
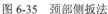
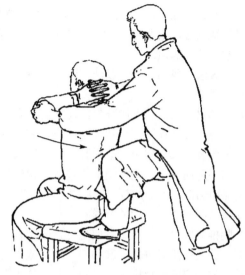

图 6-35　颈部侧扳法　　　　　　　图 6-36　扩胸牵引扳法

（2）胸椎对抗复位扳法：患者端坐位，双手十指交叉抱住枕后部。施术者站在患者后方，双手臂自患者两腋下伸入，握住患者双侧前臂下段，一侧膝关节抵住其背部病变部位。嘱患者做前俯后仰运动，待患者充分放松后，施术者握住前臂的两手用力下压，同时两前臂则用力上抬，将患者脊柱向上向后牵引，此时抵住其背部病变部位的膝部同时向前下方用力，与前臂的作用力形成对抗牵拉。停顿片刻，双上肢与膝部协同发力，以"巧力""寸劲"做一个快速的、有控制的、稍增大幅度的扳动，常可听到"喀"的关节弹响声（图 6-37）。

（3）胸椎旋转定位扳法：患者端坐位，助手面向患者，用双小腿夹住患者健侧大腿，并固定患者骨盆，施术者站立于患者后方，一手从患者健侧腋下穿过扶住其后颈部，一手拇指抵住患侧胸椎棘突，嘱患者上身前屈至拇指，感觉患侧棘突椎间隙拉开，施术者双手协调用力，旋转患者脊柱至不能移动时，略做停顿，然后以"巧力""寸劲"做一个快速的、有控制的、稍增大幅度的扳动，常可听到"喀"的关节弹响声。同时拇指下一般会有棘突弹跳感。

（4）扳肩式胸椎扳法：患者取俯卧位，身体放松。施术者站在患者健侧，以一手掌根部按压在病变胸椎的棘突旁，另一手拉住对侧肩前上部。然后拉肩动作与胸椎下压动作反方向发力牵拉，遇到阻力时，略做停顿，然后以"巧力""寸劲"做一个快速的、有控制的、稍增大幅度的扳动，常可听到"喀"的关节弹响声。

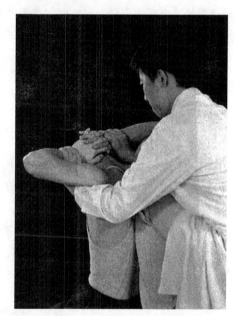

图 6-37　胸椎对抗复位扳法

（5）仰卧压肘胸椎整复法：患者取仰卧位，双上肢交叉于胸前，双手分别抱住对侧肩部，身体放松。施术者以一手握拳，拳心朝上，并将拳垫在患者脊柱的患椎处。另一手按在患者两肘部。嘱患者深呼吸，当呼气时，按肘一手随势下压，待呼气将要结束时，以"巧力""寸劲"做一个快速的、有控制的、稍增大幅度的扳动，常可听到"喀"的关节弹响声。

3.腰部扳法　包括腰部斜扳法、腰椎旋转复位法、腰部后伸扳法及腰部后伸定位扳法，均为临床常用手法。

（1）腰部斜扳法：患者侧卧位，面向施术者，患侧肢体在上，屈髋屈膝，患侧足部置于健侧腘窝处；健侧肢体在下，自然放松伸直。施术者以一侧肘关节或手抵住患者肩前部，另一侧肘关节抵于患者臀部。嘱患者放松腰部，两肘或手协调发力，抵住患者肩部的手向前压，抵住患者臀部的手肘向后压，先做腰部小幅度的扭转活动数次，待患者腰部充分放松后，当腰部扭转至有明显阻力时，停顿片刻，然后以"巧力""寸劲"做一个快速的、有控制的、稍增大幅度的扳动，常可听到"喀"的关节弹响声。

（2）腰椎旋转复位法：患者取坐位，腰部自然放松，双臂下垂。助手立于患者健侧肢体前方，用双下肢夹住患者健侧下肢小腿，同时双手压住患者健侧下肢，固定患者下肢，或患者跨坐于一较窄的固定的治疗床上，固定下肢，施术者立于患者后方，以一手拇指螺纹面抵住患侧棘突侧面，另一手自患者患侧腋下穿过，并按于患者后颈部，手掌慢慢下压，嘱患者腰部前倾配合动作，引导患者腰椎前屈直到病变节段上部棘突间隙张开，保持这一幅度。然后进一步旋转腰椎至最大限度，略停顿片刻，颈部手掌下压其项部的同时伴随肘部上抬，另一手拇指则同时用力向对侧顶推患侧的棘突，双手协调发力，然后以"巧力""寸劲"做一个快速的、有控制的、稍增大幅度的扳动，常可听到"喀"的关节弹响声（图6-38）。

（3）腰部后伸扳法：患者俯卧位，双下肢并拢，腰部自然放松。施术者站在患者一侧，以一手按于患者腰部，另一手自患者双膝下穿过，托住其双下肢膝关节上方并慢慢上抬，使患者腰部后伸。当后伸至最大限度时，略做停顿，双手协调发力，然后以"巧力""寸劲"做一个快速的、有控制的、稍增大幅度的扳动，常可听到"喀"的关节弹响声（图6-39）。

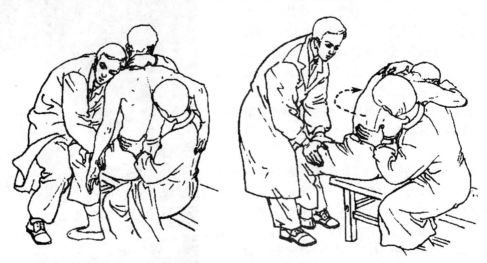

图6-38　腰椎旋转复位法

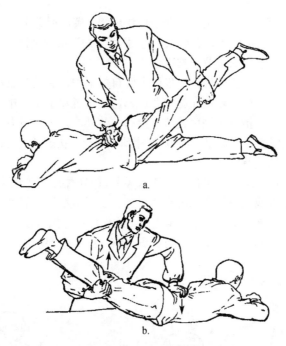

图 6-39　腰部后伸扳法

a. 单腿式腰部后伸扳法；b. 双腿式腰部后伸扳法

　　腰部后伸扳法，还有其他两种操作方法。一种是患者俯卧位，腰部自然放松，施术者骑坐于患者的腰部压实，双手托抱住患者一侧或两侧下肢。先做数次小幅度的下肢上抬动作以使患者腰部放松。然后，施术者臀部着力下坐，双手用力使患者下肢上抬至最大幅度，略作停顿，然后以"巧力""寸劲"做一个快速的、有控制的、稍增大幅度的扳动，常可听到"喀"的关节弹响声。二是患者俯卧位，腰部自然放松，施术者一手按于其腰部，另一手自患者双膝下穿过，托住患侧肢的膝上部。两手协调发力，下压腰部与上抬下肢一起施术，当下肢被上抬至最大限度时，略作停顿，然后以"巧力""寸劲"做一个快速的、有控制的、稍增大幅度的扳动，常可听到"喀"的关节弹响声。

　　（4）腰部后伸定位扳法：患者俯卧位，双上肢自然垂在治疗床两侧，腰部自然放松，双侧屈髋屈膝，双侧踝部交叉，双膝分开，施术者站在患者一侧，以一手肘部按于患者脊柱受损处，一手勾住患者交叉的脚踝，利用杠杆原理提下肢与按压腰椎同时进行，当后伸至明显受限时，略做停顿，然后以"巧力""寸劲"做一个快速的、有控制的、稍增大幅度的扳动，常可听到"喀"的关节弹响声。

　　4. 肩关节扳法　依据肩关节的生理活动范围将肩关节扳法分为肩关节前屈扳法、肩关节外展扳法、肩关节内收扳法、肩关节后伸扳法、肩关节上举扳法（图 6-40）。

　　（1）肩关节前屈扳法：患者端坐位，上肢自然放松，患侧肩关节前屈 30°～50°。施术者半蹲于患侧上肢前外侧与患者面对面。双手自前后方向将患者患侧肩关节锁紧紧扣住，使患者患侧上臂放在施术者前臂的内侧。双手协调发力，将患者患臂缓缓上抬，至肩关节前屈有阻力时，略作停顿，然后以"巧力""寸劲"做一个快速的、有控制的、稍增大幅度的扳动，常可听到"喀"的关节弹响声。

　　还有另外一种方法，患者端坐位，双上肢自然下垂，肩关节放松。施术者或立或坐于患者身后。一手扶住患者健侧肩部以固定，另一手握住患侧上臂的肘关节上部，并缓缓上抬患臂，至肩关节前屈有阻力时，略作停顿，然后以"巧力""寸劲"做一个快速的、有控制的、稍增大幅度的扳动，常可听到"喀"的关节弹响声。

（2）肩关节外展扳法：患者端坐位，患侧上肢自然下垂，肩关节放松。施术者站在患者患侧肩的外侧。将患侧上臂慢慢抬起搭在施术者肩部，施术者双手交叉相扣于患者患侧肩关节上部，然后施术者缓缓立起，抬高患侧肩关节，使肩关节外展，至有阻力时，略做停顿，然后双手下压与身体上抬协同发力，然后以"巧力""寸劲"做一个快速的、有控制的、稍增大幅度的扳动，常可听到"喀"的关节弹响声。

（3）肩关节内收扳法：患者端坐位，患侧肩关节自然放松，患侧手搭在对侧肩部的同时上肢屈肘放于胸前。施术者或坐或站在患者身体后侧。一手按在患侧肩部用来固定，另一手托握住患侧肘部并缓慢向对侧胸前上托，至有阻力时，略作停顿，然后以"巧力""寸劲"做一个快速的、有控制的、稍增大幅度的扳动，常可听到"喀"的关节弹响声。

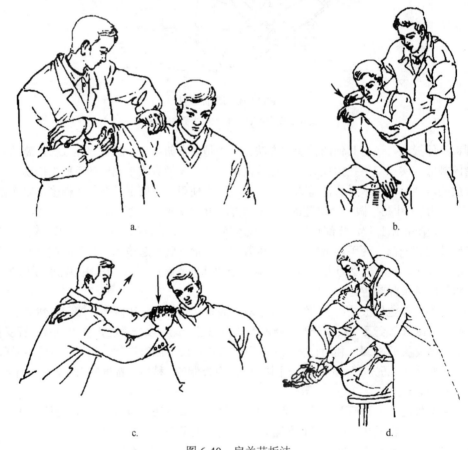

图 6-40　肩关节扳法

a.肩关节前屈扳法；b.肩关节内收扳法；c.肩关节外展扳法；d.肩关节后伸扳法

（4）肩关节后伸扳法：患者端坐位，患侧上肢放松，患侧上肢的手与前臂置于腰部后侧。施术者站在患者患侧前外方。一手扶住患侧肩部用来固定，另一手握住其腕部将患肢小臂由前向后扳动，尽可能使之后伸，至有阻力时，略作停顿，然后以"巧力""寸劲"做一个快速的、有控制的、稍增大幅度的扳动，常可听到"喀"的关节弹响声。

（5）肩关节上举扳法：患者端坐位，双臂自然下垂，患侧肩关节放松。施术者站在患者身体后方。一手握住患侧上臂，缓慢向上抬起，抬高120°～140°，另一手握住患侧前臂腕关节处。双手协调发力，逐渐向上拔伸牵引，当遇到阻力时，略作停顿，然后以"巧力""寸劲"做一个快速的、有控制的、稍增大幅度的扳动，常可听到"喀"的关节弹响声。

5. 肘关节扳法　患者仰卧位或端坐位，仰卧位使患侧上臂平放于床面。施术者坐在患者患侧。一手握住患者肘关节上部，一手握住患者前臂远端，先做肘关节缓慢的屈伸运动。待肘关节彻底放松后，依据肘关节的具体活动度来决定扳法的应用。当肘关节屈曲功能受限时，在患侧肘关节屈伸活动后，将肘关节放在屈曲位，缓慢地施加压力，使患侧肢体进一步向功能位靠近。当遇到明显阻力时，略作停顿，然后双手协调用力，以"巧力""寸劲"做一个快速的、有控制的、稍增大幅度的扳动，常可听到"喀"的关节弹响声。当肘关节伸直受限，则以反方向施法，道理亦然。患者端坐位施术时，双上肢放松，施术者站在患者侧后方，一手握住患者肘关节后侧，一手握住患者腕部，使肘关节缓慢伸直到最大限度，遇到阻力时，略作停顿，然后双手协调用力，以"巧力""寸劲"做一个快速的、有控制的、稍增大幅度的扳动，常可听到"喀"的关节弹响声。

6. 腕关节扳法　包括屈腕扳法和伸腕扳法。

（1）屈腕扳法：施术者和患者相对而坐，一手握住患者腕关节上方，一手握住手掌，做反复的腕关节屈伸运动，待腕关节充分放松后，将患侧腕关节用力屈曲至有阻力时，略作停顿，然后双手协调用力，以"巧力""寸劲"做一个快速的、有控制的、稍增大幅度的扳动，常可听到"喀"的关节弹响声。

（2）伸腕扳法：施术者与患者相对而坐，一手握住患侧腕关节上方，一手与患者五指交叉，将患者腕关节背伸至有阻力时，略作停顿，然后双手协调用力，以"巧力""寸劲"做一个快速的、有控制的、稍增大幅度的扳动，常可听到"喀"的关节弹响声。

其他关节扳法，如髋关节、膝关节、踝关节等，均可参照以上肘关节、腕关节扳法操作。

（二）动作要领

（1）要熟练掌握各关节解剖结构，充分了解各关节的生理功能。全身各关节虽然均由肌肉、骨骼、韧带等构成，但不同部位的关节有各自不同的特点，活动度与活动的方向也不尽相同，因此不同关节扳法操作时一定要把握好各关节的结构特征、活动范围、活动方向及其特点，宜顺应、符合各关节的各自运动规律来实施扳法操作。不可超出关节生理活动范围。

（2）扳法操作一般都是分步骤进行，第一步就是放松，通过屈伸摇转等动作使患侧关节充分放松，完成基本准备工作，第二步就是将关节活动至生理范围内最大幅度，并略作停顿，第三步就是扳法操作，以"巧力""寸劲"做一个快速的、有控制的、稍增大幅度的扳动，常可听到"喀"的关节弹响声。

（3）扳法发力必须为"巧力""寸劲"。做到稳、准、巧、快的四字真诀，扳法需要长时间的练习和临床实践，操作时切勿使用蛮力、暴力。能够充分地控制扳动幅度，作用的快，消失的也快，做到中病即止。此外，扳法操作时会有关节弹响，但不要刻意追求弹响。

（4）掌握好扳法发力的时机，一定是在关节充分放松且达到最大生理活动度时。如发力过早，关节还有松弛的运动余地，则未尽其法；如发力过晚，易使松弛的关节变得紧张，不利于手法操作。同时发力不能太大也不能太小，如用力太小，则达不到治疗效果；用力太大，则容易产生不良反应。

（三）注意事项

（1）扳法操作严格遵守关节生理活动度，不可逾越关节活动的生理范畴。一旦扳动超过关节生理活动范围，轻则损伤关节周围附着的肌肉、韧带等软组织，重则造成骨折或神经系统损伤，造成医疗事故。所以扳法操作时决不可超过其生理活动范围。

（2）扳法操作时不可使用蛮力、暴力。扳法发力必须为"巧力""寸劲"。做到稳、准、巧、快的四字真诀，扳法需要长时间的练习和临床实践，操作时切勿使用蛮力、暴力。能够充分地控制扳动幅度，作用的快，消失的也快，做到中病即止。

（3）扳法操作时不能强求关节弹响。在颈部、胸椎及腰部使用扳法时，操作过程中常可听到"喀"的弹响声，是关节弹跳或因扭转摩擦所发出的声音，一般认为是关节复位、手法成功的标志之一。但在实际操作过程中若未能出现这种响声，也不能过度追求。不能反复使用扳法，若反复扳动，易使关节紧张度增大，有可能造成不良后果。

（4）扳法操作前必须明确影像学诊断，诊断不明者禁用扳法。

（5）年龄较大者及严重的骨质增生、骨质疏松者慎用扳法，对于骨关节结核、骨肿瘤者禁用扳法。

（6）对于关节粘连日久，粘连严重的患者使用扳法要小幅度，多频次，延长治疗周期，不可追求一次性解决问题。

（四）适用部位

全身各部关节。

（五）作用

扳法主要用于颈椎病、落枕、寰枢关节半脱位、肩周炎、腰椎间盘突出、脊椎小关节紊乱、四肢关节外伤后功能障碍等病证。

颈部斜板法主要用作颈椎病、落枕的结束手法，用来整复错位。颈椎旋转定位扳法主要用于颈椎后关节错位的治疗。对于严重的椎动脉型、脊髓型颈椎病患者则不可使用扳法，颈椎间盘突出早期无脊髓症状体征者，应当慎用颈部扳法。寰枢关节旋转扳法主要用于治疗寰枢关节半脱位，操作时要谨遵操作要领，谨慎操作。肩关节扳法多种多样，主要用作肩周炎患者的治疗，治疗时依据不同粘连部位采用不同手法，有时一次操作会用到多种肩关节扳法手法，但对于肩周炎粘连时间较长，功能障碍较重者，在使用扳法分解粘连时，一般情况下宜从小量分解开始，每次少分解一点，循序渐进，功到则自然成。切忌一次性分解粘连，以避免造成关节囊等软组织大面积撕裂。胸椎扳法主要用于胸椎小关节紊乱的治疗，对于胸椎或腰椎关节紊乱，可使用扩胸牵引扳法、胸椎对抗复位法、扳肩式胸椎扳法、仰卧位压肘胸椎整复法和腰部斜扳法等手法，操作要稳、准、巧、快。切忌暴力操作。腰部斜扳法、后伸扳法主要用来治疗腰椎间盘突出。对腰椎间盘突出且突出物较大，椎管内硬膜囊受压较重者则禁用后伸扳法；对于神经压迫明显的腰椎间盘突出患者扳法操作时宜动作较小，循序渐进，避免损伤神经根，四肢外伤骨折术后关节功能障碍者，宜用四肢关节扳法，亦要采用循序渐进的治疗原则。全身各关节扳法均具有滑利关节、整复错位、松解粘连的功效，兼具舒筋通络、解痉止痛的作用。

四、拔伸法

固定关节或肢体的一端，牵拉另一端，应用反方向力量使关节或肢体得到伸展的手法，称为拔伸法。拔伸法又称"牵引法"，是正骨推拿流派的常用手法之一，包括全身各部关节、主要的拔伸牵引方法。

（一）操作方法

1. 颈部拔伸法　主要包括掌托拔伸法、肘托拔伸法和仰卧位拔伸法三种。

（1）掌托拔伸法：患者端坐位，颈部自然放松，施术者或坐或站于患者身后。以双手拇指指端或螺纹面分别顶住患者两侧风池穴处，两掌自患者耳后向前分置于患者两侧下颌部以托颈助力，双前臂置于患者两侧肩部。然后掌指及上肢同时协调发力，拇指上顶与双掌上托同时进行，缓慢地向上拔伸，使颈椎得到一个时间较短的持续牵拉。持续1～2分钟（图6-41）。

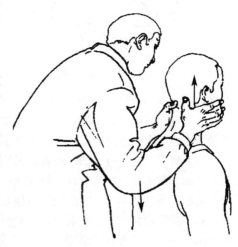

图6-41　掌托拔伸法

（2）肘托拔伸法：患者端坐位，颈部自然放松，施术者或站或坐于患者后方。一手扶住患者后枕部用来固定助力，另一侧上肢的肘弯部托住患者下颌部，手掌扶住对侧面部以加强固定。托住患者下颌部的肘臂与扶枕后部一手协调发力，使颈椎得到一个时间较短的持续牵拉。持续1～2分钟（图6-42）。

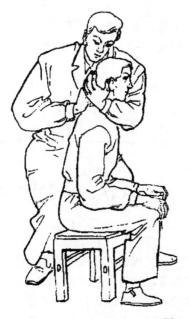
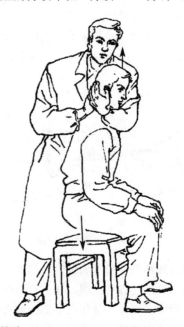

图6-42　肘托拔伸法

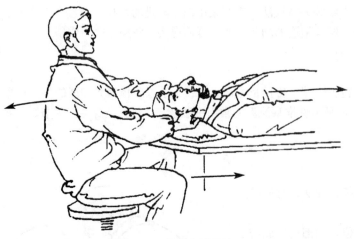

图 6-43　仰卧位拔伸法

（3）仰卧位拔伸法：患者仰卧位，充分放松，施术者坐于患者头端前的小凳上。一手托住患者后枕部，拇指、示指分别扣住患者风池穴处，另一手勾住患者下颌部。双手臂协调发力，向其头端方向缓慢拔伸，使颈椎得到一个时间较短的持续牵拉。持续1～2分钟（图6-43）。

2. 肩关节拔伸法　包括上举拔伸法、对抗拔伸法等。

（1）肩关节上举拔伸法：患者坐在较低的凳子上，双臂自然下垂。施术者或立或坐于患者身体后方，一手握住患侧上臂，将患侧上肢缓慢抬起，角度为120°～140°，另一手握住患者前臂靠近腕关节处，同时握上臂的一手逐渐上移。两手协调施力，向上缓慢地拔伸，至遇到阻力时，持续进行牵拉。持续1～2分钟。

（2）肩关节对抗拔伸法：患者端坐位，双上肢放松，施术者站在患者患侧。双手分别握住患者腕部和肘部，使肩关节外展位逐渐用力牵拉。同时嘱患者身体向另一侧倾斜，或让助手协助固定患者身体上半部，与牵拉之力相对抗，形成肩关节持续性牵拉。持续1～2分钟。

3. 腕关节拔伸法　患者端坐位，双侧肢体放松，施术者站在患者患侧一方。一手握住患者腕关节上方，一手握住患者手掌。双手同时做反方向牵拉用力，缓慢地进行拔伸。持续1～2分钟（图6-44）。

施术者还可以双手握住患者的手掌，嘱患者身体向另一侧倾斜或借助助手固定患者身体上部，进行持续拔伸牵拉。

4. 手指拔伸法　患者端坐位或仰卧位，双侧肢体放松，施术者用一手握住患者腕部，另一手握住患指末节，两手同时发力，做相反方向牵拉。持续1～2分钟（图6-45）。

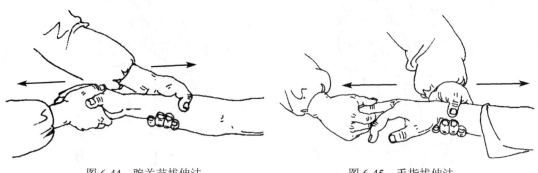

图 6-44　腕关节拔伸法　　　　　　　　图 6-45　手指拔伸法

5. 腰部拔伸法　患者俯卧位，腰部自然放松，双手用力抓住床头或助手帮助固定患者身体上部。施术者站在患者足端，双手分别握住患者两脚踝部，向斜上方约20°方向逐渐用力牵引。在牵引过程中，施术者身体上半部应顺势后仰，以加强牵拉拔伸的力量。持续2～3分钟。

6. 骶髂关节拔伸法　患者仰卧位，双下肢放松，患侧膝关节略屈，会阴部垫一软枕。施术者站在患者足端。一手扶住患者膝部，另一手臂穿过患者腘窝后侧，握住扶膝一手的前臂下段，同时用腋部夹住患者小腿下段，施术者上身后仰，利用身体重力拉伸患侧，为了加大牵拉力度，可以在患者会阴处垫以软枕，再用一足跟部抵在患者会阴部软枕处。手足协同发力，将患者下肢向斜上方逐渐拔伸，施术者身体亦同时随之后仰，以增强拔伸之力。持续 2～3 分钟。

7.膝关节拔伸法　患者俯卧位，下肢放松，患侧膝关节屈曲成直角，施术者站在患者身侧，用一侧膝关节压住患者腘窝侧处，双手握住患者脚踝部，向上进行膝关节拔伸。持续 2～3 分钟。

8.踝关节拔伸法　患者仰卧位，双下肢放松，施术者一手握住患者患侧下肢的小腿下段，另一手握住其患侧足掌前部。两手同时发力，向相反方向做牵拉运动。并且在牵拉过程中，可配合进行踝关节的屈伸活动。持续 2～3 分钟（图 6-46）。

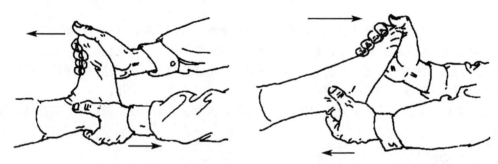

图 6-46　踝关节拔伸法

9.脚趾拔伸法　动作要领基本等同于手指拔伸法，可参考手指拔伸法操作。

（二）动作要领

（1）拔伸动作要平稳和缓，发力要均匀而持久。用力要由小到大，逐渐增加，拔伸到一定程度后，则需要一个稳定的持续牵引力。

（2）关节拔伸时要掌握好关节活动度及活动方向，因势利导，不可超出关节活动范围。

（3）拔伸操作时要保证持续的牵拉力度，一般 1～3 分钟。

（三）注意事项

（1）拔伸法应避免突然发力，暴力拔伸，避免造成牵拉性伤害。

（2）拔伸时注意关节活动度，要注意拔伸的角度和方向。

（3）关节疼痛、痉挛较重时不可使用拔伸法，以免牵拉造成人为损伤，加重患者病情。

（4）拔伸操作前应明确诊断，肿瘤、骨结核及严重骨质疏松、严重骨质增生的患者禁用此法。

（5）拔伸操作时尽量选用大肌群发力，节省施术者体力。

（四）适用部位

全身大部分关节部。

（五）作用

拔伸法对于骨科临床来说主要用于骨折和关节脱位的复位，而对于推拿临床则常用于软组织损伤性疾病和关节脱位。

颈椎拔伸法适用于各型颈椎病。操作时注意患者的头部不能过度后仰，应避免按压颈部两侧颈动脉窦。肩关节上举拔伸法、肩关节对抗拔伸法主要适用于肩周炎，以及肩关节半脱位等，操作时注意拔伸力度与角度不可过大。腕关节扭伤、腕骨错位等可用腕关节拔伸法。腰椎间盘突出、腰椎后关节紊乱、急性腰扭伤等症，可用腰部拔伸法。骶髂关节半脱位，宜用骶髂关节拔伸法。踝关节扭伤，宜用踝关节拔伸法。拔伸法具有良好的分解粘连、滑利关节、整复错位、舒筋通络和解痉止痛的作用，常和其他推拿手法配合应用。

第七节　复合类手法

这一类手法是指由两种或更多手法有顺序有规律地结合到一起，构成一种新的手法。复合类手法特点是手法构成比较复杂，有的是结合到一起的两种手法所占比例均等，有的是以一种手法为主，另一种手法为辅，有的甚至是三种或多种手法的复合。由于这一类手法构成成分的复杂性，所以在手法运用上有一定的难度，需要反复练习才能熟练运用。

临床常用的复合类手法主要有按揉法、弹拨法、推摩法、勾点法、扫散法、揉捏法、捏脊法等。

一、按揉法

按揉法是由按法与揉法复合而成，包括拇指按揉法和掌按揉法两种，临床应用频度较高。

（一）操作方法

1. 拇指按揉法　分为单拇指按揉法和双拇指按揉法两种。

（1）单拇指按揉法：以拇指螺纹面置于施术部位，其余四指置于其对侧或相应的位置上以助力。拇指主动施力，进行节律性地按压揉动。单拇指按揉法在四肢及颈项部操作时，外形酷似拿法，但拿法是拇指与其他四指两侧对称性用力，而拇指按揉法的力点是在拇指侧，其余四指仅起到助力、助动的作用。

（2）双拇指按揉法：以双手拇指螺纹面并列或重叠置于施术部位，余指置于对侧或相应的位置以助力，腕关节屈曲约 60°。双拇指和前臂主动用力，进行节律性地按压揉动。双拇指按揉法在操作时，与双手拿法外形相似，其区别在于前者的施力重点在双手拇指，而后者是双拇指与余指均等用力。

2. 掌按揉法　可分为单掌按揉法和双掌按揉法两种。

（1）单掌按揉法：以掌根部置于施术部位，余指自然伸直，前臂与上臂主动用力，进行节律性地按压揉动。

（2）双掌按揉法：双掌并列或重叠，置于施术部位。以掌中部或掌根部着力，以肩关节为支点，身体上半部进行小幅度、节律性地前倾后移，于前倾时将身体上半部的重量经肩关节、上臂、前臂传至手部，从而产生节律性地按压揉动。

（二）动作要领

1. 拇指按揉法腕宜悬　拇指按揉法可以直腕操作，但多数情况下应悬腕操作。当悬腕角度达 60°左右，前臂与拇指易于发力，同时腕关节容易做出一个小的旋动，余指也易于助力。

2. 单掌按揉法以肘和肩为支点　单掌按揉法发力部位主要在前臂和上臂，所以应以肘关节和肩关节为支点。操作时压力不可过大，过大则手法易僵，应以柔和为主。

3. 双掌按揉法宜巧用身体上半部重量　双掌按揉法是以肩关节为支点，将身体上半部的重量节律性的前倾后移，通过上臂、前臂传到手部，忌手臂部单独用力。双掌按揉法操作时身体的前倾后移幅度不可过大，手掌部不可离开施术部位。

4. 按中含揉、揉中寓按　按揉法宜按揉并重，将按法和揉法有机结合，做到按中含揉，揉中寓按，刚柔并济，缠绵不绝。

（三）注意事项

按揉法属于刚柔并济手法，操作时不可失之偏颇，即既不可偏重于按，又不可偏重于揉；注意按揉法的节奏性，既不要过快，又不可过慢。

（四）适用部位

单拇指按揉法适于全身各部经络腧穴，尤以颈项部、头面部、上肢部常用；双拇指按揉法适用于颈项部、背部、腰部、臀部和下肢部。单掌按揉法适于背部、下肢后侧和肩部；双掌按揉法适于背部、腰部、臀部、下肢后侧。

（五）作用

按揉法主要用于颈椎病、肩周炎、头痛、腰背筋膜劳损、腰肌劳损、腰椎间盘突出等病证。

颈椎病，用拇指按揉法按揉颈项部三条线路。即从哑门穴沿颈脊柱正中向下至大椎穴为第一条线路，其余两条线路为从颈部两侧的风池穴直下沿颈肌外缘至颈根部。具有解除颈部肌肉痉挛、缓解疼痛、加强气血循行的作用，可配合颈项部拿法、捏法、扳法等手法使用；肩周炎，用拇指按揉法分别按揉天宗、肩贞、秉风、肩井、肩髃、曲池、手三里、合谷等穴，以活血化瘀、解痉止痛，可配合肩部拿法、揉法、**滚法**、拔伸法、扳法等手法使用。头痛，用拇指按揉法分别按揉太阳、印堂、睛明、百会、风池、肝俞、脾俞、胃俞、太冲等穴，以疏经活血、调肝理脾、升清降浊、镇静止痛，可配合拇指按百会法、大鱼际揉太阳法等手法使用。腰背筋膜劳损、腰肌劳损、腰椎间盘突出，可根据症状轻重，分别选用单掌按揉法或双掌按揉法，沿脊柱两侧按揉背部或腰部，有下肢疼痛者，按揉下肢后侧，以通调背腰部经脉、活血散瘀、柔筋止痛，可配合背腰部及下肢后侧掌按法、点法、**滚法**、扳法等手法应用。

二、弹拨法

弹拨法是指在拨法的基础上，施以弹动之力，拨而弹之，弹而拨之。分为拇指弹拨法和示指弹拨法两种。

（一）操作方法

1. 拇指弹拨法　将拇指指端置于施术部位，其余四指置于其对侧以助力。沉肩、垂肘、悬腕，将着力的拇指指端插入肌间隙或肌肉韧带的起止点处，拇指主动发力，腕关节微微旋转并轻度摆动，用力由轻而重，速度由慢而快地拨而弹之，犹如拨弦弹琴，"哒哒"作响有声。

2. 示指弹拨法　以拇指指端抵于示指远侧指间关节的腹侧面，中指屈曲，第二、第三节指骨抵于拇指桡侧缘以固定，将被拇指与中指固定好的示指指端置于施术部位，并着力插入肌间隙或肌肉韧带的起止点处。示指主动发力,用力由轻而重,速度由慢而快地拨而弹之,犹如拨弦弹琴,"哒哒"作响有声。

（二）动作要领

（1）拇指弹拨法的肩、肘、腕姿势与一指禅推法相似,要沉肩、垂肘、悬腕,腕关节要保持桡侧高于尺侧,以利于腕关节的微微旋动和轻度摆动。除拇指外的其余四指应固定不移,起到一个稳定的支架作用。

（2）示指弹拨法关键是要用拇指和中指将示指固定好,以保证示指挺而有力。

（3）弹拨法弹拨的方向是所用弹拨手指的腹侧面方向,用力须由轻而重,速度宜由慢而快,手法操作要轻巧、灵活。

（三）注意事项

弹拨法在弹拨时指端和施术部位的皮肤有快速的擦动,应注意不要因多次而反复的弹拨而擦破皮肤。此外,骨折的愈合期、急性软组织损伤者禁用。

（四）适用部位

肌间隙、肌肉韧带的起止点处或结节状物、条索状物等阳性反应物。

（五）作用

主要用于治疗颈椎病、肩周炎、腰背筋膜劳损等病证,一般多作为配合手法应用。

颈椎病,自上而下反复弹拨项韧带和两侧颈肌,以解痉止痛,可与颈项部按揉法、拿法等手法配合应用;肩周炎,弹拨三角肌与肱三头肌间隙处,以松肌止痛,可与肩部拿法、按揉法等手法配合应用;腰背筋膜劳损,如背部劳损者,可弹拨肩胛内缘、菱形肌及棘上韧带。如腰部劳损者,可弹拨两侧腰肌,尤其是第三腰椎横突处,以松解肌筋,止痛除酸,可配合背腰部按揉法、**㨰法**、揉法、擦法等手法应用。

三、推摩法

推摩法是由一指禅偏峰推法与指摩法复合而成,即一指禅偏峰推法与其余四指的摩动同时操作,手法难度较高。

1. 操作方法 将拇指桡侧偏峰着力于体表穴位或经络线路上,其余四指并拢,掌指部自然伸直,将示指、中指、环指、小指四个手指的指面着力于相应的施术部位上,腕关节放松,屈曲 25°左右。前臂主动运动,使腕关节做旋转运动并同时左右摆动,以带动拇指做缠绵的一指禅偏峰推法,并使其余四指指面在施术部位上同时做环形的摩动。

2. 动作要领

（1）拇指要以桡侧偏峰着力,余四指指面要贴于施术部位皮肤,不可悬空。

（2）在前臂进行主动运动带动腕部运动时,腕部的活动一定要包含旋动和摆动两种运动形式。如果腕部仅是摆动,则只能形成拇指的偏峰推同其余四指的擦动,在增加旋动的情形下才形成四指的摩动。

（3）推摩的速度不宜过快,用力不宜过大,以自然下压力为度。

3. 注意事项 推摩法较难于操作,要注意动作的连贯性、协调性。宜经久习练,方可熟能生巧。

4. 适用部位 胸腹部，胁肋部和项背部。

5. 作用 推摩法可用于咳嗽、脘腹胀满、消化不良、月经不调等病证。

咳嗽，可一指禅推中府、云门穴，同时摩胸部，以宽胸理气、化痰止咳，可配合胸部按法、揉捏胸肌法等方法应用；脘腹胀痛，消化不良，可一指禅推上、中、下三脘，同时摩脘腹部，以健脾和胃，消胀除满，可配合胃脘部揉法等方法应用；月经不调，可一指禅推关元、气海穴，同时摩下腹部，以活血调经，可与下腹部揉法等配合应用。

四、勾点法

勾点法是由勾法和点法复合而成，实属指按法的临床变化应用，是指用中指指端勾住治疗部位做点压。

1. 操作方法 中指掌指关节伸直或微屈，指间关节屈曲，使中指形如勾状，其他手指相握。以中指指端勾住施术部位或穴位，掌指部主动用力，使中指指端做持续点按。点按方向应视治疗部位而定。

2. 动作要领

（1）中指形如勾状，指间关节宜屈。掌指关节宜直，亦可略屈。

（2）除中指外，其余四指要握紧，以使掌部紧张坚挺。

（3）当所需勾点的力量较小时，仅中指部施力屈曲按压即可，力量较大时，掌指部须同时用力。

（4）勾点时施力的方向应视治疗部位而定，或上或下，或左或右。

3. 注意事项 勾点法所施的部位或穴位，多是人体不显露的部位或较隐蔽的穴位，这些部位或穴位均较敏感，所以不可突施暴力，要遵循点按法的施力原则进行操作。

4. 适用部位 天突、廉泉等穴位。

5. 作用 勾点法多用于舌强语謇、口噤失语和喘、咳、喉痹等病证。

舌强语謇，口噤失语，勾点廉泉穴，具有开音利咽的作用，可配合按下关、揉颊车等方法应用；喘、咳、喉痹，勾点天突穴，以宣肺导气，可配合胸部擦法等方法使用。

五、扫散法

扫散法，是指以拇指偏峰及其余四指指端在颞、枕部进行轻快地擦动。实质上是一种变相的应用拇指桡侧缘和其他指端做快速的指擦法。但这种指擦法，必须在颞枕部操作，不可用于它处。

1. 操作方法 以一手扶按受术者一侧头部以固定，另一手拇指伸直，以桡侧面置于额角发际头维穴处；其余四指并拢、微屈，指端置于耳后高骨处，示指与耳上缘平齐。前臂主动运动，腕关节挺劲，使拇指桡侧缘在头颞部做较快地单向擦动，范围是额角至耳上，同时，其余四指在耳后至乳突范围内快速擦动。左右两侧交替进行，每侧扫散约 50 次。

2. 动作要领

（1）拇指偏峰与其余四指指端宜贴紧皮肤，但不可施用压力。

（2）以肘为支点，前臂主动运动。腕关节要保持一定的紧张度，即所谓的挺劲，这样有利于力的快速传导。

（3）动作宜平稳，轻度刺激。

（4）对长发者，须将手指插入发间操作，以避免牵拉头发作痛。

3. 注意事项

（1）手法刺激不宜过重，要体现"扫散"之意。

（2）操作时要固定好头部，避免受术者头部随手法操作而出现俯仰晃动。

4. 适用部位　颞、枕部。

5. 作用　扫散法多作为治疗高血压、偏头痛、神经衰弱、外感等病证的辅助治疗手法。

扫散法，用于治疗高血压，常与推桥弓配合应用；治疗偏头痛，常与按揉太阳、印堂、睛明及拿五经等配合应用；治疗神经衰弱，多与抹面、揉太阳、按百会、拿风池等配合应用；治疗风寒感冒，常与拿肩井、揉风池、擦膀胱经等配合应用，具有平肝潜阳、镇静安神、祛风散寒等作用。

六、揉捏法

揉捏法由揉法和捏法复合组成，可单手揉捏，亦可双手操作。

1. 操作方法　拇指自然外展，其余四指并拢，以拇指与其余四指指腹部或螺纹面对捏于施术部位。指、掌与前臂部主动运动，带动腕关节做轻度旋转运动，使拇指与其余四指对合施力，捏而揉之，揉而捏之，捏中含揉，揉中含捏，从而产生节律性的揉捏动作。在揉捏动作中，揉以拇指为主，其余四指为辅；而捏则以拇指为辅，其余四指为主。

2. 动作要领

（1）要以拇指与其余四指指腹或螺纹面为着力面，不可用指端着力，否则即变为他法。

（2）指掌部为揉捏法的主要发力部位，所以腕关节为揉捏法的第一支点，前臂宜轻度发力，故肘关节为第二支点。前臂部之所以要成为一个次要发力部位，目的是要使腕关节产生一个旋动，只有腕关节产生了旋动，拇指与其余四指才会产生协调的揉捏复合动作。

3. 注意事项

（1）注意手法操作的准确性，要与拿法、按揉法区分开来。

（2）用力要适中，避免过度轻柔或使用浊力。

4. 适用部位　四肢部、颈项部、肩背部及胸部。

5. 作用　揉捏法主要用于治疗颈椎病、落枕、运动性疲劳及胸闷、胸痛等病证，可作为主要手法使用。

颈椎病，宜揉捏两侧颈肌及患侧上肢部，以舒筋活络、化瘀止痛。其中在揉捏患侧上肢的肱三头肌和肱二头肌时，要以手指的螺纹面着力。可配合颈项部按揉法、捏颈项法、颈项部拔伸牵引及扳法等手法使用。落枕，用揉捏法揉捏胸锁乳突肌和斜方肌，以解痉止痛。在揉提捏胸锁乳突肌时，可使用变化了的揉捏法，即拇指的螺纹面和示指桡侧缘作为揉捏的着力面进行操作。可配合点按同侧拇指根部法施治。对运动性疲劳所造成的四肢酸痛，用揉捏法自四肢的近端向远端操作，以舒筋活血、松肌除酸，常与四肢部拿法、抖法等配合使用。对于胸闷、胸痛，应自胸大肌走行方向由内而外反复揉捏胸肌，以理气宽胸，常与胸部按法、摩胸法等配合使用。

七、捏脊法

捏脊法由捏法、捻法、提法、推法等多种手法动作复合而成，常施于脊柱两侧。

捏脊法为儿科常用手法，对治疗"积滞"一类病证有奇效，故又称"捏积法"。捏脊法分为拇指前位捏脊法和拇指后位捏脊法两种。

（一）操作方法

1. 拇指前位捏脊法　双手半握空拳状，腕关节略背伸，以示、中、环和小指的背侧置于脊柱两侧，拇指伸直前按，并对准示指中节处。以拇指的螺纹面和示指的桡侧缘将皮肤捏起，并进行提捻，然后向前推行移动。在向前移动捏脊的过程中，两手拇指要交替前按，同时前臂要主动用力，推动示指桡侧缘前行，两者互为配合，从而交替捏提捻动前行（图 6-47b.）。

2. 拇指后位捏脊法　两手拇指伸直，两指端分置于脊柱两侧，指面向前；两手示、中指前按，腕关节微屈。以两手拇指与示、中指螺纹面将皮肤捏起，并轻轻提捻，然后向前推行移动。在向前移动的捏脊过程中，两手拇指要前推，而示、中指则须交替前按，两者相互配合，从而交替捏提捻动前行（图 6-47a.）。

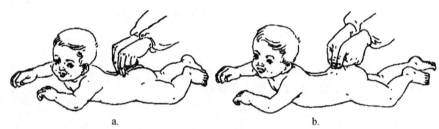

图 6-47　捏脊法
a.拇指后位捏脊法；b.拇指前位捏脊法

捏脊法每次操作一般均从龟尾穴开始，沿脊柱两侧向上终止于大椎穴为一遍，可连续操作三至五遍。为加强手法效应，常采用三步一提法，即每捏捻三次，便停止前行，用力向上提拉一次。

（二）动作要领

（1）拇指前位捏脊法要以拇指螺纹面同示指桡侧缘捏住皮肤，腕部一定要背伸，以利于前臂施力推动前行。

（2）拇指后位捏脊法要以拇指和示、中指的螺纹面捏住皮肤，腕部宜微屈，以利于拇指的推动前移。

（3）捏提肌肤多寡及用力要适度。捏提肌肤过多，则动作呆滞不易向前推动，过少则宜滑脱；用力过大宜疼痛，过小则刺激量不足。

（4）需较大刺激量时，宜用拇指前位捏脊法；需较小或一般刺激量时，宜用拇指后位捏脊法。

（5）捏脊法包含了捏、捻、提、推等复合动作，动作宜灵活协调。若掌握得法，操作娴熟，在提拉皮肤时，常发出较清晰"嗒、嗒"声。

（三）注意事项

捏脊时注意要用手指的螺纹面着力，不可用指端挤捏，亦不可将肌肤拧转，以免产生不必要的疼痛。

（四）适用部位

脊柱两侧。

（五）作用

捏脊法主要应用于小儿积滞、疳证及腹泻、便秘、夜啼、佝偻病等病。

捏脊法目前在儿科临床应用较为广泛，作为治疗上述病证的主要手法，具有调整阴阳的整体调整作用，可加强人体各脏腑功能，提高机体免疫力，尤其是健脾和胃的作用比较突出。目前捏脊法已经深入家庭保健，小儿常捏脊能增进食欲，改善睡眠，强壮身体。

捏脊法对于成人的胃肠道疾病、神经衰弱及妇科的月经不调、痛经等均有较好的治疗作用。

第八节　其他类手法

其他类手法，是指散在的，难以归类的一些手法，一般多为辅助性治疗手法。主要包括理法、梳法、拂法、掩法、插法、托法、搔法和掫法等。

一、理法

用手对肢体进行有节律地握捏的手法，称为理法。理法多作为结束推拿手法时使用。可单手操作，也可双手同时操作。

1.操作方法　施术者以一手持受术者肢体远端，另一手以拇指与余指及手掌部握住其近端，指掌部施力，进行一紧一松地节律性地握捏，并逐步由肢体的近端向远端移动。可两手交替反复多次操作。理法也可以双手同时操作，即双手同时对握住受术者肢体近端，向远端进行节律性地握捏。

2.动作要领

（1）操作时指掌部要均衡施力，要体现出"握"和"捏"两种力量。

（2）握捏要有节奏性，频率宜稍快，应流畅自然，使受术者有轻松舒适的感觉。

3.注意事项　本手法注意用力方式为握捏，与拿法区分。注意手法操作的灵活性，不可缓慢呆滞。

4.适用部位　四肢部。

5.作用　理法为推拿辅助手法，常作为四肢部结束手法使用，用以缓解其他手法的过重刺激，具有理顺和调整作用。

二、梳法

梳法又称疏法，是指用手指做疏理动作，形如梳头，故称梳法。

1.操作方法　五指自然展开，关节微屈，以螺纹面置于施术部位上。腕关节放松，前臂主动运动，带动手指做轻柔的单向滑动梳。两手宜交替操作，可反复操作。

2.动作要领　腕部放松，要以前臂主动施力。前臂所施之力只有通过放松的腕部，才能使手指的滑动梳理动作协调顺畅，柔和舒适。

3.注意事项　应避免指部单纯用力。若指部用力，力轻则操作范围小，力重即会变成指擦法。

4. 适用部位 头部、胁肋部等。

5. 作用 梳法主要用于失眠健忘、胸胁胀满等症，亦可用于保健。

神经衰弱所致的失眠健忘，以梳法自前额部梳至后发际处反复操作，可起到安神醒脑之效，配合按揉太阳穴、按百会穴、拿颈项等方法应用效果更佳；治疗胸胁胀满，以五指沿各肋间隙由胸骨柄侧梳至脊柱旁，能起到疏肝理气的作用，同时可配合胁肋部擦法，按揉肝俞、胆俞等方法施用。

三、拂法

以指在体表做轻快的擦掠的方法，称为拂法。拂法为辅助治疗手法，亦常作为保健手法使用。

1. 操作方法 手指自然伸直，以示、中、环和小指螺纹面置于施术部位。上肢部做主动运动，通过腕部带动四指在体表做轻快地擦掠，状如拂尘，轻轻擦掠而过。

2. 动作要领 本法操作时宜轻快。指部不能施力，不可带动皮肤及皮下组织运动；快是指动作略快，不可太快，有如拂尘而不扬。

3. 注意事项 注意四指部不可用力。

4. 适用部位 胸腹部、背腰部、臀部及股内侧。

5. 作用 拂法主要用于神经衰弱及保健。

治疗神经衰弱导致的失眠，可以拂法于背腰部反复操作，具有宁心安神的作用，常配合背腰部摩法等方法应用。用于保健，则可以胸腹部、下肢内侧及臀部等为施术部位。

四、掩法

以手掌轻轻遮盖于施术部位不动的手法，称为掩法。掩法操作相对简单，易于掌握，临床常被忽视。

1. 操作方法 以手掌内劳宫穴对准施术部位或穴位并轻轻遮盖于上，凝神聚力，将注意力集中于施术，治疗时间长短视病情而定。

2. 动作要领

（1）掌指部宜放松，不要刻意施加任何力量。

（2）注意力要集中，不但施术者要把注意力集中到施术部位，同时要求患者也要把注意力集中到被施术部位，以配合治疗。

3. 注意事项 如施术者手较凉，不可急于操作，应两掌相合，将手掌搓热之后再施术。其次，阳虚体寒，经常手足发凉者，不可应用本法。

4. 适用部位 胸前部、胃脘部及脐部等。

5. 作用 掩法常用于虚寒性胃脘痛、腹痛及膈肌痉挛所致的呃逆等病证。

如虚寒性胃脘疼痛、腹部疼痛，以掩法于胃脘部、脐部施治，可以温经散寒，益气止痛，同时配合按揉胃脘、揉脐等方法应用；若呃逆，可在胸前部施以掩法，能够降逆止呃，配合按揉内关、膈俞，效果更佳。

五、插法

施术者以手指插入受术者肩胛骨与胸壁间的方法，称为插法。插法为治疗胃下垂的特殊手法。

1. 操作方法 施术者一手扶按受术者肩前部以助力，另一手以示、中、环、小指四指并拢且伸直，以指端由肩胛骨内下缘向斜上方插入，两手相对配合用力，呈合拢之势，使四指指端自肩胛骨内下缘与肋骨间插入 2～3 寸，持续 1 分钟左右，随后将插入一手缓慢撤出。可反复操作 2～3 次，然后进行对侧操作。一般插右侧肩胛骨用左手，插左肩胛骨用右手。

2. 动作要领 两手要配合用力，插入一手斜向内上，扶肩助力一手按向后下，两力配合，有利于插入并达到一定深度。

3. 注意事项 本法用力不可过快过猛，施术者应将指甲修齐磨平，以防戳破皮肤。

4. 适用部位 肩胛骨与胸壁间。

5. 作用 插法临床主要用于治疗胃下垂。

插法治疗胃下垂，操作时，患者腹部当有上提之感，否则可延长操作时间。插法具有升阳举陷的作用，常与托法配合应用。

六、托法

用单手或双手将患处托起的手法，称为托法。目前临床当中常见的托法，一般是指用于治疗胃下垂的手法，又称托胃下垂法。

1. 操作方法 示、中、环、小指并拢并伸直，以四指的螺纹面和手掌的小鱼际部着力于体表施术部位，腕关节略背伸。以肘为支点，前臂主动施力，使手指螺纹面和手掌小鱼际部向下深按于下垂的胃底部并随患者深呼气向上徐徐托起，循逆时针方向上托，呈波浪式用力。

2. 动作要领

（1）托法操作要配合患者的呼吸进行操作。即当患者深呼气时，开始用力向上托起，当呼气停止并开始吸气时，停止操作并深按片刻，然后再次呼气时继续进行下一小段距离的托举移动。

（2）托举法要呈逆时针方向运动。所谓的逆时针方向托举指操作时，手掌小鱼际侧向上托举的运行速度较快，而手指螺纹面部分的运行速度相对较慢，因此恰好于每一次深呼气结束时指掌部的托举运行达到一个相对水平的位置状态。故而对于操作一手的指掌部而言，是一个呈阶段性的逆时针方向运动状态。

3. 注意事项 托法一般空腹时应用，切忌在饱餐后操作。

4. 适用部位 腹部、胃脘部。

5. 作用 主要用于胃下垂。

治疗胃下垂，首先要查清胃的下垂程度，查清胃底部在腹部的体表投影，而后方可以托法实施治疗操作。托法具有升阳举陷的作用，临床常配合插法使用。

七、搔法

以指腹做轻柔地抓挠摩擦的手法，称为搔法。搔法常作为辅助治疗手法，亦作为保健手法。

1. 操作方法 五指适度分开，指间关节自然屈曲，以指腹末端置于施术部位。五指主动运动，做轻轻地抓挠摩擦并移动。

2. 动作要领

（1）五指动作须灵活。操作过程中，五指的指间关节适度做小幅度的屈伸运动，以保证手法的灵活性。

（2）手法施力轻柔，搔抓的力量切记不可带动皮下组织。所谓的抓挠摩擦，是指有抓的形状及挠、摩、擦的综合成分。

3. 注意事项　忌用指甲部搔抓。如以指甲部操作，即改变了手法性质，变成了民间搔痒用的"挠"。

4. 适用部位　作为辅助治疗手法，常用于头部；作为保健手法，则适于全身各部。

5. 作用　主要用于治疗神经衰弱和保健。

对于神经衰弱所导致的失眠健忘，可以用搔法操作全头部，具有安神健脑、促进睡眠的作用，可配合头部梳法使用。搔法也常应用于保健，能兴奋末梢神经、抑制中枢神经，产生极度的舒适感。

八、捩法

捩：扭转之意，关节做被动的扭转活动，称为捩法。一般为辅助治疗手法。

1. 操作方法　两手分别握住受术者肢体关节两端。两手臂做相反方向用力，使关节扭转，反正各数遍。

2. 动作要领　两手臂要同时均匀施力，施以相反方向的力。力量要适度，当被操作关节被扭转到一定限度时，即应减力，直至停止用力。

3. 注意事项　捩法操作时用力要均匀，循序渐进，不可粗暴过猛，被操作关节的扭转幅度不可超出生理范围。

4. 作用　主要用于四肢关节伤筋，腰部僵硬、滞涩等病证。

捩法可作为辅助手法应用，具有滑利关节的作用。可配合四肢关节摇法、屈伸法及腰部扳法等使用。

第九节　足部推拿基本手法

足部与身体各个部位有着密切的关系，当器官组织发生病变时，足部的颜色、形态、姿态等会出现异常，所以通过观察足部的状况，可以得知人体的健康状况。足部的神经分布密集，是全身上下内外器官组织的缩影。因此，足部的推拿技术逐渐得到重视，掌握正确的足部推拿基本手法，可以有效防治常见疾病。

1. 点法　示指点压法：施术者一手扶持受术者的足，另一手半握拳，中指、环指、小指的第1、2指间关节屈曲，紧扣掌心；拇指指关节屈曲后放于示指末节指骨的下方，顶住弯曲的示指。以示指中节近第1指间关节背侧为施力点，作定点顶压。

2. 按法　拇指按压法：施术者一手扶持受术者的足，另一手的拇指指腹贴于施术部位施力，以拇指指腹为着力点，按压施术部位；或者两拇指交叠，贴于施术部位按压。按摩时拇指指腹垂直施力，力度以受术者能承受为宜，注意避免指甲划伤受术者皮肤。

3. 揉法　单指或多指揉法：施术者一手扶持受术者的足，另一手的拇指指腹着力于施术部位，以一定的力度旋转揉动，达到带动皮下组织的效果；或者用示指、中指贴于施术部位，以一定的力度旋转揉动，达到带动皮下组织的效果。按摩时力度要均匀连贯，作用面积小而集中，之后逐渐扩大范围。

4. 推法　拇指推压法：施术者一手扶持受术者的足，另一手的拇指指腹桡侧贴于施术部位，其余四指关节微屈，施力推压；或者双手握住足部，用双手拇指指腹同时施力推压按摩。操作时双手拇指要同时施力,力量保持均衡。

5. 擦法 示指刮擦法:施术者一手扶持受术者的足,另一手的拇指固定,示指弯曲呈镰刀状,用示指尺侧缘施力刮擦施术部位;或者用刮痧板代替示指贴于施术部位刮擦施术。按摩时示指尺侧或刮痧板始终贴于按摩部位皮肤,刮擦的方向保持水平,力度以受术者能承受为宜。

6. 叩法 单手拳叩法:施术者一手扶持受术者的足,另一手五指握拳,拇指固定,以示指的近节指间关节为施力点,叩压施术部位。操作时,叩击要有节奏感,不能忽快忽慢。

7. 掐法 拇指掐压法:施术者一手扶持受术者的足,另一手的拇指指甲着力,用力地掐压施术部位;或者用双手拇指同时着力,掐压施术部位。操作时拇指指端置于施术部位后不要再移动,力量由轻至重,再由重至轻,力度以渗透皮肤组织为宜。

8. 捏法 双指夹捏法:施术者一手扶持受术者的足,另一手的示指、中指弯曲呈钳状,拇指指关节屈伸带动示指,对施术部位进行夹捏并向外牵拉操作。注意中指不发力,只辅助衬托作用;对施术部位施力夹捏操作时,夹捏力量保持适中。

9. 摇法 双手摇足法:施术者一手握住受术者踝关节上端,另一手握住足趾端,使足趾与踝关节作被动而均匀的环转运动。摇动范围应在正常生理活动范围之内,动作和缓稳健,灵活圆转,不僵不滞。切忌突然单向加力,以防止损伤关节。

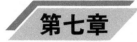

第七章

推拿手法人体操作

本章介绍的推拿手法人体操作，是在初步掌握了推拿基本手法之后，在人体上根据各个部位的不同特点具体应用手法的专项训练。

推拿基本手法在人体上的运用称为推拿操作法。推拿操作法由两个要素组成，即推拿手法和推拿部位（包括经络、腧穴）。

推拿手法人体操作的内容包括：各种推拿基本手法在人体不同部位的具体操作实施；与各部位形态结构特点相适应的常用推拿手法；每个部位常用的组合性手法套路综合练习。

第一节 头面部推拿操作

头面部推拿操作法主要具有疏风解表、开窍醒脑、安神明目、舒筋美容等功效。可用于外感表证、头痛、偏头痛、鼻塞、牙龈肿痛、耳鸣、失眠、眩晕、面瘫、劳倦内伤等病证，以及近视、斜视、目赤肿痛、两眼酸胀干涩、视物模糊等眼疾的治疗。成人和小儿均可应用。

一、抹印堂法

操作方法：医师于患者头顶前方，双手四指扶持其头侧部，两拇指指腹数次从印堂交替直推至前发际正中（神庭）。

适应证：感冒风寒表证及风热头痛，额窦炎所致之前额闷痛等。

注意事项：①用力适中，动作连续。②以推后皮肤表面不发红为佳。③使用推拿巾，以免损伤皮肤。

二、分阴阳法

操作方法：医师以两拇指指腹从前额正中数次分推至两侧太阳穴处。亦可用鱼际或其余四指分推。

适应证：外感表证，高血压，中风后遗症，面神经麻痹，神经衰弱等。

注意事项：①着力部位应紧贴前额体表，可沿发际线、额中线、眉上线 3 条横线从中间分推至两侧太阳穴。②推动的路线宜长。用力均匀、深透，动作和缓。

三、一指禅推印堂法

操作方法：医师以中指指腹轻揉患者印堂穴 1～2 分钟。

适应证：眩晕，头痛，失眠，鼻渊，感冒，近视等。

注意事项：①固定着力点，带动皮下组织，不可有摩擦。②频率适中、均匀。③力量沉稳、有节奏。

四、揉前额法

操作方法：医师坐于患者侧面以一手扶住患者头侧部，另一手以鱼际着力于前额部做鱼际揉法，先在前额中线（印堂—神庭）上下往返移动数次，再沿前额正中至两侧颞部左右移动数次。

适应证：失眠，眩晕，偏头痛，血管神经性头痛，额窦炎，风寒感冒头痛等。

注意事项：①固定着力点，不能在体表摩擦或滑动。②用力轻柔，动作持久、均匀有节律。③患者的头部如产生有节奏地轻微晃动，有助于放松项部肌肉和宁心安神。

五、抹眉法

操作方法：医师以双手拇指指腹数次从患者眉头（攒竹穴）沿眉弓分抹至两侧眉梢（丝竹空穴）。

适应证：外感发热，目疾，偏正头痛，心神不宁等。

注意事项：①两拇指用力均匀适中，动作和缓。②不可由眉梢向眉头逆向抹动。③着力部位要紧贴患者体表，抹动的路线宜长。

六、推攒竹法

操作方法：医师两中指指骨间关节或一手示、中二指指骨间关节微屈呈钩状，指腹着力于两侧攒竹穴，轻柔缓和地环旋揉动1～2分钟。

适应证：眼红流泪、目疾初起及前额痛、眉棱骨痛、偏头痛等。

注意事项：①指腹固定推拿部位，前臂主动摆动。②动作协调而有节奏性。③手法宜轻巧平稳，局部酸胀感明显。

七、一指禅推眼眶法

操作方法：患者取坐位或仰卧位，双眼微闭。医师一手扶持其头侧，另一手以一指禅偏锋推法由一侧睛明穴开始沿上眼眶向外推至目外眦，再沿下眼眶向内经目内眦越过鼻梁推至对侧睛明，然后沿对侧上眼眶向外推至目外眦，再沿下眼眶向内返回，整个移动路线呈"∞"字形。如此反复操作3～5遍。

适应证：近视、视物酸胀、干涩等眼疾，以及失眠、眩晕等。

注意事项：①紧推慢移。②操作应紧贴眼眶边缘移动，但要避免手指滑脱或碰到眼球。③用力均匀，动作轻快、平稳而有节奏感。

八、揉前额法

操作方法：医师两拇指重叠，以指腹着力，指按前额，并自印堂至上单向移动3～5遍。

适应证：失眠，眩晕，偏头痛，血管神经性头痛，额窦炎，风寒感冒头痛等。

注意事项：①拇指指间关节与掌指关节均应伸直。②医师应配合上身重心的前后移动，并配合呼吸，呼气时头应转向侧面。③要求平稳有力，力量由轻到重。

九、揉太阳法

操作方法：医师以两拇指或中指指腹着力于患者两侧太阳穴，其余四指扶持头侧部助力，轻柔缓和地环旋揉动 1～2 分钟。

适应证：偏头痛，血管神经性头痛，额窦炎，风寒感冒头痛，外感风热，目赤肿痛等。

注意事项：①固定着力点，揉动幅度稍大，频率稍慢。②力量适中、沉稳而有节奏。

十、掐睛明法

操作方法：医师取坐位以两手中指指端轻掐患者两侧睛明穴约 1 分钟。

适应证：近视，夜盲，由外感风热所致的两目红肿、流泪等。

注意事项：①固定着力点，动作平稳，力量适中，可单侧操作。②患者睛明穴处应有酸、麻、胀的感觉，可向眼眶深部放射，此法结束后眼部轻松舒适感较明显。③可适当配合按法操作，禁用指甲掐按。

十一、按揉四白法

操作方法：医师以两手中指指腹分别轻揉患者两侧四白穴 1～2 分钟。

适应证：夜盲症，内外障，鼻炎，三叉神经痛等。

注意事项：①固定着力点，不可有摩擦。②揉动幅度宜小，频率不宜过快。③力量适中，以局部有酸、麻、胀感为宜。

十二、指揉迎香穴

操作方法：医师以两手中指指腹轻揉患者两侧迎香穴 1～2 分钟。

适应证：鼻塞，鼻衄，多涕，目赤肿痛，面痛，丹毒等。

注意事项：①揉动幅度宜小，频率不宜过快。②力量适中，以局部有酸、麻、胀感为宜。③不可用指甲掐按。

十三、指揉颧髎穴

操作方法：医师以两手中指指腹分别轻揉患者两侧颧髎穴 1～2 分钟。

适应证：口眼㖞斜，齿痛、三叉神经痛等局部病证。

注意事项：①揉动幅度宜小，频率不宜过快。②力量适中，以局部有酸、麻、胀感为宜。③不可用指甲掐按。

十四、按揉颊车法

操作方法：医师以两手中指或拇指指腹分别轻揉患者两侧颊车穴 1～2 分钟。

适应证：牙龈肿痛，面神经炎，下颌关节功能紊乱等。

注意事项：①揉动幅度宜小，频率不宜过快。②力量适中，以局部有酸、麻、胀感为宜。③不可用指甲掐按。

十五、抹面法

操作方法：医师以双手拇指指腹从两侧迎香穴，沿上颌下缘经颧髎、下关等穴数次分抹至两侧耳门穴。

适应证：外感风寒表证，面神经麻痹，三叉神经痛等。

注意事项：①力量适中、均匀，动作和缓。②着力部位紧贴体表的治疗部位，拇指指骨间关节不可屈曲。③抹动的路线宜长。

十六、按下关法

操作方法：医师以拇指或中指指腹分别轻揉患者两侧下关穴 1~2 分钟。

适应证：下颌关节功能紊乱，由面神经炎所致的口眼㖞斜等。

注意事项：①揉动幅度宜小，频率不宜过快。②力量适中，以局部有酸、麻、胀感为宜。③不可用指甲掐按。

十七、按听宫法

操作方法：医师以拇指或中指指腹分别轻揉患者两侧听宫穴 1~2 分钟。

适应证：面神经麻痹，三叉神经痛，耳聋，耳鸣，中耳炎等。

注意事项：①固定着力点，揉动幅度宜小，频率不宜过快。②力量适中，不可暴力戳按。

十八、掐人中法

操作方法：医师一手扶住患者头部，另一手以拇指指甲端掐按水沟（人中）穴。

适应证：突然昏倒，不省人事之急症及急性腰扭伤等。

注意事项：①掐前须取准腧穴。②垂直用力掐按，力量由轻渐重，且不能滑动，以免掐破皮肤。③一般掐按 4~5 次，或中病即止。

按语：多用于昏厥的急救。

十九、干洗脸法

操作方法：医师两掌互相搓至发热，随即以掌轻抚患者面部，并反复数次至整个面部肌肤变得柔软。

适应证：面神经麻痹，神经衰弱，由中风所致的口眼㖞斜等。

注意事项：①操作以面部的皮肤红润、微热为度。②力量适中均匀，不宜过重。③可配合使用介质，以保护皮肤。

二十、捏耳垂法

操作方法：医师以两手拇指与示指指腹分别揉捏两耳垂 1~2 分钟。

适应证：由肾阳虚所致的水肿、形寒肢冷，由气逆于上所致的头重、头昏及偏头痛，牙痛，三叉神经痛，面神经麻痹，神经衰弱，口、眼、鼻疾等。

注意事项：①用手指的指腹揉捏耳垂，不可用指甲掐压。②力量由轻到重，动作灵活、均匀而有节律性。

二十一、推偏顶法

操作方法：医师虎口张开，四指自然略分，指骨间关节微屈，以拇指桡侧缘和四指指端着力，沿胆经做自前上向后下单向移动的扫散法 3~5 遍。

适应证：偏头痛，耳聋，耳鸣，各种鼻疾等。

注意事项：①沿胆经单向操作。②动作灵活、快速均匀。③不能有击、打、叩的动作。

二十二、推正顶法

操作方法：医师站于患者侧后方或侧前方，以一指禅推其头顶督脉或膀胱经，并做前后往返移动。

适应证：前额胀痛，神经性头痛，目赤肿痛，血虚头痛等。

注意事项：①患者头顶局部垫治疗巾（或小毛巾），由患者拉紧治疗巾的下角。②拇指紧推慢移，可双手协同操作。

二十三、掌摩百会法

操作方法：医师站于患者前方，以拇指指腹着力，垂直用力向下按压头顶百会穴数次。

适应证：眩晕，头痛，失眠，内脏下垂，脱肛等。

注意事项：①患者坐于低凳。②按压的方向应垂直于患者体表。③力量由轻到重，平稳而持续，不可粗暴施力。

二十四、拿五经

操作方法：医师站于患者左侧后方。左手扶持其前额部，右手五指分开，指端向前置于患者头顶，中指对应督脉中线，其余四指分别对应两侧膀胱经及胆经循行部位，随后各指骨间关节用力屈曲抓抠，并自前向后移动，反复5~6遍。

适应证：头痛，鼻塞，颈项强痛，肌肉酸痛等。

注意事项：①五指紧贴头皮，以指端着力，不可用指甲掐抠。②操作至枕部，手掌可右旋90°继续操作。③自前向后单向移动。

二十五、雀啄法

操作方法：医师站于患者前方，两手指骨间关节微屈，以五指指端有节奏地叩击头部。

适应证：感冒、急性疼痛、慢性泄泻、疖肿、昏厥急救等。

注意事项：①动作轻快而有节奏。②腕关节放松，可单手或双手操作。

第二节 颈项部推拿操作

颈项部推拿操作具有舒筋通络、解痉止痛、行气活血、整复错位，以及祛风散寒、醒脑安神、平肝息风等功效。可用于颈椎病、落枕之颈项强痛、屈伸不利，以及头痛、眩晕、失眠鼻塞、头身困重等病证的治疗。

一、一指禅推颈中法

操作方法：医师站于患者侧后方，以一指禅推法从风池到大椎单向或往返移动操作 3~5分钟。

适应证：颈椎病，落枕，头痛，失眠，眩晕等。

注意事项：①拇指与推拿部位垂直，其余四指扶持项部侧面，紧推慢移。②一般推对侧，即右手推左侧项部。③一手操作时，另一手应扶持患者前额。④左右手交替操作项部两侧，也可双手同时推两侧项部。

二、掌揉颈项法

操作方法：医师站于患者侧后方，以拇指按揉项部两侧肌群，并从上而下或往返移动。

适应证：颈椎病，高血压，头痛等。

注意事项：①拇指固定，其余四指均置于颈侧助力。②旋转揉动与上下移动同步，形成螺旋形运动路线。③操作沉稳，频率不宜过快。④对于风池穴、风府穴及压痛明显的部位，可在局部重点按揉。⑤一般上下单向或往返移动3～5遍，左右手交替操作项部两侧。

三、蝴蝶双飞法

操作方法：医师站于患者后方，以双手拇指偏锋分别置于两侧风池穴，其余四指自然伸开，双手同时做一指禅偏锋推法。

适应证：颈椎病，落枕，头痛，失眠，眩晕等。

注意事项：①此法也可指腹着力。②用力的方向略向前上。③操作时两手相互紧随，协调配合。

按语：蝴蝶双飞法，是双手对称做一指禅偏锋推法或一指禅推法，形如蝴蝶翩翩飞舞，故名。多用于推两侧风池穴，也可用于面部等其他部位。

四、揉大椎法

操作方法：医师站于患者后方，一手拇指指腹着力于大椎穴，按揉1～2分钟。

适应证：颈椎病，背肌劳损，形寒肢冷等。

注意事项：①力量适中，频率不可过快。②一般按揉第7颈椎和第1胸椎棘突间凹陷处，或这两个棘突的侧面，不要用力按揉棘突尖。

五、㨆颈项法

操作方法：医师站于患者侧后方，一手扶于患者一侧肩部，另一手㨆该侧项肩部3～5分钟。

适应证：颈椎病，落枕，头痛，失眠，眩晕等。

注意事项：①通常应顺肌纤维走向做单向或往返操作。②应注意避开枕外隆凸，颈、胸椎棘突，肩胛骨和锁骨等骨性突起部，以免造成疼痛。③不要撞击颈项部。④一般左侧项肩部用右手操作，右侧项肩部用左手操作。但若针对肩胛提肌附着处，则应㨆同侧。

六、按揉风池法

操作方法：医师站于患者侧后方，一手扶其前额，另一手拇指指腹自上而下推风池穴6～8遍。

适应证：风寒感冒，头项强痛等。

注意事项：①自上而下单向操作，不可反向操作。②左右交替各推10次左右，用力应稍重。

七、抹桥弓

操作方法：医师站于患者侧方，用拇指指腹自翳风穴沿胸锁乳突肌肌腹向下推至缺盆穴。

适应证：小儿斜颈、落枕等。

注意事项：①自上而下单向操作。②左右交替各推50次左右。③操作时用力宜轻不宜重，速度稍快，推行线路宜长。④可在局部皮肤涂以适量介质，以免损伤皮肤。

八、拨颈项法

操作方法：医师站于患者侧方，患者取坐位，医师一手肘弯部托住患者下颏部，另一手掌根抵住其枕部，然后两手同时向上用力，拔伸颈椎1分钟以上。此法又称为坐位肘托颈椎拔伸法。

适应证：头痛，感冒，眩晕，落枕，颈椎病，失眠等。

注意事项：①患者下颏置于医师肘弯正中肱二头肌肌腱桡侧凹陷处。②医师站于患者侧方，以免肘部挤压颈前部和颈两侧，压迫气管和大血管而引起不适。③医师可用托住患者下颏之手的手掌按于对侧肩上部，以肘部上抬的力托起其下颏，此时，另一手须以掌根前推枕部。④拔伸颈椎时必须控制拔伸方向，应该向上拔伸颈椎，或头部略前倾，勿使颈椎后伸而致关节突关节受压。⑤一般应持续拔伸，不宜间歇用力，医师不可屏气。

九、拿颈项法

操作方法：医师站于患者侧后方，一手轻扶患者额部，另一手拇指和其余手指指腹分别置于项部两侧，以五指或四指以拿法作用于项部，并上下往返移动。

适应证：头痛，感冒，眩晕，落枕，颈椎病，失眠等。

注意事项：①手指指骨间关节伸直，不可抓抠，除拇指以外的其余手指并拢，以指腹操作。②腕关节放松，动作连贯而有节奏，可上下往返移动5～7遍。③拿起后不可突然放松，用力要持续而柔和。

十、拿肩井

操作方法：医师站于患者后方，拇指在后，四指在前，双手对称或一上一下交替提拿肩井部肌筋。

适应证：颈椎病，肩周炎，神经衰弱，失眠等。

注意事项：①指骨间关节伸直，四指并拢，以指掌面操作。②不可在锁骨表面推挤、摩擦，力量由轻到重，持续而柔和。③腕关节放松，动作连贯而有节奏。

十一、拳背击大椎法

操作方法：医师站于患者后方，握拳后以拳背击打大椎穴2～3下。

适应证：颈椎病，背肌劳损，形寒肢冷等。

注意事项：①握实拳时击打，但要富有弹力，不可用蛮力。②腕关节保持紧张，以肘关节的屈伸发力。③击打次数不可太多。

第三节 腰背部推拿操作

腰背部推拿操作具有舒筋通络、行气活血、散瘀消肿、开通闭塞、解痉止痛、整复错缝，以及温补肾阳、温宫调经、调和营卫、调整脏腑的功效。可以治疗急性腰扭伤、腰肌劳损、腰椎间盘突出等腰背部常见病证，也常用于各种运动损伤、偏瘫、截瘫、劳倦内伤、男子遗精、阳痿及女子经带诸症等病证的治疗。也是保健按摩的常用操作法。

一、拳揉背部法

操作方法：医师站于患者左侧，双手交叉重叠，以手掌着力于腰背部脊柱两侧肌群，从上背部自上而下移动揉至腰骶部，反复操作3～5遍。

适应证：颈椎病，背肌劳损等。

注意事项：①医师略前倾，用力宜着实，忌用蛮力。②掌揉以螺旋形缓慢移动，动作连贯、灵活而有节律性。③患者臀部和下肢可随着按揉的节奏产生小幅度的左右晃动。

二、按胸腰椎法

操作方法：医师站于患者左侧，叠掌按压胸腰椎，并沿脊柱自上而下移动3～5遍。

适应证：背部软组织劳损，粘连，颈项肩背痛，胸闷气短等。

注意事项：①医师应配合重心的前后移动和患者呼吸，患者吸气时抬起，呼气时下压。②力量由轻到重，平稳持续而有节奏，忌用蛮力或暴力。③一般从上往下移动。如欲整复胸椎错缝，也可从腰椎起由下往上有节奏地按压并移动，至需要整复的胸椎节段时，顿挫发力整复。

三、腰部双拳按揉法

操作方法：医师站于患者左侧，握拳按揉其两侧腰背部，并做与脊柱平行的单向或往返移动。

适应证：腰肌劳损，腰椎间盘突出，类风湿脊柱炎，腰扭伤，肾虚腰痛等。

注意事项：①按揉腰背部通常顺肌纤维走向或经络走向移动，不宜跨越棘突做横向移动。②左右手可互换，力量均匀，移动缓慢。

四、搓腰骶部配合腰骶后伸运动

操作方法：医师站于患者左侧，左手搓其腰骶部，同时右手托住患者同侧或对侧股前下部，引导腰骶关节做被动后伸运动，反复3～5次。

适应证：腰以下冷痛，腰椎间盘突出，腰肌劳损。

注意事项：①左右两手配合要协调。②后伸的下肢可直腿也可屈膝。

五、一指禅推膀胱经法

操作方法：医师站或坐于患者左侧，面向其头部，右手一指禅推背部膀胱经腧穴，先推对侧再推近侧，并做单向或往返移动。

适应证：冠心病及各脏腑所属诸证。

注意事项：①拇指与患者推拿部位垂直，沉肩、垂肘、悬腕。②移动时动作变换要自然，操作流畅平稳，紧推慢移，不能跳动。③可酌情在重要的背俞穴延长操作时间。④本法也可在两侧胸腰夹脊穴连线操作。

六、点夹脊法

操作方法：医师站于患者左侧，以两拇指同时揉其腰背部两侧胸腰夹脊穴及膀胱经腧穴，由上而下至骶骨部反复3～5遍。

适应证：腰背疼痛，脊柱屈伸不利，各脏腑所属诸症等。

注意事项：①此法也可叠指按揉单侧的华佗夹脊穴及膀胱经腧穴。②拇指固定，虎口张开，其余手指自然放松，置于腰背部两侧以扶持助力。③医师左脚在前，以便操作时配合重心的前后移动。④揉动不宜过快，要求平稳而有节奏，两手动作协调，移动缓慢。⑤可在重要背俞穴或需要治疗的腧穴上延长按揉时间。

七、点脊中法

操作方法：医师站于患者左侧，双手拇指重叠置于背部后正中线，自上而下有节律按压胸腰椎棘突，反复3~5遍。

适应证：头痛头晕，心悸失眠，颈项痛，背腰痛等。

注意事项：①垂直于体表施力，力量由轻到重，平稳而持续，忌粗暴施力。②医师应配合重心的前后移动。③掌指关节及指骨间关节均应伸直。④按而留之，不宜突然松手，不可滑脱，迎随患者的呼吸。

八、拳揉背部法

操作方法：医师站于患者左侧，以右前臂上 1/3 尺侧着力，按揉腰背部骶棘肌，从上往下单向移动。

适应证：颈椎病，背肌劳损等。

注意事项：①着力面紧贴患者推拿体表，不可滑动。②力量均匀适中，动作平稳而有节奏。③注意避开棘突等骨性突起部。④推拿局部可有温热舒适感。

九、推膀胱经法

操作方法：医师站于患者左侧，以一手拇指指腹着力于患者腰背部夹脊穴处，另一手掌根尺侧叠按于该拇指上，做垂直于肌纤维的单向或来回拨动，并沿脊柱循序而下，反复2~3遍。

适应证：颈项强痛，腰背酸痛，尿黄及各脏腑所属诸症。

注意事项：①力量的大小应根据部位及病证性质而定，并以患者能忍受为度。②拨动的方向应与肌纤维方向垂直。③在第三腰椎横突及条索、结节处着重施术。④拨动时，不要在皮肤表面有摩擦移动。

十、肘压腰眼法

操作方法：医师站于患者左侧，肘关节屈曲，以肘部着力于腰部相应腧穴或压痛点处，逐渐加压，持续0.5~1分钟后逐渐放松。

适应证：腰肌劳损，腰椎间盘突出症等。

注意事项：①用力着实沉稳，由轻到重，忌用蛮力或突发暴力。②肘压法刺激强烈，点后常继以揉法。③根据治疗部位、病情、患者体质等情况选择使用。

十一、肘推腰背部

操作方法：医师站于患者左侧，屈左肘关节，用左前臂近肘尖部着力于腰背部华佗夹脊穴或膀胱经第一侧线，从上往下单向直线推动3~5遍。

适应证：腰肌劳损，腰椎间盘突出，肾虚腰痛，腰痛引腹。

注意事项：①着力面紧贴患者体表，并根据患者耐受程度适当调整肘关节屈曲角度，通过减小或加大着力面，以增加或减轻压力。②力量均匀适中，直线推动，速度缓慢，动作平稳。

③医师身体重心应随推动而移动。

十二、腰部双拳按揉法

操作方法：医师站于患者左侧前方，右手扶于肩部以固定治疗巾，左手以手掌紧贴腰背部督脉或膀胱经，从上往下直线推动3～5遍。

适应证：腰肌劳损，腰椎间盘突出，类风湿脊柱炎，腰扭伤，肾虚腰痛等。

注意事项：①着力面紧贴患者体表，力量均匀适中。②向前推动时速度缓慢，动作平稳，以背部皮肤不起褶皱为宜，保持直线移动，不可歪斜。

十三、腰部拔伸法

操作方法：患者双手用力抓住床头。医师站于其足后，用双手分别握住患者两踝关节上部，或用毛巾、治疗巾缚住其双踝，使其小腿抬离床面约20cm，然后两臂伸直，身体稍后仰，逐渐用力向后牵拉，持续1～2分钟，再逐渐放松。

适应证：腰背肌劳损，腰椎间盘突出，腰扭伤等。

注意事项：①医师应顺势向后倾斜上身，两臂伸直，均匀呼吸。②用力平稳而柔和、均匀而持续，不可突发猛力牵拉，根据不同的病情，适当控制拔伸力量和方向。

十四、腰部摇法

操作方法：医师站于患者左侧，左掌按压患者腰骶部，右前臂托起患者两大腿远端并将其下肢后伸，做幅度由小到大的双向摇动。

适应证：腰背部疼痛，腰肌强痛。

注意事项：①按压腰部的手可根据具体情况施加压力，以决定腰部被动摇转的幅度。②摇转的幅度由小渐大，速度宜慢。

十五、腰部直摩法

操作方法：医师站于患者左侧，以小鱼际或全掌着力于腰部督脉、华佗夹脊穴或膀胱经，做上下直线往返摩擦运动，以透热为度。

适应证：腰椎间盘突出，腰肌劳损等。

注意事项：①医师应呼吸自然，着力部位紧贴患者体表，左右手均可操作，压力均匀适中。②直线往返，且路线尽可能拉长，动作平稳连续。③配合使用少许介质，可减少皮肤摩擦。

十六、腰部横摩法

操作方法：医师站于患者左侧，以一手小鱼际或全掌着力于腰部命门或八髎等部位，做与腰椎垂直方向的快速往返摩擦运动，并可在腰、骶部之间略做上下移动，以透热为度。

适应证：腰腿酸痛，腰骶部疼痛，腰扭伤，腰肌劳损，腰椎间盘突出，腹胀泄泻，遗精，阳痿，早泄，盆腔炎，附件炎等。

注意事项：①双手均可操作，手掌与体表接触严密，不可跳动。②动作路线尽可能拉长，以直线运动为标准。③可选用适当介质以提高手法效果。④施术者要自然呼吸，不可屏气，不可蛮力操作。

十七、双掌分腰法

操作方法：医师站于患者左侧，以两手掌根或鱼际着力于腰背部脊柱两侧，自内向外分推至腋中线，并自上向下单向移动，反复3～5遍。

适应证：腰背酸痛，腰椎间盘突出，腰肌劳损，食少纳呆，倦怠乏力，腹痛腹胀等。

注意事项：①着力部位应紧贴患者体表，两手用力均匀。②分推脊柱两侧时力量稍重，推至腰背外侧时力量逐渐减轻。③医师可配合身体重心前后移动，动作协调流畅，移动缓慢。

十八、擦腰温肾法

操作方法：医师站于患者左侧，双手掌夹住其腰背部，左右搓动并做上下移动。

适应证：腰肌劳损，腰椎间盘突出，腰痛引腹，腹冷痛，泄泻，阳痿，遗精，早泄，月经不调等。

注意事项：①医师自然呼吸，双手虎口张开，掌指关节、指骨间关节均伸直，紧贴腰部，但不宜夹得过紧。②用力要对称均匀，动作灵活连贯。

十九、捏脊治疗

操作方法：医师站于患者左侧，双手以三指或二指捏脊法，从尾骨上方开始边捏边提捻皮肤，向上推移至大椎穴止，反复3～5遍。

适应证：消化不良，厌食，腹泻，呕吐，便秘，咳喘等。

注意事项：①应以指腹操作，不可用指端抓抠，捏提肌肤松紧要适宜。②腕关节放松，动作轻巧灵活、连贯而有节奏。③从下往上每操作1次，可配合示、中、环三指自上而下抹督脉及华佗夹脊穴数遍，以缓和刺激。

二十、拍腰骶法

操作方法：医师站于患者左侧，两手以虚掌交替拍打其背部两侧膀胱经，并做上下单向或往返移动。

适应证：腰肌劳损，腰椎间盘突出，腰骶部酸痛，腰扭伤等。

注意事项：①腕关节放松，力量均匀，动作平稳而有节奏。②整个手掌同时接触操作部位，拍打出不同的节奏。

二十一、叩背法

操作方法：医师站于患者左侧，右手握空拳，以拳心平稳地叩击胸椎及腰椎部，并自上而下单向移动3～5遍。

适应证：胸闷喘急，胸胁胀满，腰背酸痛，头胀痛等。

注意事项：①手握空拳，拳心手指平整，叩击时拳心应同时接触叩击部位。②腕关节略放松，但不可主动屈伸，运用前臂力量叩击。③多单手操作，也可双手操作。

二十二、扳法

操作方法：患者取右侧卧位，右腿自然伸直，左腿屈髋屈膝。医师面对患者而立，左手掌按住其肩前部，右手用肘部（或手掌）按住其臀部，而后双手协同用力，做腰椎斜扳法。

适应证：颈椎病，肩周炎，胸腰椎小关节错位，腰腿痛等。

注意事项：①按住患者肩前部之手，用力不宜过大，以免引起疼痛。②医师应顺应关节的生理活动范围，不能超出关节的生理活动范围，借助身体重心，不可仅用上肢力量。③突发性扳动前可反复小幅度侧旋脊柱数次，以放松患者紧张的情绪及脊柱周围软组织。④突发性扳动动作应干脆利落、发力快、时机准。⑤不能强求关节弹响声，力量适宜，忌用暴力。⑥年老体弱、骨质疏松者慎用或禁用本法。

第四节　胸腹部推拿操作

胸腹部肌肉松弛，皮肤易活动，从体表可直接触及腹腔的内脏器官，故临床上常选用较稳定、对内脏刺激较温和的手法，如一指禅推法、揉法、摩法、拿法、按法、推法等。胸腹部推拿操作具有宽胸理气、降逆平喘、健脾和胃、温中散寒、消食导滞、温经止痛、调整阴阳、扶正祛邪等功效。常用于治疗咽喉肿痛、咳喘、胸闷、心悸等呼吸系统、心血管系统病证；腹痛、消化不良、食欲不振、脘腹痞满、恶心呕吐、便秘、泄泻等消化系统病证；痛经、月经不调、经闭、遗精、阳痿、早泄等生殖系统病证；产后缺乳、胸胁胀痛等病证。

一、胸部推拿操作

（一）按揉天突穴

操作方法：患者坐位，医师站于患者右侧，腕关节微屈，右手示指或中指微屈，以示指或中指指端置于胸骨柄上方天突穴处，先行按揉2～3分钟，然后再持续勾点1分钟。

适应证：支气管哮喘，慢性支气管炎，急、慢性咽炎等。

注意事项：①示指或中指指骨间关节微屈，避免垂直下压刺激气管、食管，以及指甲掐抠伤皮肤。②按揉时幅度宜小，频率宜慢；且用力均匀轻巧。

（二）点中府、云门穴（指揉并分推中府、云门穴）

操作方法：患者坐位或仰卧位，医师站于患者右侧，以拇指或示指、中指、环指指端先分别按揉中府、云门穴各1～2分钟，再分别点按1分钟。然后以双手拇指指腹从胸锁关节下方沿锁骨下缘分推至三角胸肌间沟凹陷处。如此反复数次。

适应证：咳嗽，气喘，胸闷，胸痛，肩背痛，肩臂痛等。

注意事项：①操作时，动作协调连贯，力量均匀，平稳而有节奏。②操作分推法时应注意借助身体重心进行前后移动。

（三）横擦上胸部

操作方法：患者仰卧位，医师站于患者右侧，左手扶其右肩，右手五指并拢，以手掌小鱼际或大鱼际、全掌横擦上胸部，其顺序是由上而下，以透热为度。

适应证：咳嗽，胸闷气短，心悸怔忡，胸胁满闷等。

注意事项：①操作擦法时，速度稍快，移动路线尽可能长。②拇指内收，以免戳及患者颈部；且注意避开患者乳房部。

（四）指揉膻中穴

操作方法：患者仰卧位，医师站或坐于患者右侧，用中指指腹吸定于膻中穴，按揉 1～2 分钟。

适应证：胸痹心痛，腹部疼痛，心悸，心烦，呼吸困难，呃逆，咳嗽，气喘，咯唾脓血；产妇缺乳症，乳腺炎，噎膈等。

注意事项：指揉时用力要均匀，动作缓慢；禁用暴力按压。

（五）一指禅偏锋法推胸部任脉

操作方法：患者仰卧位，医师坐于患者右侧，以一指禅偏锋推法从天突沿任脉操作至鸠尾，单向或往返操作 3～5 遍。

适应证：胸闷胸痛，咳逆喘急，胸背疼痛，心悸，怔忡，呃逆等。

注意事项：①右手操作，拇指吸定，紧推慢移；其余手指不要碰到胸部其他部位。②动作要轻快、平稳而有节奏。

（六）双掌分推胸部

操作方法：患者仰卧位，医师站于患者右侧，以两拇指指腹或鱼际部着力，双手掌面着力于两侧胸胁部，从胸骨正中始自上而下按顺序分推至两侧腋中线，反复操作 5～7 遍。本法多适于男性患者。

适应证：胸闷胸痛，胸胁胀满，咳嗽，胸胁迸伤等。

注意事项：①医师两足一前一后面向患者面部站立，用以调节身体重心以前后运动。②操作时用力适度，动作连贯，衔接流畅。

（七）分摩胁肋部

操作方法：患者仰卧位，医师站于患者右侧，以两手的示指、中指、环指和小指掌侧分别置于两侧季肋下不容、承满穴处，沿季肋缘由内向外下方摩动，经腹哀至京门穴止，反复摩动 5～7 分钟。

适应证：胸胁胀满疼痛，腹胀腹痛，咳嗽气喘，心烦胸闷等。

注意事项：①双手用力对称均匀，不宜将胁肋部夹得太紧；动作稍快，但上下移动宜缓慢。②医师呼吸自然，不可屏气；腕关节放松，动作灵活、连贯。

二、腹部推拿操作

（一）掌摩全腹部

操作方法：患者仰卧位，医师坐（或站）于患者右侧，以一手或两手掌面，先于脐部轻摩 1～3 分钟，然后以脐为中心，环形摩动，范围逐渐扩大，直至摩遍全腹，至结束时再逐渐缩小摩动范围，最后归于脐部，操作时间 5～7 分钟。

适应证：腹胀腹痛，头昏重疼痛，气窜胸胁，胁肋胀痛，便秘，腹泻，月经诸症，阳痿，遗精，早泄等。

注意事项：①操作时，肘关节有屈伸运动；指面和掌面要紧贴患者体表。②腕关节放松，指掌关节自然伸直，腕部运动先于掌指运动。③力量均匀，动作轻柔，富有节奏感。

（二）一指禅点推腹中任脉

操作方法：患者仰卧位，医师坐于患者右侧，以一手拇指或示指、中指、环指及小指指端并置于上腹部上脘穴处，以一指禅推法沿任脉循行部位，从鸠尾经中脘、神阙、气海，推至关元，自上而下单向或往返操作 3～5 遍。

适应证：胸闷胸痛，胃脘痛，腹胀腹痛，月经不调，闭经，阳痿，遗精，早泄等。

注意事项：医师沉肩、垂肘、悬腕；拇指吸定，力量不宜过大；腕关节放松，动作轻柔有节奏；紧推慢移。

（三）掌振小腹部

操作方法：患者仰卧位，医师坐（或站）于患者右侧，以手掌掌面着力于脐下小腹部，前臂和手部静止性用力，持续振动 1～2 分钟，以产生温热感和舒松感为佳。

适应证：肠痉挛，痛经，月经不调等。

注意事项：①医师应配合身体重心的前后移动，用力由轻到重，平稳而持续，忌突然用力。②操作时宜迎随患者呼吸。

（四）掌揉下腹部

操作方法：患者仰卧位，医师坐于患者右侧，以全掌吸定于腹部，做逆时针（或顺时针）揉动，并沿腹部做顺时针移动，反复持续按压 3～5 分钟。

适应证：小腹疼痛，腰骶部疼痛，下肢痿痹，月经不调，痛经，闭经，阳痿，遗精，早泄等。

注意事项：①腕关节放松，逆时针揉动和顺时针移动，形成螺旋形的运动轨迹。②要带动皮下组织运动，可在中脘、神阙、气海、关元等穴处做吸定操作。③揉动动作要均匀、持续、协调而有节奏，以透热为佳。

（五）拿腹部外侧

操作方法：患者侧卧位，医师站于患者右侧，以两手拇指置于腰部骶棘肌外侧，余指置于下腹部外侧，以拇指和余指的对合力，做轻重交替而连续的一紧一松的捏提和捏揉动作，反复捏拿腹部外侧肌肉 3～5 分钟。

适应证：胁肋部胀痛，腹胀腹泻，腰椎间盘突出，腰肌劳损，腰椎骨质增生，急性腰扭伤等。

注意事项：①腕关节须放松，动作灵活而柔和，连贯而有节奏。②力量由轻到重，不可突然用力或使用暴力，不可用指端、爪甲内抠。

（六）掌推全腹部

操作方法：患者仰卧位，医师站于患者右侧，以双掌交叉重叠，以大鱼际和掌根部着力，自上腹部推至下腹部，按先推中间，后推两边的顺序，做单向的直线推动，依次推遍全腹，反复操作 8～10 分钟。本法在操作过程中，可闻及胃与肠间被推动后所发出的漉漉水声，推至一定时间患者会尿意频频。

适应证：腹部胀满，胁胀胸闷，腹痛，便秘，轻度肠梗阻，尿潴留，腹水，水肿，少腹冷痛，腰痛等。

注意事项：①向下掌推腹部时指尖不要推到耻骨。②推动压力可稍大，推动过程中力量应均匀、深沉，动作平稳。

（七）指振中脘穴

操作方法：患者仰卧位，医师站于患者右侧，以中指螺纹面着力于中脘穴，做频率较高的快速震颤，持续振动 1～2 分钟，以产生温热感和舒松感为佳。

适应证：胃下垂，胃脘痛等。

注意事项：①手指贴附于受术者体表，但不可用力向下按压；动作连贯持续，以有热感向腹内渗透为佳。②医师呼吸自然，不可屏气。

（八）掌擦少腹部

操作方法：患者仰卧位，医师站于患者右侧，面向其下肢，以一手示指、中指和环指掌侧置于小腹部左或右侧的归来、气冲穴处，横向摩至对侧的归来、气冲穴处止，反复操作 5～7 分钟，以透热为度。

适应证：月经不调，痛经，闭经，阳痿，早泄，遗精，腰骶部疼痛，下肢瘫痪等。

注意事项：①着力部位要紧贴皮肤，动作连贯、平稳而有节奏，且压力均匀适中，不可太大。②医师呼吸自然，切忌屏气；操作时可使用适量介质，提高手法效应。

第五节　肩与上肢部推拿操作

上肢部肌肤薄弱，关节灵活，故临床上常选用较柔和的手法，如理法、按揉法、㨰法、拿法、揉捏法、点法等。肩与上肢部推拿操作具有舒筋通络、祛风散寒、行气止痛、活血祛瘀、滑利关节、松解粘连等功效。主要用于肩、肘、腕、指部疼痛、肿胀、麻木、无力，以及肩、肘、腕、指各关节功能障碍的治疗和康复，如冈上肌肌腱炎、肩峰下滑囊炎、网球肘、偏瘫之上肢功能障碍等。也常用于肩与上肢部的保健按摩。

一、肩与上肢部坐位推拿操作

（一）指揉阳明三穴

操作方法：患者坐位或仰卧位，医师站于患者右前方，一手握住患者手掌部，另一手以拇指指端及螺纹面分别按揉肩髃、曲池与合谷3穴，每穴1～3分钟。

适应证：风湿麻木，颈椎病，肩周炎，大肠病变等。

注意事项：①取穴应准确，着力点吸定，揉动幅度稍大，频率稍慢。②力量宜适中、沉稳而有节奏。③以产生酸胀等得气感为佳。

（二）一指禅推肩髃至肩髎

操作方法：患者坐位，医师站于患者左侧前方，右腿屈膝置于低凳上，患者左上肢伸直放于医师大腿上。以右手一指禅推肩髃至肩髎，并往返移动操作 3～5 分钟。本法亦可双手操作。

适应证：肩周炎，颈椎病等。

注意事项：①患者放在医师大腿上的手，须置于医师右髂前上棘外方。②医师拇指与受术面垂直，吸定，紧推慢移。其余四指扶持肩部。

（三）㨰肩与上肢部

操作方法：患者坐位，医师站于患者右侧，右腿置于低凳上，将患者右上肢放于医师大腿上，医师以左手㨰三角肌内侧束、外侧束以及肱二头肌，直至前臂前面。继而医师站于患者左侧，左腿置于低凳上，将患者左上肢放于医师大腿上。以右手㨰三角肌外侧束、后侧束、肱三头肌及前臂外侧的伸肌群。

适应证：颈椎病，肩周炎，颈部扭伤，头目昏重，四肢倦怠乏力，偏瘫及各种慢性疾病。

注意事项：①顺肌纤维走向做单向或往返操作。②应注意避开锁骨、肩峰等骨性突起部，以免造成疼痛。③可同时引导患者做肩关节小幅度旋前、旋后被动运动。

（四）㨰肩部配合肩关节被动运动

操作方法：①㨰肩部配合肩关节前屈位内收：医师站于患者左侧，左手扶其屈曲的肘部，以右手㨰其肩部，同时左手引导患者做肩关节前屈位内收的被动运动。②㨰肩部配合肩关节前屈上举：医师站于患者左侧，左手从其腋下绕至肩上呈勾肩状，以右手㨰其肩后部，同时左手配合做肩关节前屈位上举的被动运动。③㨰肩部配合肩关节外展上举：医师站于患者左侧前方，将患者左上肢外展并屈肘下垂，右手从患者腋下绕至肩后上方呈勾肩状，以左手㨰其肩前部，同时以右手配合做肩关节外展上举的被动运动。④㨰肩部配合肩关节后弯内收：医师站于患者左侧后方，右手握其左腕部，左手㨰其肩后部，同时右手引导患者上肢在后弯（即肩关节后伸并屈肘）位置做内收的被动运动。

适应证：肩周炎，颈椎病等。

注意事项：①被动运动幅度应由小渐大，速度宜慢，并控制在患者生理活动范围内，或以患者能忍受为度。②两手配合协调，边㨰边引导患者肩关节做各方向的被动运动，并在被动运动至限制位时增加㨰法的力量。③在被动前屈上举和外展上举时，患者肘关节屈曲，前臂自然下垂，上臂搭于医师前臂，而不要搭在医师肩上。

（五）指揉肩部

操作方法：患者坐位，医师站于患者左侧，左手托住患者肘部，用右手拇指揉其肩前部腧穴或压痛点；然后换右手托住其肘弯部，用左手拇指按揉其肩后部腧穴或压痛点。

适应证：肩中痛，手臂不举，牙痛，耳鸣，小便赤痛等。

注意事项：①着力点吸定，带动皮下组织，不可有摩擦。②操作时可配合肩关节小幅度的被动运动；揉动幅度宜小，频率不宜过快。③动作持久、均匀而有节奏。

（六）拿上肢肌群

操作方法：患者仰卧位，患侧上肢略外展。医师站于患者左后方，左腿搁于低凳上，将患者左上肢放于医师大腿上，以双手拿其三角肌，并缓缓向上臂、前臂伸肌群移动。然后医师站于患者左侧，一手托肘部，另一手拿其肱二头肌、肱三头肌及前臂肌群。以左手托其肘部，右手拿三角肌后侧束、肱三头肌，最后左手下移握住其腕部，右手拿前臂屈肌群。

适应证：颈椎病，肩周炎，头目眩晕，胸闷胸痛等。

注意事项：①拿法操作，不可有抓抠动作。②腕关节放松，动作连贯而有节奏，移动宜慢。③拿起后不可突然放松，用力宜持续而柔和。

（七）揉拨前臂

操作方法：患者坐位，肘关节屈曲约 120°。医师站于患者左侧，左手握其左腕部，以右手拇指指腹着力于患者前臂外侧，其余四指扶持于其前臂后面，揉拨前臂伸肌群，并从上到下单向移动，重复 2～3 遍。

适应证：颈椎病，肩周炎，上肢肌萎缩、劳损等。

注意事项：①拨动的方向应与前臂纵轴垂直。②用力以患者能忍受为度，以产生酸胀等得气感为佳。③操作时，指下应有弹动感，不要在皮肤表面摩擦移动。

（八）摇肩关节

操作方法：①托肘摇肩：医师站于患者左侧，右手扶住患者肩上部，左手托其肘部，并使其前臂自然搭于医师的前臂部，然后做缓慢的顺时针及逆时针方向的回旋摇动。②握肘摇肩：医师站于患者侧后方，右手扶其左肩上部，左手握其肘部，然后由低到高做肩关节的回旋摇动。③握手摇肩：医师站于患者左侧，右手扶住其肩上部，左手握住其腕部，做顺时针和逆时针方向的回旋摇动。④大幅度摇肩：患者上肢放松下垂。医师以丁字步站于患者体侧，两手夹住患者的腕部，然后慢慢地将其上肢向上向前托起，位于下方的手逐渐翻掌，当前上举至最高点时，一手虎口向下握住其腕部，另一手以虎口部从腕部沿上肢轻抹至肩上部，随即虎口转 180°；一手继续引导患者手臂环转向下，同时一手虎口继续轻抹上肢至腕部。如此周而复始。摇转若干遍后，以同法做反方向的回旋摇动。

适应证：颈椎病，肩周炎，颈肩综合征等。

注意事项：①摇转的幅度应由小到大，因势利导，并限制在关节生理活动范围之内，或在患者能忍受的范围内进行。②摇转的速度宜缓慢，动作平稳连贯。③根据情况选用恰当的肩关节摇法。④医师重心的前后移动与手部动作配合协调，不要弯腰操作。

（九）摇肘关节

操作方法：患者坐位，医师站于患者左侧前方，右掌托住患者肘后部，左手轻捏其腕部，将肘关节做双向回旋摇动各 3～5 圈。

适应证：肱骨外上髁炎，网球肘，上肢肌萎缩、麻木等。

注意事项：①摇转幅度由小到大，并控制在生理活动范围内，或以患者能忍受为度。②动作平稳缓慢，不可粗暴用力。

（十）搓肩与上肢

操作方法：患者坐位，患侧上肢略外展，或自然下垂。医师站于患者左侧，用双手相对用力夹住其肩部，两手交替做环形搓揉动作。继而双手掌顺势向下夹住上臂部，一前一后交替搓动，同时向下移动至前臂、腕部，再由腕部向上搓至腋下，如此反复操作 5～7 遍。

适应证：颈椎病，肩周炎，头目眩晕，胸闷胸痛等。

注意事项：①紧搓慢移，即搓动的速度快，沿肢体纵轴上下移动的速度慢。②手掌接触面要大，动作轻巧灵活，不可将上肢夹得太紧。③搓上肢时两手掌与患者上肢垂直。④医师呼吸自然，不可屏气。

（十一）抖上肢

操作方法：患者坐位，上肢放松，自然下垂。医师站于患者左侧，用双手握其腕部，将其上肢慢慢地向外侧抬起约 60°，然后稍用力做连续、小幅度、频率较高的上下抖动。

适应证：颈椎病，肩周炎，上肢肌萎缩、劳损等。

注意事项：①可将患者的上肢略旋前，使其肘部保持伸直状态。②抖动幅度宜小，频率宜快，动作连续。③医师呼吸自然，不可屏气。④习惯性肩关节脱位者禁用本法。

（十二）摇腕关节

操作方法：医师站于患者左侧前方，一手握住患者腕关节的上端，另一手握住其手掌部，先略做拔伸，然后在保持一定牵拉力的状态下使腕关节做顺时针或逆时针方向的回旋摇动；或医师五指分开，与患者五指相扣，将其腕关节做双向回旋摇动。

适应证：颈椎病，肩周炎，腕管综合征，上肢肌萎缩、劳损等。

注意事项：①摇转幅度由小到大，并控制在生理活动范围内，或以患者能忍受为度。②动作平稳缓慢，不可粗暴用力。

（十三）劈指缝

操作方法：患者坐位，医师站于患者左侧前方，一手握住患者腕部，令其五指指端向上，张开五指，医师另一手以掌侧击法逐个劈击指缝。捏而揉动，反复操作 3～5 分钟。

适应证：手指疼痛、麻木、肿胀，关节屈伸不利，中风偏瘫等。

注意事项：①医师四指并拢，掌指关节、指骨间关节伸直，以手掌尺侧或小指尺侧为着力点。②依次有节奏地劈击各指缝。

按语：劈指缝是内功推拿流派的常规操作法之一。

（十四）点按劳宫

操作方法：医师掌心向上。医师站于患者左前方，两小指、环指张开，分别插入患者虎口和小指、环指指缝间，将其掌面绷紧，用一拇指指端点按劳宫穴 3～5 次。

适应证：心痛，心悸，心绞痛；癫狂、痫等。

注意事项：①患者拇指、小指掌指关节适度背伸。②拇指点按适度用力，以酸胀为度。

（十五）捻手指

操作方法：患者坐位，医师一手抚托患侧腕掌背部，另一手以拇指螺纹面与示指桡侧或指腹部握住患侧手的指根部，从指根部起捏而即松，松而即移，直至指端。按拇指、示指、中指、环指、小指的顺序，依次捻搓其五指侧面或上下面。

适应证：手指麻木、疼痛、肿胀，关节功能障碍，畏寒怕凉，胸闷气短，心悸失眠，胃脘痛，便闭等。

注意事项：①外伤致手指局部肿胀者禁用本法。②紧捻慢移，即搓捻动作宜快，而移动要慢。③腕关节放松，动作宜轻快柔和、持续连贯。④指关节急性损伤 24 小时内不宜使用本法。

（十六）勒手指

操作方法：患者坐位，医师用屈曲的示指与中指第二节侧面成钳状夹住患者手指根部上下面，向指尖方向平稳移动，至指甲部位时，做急速的滑拉动作。拇指至小指依次操作。

适应证：手指麻木、疼痛、肿胀、关节功能障碍，畏寒怕凉，胸闷气短，心悸失眠，胃脘痛，便闭等。

注意事项：①也可用中指与环指的侧面夹住患者手指操作。②不宜将患者手指夹持过紧。③滑拉动作宜轻快灵活。④在最后的滑拉动作前可将患者手指末节屈曲，有助于滑拉时发出弹响声。⑤指关节急性损伤 24 小时内不宜使用本法。

二、肩与上肢部俯卧位推拿操作

（一）滚肩后部和上肢后部

操作方法：患者左上肢平放于体侧。医师站于患者左侧，以左手或右手滚其冈上窝、冈下窝、三角肌后侧束，并沿肱三头肌、前臂伸肌群、掌背至手指，操作 3～5 分钟。

适应证：颈椎病，背肌劳损等。

注意事项：①患者掌心向下。②顺肌纤维走向做单向或往返移动，力量由小到大，不可使用蛮力。③避开肩胛冈、肘尖等骨性突起部位。④滚掌背、手指时宜用小鱼际着力。

（二）滚肩后部配合被动运动

操作方法：医师以左手托住患者肘部，将其左上肢外展，医师站于其躯干与上肢之间，用右手滚其左侧肩后部，同时做配合肩关节外展的被动运动；然后以右手握其腕部，使其上肢后伸位内收并屈肘置于腰背部，左手滚其左侧肩后部，右手配合做内收被动运动。各反复操作 2～3 次。

适应证：颈椎病，肩周炎，颈肩综合征，上肢肌萎缩、劳损等。

注意事项：①在做肩外展被动运动时，可将患者上肢靠于医师下肢外侧，利用身体重心的左右移动，引导其肩关节做被动外展或外展上举。②做后弯内收被动运动时，不宜将患者肘部或腕部握持太紧，同时患者掌背部应贴于其背部。③一般在各方向的被动运动到限制位时，需加重手法的力度。④被动运动幅度应由小渐大，并在关节生理活动范围内，或以患者能忍受为度。

（三）指压冈上窝

操作方法：医师头顶立位，用两拇指指腹着力，沿患者肩胛冈上缘由内向外按压至巨骨穴，反复 3～5 遍。

适应证：背髆痛，胸中有瘀血，肩臂不得屈伸而痛，惊痫，吐血，瘰疬，瘿气。

注意事项：①要求能借助身体重心，并配合呼吸。②力量由轻到重平稳加压，再逐渐减压，可通过伸肘、上身前倾等姿势的调整来增加压力。③两手动作一致，用力均匀，不可冲击式用力。④不要直接压在肩胛冈上，巨骨穴附近不宜按压过重。

（四）一指禅推巨骨

操作方法：医师头顶立位，用右手拇指一指禅推左侧巨骨穴 1～2 分钟。

适应证：背膊痛，胸中有瘀血，肩臂不得屈伸而痛，惊痫，吐血，瘰疬，瘿气。

注意事项：①取穴要准确。②用力均匀，动作宜柔和、持续而有节奏。③本法也可坐位操作。

（五）分推肩背部

操作方法：医师头顶立位，用双手拇指指腹呈倒"八"字形分推肩胛骨脊柱缘、肩胛冈上缘。

适应证：颈椎病，肩周炎，背肌劳损，颈肩综合征，慢性支气管炎等。

注意事项：①两足一前一后站立，利用下肢的力量，使身体重心前后移动。②两手用力均匀，动作协调平稳。

三、肩与上肢部侧卧位推拿操作

（一）滚肩外侧及上肢外侧

操作方法：患者取右侧卧位，上肢平放于体侧。医师面对患者站立，滚其肩外侧、上臂、前臂外侧。

适应证：颈椎病，肩周炎，颈肩综合征，上肢肌萎缩、劳损，中风后遗症等。

注意事项：①患者掌心向下。②顺肌纤维走向做单向或往返移动。

（二）滚肩外侧配合上举被动运动

操作方法：患者取右侧卧位。医师面对患者站立，左手握其左上臂，右手滚其三角肌后侧束及肩胛骨外侧缘，同时配合做肩关节前屈上举被动运动。

适应证：颈椎病，肩周炎，颈肩综合征，上肢肌萎缩、劳损，中风后遗症等。

注意事项：①两手配合协调，边滚边将患者肩关节前屈上举。②被动运动幅度应由小到大，并在患者生理活动范围内，或以患者能忍受为度。

四、肩与上肢部仰卧位推拿操作

（一）滚肩前部和上肢前部

操作方法：患者左肩关节略外展，掌心向上。医师站于患者左侧，右手滚其肩前部、上臂及前臂的前面。

适应证：肱骨外上髁炎，肩周炎，颈肩综合征，上肢肌萎缩、劳损，麻木等。

注意事项：①顺肌纤维走向做单向或往返移动。②避免碰及锁骨等骨性突起部，以免造成疼痛。③肱二头肌部手法宜轻，前臂前面可略重。

（二）滚肩前部配合被动运动

操作方法：医师以右手托住患者肘部，将其上肢外展，医师站于其躯干与上肢之间，用左手滚其肩前部，同时做配合肩关节外展内收的被动运动。

适应证：肩周炎，颈椎病等。

注意事项：①被动运动幅度应由小渐大，控制在关节生理活动范围内，或以患者能忍受为度。②腋窝等敏感部位不宜推拿操作。③本法也可站在患者肩外侧位，以右手㨰其肩前部，同时做配合肩外展上举的被动运动。

（三）掌揉肩前部

操作方法：医师站于患者左侧，左手扶持患者腕部，将其肘关节屈曲 90°；以右手掌根着力于患者肩前部，以逆时针方向按揉肩前部 1～2 分钟。

适应证：肱骨外上髁炎，肩周炎，颈肩综合征，上肢肌萎缩、劳损，麻木等。

注意事项：①掌根向内置于三角胸肌间沟凹陷处，手掌包住整个肩前部，不可着力于肱骨头部。②腕关节放松，动作缓慢均匀、平稳而有节奏。③能借助身体重心施术。

（四）托揉肱三头肌

操作方法：医师站于患者左侧，左手捏住患者腕部，将其肘关节屈曲 90°，并略提起；右手四指并拢，用四指指面托揉肱三头肌，并呈螺旋形上下往返移动 3～5 遍。

适应证：上肢肌萎缩、劳损，麻木，中风后遗症等。

注意事项：①医师四指并拢，腕关节放松，以指掌面着力。②宜做逆时针方向揉动，并呈螺旋形向肘部移动。③要求力量均匀，动作连贯。

（五）弹拨小海

操作方法：医师左手握住患者腕部，将其肘关节屈曲 90°，用右手中指弹拨小海穴数次。

适应证：肘臂疼痛，麻木等。

注意事项：①力量由轻到重，以患者能忍受为度，不可粗暴用力。②在尺神经沟略下方弹拨，较易刺激到尺神经。③不可用指甲抠压。

（六）拔伸肩关节

操作方法：医师站于患者左侧，用双手握住患者的左侧腕部，在外展、上举、前屈等不同体位拔伸其肩关节，各持续 1～2 分钟。

适应证：肩关节功能障碍、活动受限等。

注意事项：①对于有肩关节功能障碍者，拔伸的角度和力度要控制在患者可承受的范围内。②适当控制力量，用力均匀，不可突发用力。③动作平稳持续，能维持足够的拔伸时间。④呼吸自然，不可屏气。

（七）摇肩关节

操作方法：医师站于患者左侧，右手扶住患者左肩，左手做托肘摇肩法，顺时针或逆时针摇转皆可。

适应证：肩周炎，肩关节功能障碍、活动受限等。

注意事项：①摇转的幅度应由小到大，且控制在关节生理活动范围之内，或在患者能忍受的范围内进行。②摇转速度缓慢均匀，动作平稳连贯。③可边摇转边逐渐做肩关节外展的被动运动。

（八）摇肘关节

操作方法：医师站于患者左侧，右手托住患者左肘，左手握其腕部，将其肘关节屈曲90°，而后做肘关节双向回旋摇动各5～6次。

适应证：肱骨外上髁炎，上肢肌萎缩、劳损，麻木等。

注意事项：①摇转幅度应由小到大，并控制在生理活动范围内，或以患者能忍受为度。②动作宜缓慢均匀，不可粗暴用力或速度过快。

（九）抖上肢

操作方法：医师站于患者左侧，双手握住患者左侧腕部，两拇指置于腕背侧，将其上肢外展约60°，然后稍用力做小幅度连续的、频率较高的上下抖动。或者医师用左手握住其手掌，将其上肢外展约60°，以腕关节的屈伸发力，做小幅度连续的、频率较高的横向抖动。

适应证：肩周炎，上肢肌萎缩、劳损，麻木，中风后遗症等。

注意事项：①操作时应将患者的上肢稍做牵拉，使其肘部伸直，并处于松弛状态。②医师呼吸自然，不可屏气。③习惯性肩关节脱位者禁用本法。④上下抖动要求作用到三角肌，横抖主要针对肱三头肌。

第六节　下肢部推拿操作

下肢部肌腱韧带强劲，肌肉较丰厚，故临床上常选用渗透力较强的手法，如踩跷法、按揉法、㨰法、拿法、推法、点法等。下肢部推拿操作具有舒筋通络、解痉止痛、行气活血、松解粘连、滑利关节、理筋整复、消除疲劳的功效。可用于治疗腰腿部及髋、膝、踝等下肢关节疼痛、肿胀、麻木、无力和功能障碍等病证，如梨状肌损伤综合征、骶髂关节损伤、下肢功能障碍及下肢部运动伤等。

一、下肢部俯卧位推拿操作

（一）按揉下肢部腧穴

操作方法：医师站于患者左侧，以拇指指腹依次按揉涌泉、承山、委中、承扶等腧穴，各1～2分钟。

适应证：下肢肌萎缩，腰腿痛，腰椎间盘突出下肢麻木、疼痛，中风后遗症等。

注意事项：①取穴准确，揉动频率不宜过快。②下肢部腧穴可根据具体情况有选择、有侧重地应用。③动作平稳、均匀而有节奏。④必要时可借助身体重心增加力量，以局部产生得气感为佳。

（二）㨰下肢后部

操作方法：医师站于患者左侧，以左手或右手㨰患者下肢后部，并从臀部到跟腱往返移动3～5遍。

适应证：腰腿痛，下肢痿痹等。

注意事项：①在吸定的基础上边㨰边移动，移动宜慢。②股后部力量可稍重，㨰腘窝和小腿后部宜轻。③左右手可互换。

（三）㨰臀部外侧和下肢外侧

操作方法：患者髋关节外展旋外，并屈膝。医师站于患者左侧，㨰其臀部外侧、股外侧及小腿外侧。

适应证：腰椎间盘突出，股外侧皮神经炎，偏瘫，胸胁胀痛，口苦咽干等。

注意事项：①股外侧和小腿外侧可分段操作，也可两手同时㨰股外侧和小腿外侧。②沿下肢纵轴上下移动，且移动宜慢。

（四）㨰臀部外侧配合髋关节后伸等被动运动

操作方法：医师站于患者左侧，右手托住患者左侧股远端前面，并使其膝关节伸直。医师左手㨰其臀部外侧，同时右手配合做髋关节外展、内收、后伸等被动运动。

适应证：腰椎间盘突出，股外侧皮神经炎，偏瘫，胸胁胀痛，口苦咽干等。

注意事项：①两手动作应配合协调。②医师不能仅靠上肢力量操作，可以右足蹬地、身体向左侧倾斜借力后伸其髋关节；或将患者的股部靠在医师的股部旁，利用医师下半身的旋转运动使其髋关节外展、内收。③被动运动幅度由小到大，一般重复3～5次。

（五）㨰臀部外侧配合髋关节旋转

操作方法：医师站于患者左侧，右手虎口扶住患者左侧踝部，并使其膝关节屈曲。左手㨰其臀部后外侧，同时右手配合将小腿推向对侧下肢，引导其髋关节旋外，略停留片刻后将小腿放松拉回。

适应证：腰椎间盘突出，股外侧皮神经炎，偏瘫，胸胁胀痛，口苦咽干等。

注意事项：①两手动作协调，在推动小腿碰到右腿时停留片刻，同时加重㨰法的力量。②㨰法操作要吸定于梨状肌附近。③一般将髋关节旋转3～5次。

（六）㨰跟腱配合踝关节背伸

操作方法：患者足部伸出床沿或踝下垫一圆枕。医师站于患者足后方，一手㨰其跟腱，一手握住其脚掌并下压，引导踝关节背伸，反复操作。

适应证：腿痛，踝关节扭挫伤，中风后遗症等。

注意事项：①㨰跟腱部时，以小鱼际及手掌尺侧接触受术部位，不要以第5掌指关节骨突这一个点接触。②如患者不能将足部伸出床沿，医师可将屈曲的股下端垫在患者踝下方。③尽量下压足部以拉长跟腱。

（七）掌揉臀部

操作方法：医师站于患者左侧，顺时针掌揉臀部2～3分钟。

适应证：下肢肌萎缩，腰腿痛，腰椎间盘突出下肢麻木、疼痛，中风后遗症等。

注意事项：①左、右手单掌或叠掌操作均可。②能借助身体重心施术。③揉法幅度宜大，速度不宜过快。

（八）叠掌揉股后部

操作方法：医师站于患者左侧，双手交叉重叠，以掌根着力于股后部，并自上而下单向螺旋形移动，反复3~5遍。

适应证：腰椎间盘突出，坐骨神经痛，梨状肌综合征等。

注意事项：①操作时，医师身体前倾，借助身体重心施力。②用力宜着实，忌用蛮力。③紧揉慢移，动作宜连贯、灵活而有节奏。

（九）掌按股后部

操作方法：医师站于患者左侧，双掌前后或重叠置于患者股后部，从上往下移动掌按3~5遍。

适应证：腰椎间盘突出，坐骨神经痛，梨状肌综合征等。

注意事项：①上肢伸直，并借助身体重心增加力量。②力量由轻到重，平稳持续。③在股部根部的力量可稍重，在靠近腘窝部的力量则应稍轻。④按而留之，不宜突然松手。

（十）弹拨股外侧部

操作方法：医师面向患者下肢站立，两拇指并指（指尖向下），其余手指扶持股后部，做垂直于肌纤维的单向或来回拨动，并沿股外侧上下单向或往返移动，反复2~3遍。

适应证：腰椎间盘突出，股外侧皮神经炎，偏瘫等。

注意事项：①拨动的方向应与肌纤维方向垂直。②股外侧部较敏感，故弹拨力量宜轻，以患者能忍受为度。③拨动时，不能在皮肤表面有摩擦移动。

（十一）拿下肢后部

操作方法：医师面向患者下肢站立，两手靠拢，且四指并拢，拿股后部、小腿后部肌群至跟腱，反复2~3遍。

适应证：下肢肌萎缩，腰腿痛，下肢肌肉萎缩、麻木、疼痛，中风后遗症等。

注意事项：①腕关节放松，动作宜柔和灵活、连贯而有节奏。②四指指间关节伸直，以指面着力，不可用指端、爪甲抓抠。③到跟腱部可改用三指捏法。④力量由轻到重，不可突然用力或使用暴力。⑤移动宜慢。

（十二）掌推下肢后部

操作方法：医师站于患者左侧，左手轻按骶骨部，右手掌从臀横纹缓慢推向跟腱，反复3~5遍。

适应证：下肢肌萎缩，腰腿痛，下肢肌肉萎缩、麻木、疼痛，中风后遗症等。

注意事项：①医师重心随推动而逐渐移动。②全掌紧贴受术部位，虎口张开，以掌根为主要着力部位。③要求单向直线推动，速度略慢，不可歪斜、滑脱。④要顺应下肢体表的高低起伏平稳着力，动作连贯，不可跳动。⑤推至腘窝和小腿部时适当减轻力量。

（十三）屈膝压踝

操作方法：患者屈膝90°。医师站于患者左侧，左手扶持其小腿后部远端近踝关节处，右前臂纵轴与足底纵轴平行，缓慢按压足掌，将踝关节背伸3~5次。

适应证：下肢麻木、疼痛、劳损，中风后遗症的康复训练等。

注意事项：①按压的力量应由轻到重，平稳而持续，不可突然用力。②压下后须停留 1～2 秒，以充分拉长其跟腱。

（十四）搓拿股部

操作方法：医师左侧立位，右手虎口扶持患者小腿远端，使其屈膝 90°，左手虎口张开置于其股后部端近腘窝处，横向来回搓动，同时配合提拿动作。

适应证：下肢麻木、疼痛、劳损，肌肉萎缩等。

注意事项：①操作时，要求带动股部、小腿部肌肉一起晃动。②医师可从股后上部逐渐向下移动，至虎口碰到腘窝后，再吸定搓拿片刻。③腕关节放松，动作宜轻巧灵活。④医师不可屏气。

（十五）搓小腿

操作方法：患者屈膝 90°。医师两掌一前一后夹住患者小腿远端，并快速来回搓动。

适应证：下肢肌萎缩，腰腿痛，腰椎间盘突出下肢麻木、疼痛等。

注意事项：①两手夹住小腿的高度约平三阴交穴。②搓动时不要沿小腿上下移动，因为小腿前面的胫骨前嵴比较尖锐且没有肌肉覆盖，容易受伤。③动作宜轻巧灵活，两手不可将踝部夹得太紧。④医师不可屏气。

（十六）掌拍下肢后部

操作方法：医师面向患者下肢站立，两手以虚掌交替拍打其下肢后部，并上下往返移动 2～3 遍。

适应证：下肢肌萎缩，腰腿痛，腰椎间盘突出下肢麻木、疼痛等。

注意事项：①操作时动作要求协调、平稳而有节奏，整个手掌同时接触受术部位。②腕关节放松，力量轻柔均匀。

（十七）叩击下肢后部

操作方法：医师站于患者左侧，两手握空拳，以拳眼击法交替叩击下肢后部。

适应证：下肢肌萎缩，腰腿痛，下肢麻木、疼痛等。

注意事项：①两手尽量靠近，使叩击落点密集。②两手上下起落的幅度不宜太大。③两手动作协调，轻快柔和。

二、下肢部仰卧位推拿操作

（一）指揉足三里

操作方法：患者俯卧位，两下肢伸直。医师站于患者左侧，以单手拇指指腹或叠拇指着力，按揉足三里 1～2 分钟。

适应证：腰腿痛，下肢麻木、疼痛、肌肉萎缩，养生保健等。

注意事项：①取穴要准确。②可通过上身前倾增加力量。③以局部产生酸、胀等得气感为佳。④要求带动皮下组织，不可在体表摩擦。⑤动作宜沉稳而有节奏，速度不宜过快。

（二）一指禅推内外膝眼

操作方法：医师站（或坐）于患者左侧，先以左手一指禅推外膝眼，再以左手跪推法推内膝眼。

适应证：膝关节扭挫伤，髌骨半脱位，骨性关节炎等。

注意事项：①要求着力点吸定于受术部位，不可滑脱。②腕关节放松，动作宜平稳、柔和而有节奏。

（三）推挤髌骨

操作方法：医师站于患者左侧，将双手拇指、示指分别置于髌骨的内上、内下、外上、外下4个角，将髌骨做前后、左右各向推挤。也可以一手五指抓握患者髌骨边缘，做前后、左右各向推挤，可反复操作5～6次。

适应证：膝关节扭挫伤，髌骨半脱位，骨性关节炎等。

注意事项：①应用指腹操作，不可用指甲抓抠。②推挤幅度尽可能大。③动作宜柔和缓慢、用力平稳，不可粗暴用力。

此法主要用于因骨折固定、中风偏瘫等造成的髌骨粘连的康复。

（四）摇膝关节

操作方法：医师站于患者左侧，先将其左下肢屈髋屈膝90°，使股部与床面垂直，右手按于其膝部，左手托其足跟部，做双向回旋摇动。

适应证：膝关节扭挫伤，髌骨半脱位，骨性关节炎，中风后遗症等。

注意事项：①根据病情恰如其分地掌握摇转幅度的大小，且控制在关节生理活动范围之内，或在患者能忍受的范围内进行。②摇转的动作要平稳缓和，速度宜缓慢。

（五）拿股前部

操作方法：医师面向患者下肢站立，双手靠拢，且四指并拢，拿股前部肌群，并从下往上移动3～5遍。

适应证：肠鸣腹胀，腹痛，胃痛，膝髌疾病等。

注意事项：①从髌骨上缘向髂前上棘方向移动，注意避开股内侧上部的敏感部位。②四指指骨间关节伸直，以指面着力，不可用指端、爪甲抓抠。③力量由轻到重，不可突然用力或使用暴力。④腕关节放松，动作柔和灵活、连贯而有节奏。

（六）摇髋关节

操作方法：医师站于患者左侧，左手握住患者小腿远端，右手扶其膝部，将其左下肢屈髋屈膝，做双向回旋摇动各3～5次。

适应证：髋关节扭伤、脱臼，坐骨神经痛等。

注意事项：①摇转的幅度应由小到大，且尽量限制在关节生理活动范围之内，或在患者能忍受的范围内进行。②摇转的动作要平稳缓和，速度宜缓慢。③摇转时不要用力下压。

（七）屈伸髋膝关节

操作方法：患者仰卧位。医师站于患者左侧，左手从其小腿下穿过，双手抱住膝部两侧，使其屈膝屈髋，然后快速地将下肢伸直。如此反复3～5次。

适应证：髋关节扭伤、脱臼，坐骨神经痛，腰椎间盘突出等。

注意事项：①伸膝伸髋的动作宜快，但不可过猛，切忌粗暴用力。②屈膝屈髋的动作宜慢，但不可用力下压。③可边屈伸边将其直腿抬高，幅度由小到大，一般不要超过 75°或控制在患者能忍受的范围内。

（八）抖下肢

操作方法：患者俯卧位，两下肢伸直。医师站于患者足后方，双手握住左踝，略向上抬起，做小幅度连续的上下抖动。

适应证：中风后遗症，下肢疼痛、麻木，坐骨神经痛，腰椎间盘突出等。

注意事项：①操作时应将患者的下肢伸直，并略内旋。②抖动的频率应由慢到快，但不宜过快。③可配合髋外展的被动运动，但幅度不宜过大，足部不要超出床面。④动作宜轻快连续，不可屏气。

第七节　足部推拿操作

足背部肌肉浅薄，足底部肌腱韧带强劲，神经系统敏感性较差，故临床上足背操作时宜选用轻柔和缓的推法、摩法、揉法等手法，足底部常选用渗透力较强的点法、按法，以及拇指、示指跪推法等手法，足底部推拿操作具有舒筋通络、解痉止痛、行气活血、松解粘连、滑利关节、理筋整复、消除疲劳的局部治疗功效，同时还具有按照不同反射区域调理脏腑及全身各部的功效。

足部推拿操作可分为仰卧位操作和俯卧位操作两种基本操作方法，仰卧位操作既可推按足背又可兼顾足底，是足部推拿最为常用的体位；俯卧位操作主要用于足底推拿，应用较少。足底推拿要求施术者要有足够的推拿功底，一般对施术者要求渗透力较高，久而久之对施术者指间关节造成一定损伤，但足底推拿舒适度较高，不仅能缓解足部疲劳，而且对患全身各器官均有一定治疗作用，故足部推拿常作为保健手法应用，在民间具有良好口碑。

足部推拿手法动作多种多样，功效各不相同，注意事项多种多样，这里不做过多介绍，详情见第八章足部推拿。

第八章

足 部 推 拿

第一节　足部推拿的起源与发展

　　足部推拿是现如今备受国内推崇的一种保健推拿疗法，它是传统推拿方法的一个分支，是祖国医学推拿的组成部分。它是运用手指、手掌或指间关节作用于足部的穴位、经络和各种反射区，对足部进行有效的良性刺激，以达到调整人体脏腑功能、畅通人体经络、改善全身血液供应的目的，该推拿疗法是仅仅在人体足部施以推拿手法，用以治疗全身性疾病的一种特殊推拿疗法。它是目前广大人民用以增强自身体质、预防疾病、消除疲劳等的一种保健方法，这种方法不仅操作简单，而且具有安全易学、实用方便、疗效神奇等优势，它不仅适用于他人保健，还适用于自我保健，因此深受人们喜爱。

　　足部推拿，国内称足部反射区健康法，简称足健法。在日本则被称为足心道，在欧美多被称为足部病理按摩、反射学、替代疗法，在国际上统属于反射学范畴。它虽然目前在国际上较为流行，但究其根源，足部推拿发源于中国，这是毋庸置疑的。追溯足部推拿的历史，我国文物考古工作者，在湖南长沙马王堆汉墓和张家山汉墓出土的帛书中发现的《脉书·十一脉》足臂本和《脉书·十一脉》阴阳本，是我国目前现知最早的经络专著。在这两本书中就有"足穴"的记载。同时，在我国古代著作中对足部与人体的关联有很多的记载。《灵枢·逆顺肥瘦》中说"手之三阴，从脏走手；手之三阳，从手走头；足之三阳，从头走足；足之三阴，从足走腹"。由此可以看出经脉的循行与足部有着密切的关系。而在《灵枢·根结》中认为人体的足六经之根在于"太阴根于隐白，结于太仓。少阴根于涌泉，结于廉泉。厥阴根于大敦，结于玉英，络于膻中。""足太阳根于至阴……足少阳根于窍阴……足阳明根于厉兑……"。由此可以看出早在两千年前，我国的《黄帝内经》中已经开始认识到足部在人体生命活动中的重要性了，它还记载了足三阴、三阳经在足部的循行路线及所属穴位。《灵枢·经脉》"胃足阳明之脉……其支者……下循胫外廉，下足跗，入中指内间。其支者，下廉三寸而别，下入中趾外间。其支者，别跗上，入大趾间，出其端""脾足太阴之脉，起于大趾之端，循趾内侧白肉际，过核骨后""膀胱足太阳之脉……其支者……以下贯腨内，出外踝之后，循京骨至小趾外侧""肾足少阴之脉，起于小趾之下，邪走足心，出于然骨之下，循内踝之后，别入跟中""胆足少阳之脉……其支者……以下循髀阳，出膝外廉，下外辅骨之前，直下抵绝骨之端，下出外踝之前，循足跗上，入小趾次趾之间。其支者，别跗上，入大趾之间，循大趾歧骨内，出其端，还贯爪甲，出三毛""肝足厥阴之脉，起于大趾丛毛之际，上循足跗上廉"。同时《黄帝内经》中还详细记载了足部相关的腧穴，如足厥阴肝经的大敦、太冲、中封；足太阳膀胱经的至阴、足通谷、束骨、京骨、昆仑；足少阳胆经的足窍阴、侠溪、临泣、丘墟；足太阴脾经的隐白、大都、太白、商丘；足少阴肾经的涌泉、然谷、太溪、复溜；足阳明胃经的厉兑、内庭、陷谷、冲阳、解溪等。以上这些穴位和经络如同"点"和"线"，构成了足部反射区的"面"。《素问·阴阳应象大论》中说"上古圣人，论理人形。列别脏腑，端络经脉，会通六合，各从其经。气穴所发，各有处、名，溪谷属骨，皆有所起；分部逆从，各有条理；四时阴阳，尽有经纪，外内之应，皆有表里"。《灵枢·海论》言"十二经脉者，内属于府藏，外络于支节"，说明人体是内外相通的，通过刺激皮肤的经络、穴位，可以治疗相应的内脏疾病，这是外应于内，同样内脏出现了功能紊乱，在体表相应的经络和穴位部位就会产生相关的反应，如疼痛、酸胀感等。这种"点、线、面"与人体脏腑相对应的关系就是中医整体观念的一种体现，同时这就成为了中医足部推拿的理论源泉。

足部推拿具有保健养生作用，这一点在我国古代时期就被人们有所关注，我国古代，主要是针对足心、足部的痛点、经穴等区域进行推拿按摩以强身健体，防治疾病。在诸多中医文献中皆有记载，如《黄帝内经》"足心篇"之"观趾法"，东汉神医华佗的《五禽戏》也很重视足部的导引，"除疾兼利蹄足""逐客邪于关节"，还有在《华佗秘籍》中记载了研究足部推拿的"足心道"，晋代葛洪《肘后备急方》中就有按摩足心方法的记载，《巢氏病源补养宣导法》中有"仰两足趾，五息止。引腰背痹、偏枯，令人耳闻声"等许多与足部推拿治疗相关疾病的记载。而在后世医家和研修养生专家的著作中关于足部推拿治疗疾病和足部推拿养生延年的论述也有记述。宋代《圣济总录·神仙导引》云"以手扳脚梢，闭气取太冲之气"。宋代《促龄要药·祛病人法》则记载足部推拿涌泉穴的具体方法"平坐，以手握足趾，以一手擦足心赤肉，不计数目，以热为度……此名涌泉穴，能除湿气，固真气"。宋代苏东坡著书称"其效不甚觉，但积累至百余日，功用不可量……若信而行之，必有大益"，乃言足部涌泉穴的推拿之于养生的作用。明代医家高濂更是在《遵生八笺》中直接谈到："涌泉二穴，人之精气所生之地，养生家时常欲令人摩擦。今置木凳……以脚踹轴滚动，往来脚底，令涌泉穴受擦。"这些记录活灵活现地记载了古代养生家进行自我足部保健的方法及器具，同时也进一步佐证了祖国医学对于足部推拿已经有了深层次的认识和功效运用。

但在唐宋时期，及其之后许久时间，由于封建思想桎梏，女性开始裹足，裸足被视为女性不雅的行为，因此足部推拿当时在国内的发展受到严重影响，与此同时中医、中药和针灸在政府部门的支持下，得到了充分的发展，新理论、新治法层出不穷，而足部推拿疗法被排斥于正统医学之外，逐渐地淡出了医学历史主舞台，渐渐衰落，只在民间和局部地区流传。足部推拿在西方社会，引起当时国外医家的极大兴趣，因此获得了显著的发展，也有所壮大。这也是足部推拿历史上的重要一页。

小儿足部推拿在治疗小儿常见疾病的著作中也有所论述。小儿中药足浴法的来源及发展：小儿中药足浴法同其他药浴疗法一样，有着悠久的历史，早在《黄帝内经》中就有"其有邪者，渍行以汗"的论述，可见当时已提倡用沐浴疗法了。马王堆汉墓出土的《五十二病方》载："婴儿病痫方，取雷尾三果治，以猪煎膏和之。小婴儿以水半斗，大者以水一斗，三分和取一分置水中，挠以浴之。"宋代儿科医家钱乙将本疗法用于儿科证治。清代吴尚先收集前人大量外治经验，一生采用外治法治疗疾病，成为真正的小儿中药足浴法的鼻祖。目前国内继承的最系统小儿中药足疗法为郑氏小儿中药足疗法，从晚清开始，经过郑氏红药几代人的传承和发展，积累了大量的经验。使小儿中药足疗法从理论到实践都得到了进一步完善。

唐朝天宝年间，足部推拿疗法由鉴真和尚东渡传入日本，发展成为现代所说的"足心道"，当时也有一些著作问世：有星虎男著《足穴的爽快法》、柴田和德著《足穴健康法》等；意大利人马可波罗在元朝将中国足部推拿著作《金兰循经》带入欧洲，称其为"足部穴区按摩疗法"，在不断的医学实践过程中形成了三个支派，即瑞士"脚部反射区病理按摩法"、美国"脚部反射区按摩疗法"及德国"足反射疗法"。

　　而现代的足部推拿或反射学在西医的基础理论和传统中医的基础理论的共同作用下得到长足的发展。1975 年在联邦德国出版了《足反射疗法》，描述并总结了在当时关于足部反射区全部理论和实用操作技能。它的最大贡献就是将人体的足部分为 56 个反射区，并得以一直延续。国外如英国、爱尔兰、希腊等也纷纷成立学习足部推拿的专门培训机构，并有相关部门及委员会来进行管理及帮助学员学习。

　　20 世纪六七十年代，法籍瑞士人玛萨福瑞在中国期间，偶然得到了中国关于足部推拿按摩图谱和相关书籍，回国后经仔细研读，并经过实践操作，整理出版了法文专著《未来健康》。

　　在台湾省传教的瑞士人吴若石，应用《未来健康》中所记载的治疗方法进行自我足部按摩，自身的风湿性关节炎取得意外良好效果，于是将《未来健康》译成英文，并由李百龄女士译成中文，自此在中国开始广为流传和发展。

　　从 1986 年开始，在国际若石健康研究会香港分会会长陈中干先生的努力下，"足疗"开始在大陆出现。1990 年，卫生部成立了"中国足部反射区健康法研究会"。

第二节　足部推拿的原理

一、阴阳平衡原理

　　人体的组织结构、功能活动及疾病的发生、发展都存在着一定的规律性。阴阳是代表互相对立而又统一的两个方面，是一切事物和现象矛盾双方的概括。人体内的一切生命活动都无法离开瞬息万变的阴阳变换。当阴阳平衡时身体就会很健康；当阴阳平衡遭到破坏时就会引起疾病。

　　人体是由众多阴阳平衡的器官构成系统而组成，每个器官是由许多阴阳平衡的组织和细胞所组成的。每个细胞不断地进行新陈代谢，发生带有阴电和阳电的离子运动，离子运动又引起细胞阴阳极性的不断变化，在此种变化中造成了细胞、组织、器官和系统的相对平衡。这种器官和系统的平衡，决定了整个机体的平衡。

　　足部众多的反射区与全身各器官保持着密切的联系，对于机体出现的各种阴阳失衡都可以起到协调平衡的作用。足部反射区按摩刺激造成的生物电传导过程，也是通过每个有关细胞的阴阳生物电的化学变化完成的。足部反射区按摩对有关器官的功能活动有着双向调节的作用，使功能减退者得以提高，功能亢进者得以抑制，使之逐渐恢复正常。

　　尤其是对足部有关内分泌腺反射区的按摩，能调整内分泌腺的分泌功能，而体内各种激素的正常水平是保持与调整机体各器官系统功能协调平衡的重要因素。

二、经络原理

　　自古以来，人们对足就相当重视，并做了深入的探讨。俗话"树枯根先竭，人老足先衰"。中医根气学说认为："人有四根，鼻为苗窍之根，乳为宗气之根，耳为神机之根，脚为根中之根。"耳乳鼻无非是人体精气的三个集合点，而足才是人体元精元气总的集合点，被称为根中之根，可见足在人体的重要性。人体十二条经络，有六条到达足部，几千年前的中医典籍中就已把经络的走行衔接及与手足的密切关系论述得相当清楚，认为手足是人体阴阳气血经脉会合联络的部位。根据中医整体理论，脏腑功能的病理变化，通过经络反映于足，在足部进行按摩刺激，可以促进气血运行，增强脏腑功能，调和人体阴阳平衡，从而达到祛疾保健的效果。

三、血液循环原理

足部处于全身最低的位置，离心脏最远，血液流经此处，速度减慢。加上地心引力，血液中的酸性代谢产物和残留的钙等矿物质容易沉积下来，日积月累，逐步就成了最需要清理代谢物的部位。这些沉积的物质在哪个反射区该反射区对应的器官就会受到影响。通过足部反射区的按摩和把敏感区圆形的、条索的、颗粒状的或不规则的小硬结揉碎并驱散，经过肾脏、输尿管、膀胱排出体外，从而使血液运行畅通。

足部按摩能够改善各反射区的血液循环，使血管扩张，血流加快，血流量增大，各种激素、淋巴细胞也得到较顺畅的运行，使其加快协调各尽所能，发挥双向调节作用，使全身各器官的功能和新陈代谢趋于正常水平。

四、神经反射原理

人体是一个复杂、统一的有机体，全身各器官（或部位）在足部都有相应的反射区。按摩某个反射区时，通过神经反射作用与相应的器官（或部位）发生联系，对相应器官的功能起到调整作用。若该器官或部位有疾病时，通过按摩反射区可使有病的器官逐渐恢复正常或减缓病情。当某个器官有疾病时，也会反映在同名反射区上。例如，心脏缺氧时，足部心脏反射区会有疼痛感；乳腺肿块时，在乳腺反射区可触及结节；子宫切除术后，在子宫反射区会有空虚感。在有异常反应的足部反射区进行按摩，可以防治相应器官的疾病，使慢性病得到治疗和康复。这是因为足部反射区按摩时所产生的强烈刺激传入中枢，可阻断相应器官原有的病理性冲动，使病理兴奋灶得以抑制，从而起到调整功能和扶正祛邪的作用。

五、生物全息原理

从生物全息论的角度，足部区域相当于反映全身信息的一个全息胚。由于足部血管神经分布密集，足三阴、三阳经在足部相互贯通，通过经络系统与全身连通，所以说，足部是人体信息相对集中的地方。各种生理病理的信息均可在足部显现出来。临床运用时，针对不同的病情，选择一定的反射区进行组合，通过推拿手法及刮痧疗法对足部反射区的刺激，可以调整相应脏腑经络气血的功能，从而达到治疗疾病的目的。

六、内源性药物因子原理

国内外大量医学科研资料证明，气功、按摩、针灸等治疗手段，都是促使人体经气通过运动调节，渐渐有序化，进入高水平的平衡状态，之后机体内部就会产生某种特殊性能的"物质"。如红外辐射，微粒子流，电和磁，以及多种"内源性药物因子"。这些"物质"和"内源性药物因子"，是对人体最有益，最有效的治疗因子。实践证明，足部反射区按摩疗法治愈许多疾病，不但病理因子消失，而且人体健康恢复很快，这是单纯服用外源性药物所不能达到的，因此有人认为这是"内源性药物因子"所起的作用。

七、心理治疗原理

中医学理论认为致病因素除因外感"六淫"之邪外，也多由"七情"所伤。"七情"即喜、怒、忧、思、悲、恐、惊。在《素问》中也有"怒伤肝""喜伤心""思伤脾""恐伤肾"的记载。有许多疾病是因为劳累过度引起的，不仅是由于长期超负荷运转，休息睡眠不足，而且也由于弦绷得过紧，心理上的压力过重，紧张焦虑。有的人处于困难之中，忧心忡忡；有的是惨遭不幸，伤痛过度；还有的在某种威胁之下，恐惧害怕，等等，都或多或少由心理因素而造成疾病。

足部反射区按摩可以给患者提供一个休息放松的好时机，不管是别人来按摩还是自己给自己按摩，至少在几十分钟的按摩过程中使患者安静下来，把各种负担抛在脑后，专注于足部和足部的按摩，从而放松紧张的神经，使整体节奏放慢，机体在生理和心理上都得了休息的机会。而且，一般做完足部按摩都能有良好的睡眠，这更有助于放松身心，焕发精神。

足部反射区按摩还能增强患者与疾病做斗争的信心。一般足部反射区按摩的疗效往往比较显著，即使不立竿见影，也可以使患者觉察到某种进步，如反射区的压痛敏感度降低，某些病理症状的减轻，等等。这些都能使患者感到宽慰，燃起希望，消除焦虑、失望的病态心理，增加乐观情绪。最后使患者认识到：健康要靠自己，坚持就是胜利。从而战胜疾病。

八、应激原理

应激学说是医学上的一个学说，是由加拿大医学家的研究成果发展起来的。这个学说能帮助人们正确地认识和科学地指导足部反射区健康法，为它提供理论根据，强调足部反射区健康法的整体性，增强人体对外环境的适应，内环境的稳定，以增进人类的健康。应激就是人体接受内外环境变化的刺激产生功能提高或机体受损而引起的所有非特异性反应的总和。足部按摩可给人体提供一个良性刺激，可以起到活化细胞的作用：一是刺激交感神经，扩张支气管，增加摄氧量；二是促进血液循环，增大携氧量使细胞活化。

应激学说能帮助人们正确认识和科学了解足部反射区健康法，为足部反射区健康法提供了理论根据，认为足部反射区可以增强人体对外环境的适应，以及维护内环境的稳定，以至于增进人体健康。

九、清除血液中的超氧自由基

现代医学研究发现，超氧自由基、红细胞超氧化物歧化酶（SOD）及血浆过氧化脂质（LPO）与疾病和衰老有着极为密切的关系。机体在致病因子（因素）作用下，超氧自由基增多，而SOD相对减少，超氧自由基与组织红细胞上的多价不饱和脂肪酸作用，产生LPO，从而导致细胞及组织的损伤。

进行足部反射区按摩时，特别对肾上腺、肾、腹腔神经丛、心、肺、肝、脾、胃、胰、肠等区域按摩5～10分钟后，全身血液循环加快，SOD活性增加，消除超氧自由基的作用增大，组织细胞上的多价不饱和脂肪酸相对减少，LPO也相应减少，因而对细胞和组织的损伤也减少，也就有利于机体的自身修复。中医学认为，经常按摩双足足心部位及涌泉穴，可有效提高机体抗病能力和修复能力，延缓衰老。

第三节　足部推拿适应证、优势、局限性、禁忌证和注意事项

足部推拿可以说适用于全身各个系统的疾病，许多疾病都可以运用推拿或配合其他治疗方法来进行治疗。足部推拿对于各种功能性的疾病疗效比较显著。

一、适应证

神经系统的疾病：神经痛、神经麻痹，瘫痪、癫痫、头痛、失眠及神经官能症。

内分泌系统及免疫系统的疾病：甲状腺功能亢进或减退，垂体功能失常造成的发育障碍或肥胖症，甲状旁腺功能减退引起的缺钙、抽筋，各种过敏症等。

消化功能及新陈代谢失调：食欲不振，打呃，反酸，呕吐，腹泻，腹胀，便秘，胃肠功能紊乱，糖尿病等。

循环系统疾患：心脏功能不正常，心律不齐，高血压，低血压，贫血等。

呼吸系统疾患：感冒，哮喘，肺气肿等。

泌尿系统疾患：尿频，尿失禁，遗尿，尿闭，肾脏功能不良等。

生殖系统及妇科疾患：不孕症，月经不调，阳痿，前列腺肥大，更年期综合征等。

感觉器官疾患：近视，耳鸣，重听，晕车、晕船等。

运动器官疾患：骨刺，软组织损伤，关节炎，痉挛等。

皮肤病：痤疮，湿疹，银屑病，皮炎等。

二、足部推拿优势

由于对药物过敏或者产生抗药性，不能用打针、吃药进行治疗或者治疗无效；或者应采取手术治疗，但由于某种原因不能进行手术。在以上情况下足部反射区健康法可以成为一种替代疗法或补充的疗法。

对某些目前医学上还缺乏有效治疗方法的病证，可以采取足部反射区健康法，调整全身功能增强机体抗病能力，作为一种保守治疗。

至于在旅途中，在边远山区和边境地区，医疗资源相对薄弱的情况下，足部反射区健康法更有其"用武之地"，自不待言。

三、足部推拿局限性

对于细菌、病毒感染引起的病证，寄生虫病，毒蛇毒虫咬伤，各种中毒等，特别是其中的急性传染病和急性中毒，采取足部反射区健康法好比"远水不救近火"，不能解决问题，必须先采用药物或其他方法遏制病势发展，而将足部反射区健康法作为一种辅助手段或调理康复手段，或在慢性病中配合药物进行治疗。

对于环境理化因子、饮食生活习惯造成的病证，采用足部反射区健康法固然可以健全机体，调整由于外来干扰所引起的内部失衡，加强适应能力。但如果环境致病因子不除（如高山病、各种环境污染等），饮食生活的不良习惯不加以改正（如酗酒、吸毒等），则病因犹在，势必反复发作，不能解决根本问题。

严重外伤、烧伤、骨折，胃肠穿孔，大出血等情况下，均应尽快采用药物或手术止血、修复、固定，以及输血补液等急救措施，足部反射区健康法只能作为补充的康复手段。

四、足底推拿的禁忌证

①足部皮肤病及皮肤破损。②有传染性、感染性疾病。③内外科危重患者。④血液病、内脏出血。⑤妇女月经期及妊娠期。⑥体质过于虚弱。⑦极度疲劳、饥饿、过饱、醉酒后、餐后1小时内。

五、足部推拿注意事项

（1）按摩治疗前施术者要将指甲剪短，以防在治疗中刺伤患者皮肤，用肥皂将施术者双手和患者的双足洗净，在按摩的反射区内均匀地涂上按摩膏，以起到润滑皮肤和清热解毒、活血化瘀的作用。

（2）饭后1小时内不宜按摩，以免对胃产生不良刺激。患者在大怒、大悲、大恐等情绪冲动，精神紧张和身体疲劳时均不宜进行，须待情绪稳定，体质正常时再做。洗澡后1小时内也不应进行。

（3）心脏病、糖尿病、肾脏病患者，按摩时间每次不宜超过15分钟，有严重心脏病、癫痫、肝功能异常者，应配合其他方法治疗。

（4）按摩时，风扇不宜直接吹到患者双足。按摩结束后，患者在1小时内不宜用冷水洗脚，施术者亦不可马上用冷水洗手，应在休息片刻后用温水涂肥皂洗净双手。

（5）按摩后半小时内必须喝温开水300～500ml以上，严重肾脏病及心力衰竭、浮肿患者，喝水不宜超过150ml。

（6）按摩时，患者如有表情异常、无法忍受疼痛及严重出汗、虚脱等现象时，应及时调整按摩节奏与力度。出现休克时，要立即停止，这时可让患者取头低脚高卧位，针刺或按压水沟、合谷、内关等穴，观察血压、心率的变化，一般静卧休息半小时，即可恢复正常，切勿惊慌失措而使患者情绪紧张。

（7）如是慢性病，在足部反射区治疗期间，一般可停服抗生素、镇痛药、镇静剂之类药，其他病证可按照医师处方服药同时进行足部按摩，待病情好转后再逐渐减少药量直至完全康复而停药。

（8）有的患者在接受按摩治疗后，可能出现低热、发冷、疲倦、腹泻等全身不适症状，甚至暂时病情加重或出现尿液颜色变深、气味加重，或有絮状物、大便变黑等现象，这是按摩后出现的一些反应，可继续坚持治疗，数日后上述情况即可消失而恢复正常。

（9）长期接受足部按摩，双足感觉出现迟钝，可用盐水浸泡双足半小时，即会恢复痛感；治疗时应避开骨骼突起处，以免损伤骨膜，造成痛苦。

（10）老年人骨骼变脆、关节僵硬，小孩皮肤稚嫩、骨骼柔细，按摩时可用指腹施力，不可用力过度以免损伤皮肉骨骸。

第四节　足部反射区

一、足部反射区分布规律

足部反射区排列是有规律的，基本是与人体解剖部位大致相同的，是按人体实际位置上下、左右、前后顺序精确排列的。将双足并拢一起，就像一个屈膝盘坐并向前俯伏的投影人形。

足趾：形似人的头部，足踇趾及各趾相当于人的头、颈、面部反射区，内有大脑、小脑、垂体、三叉神经及眼、耳、鼻、舌、口腔、牙齿等反射区。

足底上部：相当于人的胸腔（有肺及心脏），内有肺脏、气管、心脏、甲状腺、甲状旁腺、斜方肌等反射区。

足底中部：相当于上腹部，有胃、肠、胰、肝、胆（右侧）、脾（左侧）、肾等器官。

足跟部位：有膀胱、尿道及阴道、肛门、大肠、小肠、膀胱、生殖器官（女为卵巢、子宫，男为前列腺、睾丸）等反射区。

两足内侧相当于人体脊椎部分，构成足弓的一条线，形似人的脊椎（颈椎—胸椎—腰椎—骶椎）。从足趾至足跟方向有颈、胸、腰、骶椎及尾骨各部分反射区。

足外侧相当四肢部分，自上而下是肩、肘、膝等部位，足底内有肩、腰、肘、髋、股、膝关节等反射区。

二、足部骨骼和足部关节

（一）足部骨骼

人有双足，每足有骨骼 26 块，包括跗骨、跖骨和趾骨三部分。

1. 跗骨 每足有跗骨 7 块，分近侧与远侧两排。足跗骨较粗大且砌合紧密；近侧列跗骨包括跟骨、距骨和足舟骨。远侧列跗骨由内侧向外依次为内侧楔骨（第一楔骨）、中间楔骨（第二楔骨）、外侧楔骨（第三楔骨）和骰骨。

2. 跖骨 每足有跖骨 5 块，由内侧向外侧依次为第 1～5 跖骨，构成足掌跖部的前半部。跖骨分近端、远端、足背跖和掌跖面。跖骨分头、体、底 3 个部分，第 5 跖骨底外侧分突向后，称为第 5 跖骨粗隆。

3. 趾骨 每足有趾骨 14 块，趾骨分近端、远端。踇趾为远节和近节，其余各趾均为 3 节，分远节、中节、近节。

（二）足部关节

距骨与下肢小腿部的胫骨、腓骨下端构成踝关节，胫骨侧（内侧）为内踝，腓骨侧（外侧）为外踝。距骨与趾内间构成跖趾关节。第 1 跖骨与第 1 趾骨近节趾骨的近端构成第 1 跖趾关节。第 2 趾、第 1 节趾骨和第 2 节趾骨间构成第 1 趾间关节，第 2 和第 3 节趾骨间构成第 2 趾间关节（或称远侧趾间关节）。

三、足部反射区详解

1. 大脑
部位：位于双足大踇趾第 1 节底部肉球处。左半大脑反射区在右足上，右半大脑反射区在左足上。

功能：平肝潜阳，清头明目，镇静安神，舒经通络。

主治：头痛、头晕、头昏、失眠、高血压、脑血管病变、脑性偏瘫、视觉受损、神经衰弱、帕金森综合征等。

手法：由上向下按摩 3～5 次。

2. 额窦
部位：位于双足的五趾靠尖端约 1cm 的范围内。左额窦反射区在右足上，右额窦反射区在左足上。

功能：清热疏风，通络止痛。

主治：前头痛、头顶痛，眼、耳、鼻和鼻窦的疾病。

手法：踇趾尖自里向外方向刮压 3 次，其余各足趾各点按 3 次。

3. 小脑、脑干

部位：位于双足踇趾近节基底部外侧面。左小脑、脑干反射区在右足上，右小脑、脑干反射区在左足上。

功能：疏风清热，通络止痛。

主治：头痛、头晕、失眠、记忆力减退及小脑萎缩引起的共济失调、帕金森综合征。

手法：由上向下按摩 3～5 次。

4. 垂体

部位：位于足底双踇趾趾腹的中间偏内侧一点（在脑反射区深处）。

功能：调节内分泌，平衡阴阳。

主治：内分泌失调，如甲状腺、甲状旁腺、肾上腺、性腺、脾、胰腺功能失调等，小儿生长发育不良、遗尿，更年期综合征等疾病。

手法：由上向下深入定点按压 3～5 次。

5. 三叉神经

部位：位于双足踇趾第 1 节的外侧约 45°，在小脑反射区前方。左侧三叉神经反射区在右足上，右侧三叉神经反射区在左足上。

功能：活血，通络，止痛。

主治：偏头痛、眼眶痛、牙痛、面神经麻痹及面颊、唇鼻之诱发的神经痛等。

手法：由上向下按摩 3～5 次。

6. 鼻

部位：位于双足踇趾腹内侧延伸到踇趾趾甲的根部、第 1 趾间关节前。左鼻的反射区在右足上，右鼻的反射区在左足上。

功能：通利鼻窍。

主治：急、慢性鼻炎，过敏性鼻炎，鼻衄，鼻窦炎，鼻息肉，上呼吸道疾病等。

手法：由足跟端向足趾端按压 3～5 次，或由足外侧向足内侧方向刮压 3～5 次。

7. 颈项

部位：位于双足底大踇趾根部。左侧颈项反射区在右足上，右侧颈项反射区在左足上。

功能：疏经通络，柔颈止痛。

主治：颈部酸痛、颈部僵硬、颈部软组织损伤、高血压、落枕、颈椎病及消化道疾病。

手法：沿踇趾根部，向内侧推压 3～5 次。

8. 眼

部位：位于双足第 2 趾与第 3 趾中部与根部（包括足底和足背两个位置）。左眼反射区在右足上，右眼反射区在左足上。

功能：清肝，养肝，明目。

主治：结膜炎、角膜炎、近视、老花眼、青光眼、白内障等眼疾和眼底的病变。

手法：压趾根部敏感点，点压 3～5 次或由足外侧向足内侧方向刮压 3～5 次。

9. 耳

部位：位于双足第 4 趾与第 5 趾的中部和根部（包括足底和足背两个位置）。左耳反射区在右足上，右耳反射区在左足上。

功能：补肾，开窍，聪耳。

主治：各种耳疾（中耳炎、耳鸣、耳聋等）及鼻咽癌、眩晕、晕车、晕船等。

手法：压趾根部敏感点，点压、按压 3～5 次。

10. 肩

部位：位于双足足底外侧，小趾骨与距骨关节处，以及足背的小趾骨外缘与凸起的趾骨与距骨关节处。左肩反射区在右足，右肩反射区在左足。

功能：通经活络，祛风除湿，止痛利节。

主治：肩周炎、肩颈综合征、手臂麻木、习惯性肩关节脱臼、髋关节疾病。

手法：由足趾向足跟方向按刮 3～5 次。

11. 斜方肌

部位：位于双足底眼、耳反射区下方宽约 1 指的横带状区域。

功能：舒筋通络，祛风除湿。

主治：颈、肩、背疼痛，手无力、酸麻，落枕等疾病。

手法：从外向内方向刮压按摩 3～5 次。

12. 甲状腺

部位：位于双足底第 1 跖骨与第 2 跖骨之间，以及第 1 跖骨远侧部连成带状。

功能：调节激素分泌，平衡阴阳。

主治：甲状腺本身的疾病（如甲状腺功能亢进、甲状腺功能减退、甲状腺炎、甲状腺肿大等），能促进孩子长高，治疗心脏病、肥胖症等。

手法：由足跟向足趾方向压推按摩 3～5 次（注：拐弯处为敏感点）。

13. 甲状旁腺

部位：位于双足内侧缘第 1 跖趾关节前方的凹陷处。

功能：补肾养肾，柔肝养筋。

主治：甲状旁腺功能亢进或低下、佝偻病、低钙性肌肉痉挛、白内障、心悸、失眠、癫痫等疾病。

手法：在关节缝处定点按压 3～5 次。

14. 肺、支气管

部位：位于斜方肌反射区后方，自甲状腺反射区向外到肩反射区处约 1 横指宽的带状区域。支气管敏感带位于肺反射区中部向第 3 趾延伸之区带。

功能：补肺益气，清热解毒。

主治：肺与支气管的病变（如肺炎、支气管炎、肺结核、哮喘等）、鼻病、皮肤病、心脏病、便秘、腹泻等。

手法：由足外侧向足内侧方向压刮按摩 3～5 次。

15. 胃

部位：位于双足底第 1 跖趾关节后方约 1 横指宽。

功能：降逆和胃，养气止痛。

主治：胃部疾病（如胃炎、胃溃疡、胃胀气、胃肿瘤、胃下垂等）、消化不良、胰腺炎、糖尿病、胆囊疾病等。

手法：由足趾向足跟方向按摩 3～5 次。

16. 十二指肠

部位：位于双足底第 1 跖骨近端，胃反射区之下方。

功能：理气和胃，养气止痛。

主治：十二指肠疾病（十二指肠炎、十二指肠溃疡、十二指肠憩室等）、腹部饱胀、消化不良等。

手法：由足趾向足跟方向按摩 3～5 次。

17. 胰

部位：位于双足底第 1 跖骨体中下段胃反射区与十二指肠反射区交汇处。

功能：降糖清胰。

主治：胰腺本身的疾病（如胰腺炎、胰腺肿瘤等）、消化不良和糖尿病。

手法：由足趾向足跟方向定点按压 3～5 次。

18. 肝

部位：位于右足底第 4、5 跖骨间肺反射区的下方及足背上与该区域相对应的位置。

功能：舒肝利胆，清热解毒，补益肝血，平肝潜阳。

主治：肝脏本身的疾病（如肝炎、肝硬化、中毒性肝炎、肝功能不全等）、血液方面的疾病、高血脂、扭伤、眼病、眩晕、指甲方面的疾病、肾脏疾病等。

手法：自足跟向足趾方向按摩 3～5 次。

19. 胆囊

部位：右足底第 3、4 趾间划一竖线，肩关节反射区划一横线，两线的交界处即为胆囊反射区。

功能：清热化湿，利胆止痛。

主治：胆囊本身的疾病（如胆囊炎、胆石症）、肝脏疾病、失眠、惊恐不宁，肝胆湿热引起的皮肤病、痤疮等。

手法：定点按压 3～5 次。

20. 腹腔神经丛

部位：位于双足底第 2、3 跖骨之间，肾与胃反射区的周围。

功能：调理三焦，提高痛阈。

主治：胃肠神经官能症、肠功能紊乱、生殖系统疾病、更年期综合征等，对失眠亦很有效。

手法：围绕肾反射区两侧，由上向下按摩 5～6 次。

21. 肾上腺

部位：位于双足底第 3 跖骨与趾骨关节所形成的"人"字形交叉的稍外侧。

功能：补肾填精，活血祛瘀。

主治：肾上腺本身的疾病（肾上腺功能亢进或低下），各种感染、炎症，各种过敏性疾病，哮喘，风湿病，心律不齐，昏厥，糖尿病，生殖系统疾病等。

手法：定点按压 3～5 次。

22. 肾

部位：位于双足底第 2、3 跖骨近端的 1/2，即足底前中央凹陷处。

功能：补肾填精，壮阳，温经通脉，醒神开窍，清热利湿，利便通淋。

主治：肾脏疾病（如肾炎、肾结石、肾肿瘤、肾功能不全等）、高血压、贫血、慢性支气管炎、斑秃、耳鸣、眩晕、水肿等。

手法：由足趾向足跟方向按摩 3～5 次。

23. 输尿管

部位：位于双足底自肾脏反射区至膀胱反射区之间，约 1 寸长呈弧线状的一个区域。

功能：清热利湿，通淋排石，泻火解毒。

主治：输尿管结石、尿道炎症、输尿管积水狭窄、排尿困难、泌尿系统感染等。

手法：由足趾向足跟方向按摩 3～5 次。

24. 膀胱

部位：位于内踝前下方，双足内侧舟骨下方，跗展肌侧旁。

功能：清热泻火，通利小便，解毒。

主治：肾、输尿管、膀胱结石，膀胱炎及泌尿系统其他的疾病。

手法：由足内侧向足外侧旋压 3～5 次。

25. 小肠

部位：位于双足底楔骨到跟骨的凹陷处，为升结肠、横结肠、降结肠、乙状结肠、直肠反射区所包围区域。

功能：消食导滞，健脾行气。

主治：小肠炎症、腹泻、肠功能紊乱、消化不良、心律失常、失眠等疾病。

手法：快速、均匀、有节奏地从足趾到足跟方向按摩 3～5 次。

26. 盲肠、阑尾

部位：位于右足底跟骨前缘靠近外侧。

功能：抗炎。

主治：阑尾炎、下腹胀气等。

手法：由足趾向足跟方向，定点按压 3～5 次。

27. 回盲瓣

部位：位于右足足底跟骨前缘靠近外侧，在盲肠反射区的上方。

功能：导滞，通便，消食。

主治：腹部胀气、回盲瓣功能失常。

手法：由足趾向足跟方向按摩 3～5 次。

28. 升结肠

部位：位于右足足底小肠反射区的外侧与足外侧缘平行，从足跟前缘至第 5 跖骨底的带状区域。

功能：行气，通便。

主治：结肠炎、便秘、腹泻、便血、腹痛、结肠肿瘤等。

手法：由足跟向足趾方向按摩 3～5 次。

29. 横结肠

部位：位于双足底中间第 1～5 跖骨底部与第 1～3 楔骨（即内、中、外侧楔骨）、骰骨交界处，横越足底的带状区域。

功能：导滞，通便，止泻。

主治：便秘、腹泻、腹痛、结肠炎等。

手法：从右至左按摩 3～5 次。

30. 降结肠

部位：位于左足足底第 5 跖骨底沿骰骨外缘至跟骨前缘外侧，与足外侧平行的竖带状区域。

功能：导滞，通便止泻。

主治：便秘、腹泻、腹痛、结肠炎。

手法：足趾至足跟按摩 3～5 次。

31. 乙状结肠、直肠

部位：位于左足底跟骨前缘的带状区域。

功能：清热，补虚，通便，消炎，通血。

主治：直肠炎、直肠癌、便秘、乙状结肠炎、结肠炎等。

手法：由足外侧向足内侧按摩 3～5 次。

32. 肛门

部位：位于左足底跟骨前缘直肠反射区的末端，约近于足底内侧踇展肌外侧缘。

功能：消痔，止血，通便。

主治：直肠癌、肛周围炎、痔疮、肛裂、便血、便秘、肛门脱垂。

手法：从足外侧至足内侧方向定点按压 3～5 次。

33. 心脏

部位：位于左足底肺反射区下方，第 4、5 跖骨之间与肩关节反射区平行。

功能：补气，益气，生血。

主治：心脏疾病（如心绞痛、心律失常、急性心肌梗死和心力衰竭恢复期的康复治疗）及高血压、失眠、盗汗、舌炎、肺部疾患等。

手法：由足跟向足趾定点按摩 3～5 次。

34. 脾

部位：位于左足底第 4、5 跖骨之间，距心脏反射区正下方一横指。

功能：健脾化湿，统摄血液，增强机体免疫能力。

主治：发热、炎症、贫血、高血压、肌肉酸痛、舌炎、唇炎、食欲不振、消化不良、皮肤病，增强免疫力及抗癌能力等。

手法：点按 3～5 次。

35. 膝关节

部位：位于双足外侧第 5 跖骨与跟骨之间凹陷处，为足后跟骨之三角凹陷区域。

功能：活血通络，祛风除湿，止痛。

主治：膝关节受伤、膝关节炎、膝关节痛、半月板损伤、肘关节病变等。

手法：膝关节反射区分膝前、膝两侧和腘窝三部分。先由足跟向前上方呈弧形按压 3 次后，再在腘窝处，定点按压 3～5 次。

36. 生殖腺（性腺）

部位：位置之一位于双足底跟骨的中央；另一位置在跟骨外侧踝骨后下方的直角三角形区域。女性此三角形的直角边为卵巢敏感区，此三角形的斜边为附件（输卵管）敏感区。

功能：补肾益精。

主治：男女性功能低下、男女不孕症、月经不调（月经量少、量多，经期紊乱，闭经，痛经等）、前列腺肥大、子宫肌瘤、卵巢囊肿，并具有抗衰老的作用。

手法：卵巢敏感区和足跟中央处做定点按压 3～5 次。

37. 腹部

部位：位于腓骨外侧后方，自足外侧踝后起向上延伸 3 寸的带状凹陷区域。

功能：补肾益精。

主治：痛经、月经期紧张、月经周期不规则、男女腹部冷痛、性冷淡，以及生殖系统其他的疾病。

　　手法：自外踝关节后方起向上推压 3～5 次。

38. 髋关节（外髋）、股关节（内髋）

　　部位：位于双足踝下之弧形区域。外踝下为髋关节，内踝下为股关节。

　　功能：活血，通络，止痛。

　　主治：髋关节痛、股关节痛、坐骨神经痛、肩关节痛、腰背痛等。

　　手法：沿外踝和内踝关节下缘向前向后推压 3～5 次。

39. 腹部淋巴结

　　部位：位于双足外侧踝关节前由距骨、舟骨间构成之凹陷部位。

　　功能：扶正祛邪，增强机体免疫力。

　　主治：各种炎症、发热、囊肿、肌瘤、免疫力低下、癌症等。

　　手法：按压 3～5 次。

40. 盆腔淋巴结

　　部位：位于双足内侧踝关节前，由距骨、舟骨间构成之凹陷部位。

　　功能：扶正祛邪，增强机体免疫力。

　　主治：各种炎症、发热、下肢浮肿、踝部肿胀、囊肿、肌瘤、免疫力低下、癌症等。

　　手法：压入骨缝中出现胀感，按压 3～5 次。

41. 胸部淋巴结

　　部位：位于双足背第 1 跖骨及第 2 跖骨间缝处。

　　功能：扶正祛邪，增强机体免疫力。

　　主治：各种炎症、发热、囊肿、癌症、肿瘤、乳腺炎、乳房或胸部肿块、胸痛、免疫力低下等疾病。

　　手法：沿第 1 跖骨外侧由近心端向足趾方向按摩 3～5 次。

42. 平衡器官（内耳迷路）

　　部位：位于双足足背第 4、5 跖骨间缝的远端 1/2 区域。

　　功能：平肝益肾，调理阴阳。

　　主治：头晕、晕车、晕船、梅尼埃病、耳鸣、内耳功能减退、高血压、低血压、平衡障碍等。

　　手法：定点按 3～5 次。

43. 胸（乳房）

　　部位：位于双足背第 2、3、4 跖骨形成的区域。

　　功能：清热解毒，抗癌护胸。

　　主治：胸部疾病、肺部疾病、食管疾病、心脏病、乳癌、乳腺炎、乳腺小叶增生、囊肿、胸闷、乳汁分泌不足、胸部受伤、重症肌无力等。

　　手法：由足趾向足跟按摩 3～5 次。

44. 膈、横膈膜

　　部位：位于双足背跖骨、楔骨、骰骨关节形成的带状区域，横跨足背左右的部位。

　　功能：降逆和胃。

　　主治：呃逆、膈肌痉挛引起的腹部胀痛、恶心、呕吐等。

　　手法：自横膈膜中央向两侧刮压 3～5 次。

45. 扁桃体

部位：双足足背姆趾第 2 节，肌腱的左右两旁。

功能：消炎，增强体质。

主治：上呼吸道感染、扁桃体本身的疾病（扁桃体肥大、化脓等），可有消炎、增加防御能力和抗癌之功能。

手法：直按压 3～5 次（注意不要向趾端方向挤压）。

46. 下颌

部位：位于双足姆趾第一趾骨关节横纹下方的带状区域。

功能：消炎，活血，止痛。

主治：龋齿、牙周炎、牙龈炎、牙痛、下颌发炎、下颌关节炎、打鼾等。

手法：由足内侧向足外侧方向按摩 3～5 次。

47. 上颌

部位：位于双足姆趾第 1 趾骨关节横纹上方的带状区域。

功能：消炎，活血止痛。

主治：龋齿、牙周炎、牙周病、牙龈炎、牙痛、上腭感染、上颌关节炎、打鼾等。

手法：由足内侧向足外侧按摩 3～5 次。

48. 喉、支气管

部位：位于双足背第 1 跖骨与第 2 跖骨关节靠姆趾下方区域。

功能：调理气血，泻火清音。

主治：气管炎、咽喉炎、咳嗽、气喘、感冒等。

手法：定点按压 3～5 次。

49. 腹股沟

部位：位于双足背盆腔淋巴腺反射区上方约一指宽距离之处。

功能：温肾壮阳，回疝。

主治：生殖系统方面的病变、性功能低下、前列腺肥大、抗衰老等。

手法：压揉 3～5 次。

50. 前列腺、子宫

部位：位于双足跟骨内侧踝骨之下方的三角形区域。

功能：补益肾精，活血养宫。

主治：前列腺肥大、前列腺癌、尿频、排尿困难、尿道痛、子宫内膜炎、子宫肌瘤、子宫内膜异位症、子宫发育异常、痛经、子宫癌、子宫下垂、白带过多、高血压等疾病。

手法：由足跟端向上推压或压刮 3～5 次。

51. 尿道、阴道、阴茎

部位：位于双足跟内侧，自膀胱反射区向上延伸至距骨与跟骨之间隙。

功能：消炎解毒，通淋利尿。

主治：尿道炎、白带增多、生殖系统疾病。

手法：由足内侧缘斜向足踝后方向滑按 3～5 次。

52. 直肠、肛门（痔疮）

部位：位于双足胫骨内侧后方与肌腱间的凹陷中，踝骨后方起约 3 寸之长度带状区域。

功能：宽肠，通便，止血，消痔，解毒。

主治：痔疮、直肠癌、便秘、直肠炎、静脉曲张等。

手法：自内踝骨后方向上推按 3～5 次。

53. 颈椎

部位：位于双足弓内侧，踇趾第 2 趾骨远端内侧 1/2 处。

功能：舒筋活血，和脉。

主治：颈椎病、颈项僵硬或酸痛、落枕等疾病。

手法：从踇趾向足跟按压 3～5 次。

54. 胸椎

部位：位于双足弓内侧，沿第 1 跖骨下方至与楔骨的交界处。

功能：活血，通脉。

主治：背痛及背部各种病证，胸椎间盘突出及胸椎各种病变。

手法：由踇趾端紧压跖骨内缘向足跟端推压 3～5 次。

55. 腰椎

部位：位于双足弓内侧，第 1 楔骨至舟骨之下方，上接胸椎反射区，下接骶骨反射区。

功能：活血，通络，止痛。

主治：腰背酸痛、腰肌劳损、腰椎间盘突出、腰椎骨质增生、坐骨神经痛及腰椎各种病变。

手法：由踇趾向足跟方向，紧压足弓骨骼内缘推压 3～5 次。

56. 骶骨

部位：位于双足弓内侧，从距骨下方到跟骨止，前接腰椎反射区，后连内尾骨反射区。

功能：活血，通络，止痛。

主治：坐骨神经痛、骶骨损伤（挫伤、摔伤、跌打伤等）、便秘。

手法：由踇趾向足跟方向，紧压骨骼内缘推压 3～5 次。

57. 内尾骨

部位：位于双足跟骨内侧，沿跟骨结节向后方内侧的一带状区域。

功能：活血，通络，消痔，止痛。

主治：坐骨神经痛、尾骨受伤后遗症和生殖系统疾病等。

手法：由骶骨反射区后方，向足跟方向按摩，拐变处向上停顿并加压至发胀，再由足跟向跟腱方向按摩，压刮 3～5 次。

58. 外尾骨

部位：位于双足跟骨外侧，沿跟骨结节向后方外侧的一带状区域。

功能：活血，止痛，消痔。

主治：坐骨神经痛，尾骨受伤后遗症和生殖系统疾病等。

手法：由足趾向足跟按摩，拐变处向上停顿并加压至发胀，再由足跟向跟腱方向按摩，压刮 3～5 次。

59. 肩胛骨

部位：位于双足背第 4、5 跖骨的近端 1/2 位置，与骰骨关节连成一叉状。

功能：活血，通络，止痛。

主治：肩周炎、颈肩综合征、肩胛酸痛、肩关节活动障碍（抬举与转动困难）。

手法：由足趾向近心端推按至骨突处，左右分开反复推按 3～5 次。

60. 肘关节

部位：位于双足外侧第 5 跖骨和楔骨之关节凸起范围。

功能：活血通络，祛风除湿，止痛利节。

主治：肘关节外伤、脱臼、网球肘、肘关节酸痛、膝关节痛等。

手法：定点按压 3～5 次。

61. 肋骨（内肋骨、外肋骨）

部位：位于双足背第 1 楔骨与舟骨之间区域为内侧肋骨反射区；在第 3 楔骨与骰骨之间凹陷区域为外侧肋骨反射区。

功能：平肝止痛。

主治：肋软骨炎、肋膜炎、肋骨各种病变（如胸闷、胸痛、肋骨受伤等疾病）及肩痛等。

手法：定点按压 3～5 次。

62. 坐骨神经

部位：位于双足内、外踝关节沿胫骨和腓骨后侧延伸近膝、腘窝位置。

功能：活血，通络，止痛。

主治：坐骨神经痛、坐骨神经炎、膝和小腿部疼痛、糖尿病等。

手法：自足远心端向近心端缓慢压推 3～5 次。

63. 臀部

部位：位于双足底跟骨结节外缘区域，连接股部反射区。

功能：活血通络，祛风除湿，止痛利节。

主治：臀部疾患（外伤、疖肿等）、风湿病、坐骨神经痛、偏瘫等。

手法：按压 3～5 次。

64. 股部

部位：位于双足底外缘结节，后连臀部反射区，上接骰骨与第 5 跖骨连接处的带状区域。

功能：舒筋通络，祛风除湿，止痛利节。

主治：风湿痛、坐骨神经痛、股部疾病（外伤、扭伤、疖肿等）、偏瘫等。

手法：按压 3～5 次。

65. 上臂

部位：位于双足底外缘结节腋窝反射区的下方，第 5 跖骨外侧的带状形区域。

功能：舒筋通络，祛风除湿，止痛利节。

主治：颈椎病、肩周病、臀部受伤、偏瘫等疾病。

手法：按压 3～5 次。

66. 闪腰点

部位：位于双足背第 2 跖骨与第 2 楔骨关节的两侧凹陷中，即肋骨反射区后方。

功能：益肾健腰，活血通络，止痛。

主治：腰肌劳损、急性腰扭伤等。

手法：定点按压 3～5 次。

67. 血压点

部位：位于双足颈反射区的中部。

功能：调整血压、平衡阴阳。

主治：高血压、低血压。

手法：定点按压 3～5 次。

68. 食道、气管

部位：位于双足底第 1 跖内与趾骨关节上下方，下接胃反射区。

功能：消肿止痛，宽胸理气，止咳平喘。

主治：食管肿瘤、食管炎症、梅核气、气管的疾病等。

手法：按压 3～5 次。

69. 腋窝

部位：位于双足底、足背的肩关节反射区下方，呈香蕉状，从足外缘斜向上行至于第 4、5 跖骨间隙的远端。

功能：活血通络，祛风除湿，止痛利节。

主治：颈椎病、肩周炎、腋部淋巴结肿大、上肢酸麻痛。

手法：由足内向足外侧方向按揉 3～5 次。

70. 头、颈淋巴结

部位：位于双足各足趾间的趾骨跟部呈"凹"字形，足底足背两面都有。

功能：扶正祛邪，增强机体免疫力。

主治：治疗眼、耳、鼻、舌、口腔、牙齿等疾病，还可治疗颈部淋巴结肿大、甲状腺肿大及免疫力低下。

手法：各点揉按 3～5 次。

71. 舌、口腔

部位：位于双足踇趾第 1 节底部内缘，靠在第 1 关节下方，毗邻血压点反射区的内侧。

功能：生津利咽，利喉舒舌，消肿止痛。

主治：口腔溃疡、口腔唾液缺少、口干、唇裂、唇燥、口唇疱疹等。

手法：由外向内侧缘刮压 3～5 次。

72. 牙齿

部位：位于双足各趾的两侧。

第一切牙（门齿）反射区在踇趾，位于踇趾远节和近节的关节处，远节为上牙反射区，近节为下牙反射区。

第二切牙反射区在第二趾内侧，远节和中节的上半部为上牙反射区，中节的下半部和近节的上半部为下牙反射区。

尖牙反射区在第二趾外侧，远节和中节的上半部为上牙反射区，中节的下半部和近节上半部为下牙反射区。

第一尖牙反射区在第三趾内侧，远节和中节的上半部为上牙反射区，中节的下半部和近节上半部为下牙反射区。

第二尖牙反射区在第三趾外侧，远节和中节的上半部为上牙反射区，中节的下半部和近节上半部为下牙反射区。

第一大磨牙反射区在第四趾内侧，远节和中节的上半部为上牙反射区，中节的下半部和近节上半部为下牙反射区。

第二大磨牙反射区在第四趾外侧，远节和中节的上半部为上牙反射区，中节的下半部和近节上半部为下牙反射区。

第三大磨牙（智齿）反射区位于第 5 趾（小趾）远节和中节的上半部为上牙反射区，中节的下半部和近节上半部为下牙反射区。

功能：生津敛液，舒筋活络，固齿，消肿止痛。

主治：牙痛、牙周病、牙周脓肿等。

手法：按揉 3～5 次。

73. 声带

部位：位于双足背第 1 跖骨与第 2 跖骨间缝，第 1 跖骨近端处。

功能：散风息风，利咽舒舌，消肿止痛。

主治：声带息肉、失音、声音嘶哑、气管炎等。

手法：按揉 3～5 次。

74. 子宫颈

部位：位于双足足跟内侧踝骨之后方，尿道、阴道、阴茎反射区之延伸部位。

功能：益肾兴阳，调经止带，利水消肿。

主治：子宫颈炎、子宫颈糜烂、子宫脱垂、白带过多等。

手法：按揉 3～5 次。

75. 失眠点

部位：位于双足底跟骨中央，在生殖腺反射区上方。

功能：益肾，安神宁心。

主治：失眠。

手法：定点按压 3～5 次。

第五节　足部推拿顺序

足疗的操作步骤为按摩前先蒸烫脚或洗脚 20 分钟左右，让足部毛孔张开，用热毛巾将足部擦净、包裹，先按左脚，顺序是足底、足内侧、足外侧、足背，按摩的时间一般在 30～45 分钟。

（一）左足顺序

（1）用拇指指腹或单示指叩拳以轻、中、重 3 种不同力度在心脏反射区处定点向足趾方向推按，定点按压 3～5 次，用于检查心脏功能。

（2）用拇指指尖或单示指叩拳在肾上腺反射区处定点向足趾方向按压 5 次。

（3）用单示指叩拳在肾反射区处定点按压并由前向后推按 5～7 次。

（4）用单示指叩拳在输尿管反射区处开始端深压并从肾脏反射区推按至膀胱反射区 5～7 次。

（5）用单示指叩拳在膀胱反射区处定点按压并由前向后推按 5～7 次。实际施术中，肾上腺、肾脏、输尿管、膀胱 4 个反射区可作为一组反射区一次操作完成。

（6）用拇指指腹或姆指指间关节背侧屈曲在三叉神经反射区处，由趾端向趾根部方向推按 5～7 次。

（7）用单示指叩拳在姆趾额窦反射区由内向外推压 5～7 次，其余的趾额窦反射区由前向后推压 5～7 次。

（8）用拇指或单示指叩拳在鼻反射区推压 5～7 次。

（9）用拇指指腹或单示指叩拳在大脑反射区由前向后推压 5～7 次。

（10）用拇指指端或单示指叩拳在小脑反射区定点按压，再由前向后推压 5～7 次。

（11）用双指钳法在颈椎反射区由后向前推压 5～7 次。

（12）用拇指指端在颈项反射区由外向内推压 5～7 次。

（13）用单示指叩拳在眼、耳反射区定点按压 5～7 次，或由趾端向趾根方向推压 5～7 次。

（14）用单示指叩拳在斜方肌反射区由内向外压刮 5～7 次。

（15）用单示指叩拳在肺反射区由外向内压刮 5～7 次。

（16）用拇指桡侧在甲状腺反射区由后向前推按 5～7 次。

（17）用单示指叩拳在食道反射区由前向后推压 5～7 次。

（18）用单示指叩拳在肾脏、胰脏、十二指肠反射区定点按压或由前向后推按 5～7 次。实际施术中，胃、胰脏、十二指肠反射区可为一组反射区一次操作完成。

（19）用单示指叩拳或拇指指腹在横结肠、降结肠、乙状结肠及直肠反射区压刮 5～7 次。

（20）用单示指叩拳在肛门反射区定点按压 5～7 次。实际施术中，横结肠、降结肠、乙状结肠及直肠、肛门反射区可作为一组反射区一次操作完成。

（21）用双示指叩拳在小肠反射区定点按压并由前向后刮压 5～7 次。

（22）用单示指叩拳在生殖腺反射区定点按压 5～7 次。

（23）用单示指桡侧在前列腺或子宫反射区由后上向前下方刮推或用单拇指指腹推压 5～7 次。

（24）用拇指指腹或拇指指端在胸椎、腰椎、骶椎反射区由前向后推压 5～7 次。实际施术中，胸椎、腰椎、骶椎反射区可作为一组反射区一次操作完成。

（25）用双示指桡侧在横膈反射区由反射区中点向两侧同时刮推 5～7 次。

（26）用单示指叩拳在上身淋巴腺反射区定点按压 5～7 次。

（27）用双示指桡侧在生殖腺（输卵管）反射区由反射区中点向两侧同时刮推 5～7 次。

（28）用单示指叩拳在下身淋巴腺反射区定点按压 5～7 次。实际施术中，上身淋巴腺、下身淋巴腺反射区可作为一组反射区双手同时操作完成。

（29）用示指桡侧在尾骨（外侧）反射区由上而下再向前刮、点、推压 5～7 次。

（30）用单示指叩拳在膝关节反射区定点按压并环绕反射区半月形周边压刮 5～7 次。

（31）用单示指叩拳或双示指叩拳在肘关节反射区第 5 跖骨基底部从前、后各向中部按压 5～7 次。

（32）用单示指叩拳在肩关节反射区（分侧、背、底 3 个部位）由前向后各压刮 5～7 次或双指钳夹肩关节反射区的背部和底部 5～7 次。

（33）用拇指指端在躯体淋巴腺反射区背面点状反射区定点按压和用单示指叩拳在底面点大反射区定点按压各 5～7 次。

（34）用双拇指指端或双示指指端在扁桃腺反射区同时定点向中点挤按 5～7 次。

（35）用拇指指端或示指指端在喉和气管反射区定点按压或按揉 5～7 次。

（36）用双拇指指腹在胸部反射区由前向后推按，双拇指平推 1 次，单拇指补推 1 次，各做 5～7 次。

（37）用单示指桡侧在内耳迷路反射区由后向前刮压 5～7 次。

（38）用拇指指腹在坐骨神经反射区（内、外侧）由下向上推按 5～7 次。

（39）重复肾脏、输尿管、膀胱 3 个反射区手法操作 3～5 次。

（二）右足顺序

右足与左足有相同的反射区，也有不同的反射区。相同反射区的按摩方法同左足，不同反射区的按摩方法如下。

（1）用单示指叩拳在肝脏反射区由后向前压刮 5～7 次。

（2）用单示指叩拳在胆囊反射区定点深压 5～7 次。

（3）用单示指叩拳在盲肠及阑尾、回盲瓣反射区定点按压 5～7 次。

（4）用单示指叩拳或拇指指腹在升结肠反射区由后向前推按 5～7 次。

基本操作顺序为如下。

左脚：肾上腺→肾→输尿管→膀胱→额窦（右侧）→垂体→小脑及脑干（右侧）→三叉神经（右侧）→鼻（右侧）→头部（大脑）（右侧）→颈项（右侧）→颈椎→甲状旁腺→甲状腺→眼（右侧）→耳（右侧）→斜方肌→肺及支气管→心→脾→胃→胰→十二指肠→小肠→横结肠→降结肠→乙状结肠及直肠→肛门→腹腔神经丛→生殖腺→上肢→下肢→胸椎→腰椎→骶骨→尾骨内侧→前列腺或子宫→尿道及阴道→内侧髋关节→直肠及肛门→腹股沟→内侧坐骨神经→尾骨外侧→生殖腺→外侧髋关节→下腹部→外侧坐骨神经→膝→肘→肩→肩胛骨→上颌→下颌→扁桃腺→喉、气管及食管→胸部淋巴腺→内耳迷路→胸→横膈膜→肋骨→上身淋巴腺→下身淋巴腺→肾→输尿管→膀胱。

右脚：肾上腺→肾→输尿管→膀胱→额窦（左侧）→垂体→小脑及脑干（左侧）→三叉神经（左侧）→鼻（左侧）→头部（大脑）（左侧）→颈项（左侧）→颈椎→甲状旁腺→甲状腺→眼（左侧）→耳（左侧）→斜方肌→肺及支气管→胃→胰→十二指肠→小肠→肝→胆囊→盲肠（阑尾）→回盲瓣→升结肠→横结肠→腹腔神经丛→生殖腺→上肢→下肢→胸椎→腰椎→骶骨→尾骨内侧→前列腺或子宫→尿道及阴道→内侧髋关节→直肠及肛门→腹股沟→内侧坐骨神经→尾骨外侧→生殖腺→外侧髋关节→下腹部→外侧坐骨神经→膝→肘→肩→肩胛骨→上颌→下颌→扁桃腺→喉、气管及食管→胸部淋巴腺→内耳迷路→胸→横膈膜→肋骨→上身淋巴腺→下身淋巴腺→肾→输尿管→膀胱。

第九章

推 拿 练 功

一名现代推拿医生，自身肢体不健、气力衰弱；或初习推拿手法时，对推拿的功力、耐力、巧力掌握的不够灵活熟练；或由于长期从事此项工作造成职业损伤，推拿练功就是解决这些问题的最好方法，也是必由之路。推拿练功是推拿学重要的组成部分，是推拿手法的基础，是推拿治疗成功的保证。通过推拿练功，也可以指导患者做针对疾病的预防。

推拿练功能够改善推拿医生体质，提高推拿手法技能，增强疾病的预防与治疗效果。

第一节 推拿练功与中医理论的关系

一、推拿练功与中医整体学说的关系

整体观念，是中医基础理论最基本特点之一。中医学认为人体是一个有机的整体，以心为主宰，以五脏为中心。五脏六腑，五体七窍，通过经络沟通相互联系，再通过精、气、血、津液相互营养作用。这些人体的各个组成部分，在结构上不可分割，在功能上相互协调、互为补充，在病理上则相互影响。练功时，意念推动气血，运输水谷精微，由五脏六腑经过经络运行至四肢百骸，再从四肢百骸循环回脏腑。内外兼修，表里兼顾，头脚相依，前后相合。不可只重肢体，而忽视脏腑。动作练习时，不可只做单一的针对性的某一动作、功能，或特定肌肉群的训练，而忽视了其他部位的锻炼。即想提高上肢力量，但不能忽视下肢力量的锻炼；想提高前部胸腹肌的力量，但不可忽视后部背腰肌锻炼。同时还要锻炼中心的核心肌群及身体的协调性、平衡性、柔韧性，有氧运动的耐力和无氧运动的爆发力也要同时兼顾。

人活在宇宙中，生长在自然界，是自然界的一部分，当自然环境发生变化时，人体也会出现相应的变化。人体与自然界密不可分，自然界的变化随时影响着人体，人类在既能适应自然又能改造自然的过程中，维持着各种生命活动。所以《灵枢·邪客》说："人与天地相应也。"人又是社会的一分子，社会环境的变化，也同时影响着人体的变化，这就是自然社会与人体的整体观。练功时，感受日月星辰的变化，注意雨雪风云雷电的影响。四季的交替，南北方地域的差异，东西半球的时差，都会对练功造成影响，应作出相应的调整。社会的发展，工作的压力，家庭的琐碎，学习的繁重，也会影响到练功的效果。所以练功时要做到恬惔虚无，心无杂念，以功养心，以功凝气。练功后应松静自然，身心愉悦，重新面对一切社会上的压力。

二、推拿练功与阴阳五行学说的关系

1. 阴阳学说不仅是中医学最基本学说，也是中国古代哲学范畴 阴阳学说是古人认识世界，解释自然现象规律，并适应改造自然，建立人类社会的理论工具。它是我国古代朴素唯物主义

论和辩证法思想之一。《老子》说："万物负阴而抱阳。"阴阳最初的含义是，太阳照到的地方为阳，照不到的地方为阴。后来引申为寒热、动静、上下、内外等概念。所以世界上任何事物都有阴阳对立的两个方面，它们对立统一矛盾运动，是万物的根源。凡是剧烈运动的、上升的、温暖的、明亮的、外向的、功能的、亢进的事物和现象为阳。相对静止的、下降的、寒冷的、晦暗的、内守的、物质的、衰退的物质和现象为阴。阴阳相互交感，对立制约，消长平衡，相互转化。

推拿练功追求的是人体的阴阳平衡协调。如推拿练功中，动主阳、静主阴，动作的快主阳、慢主阴，刚劲主阳、柔劲主阴，前进主阳、后退主阴，伸主阳、屈主阴，力量大主阳、力量小主阴，呼气主阳、吸气主阴，意念向上主阳、意念向下主阴，头主阳、足主阴，背部经络主阳、腹部经络主阴，白天练功主阳、夜晚练功主阴，夏季练功主阳、冬季练功主阴等。故练功必善用阴阳，方能事半功倍。

2. 五行学说是古代哲学范畴，是古人对宇宙万物运动变化规律的总结与认识 这一学说比阴阳学说更加深入细致。五行学说，即认为世界上的一切事物都是由木、火、土、金、水五种基本物质组成的，五种物质不停地相生相克运动变化。故《左传》说："天生五材，民并用之，废一不可。"《尚书·洪范》又说："水曰润下，火曰炎上，木曰曲直，金曰从革，土爰稼穑。"概括了五行的特性，即具有生长、升发、条达舒畅、能伸能曲等性质或作用的事物属于木；具有温热、向上等性质或作用的事物属于火；具有承载、生化、受纳等性质或作用的事物属于土；具有沉降、收敛、清肃等性质或作用的事物属于金；具有滋润、下行、寒凉、闭藏等性质或作用的事物属于水。

五行的特性同样适用于人体。它加深了中医学对人体的认识，以及人体与万物的关系。如《灵枢·通天》中说："天地之间，六合之内，不离于五，人亦应之，非徒一阴一阳而已也。"中医学运用这五种分类特性，并且通过他们之间的相生、相克、相乘、相侮四种关系，将人体五大功能系统化，它们相互依赖、相互制约，维持着正常人体的平衡。当这个平衡被打破的时候，即人体疾病发生发展的时候。通过它们之间五行特性和四种关系，中医学能够更好地预防、诊断、治疗疾病。

推拿学是中医学重要的组成部分，推拿练功又是推拿学重要部分之一，它同样融合了五行学说的理论。如练功时通过发出五音角、徵、宫、商、羽，去震动相应的五脏肝、心、脾、肺、肾。如肺气虚病时，根据五行虚则补其母的治疗原则，当运气至脾。如练功时方位配五行，当选东、西、南、北、中。如根据不同的动作，去锻炼五体筋、脉、肉、皮、骨。

所以说，将五行学运用于推拿练功中，也能够使中医整体观得以更好体现。

三、推拿练功与脏腑经络的关系

1. 藏象学说最早见于《素问·六节藏象论》 藏，指藏于体内的内脏；象，即是征象、形象。藏象是指体内脏腑的生理功能和病理变化表现于外的现象。中医学认为，人体以五脏为中心，以心为大主。《灵枢·邪客》说："心者，五脏六腑之大主也，精神之所舍也。"五脏多为实性器官，六腑多为空腔器官。故五脏的生理功能为化生和贮藏气、血、津、液、精等精微物质。六腑的生理功能为受纳和腐熟水谷并排泄糟粕。故《素问·五脏别论》上说："所谓五脏者，藏精气而不泻也，故满而不能实。六腑者，传化物而不藏，故实而不能满。"奇恒之腑，多为空腔，但藏精而不泄，是其生理特点。藏象学说将人体看作一个整体，并以五脏心、肝、脾、肺、肾为五大功能系统，各系统各司其职，相互依存、相互联系、相互影响，共同维持身体的功能平衡。

心与小肠相表里，主血脉，主神志，心在体合脉，其华在面，开窍于舌，在志为喜，在液为汗。推拿练功，非常重视神志，即意念的运用。练功前通过静气调心，能达到思想入定，心无杂念，从而进入练功状态。这一入定过程，离不开心对神的主宰作用。心主血脉，它能够推动血液在脉道内运行。练功使心血充盈，气定神闲，精神愉悦。练功后，面色红润光泽，舌体红润灵活，味觉灵敏言语流畅，身暖，微汗出。心阳下降小肠，小肠受盛化物，泌别清浊。

肺与大肠相表里，主宣发、肃降，主气，主行水，肺朝百脉，肺主治节，肺在体合皮，其华在毛，开窍于鼻，在志为悲，在液为涕。推拿练功注重气，肺是气的生成之器，是内外气的交换之地，而气的运行是通过肺宣发肃降达成的。练功时，呼吸有力，肺功强劲，水道通调。会于肺的全身之血脉，经过呼吸，更富有清气，肺将之再次输布全身。练功后，皮毛得养，卫表固密，皮毛光泽致密，更好地抵御外邪。鼻息通畅嗅觉灵敏，涕润而不外流，声音洪亮。大便通畅，人不悲也。

肾与膀胱相表里，主藏精，主水，主纳气，在体合骨，其华在发，开窍于耳及前后二阴，其志为恐，液为唾。肾为先天之本，贮存封藏精气。精气充盈，则筋骨强健，延缓衰老。故练功时，应将肺吸入的清气，纳入肾中，气能生血，精血同源，故能导精入肾。肾，附于腰脊，《素问·脉要精微论》："腰者，肾之府。"练功注重强腰以固肾。《素问·生气通天论》说："因而强力，肾气乃伤，高骨乃坏"。表明了肾对骨的影响。练功后，骨强齿健，髓海充盈，发黑润泽，听觉聪慧，二便通畅，口腔润泽，则不易受惊恐所累。

肝与胆相表里，主藏血，主疏泄，在体合筋，其华在爪，开窍于目，其液为泪，其志为怒。肝主疏泄，是指其可保持全身气机疏通畅达。在练功时，气机不可逆乱最为关键。肝主藏血，主筋，如其藏血功能健全，练功时筋力强劲，不易疲劳，不易损伤。练功后，双目明亮有神，"爪为筋之余"，爪甲光亮饱满，故《素问·五脏生成》上说："肝之合筋也，其荣爪也。"平肝潜阳，可使怒气消。

脾与胃相表里，主运化，主升降，统血，在体合肉，华在唇，开窍于口，志在思，其液在唾。《素问·刺节真邪》云"真气者，所受于天，与谷气并而充身也"。脾为后天之本，气血生化之源。水谷精微，为推拿练功精力之来源。脾胃提供了练功所需要的营养物质，练功又可健脾开胃促进饮食。肌肉得脾气运化的水谷精微营养，练功后越发的健壮有力。练功后口唇红润，食欲旺盛。

藏象学说与推拿功法有如此密切关系，必须得以重视。练功并非简单地强筋壮骨，提升力气，脏腑才是他们的根本。它们之间的关系，主要是采取心神调节的方法，注意呼吸，平心静气，心无杂念，不伤脏腑。精气充沛，髓海充盈，气血平稳，通达四肢百骸，聪耳明目，筋骨强劲，动作灵活协调。

总之，推拿练功与藏象学说密不可分，相互结合。采取各种训练方法，调节脏腑功能，可以达到强身健体，防病治病的目的。

2. 经络是人体重要的组成部分　气血的运行，脏腑的功能活动，它们之间相互的联系和影响，都要通过经络来运输传递。经络像一个巨大的网络，使人体各部结合成一个有机的整体。

经络分为经脉和络脉。其中经脉又分为：①十二正经，与手、足三阴三阳相合，又分别与某一脏腑相对应，称"十二经脉"。②十二正经之外，又有重要的八条经脉，称"奇经八脉"。③正经还有别出的延伸部分，以弥补正经之不足，称"十二经别"。络脉则分为：①能够加强互为表里的两条经脉之间在体表的相互联系的十五别络。②循行于体表的浮络。③最细小的孙络。再加上内外连属的十二经筋、十二皮部，总体构成了一个完善的经络系统。

推拿练功时，以气血在任督二脉的循环称为小周天，它是初学练功最基础简单的方法。任督二脉气血循环即为小周天通畅。小周天原指地球自转一周，即昼夜一循环。练丹术习功法者称其为内气在体内沿任、督二脉循环一周。即内气从下丹田出发，逆督脉而上，会至舌尖，与任脉相接，再沿任脉而下，再还丹田。经历尾间、夹脊、玉枕三关，上、中、下三丹田和印堂、鼻窍、会阴、谷道处，做循环运转。李时珍在《奇经八脉考》说："任督两脉，人身之子、午也。乃丹家阳火阴符升降之道，坎离水火交媾之乡。"小周天也可按六字诀来练习，《太上玉轴六字气诀》著有：嘘、呵、呬、呼、吹、嘻六个气音字。依次进行鼻吸口呼，默念字音各六次，共三十六次，可以打通小周天。由于物欲耗损，成人精气不足，须用先天元气温照，再使后天精气充实起来，并使之反哺先天精气。小周天练精化气就可以达到防病治病，延缓衰老的功效。

小周天的练习精进之后，方可练习大周天。大周天即练气化神的过程，它是在小周天阶段基础上进行的。当后天精气得到充实，并逐步返还成先天精气，全身经脉即可打通。将气血的运行由小周天的任督二脉，扩大至其他经络路线上循环运行则称为大周天。大周天的打通，标志十二正经和奇经八脉经气运行畅通，脏腑功能协调平衡，生命活动旺盛，而达到强身健体、延年益寿的目的。

经络，是针灸推拿学的基础，同时也和推拿练功密不可分。练功的时候，脏腑的气血精华，由经络导入四肢百骸。经络是气血运行之通道，是由元气所产生的，被称为内气的一部分，推拿练功是可以感知到的。功法锻炼时，可以出现四肢末端热胀等现象，这种变化说明推拿练功可以疏通经络。此外，许多推拿练功的功法都是依据经络学编创的。

四、推拿练功与神、精、气、血的关系

神，有广义、狭义之分。广义之神，是指整个人体生命活动的外在表现，如人的形象、面色、表情、对话、眼神，肢体活动，等等。狭义之神，即指心所主之神，也就是人的精神、意识、思维活动。推拿练功离不开两者，既重广义之神，又重狭义之神。如《易筋经》第三式掌托天门"掌托天门目上观，足尖着地立身端；力周腿胁浑如植，咬紧牙关莫放宽"。招式的动作、眼神、牙齿的位置，都是广义的神，他们是人的生命活动的外在表现。又如推拿练功注重平心静气，心无杂念，意守丹田。这就是心所主之狭义的神，它包括了人的思想、感情、意识、思维。心主之神，还需要其他四脏共同作用。《素问·宣明五气》说："心藏神，肺藏魄，肝藏魂，脾藏意，肾藏志。"张介宾的《类经》说："心为五脏六腑之大主，而总统魂魄，兼赅意志，故忧动于心则肺应，思动于心则脾应，怒动于心则肝应，恐动于心则肾应，此所以五志唯心所使也。"又指出："情志之伤，虽五脏各有所属，然求其所由，则无不从心而发。"可见心在主宰神明活动中的重要作用。所以，练功时，意由心主，则平心静气，心无杂念，其他四脏相协调，不使心乱。

精，是构成人体和维持人体生命活动的基本物质。也分广义和狭义。广义之精，指构成人体、营养人体和维持人体生命活动的基本物质，泛指人体一切阴液，包括水谷之精、血、津液等；狭义之精是指构成人体和维持人体生长发育与生殖的物质，即肾所藏之精，又称肾精。肾精又分先天之精和后天之精，先天之精来源于父母，与生俱来；后天之精来源于脾胃所化之水谷。两者相互依存，相互滋生，相互促进。故推拿练功时，当忌房劳而固原精，健脾胃而化精充肾，则练功身轻体健，事半功倍。

气，中国古代哲学思想认为它是构成世界最基本的物质。宇宙的一切事物都是气的运动变化而产生的。气被引进中医领域之后，占有特别重要地位。它是构成人体的基本物质，也是维持人体生命活动的基本物质。气既禀受于父母的先天之精气，又靠后天脾胃化生水谷精微之气和肺吸入的自然界清气共同化生而成。气，在人体中是不断运动的，可升降出入。它具有推动、温煦、防御、固摄、气化、营养六种作用。人体之气，又分为元气、宗气、营气、卫气四种。推拿练功与气是密不可分的关系，气在练功中无处不在。练功时，应首先去感受宇宙间气的存在，体会它的流动。将气吸入肺时，化为清气，以意导引它在体内随经络运动至五脏六腑，与肾之精气、脾胃之水谷合为人体之气，再由五脏随经络外达四肢百骸，人体之气与宇宙万物之气相合，应为练功最高境界。

血，是运行于脉中的红色液体，它具有营养滋润的作用，是构成人体、维持人体的基本物质。血主要由水谷精微化生而来，另外肾精也参与化血。血的生成离不开脾胃、心肺、肝肾等脏器的转化、调节、固摄。气能生血，固摄血，血又能载气，而精能化血，精血同源。血，又是神志活动的物质基础。如《素问·八正神明论》说："血气者，人之神，不可不谨养。"所以人的精神充沛，思维敏捷，神志清晰，感觉灵敏，活动自如，都依赖于血的充盛。《灵枢·平人绝谷》上说："血脉和利，精神乃居。"所以练功后，气血运行旺盛，精气充沛，身体温煦，面色红润，神采奕奕。

推拿练功，以人体的基本组成为物质基础，以功健体，以体维功，以达强身健体、延缓衰老、延年益寿的功效。

五、推拿练功与治未病的关系

治未病，是预防、保健、养生概念的结合，是中医主要理论体系之一。《素问·四气调神大论》说："圣人不治已病治未病，不治已乱治未乱……夫病已成而后药之，乱已成而后治之，譬犹渴而穿井，斗而铸锥，不亦晚乎？"治未病，分为未病先防、既病防变和愈后防复三个方面，它们是中医预防理论的三项基本原则。古代的先民，早就发现练功与治未病密切的关系和作用。《黄帝内经》中记载："往古人居禽兽之间，动作以避寒，阴居以避暑。"其中的"动作"是指远古的导引术，它可以为远古人起到防病保健的作用。导引又是一个时期古人对功法的一种称呼。《素问·异法方宜论》中又记载："中央者，其地平以湿，天地所以生万物也众。其民食杂而不劳，故其病多痿厥寒热，其治宜导引按跷，故导引按跷者，亦从中央出也。"东汉张仲景在《金匮要略·脏腑经络先后病脉证》中指出："若人能养慎，不令邪风干忤经络；适中经络，未经流传脏腑，即医治之，四肢才觉重滞，即导引吐纳，针灸膏摩，勿令九窍闭塞。"华佗将导引动作编成完整的导引套路，提出："吾有一术，名五禽之戏：一曰虎、二曰鹿、三曰熊、四曰猿、五曰鸟。亦以除疾，兼利蹄足，以当导引。体有不快，起作一禽之戏，怡而汗出，因以著粉，身体轻便而欲食。"通过推拿练功，可以使全身的各关节筋骨肌肉得到充分的锻炼，经脉通畅，气血调和旺盛，身心愉悦。则人之正气盛，邪不可干。

六、推拿练功与推拿手法的关系

在古代，推拿练功法和推拿手法是密不可分的，善用吐纳、导引、行气、按跷驱除疾病。随着历史的发展，推拿手法与练功法成为两个不同的治疗方向而各自发展，于是形成了两个不同的学科。想成为一个合格的推拿医生，必须将手法与练功很好的结合应用。大家都有一个共同的认识：推拿医生必须要有一个强壮有力的身体，才能从事推拿工作。事实上推拿练功不仅能让推拿医生变得更健壮有力，还能更好地完善推拿手法的运用。

如易筋经中第十式卧虎扑食，整个动作以十指撑地，更有功力深厚的老师可以三指撑地，甚至一指撑地。这种指力的锻炼，有利于提高一指禅、点按等手法的力度。如易筋经第四式摘星换斗，上举成勾状的手，就更好地模拟了一指禅四指自然屈曲悬腕的状态，规范了一指禅的动作，并提高了耐力。如少林内功中多个招式对翻掌旋掌的运用，加强了大幅度摇肩法双手同时运用的协调性、连贯性。如颤法，发力需要手臂部肌肉绷紧，使手臂部产生有节律的颤动，带动受术部位一起产生颤动。这种造成颤动的发力，我们在研究少林内功的霸力时，则可慢慢体会。如抓拿握手法无力时，可运用现代练功法的单杠悬吊、杠铃硬拉等手段去提高。如抖腰法，施术者下肢无力，抖动时整个身体无法保持稳定，发不出连贯的力，可通过战绳、平板支撑等锻炼项目去改善提高核心肌群力量。

推拿手法练功，不可一味追求力度，需要刚柔相济。推拿手法的练习，需要把握手法外观上的动作结构，更需要的是手法内在的意、气、力，即内力。推拿手法所需要的力，不是蛮力而是柔力、巧力。即便是身强力壮者，也需要通过长时间的功法锻炼完成内力的修为。内力，是意念、技巧动作和气力的结合。内力的获得，只依靠推拿手法操作的练习，力量的锻炼是达不到的。必须通过推拿练功，内外兼修才能实现。

第二节　传统推拿练功法基础

传统推拿练功法在我国历史悠久，可追溯到原始时代。它起源于古代的导引术。秦时的《吕氏春秋》已经开始了对原始祖先"大舞"的描述。《黄帝内经》开始有了导引的论述。1973 年湖南长沙马王堆汉墓出土帛画《导引图》是我国发现的最早的导引图谱。汉代的华佗以动物的动作形态，编成了五禽戏。随着历史的发展，导引术越来越完善。同时也有许多功法失传。至明清时期，出现了我们现代推拿传统练功法《易筋经》和《少林内功》。

一、传统推拿练功的作用

推拿功法是由中国传统功法继承演化而来。而传统功法自古以来就与医学紧密联系。如"导引"起到"摇筋骨、动肢节、长气血"的作用。《列子·刻意》中记载"吐故纳新，熊经鸟伸，为寿而已……"因此广义上来讲，练习功法可以起到强身健体、防病治病、延年益寿的作用。推拿功法练习包括两个方面，一是指从事推拿工作医生的自身练习，二是指结合患者病情指导患者练习。因两者练习的强度、动作有所不同，功法对两者的作用亦有所不同，对于前者的作用更大更广。功法的练习过程是一个身与心高度结合的过程，在这个过程中，对人体产生了很多积极的作用，其主要的作用介绍如下。

（一）强筋骨、增劲力、生真气

所谓"外练筋骨皮，内练一口气"，即通过功法的练习，达到强筋骨，增劲力的作用。传统功法的训练，十分重视基础训练。古语云："少不炼丹，老不习武。"就是在强调功法学习要从打熬筋骨开始。通过站桩练习，功法套路练习（如"少林内功""易筋经"等）增强腰、背、腿、臂、指等部位的力量，且调整脏腑功能，增强体质，为下一阶段的练习打下基础。功法锻炼的目的是以产生"内气"（即"真气"）为目标的。"内气"的锻炼，即"功力"的产生，既能练力又能添劲。通过调动人体内的"真气"，以气催力，以力贯劲，意到气到，力到劲到，通过调身，使全身肌肉达到圆、静、松、沉的状态。通过调息，使天地之气与人体内的精微之气相合，含蓄于丹田经脉中，使人体功能状态得到加强。通过调心方法，以意领气，以气御力，真气流注于体内、四肢、百骸，使全身气血流畅，以达神清气爽、气力倍增之效。这种以气催力的运用方法可使手法达到"持久、有力、均匀、柔和，从而达到深透"的要求，操作时能够做到以意气相随，意在气先，意到气到。从而保证手法的深透，提高手法的技巧与治疗效果。通过外功与内功相结合，使气力结合，内力倍增，以意运气，长期锻炼会产生内劲。练功中只注重练力而不注重练气，或只注重练气而不注重练力，均难以产生效用。故推拿功法锻炼只有通过姿势、呼吸、意念相结合，才能达到增强内气、以气催劲、强筋壮骨的目的。

（二）调和气血、疏通经络

中医理论强调，肺主呼吸，肺朝百脉，为相傅之官；心主神明，主血脉，为君主之官。两者共居于上焦，管理人身之气血，形成宗气，宗气的强弱反映出气血盛衰、心肺功能的强弱。研究表明，有氧运动可以改善心血管功能、肺功能。对亚健康人群的改善情况明显，在静息心率、血压、脉压、肺通气量等方面都有显著改善。传统推拿功法训练都属于有氧运动的范围，无论是动功、静功都可以起到与跑步、游泳等有氧运动同样的效果。慢性阻塞性肺疾病（简称慢阻肺）患者进行易筋经锻炼，可有效地阻止病情的发展。气血之间相互依存，缺一不可，气为血之帅，血为气之母。气运血行，息息不停，血载气行，循环无端。一阴一阳，合而为道。气血是维持人体正常生理活动的基本物质，其运行需要自然之清气与水谷之精不断相合补充。如气虚或者血虚则会导致阴阳失衡而出现各种病理现象。

推拿功法重视姿势的锻炼，更强调呼吸的调节、意念的应用。所谓的练武不练功，到头一场空，就是强调呼吸调节的重要作用。通过功法的锻炼来导引气的运行及呼吸的变化。如锻炼"易筋经"时，采用自然呼吸，随形体动作的变化，导引呼吸主动配合动作，使意气相随，强化了膈肌的锻炼，加大了肺通气量；习练五禽戏时，通过"外导内引"在动作升降开合作用下，导引内气运行，达到气贯周身。又如锻炼六字诀时，运用呼吸吐纳，分别调理肝、心、脾、肺、肾、三焦的气机，起到气行周身，协调脏腑的功能。腹式呼吸又可加强深层次气血交换，通过腹肌的起伏挤压，起到刺激肠道、按摩肝脾的作用；改善脾胃功能，有助生血、统血；同时随着形体运动的导引，可使营气经过脾胃传输于肺中，进入脉道，成为血液的组成部分而营养全身。可见，功法锻炼能加强血液运行，通过气的推动，为人体提供丰富的营养物质。故《灵枢·本脏》说："血和则经脉流行，营复阴阳，筋骨劲强，关节清利矣。"此外，经络可以蓄溢气血，功法锻炼使得气血充沛，气足则可贯通经络，无有瘀滞，经气充盈，传导功能迅捷完善。血足则濡养周身脉络，起到祛病强身的作用。

（三）协调脏腑、平衡阴阳

中医藏象学说把人体中的心、肝、脾、肺、肾称之为脏，把胆、胃、小肠、大肠、膀胱称之为腑。脏腑藏于体内是人体生命运转的核心，人体的生理、病理现象则是象。五脏分属五行，五行内含阴阳，通过相生相克，阴阳转换达到通道动态的平衡。这种阴阳五行关系的失调是人体失去健康的病理基础。传统功法则是运用藏象之间的联系，通过动摇肢节、活动筋骨、调畅气血、运转精神的方式达到调和脏腑、平衡阴阳的作用。中医学认为肾为先天之本、水火之宅、阴阳之根，腰为肾之府，所以，推拿功法练习以腰部为主，把命门作为意守的重点部位。这样命门相火盛。肾气充沛，可推动其他各脏的生理活动。如命门元阳之火充足，则脾阳得资，脾气健运。故水谷精微物质得以运转，清气上升，由肺朝百脉输布全身；从而为人体脏、经络乃至四肢百骸的正常活动提供物质基础，这就是功法能全面增强体质所依据的道理。另外，心者，君主之官，主神志，就是调心神。心主安定，并使魂、魄、意、志处于协调安定状态，这样就能使五脏安和，心宽体胖，心身健康。

易筋经、六字诀、五禽戏等功法，都是以增强脏腑功能为目的。

（四）扶正祛邪、培育元气

《素问·上古天真论》中记载："恬淡虚无，真气从之，精神内守，病安从来。"指出人体元气充沛与否，是是否健康的重要因素。经脉通畅与否，是人体扶正祛邪能力的关键。李时珍《奇经八脉考》曰："内景隧道，惟返观者能照察之。"内景隧道，就是人体气血运行的通道，非常人所能见到。功法锻炼可以起到培育元气的作用，对健康者来说也不失为一种较好的锻炼项目。凡坚持正确锻炼并达到一定功力者，都可体验到练功对改善人体消化、呼吸、心血管和神经系统功能的效果是明显的，同时能加深睡眠，消除疲劳，增强体力和耐力，提高工作效率。

（五）养生益智、延年益寿

生老病死同样是自然规律，是不可避免的。衰老是一个多环节的生物学过程，受到多种因素的综合影响，具有不可逆性，但延缓衰老的进程是完全可以实现的。

自古以来，人们不断地探索延年益寿、增智防衰的方法。逐渐摸索总结出了的许多有效的手段。《养生肤语》曰："保精、练气、养神，益长寿之法。"实践证明，功法锻炼能够调动和发挥机体内在潜力，延缓衰老，防治老年智力减退，增进老人身心健康，达到延年益寿的目的。唐代的大医学家孙思邈，在其著述《备急千金要方》中记载了多种养生保健、延年益寿的功法，并且其自身也得享高寿一百余岁。历史中众多的长寿人物，也都得益于功法锻炼。如老子活了一百多岁，华佗的学生樊阿活到一百多岁、吴普活到九十多岁。传统推拿练功是一种综合锻炼，外在的肢体运动、导引，可舒活气血、强健体魄，配合相应的呼吸吐纳，周天运转，可起到调和脏腑、平衡阴阳的功效。功法锻炼往往需要一个舒适安静的环境，自身也要做到心平气和，凝神静气，这也锻炼了意志。此外，功法锻炼还可开发人的智力，这一点在古代典籍中有很多明确的记述。研究表明，通过功法锻炼，能使大脑的疲劳较快地消除，使精力旺盛，注意力集中，感知觉敏锐，记忆力增强，思维能力提高，从而能提高智力水平。

二、传统推拿练功的基本原则

（一）内外兼修

"修内"即是"修心"。首先，要提高个人内在的道德修养，知识文化，城府阅历。其次，"修内"是指锻炼人体内在的脏腑、气血、经络等。而"修外"，指锻炼人体外在的皮毛、肌肉及筋骨等。内外兼修是指在推拿练功过程中，内在脏腑、气血、经络和外在皮肉、筋骨兼顾修炼的锻炼方法，同时修身养性，益气练意，即"心正则气正，气正则身正""外练筋骨皮，内练一口气"。对于刚开始学习推拿手法的年轻学生，自觉体力强健，气血旺盛，实际在进行推拿手法过程中，才发现手法的耐力较差，手法的力度不柔和，不渗透，推拿手法不灵活，操作的时候注意力不够专注，即医生的心理准备不够。所以，推拿练功采用由外至内的训练方法，即开始阶段以肌肉、筋骨的锻炼为主，逐步过渡到与内在的脏腑、气血、经络、精气、神意相结合的练功方法，最后达到内外兼修的目的。

（二）松静自然

松即形体放松，静即精神入静，自然则是指推拿练功时动作、姿势、呼吸、精神状态都要自然。练功者首先要精神放松不紧张，然后才能达到形体的放松。形体的放松，是与僵硬相对而言。肌肉关节不可僵硬强直，但也不是完全松弛或松散无力。人体在放松的情况下，肌肉关节开始按练功动作要求发力，身体的每一处关节、每一寸肌肉，随着功法姿势变化而变化发力，这一发力，会使肌肉关节处于紧张状态，但是并不与放松相矛盾。在保持规定的准确姿势基础上，收缩伸展肌肉，将"松""紧"这一矛盾统一在一起。初学者是不容易做到的，必须经过一段时间锻炼，才会逐渐掌握，严守松而不懈、紧而不僵这一原则。入静是指在推拿练功过程中做到心无杂念、内心宁静、精神放松舒适的状态。身体的放松，是精神入静的基础，它决定了入静的程度。入静的程度能直接影响身体放松的状态，从而影响练功的效果。放松与入静是相辅相成的，放松是入静的前提，入静是放松的根本，它们相互促进，相互维系。自然是指推拿练功时的表情自然、姿势动作自然、呼吸自然和精神状态自然。推拿练功讲究意念，注意力集中，意守丹田，但不可用意过强。主观意愿上追求练功完美的效果，用意过强反而会使意乱。要做到顺其自然，无为而无不为，意或有，意或无。所以才有了练功贵乎自然这一原则。推拿练功中的自然原则，要贯彻到功法的各个方面及全过程。不论功法或难或易、动作或简单或复杂、练功者体质或强或弱，都要做到自然舒适，毫无勉强。推拿练功的松静自然首先针对功法锻炼过程，当功法自然程度达到了可熟练运用，逐渐演变成一种平常的生活状态，才能巩固好练功效果，从而达到推拿练功的最高境界。

松静自然是推拿练功的最基本要求。无论何种功法，或静或动，或力或气，功法的各个动作，所达到的每一练功阶段，取得的每一点进步，都必须遵循这一基本原则。松静自然可以保障练功取得良好效果，也可以防止练功出现偏颇而伤身。

（三）力气形神意

力，推拿练功及推拿手法，均以力为基础。临床上一些医生并无推拿功法基础，也无正规的推拿手法操作培训，凭借自己自身先天的力量，给患者操作，也可能取得一定治疗效果。但一个合格的推拿医生，无论手法多准确漂亮，无论各个理论如何烂熟于胸，只要力量不足，则治疗效果不佳。推拿练功根据不同的推拿手法操作的需要，以及不同年龄、不同体质的差别，在练力方面设计了许多具有针对性的训练方法，如指臂、腰腹、胸背、臀腿等部位肌肉力量的练习，目的就是提高这些部位的力量。

气，水谷精微之气，脏腑经络之气，呼吸吐纳之气，与力相合。进而应注重通过提升内气达到提高力量的大小的目的。水谷精微之气充盈，脏腑经络之气运行协调，则为力气充沛。呼吸通畅并且节奏规律，肺活量的强盛与否，血氧含量的多少，呼吸节律与发力节点的协调与否，决定着每一次发力的效果。所以力与气在运用方面，强调两者的协调性、统一性，缺一不可。力与气的结合，是通过意完成的。以意运气而行，以意发力而至。气力随心所致，则收放自如。

形，一为形体，二为练功的动作，是外在的。

神，心主之神，人的思维活动及精神，也包括意，是内在的，是形体及其外在活动和内在思想精神高度协调统一，也就是形神合一。在推拿练功的每一个动作中，都要强调神的配合，这就是意到气到，气到力到，神到形到，形到力到，力到气到，力气形神意和谐统一。练神的方式，以意为基础，以形体动作来实现。外在的形体动作也是内在的意、气、神的功能表现。气机的运动，借助形体动作的变化，受神意的主宰。意、气、形、神密不可分，所发之力尽善尽美。

所以说练力重气，形神合一。

（四）循序渐进、坚持不懈

循序渐进是指推拿练功必须依照功法按步骤逐渐深入，由简到难，逐步提高。增强体质，提高力气，绝非一朝一夕能达到的。初学时有时事与愿违，或遇瓶颈期停滞不前。每次练功的时间要由少到多，功法难易要求上要从浅入深。每次的运动量要逐渐适当增加，也就是说运动不要过度，掌握运动量。如果单次运动量过大，动作剧烈，可能会使体力消耗过大，人体疲劳恢复缓慢，表现出心烦、头晕、气喘、失眠、饮食不佳等症状。影响练功效果，同时对身体造成损害。尤其是一些体弱多病者，想通过推拿练功来增强体质，更不能急于求成，否则会适得其反，事与愿违。有的初学者从此对练功不感兴趣，甚至产生恐惧厌烦心理。所以，运动量如果过量，不但不能练好身体，反而会损伤身体。如果运动量过小，虽然不会出这些问题，但是得不到理想的练功效果。因此，合理掌握好推拿练功的运动量，是达到循序渐进目的的关键。推拿练功对一个初学者来说，也是非常枯燥乏味的。有时练了很久，却取不得半点进步。有时练功中的不小心，对身体造成了伤痛。有时工作上，生活中，又没有合理充足的时间进行练功。但是想要获得好的效果，必须经过坚持不懈，持之以恒地锻炼才能达到目的。

推拿练功还要做到因人而异。由于每个人的体质不同、基础不同、性别不同、年龄不同，练功的效果要求及运动量的大小也应有所不同。还应根据各人的爱好，选用不同的练功方法。

所以推拿练功必须要保证质量，无论功法的难易、是否运用熟练，都必须认真完成。合理安排好自己的练功时间，制定好计划并严格执行训练。

三、传统推拿练功的基本要求

在进行推拿练功时，无论何种功法，姿势招法都会不同，但是对身形姿势的要求是有共同点的，即形体自然放松，不可施以蛮力。

（一）外形

1. 身形的基本要求　头颈部的基本要求是头正颈松，头如顶物，又如正顶悬线。即称之为"头如悬""悬顶"或"虚灵顶劲"。其表现形式即是头颈垂直。好像头顶正中被一根线垂直向上牵引着，这样头部就正直了。又好似头上悬顶一物，稳稳不坠。祖国传统医学认为脑居颅内，髓汇而成，故《灵枢·海论》说"脑为髓之海"。《本草纲目》又说"脑为元神之府"。脑与心共主神志。视、听、嗅、言等感觉功能皆与之有关。所以练功时，头正颈松，可导气机上升，运水谷精微气血以养脑营神，使神有所主，意行全身之功增强，则精神饱满，容光焕发。若头倾颈僵，则精气不得上行，脑失所养，精神萎靡，身体难以平衡。《灵枢·海论》说："髓海不足，则脑转耳鸣。"

目微睁，而视前方。紧闭双眼，则无光头昏；瞪目则漏神过多，双目过明，神疲乏怠。初习推拿练功，耐力不足，容易困怠或神意不专，可目光微露。这可以通过面部放松为前提做到。目光平视前方，与意相和，可意守丹田进而内视丹田。意守上丹田时，可将目光内视于上；意守下丹田时，可将目光下视，经鼻尖至下丹田。目受五脏六腑之精，目微睁而内视丹田，可使精气内含。《灵枢·大惑论》说："五脏六腑之精气，皆上注于目而为之精。精之窠为眼，骨之精为瞳子，筋之精为黑眼，血之精为络，其窠气之精为白眼，肌肉之精为约束，裹撷筋骨血气之精而与脉并为系，上属于脑，后出于项中。"这里的骨、筋、血、气、肌肉，实际上是指肾、肝、心、肺、脾，可见目与五脏之间的关系非常密切，但总以肝最为重要。肝开窍于目，目为肝之窍，肝藏血以养目。《素问·六节藏象论》说"肝者，罢极之本，魂之居也"。魂由目出，则闭目可安魂。双目又是阴跷脉、阳跷脉二脉之交会，推拿练功者应重视含光微睁，使双目神光内敛，以养五脏六腑之精气，尤以养肝。口闭合力轻，不可咬牙切齿。舌抵于上腭与牙齿的交接处，轻抵即可，不可抵抗，其形如读字状，以利任脉与督脉交通。此目口形态，是为目睁口圆。

眉头舒展，两腮放松。整个面部肌肉松弛，面带微笑。其微笑非真笑，而是面带笑意，嘴角微上扬。以示精神愉悦。面部表情安详舒缓、自然愉悦，助于入静和放松全身。如皱眉板脸，则有碍于推拿练功。

肩关节的基本要求是松。松肩即是指两肩自然放松下垂，不耸肩，不端肩。耸肩、端肩会使肩胛部肌肉紧张，可直接影响气机向下运行，不利于腹式呼吸。当做肩关节运动时，如外展，前平举，上举等动作，最易耸肩。应当自然放松，缓缓起势。

肘关节的基本要求是坠。坠肘即是指两肘下垂，不可用力挺紧，或夹持，这个动作是松肩动作向下的延续。放松肩部即是肩关节放松，同时也要放松到肘关节，则自然坠肘动作就可以形成。推拿练功或是推拿手法操作，肩肘都是人体重要的支撑点或转折点，如一指禅沉肩垂肘。另外两腋应虚夹，腋窝微空，使双臂不紧贴两胁。这样可以使上肢肢体动作更加舒展和舒适。

胸背的基本要求是含胸拔背。含胸是将胸部肌肉群放松，两肩自然下垂，双肩胛骨不夹紧。如此胸部肌肉不得牵拉紧绷，减小胸廓呼吸阻力，使呼吸顺畅，扩大肺部进气量，使气机下沉，有利于形成腹式呼吸；拔背是指脊柱挺拔伸直，大椎穴向上气血直通百会，脊背伸展，有利于督脉运行经气通畅。含胸的操作与下颌内收、双肩胛骨松弛不夹紧直接关联。收下颌，胸小肌、胸锁乳突肌自然松弛，则胸部就会往里收；肩胛不夹紧，则胸大肌自然松弛。推拿练功所要求的含胸，其实是很小程度的胸部内收，不用故意挺胸，下颌微收与肩胛放松同时运动就可达到。含胸与拔背这两个动作是同时进行的，其实还有肩松的动作。拔即是挺直不弯曲，如含胸过大，则脊柱弯曲，成为驼背。所以说含胸的程度决定了拔背的程度。含胸拔背这一操作，脊柱基本上竖直，其实就是减小了脊柱的生理弯曲幅度。脊柱由"S"形拉伸近似"I"形。头部向下的力，可直接作用到髋关节，进而传递到双足。双下肢由下向上的力，也可迅速传递到头。

力到腰骶部，当伸腰收腹沉胯。伸腰，即是腰部要挺直、伸展开、自然保持腰椎生理弯曲的弧度。但并不是过分挺腰，使腰部强直而不灵活。推拿练功学一直重视腰部的锻炼。腰为肾之府，元阴元阳之所在，肾虚则骨弱无力。故《素问·痿论》说："肾气热则腰脊不举，骨枯而髓减发为骨痿。"所以一直有"强腰固肾"之说。腰部，又是人体的重心，承担着人体上半部的重量，连接着下肢。许多的体育动作，又是由腰部发力的，比如说铅球、标枪、足球、羽毛球，等等。收腹，即是略将腹部内收，可以内敛元气，加强内压，由下向上发力时，有利于气沉丹田，更易于将丹田之气提起并发出。沉胯，即是胯臀部向下坐，臀大肌略收紧。这样，伸腰收腹沉胯后，整个腰骶髂关节及其相关肌肉群，加上腹部的肌肉群、核心肌群，稳稳地结合在一起，像一个牢固的地基，易于发力，易于人体上下部力量的传导，同时保护腰部，降低练功时腰部受损伤的概率。

下肢的基本要求是两腿安稳如立柱，双足十趾抓地如生根。站位时，双臀大肌收缩绷紧，两大腿要尽量放松，两膝微屈，向下看时膝屈不超过足尖。双小腿肌肉稍提起，五趾用力抓地。足趾抓地是指，足掌内外缘、足跟、足趾都要抓地，以意导力，运气下塌，脚下如生根，并不是简单地足趾蜷缩地用力抓地。且练功时，全身皆可放松，唯独足趾必用力抓地。这是对练功者的一个基本要求。足底有力，脚跟稳实，如大树生根，任凭风吹雨打，摇不可移，推不可倒。双脚的距离当与肩同宽，根据不同裆法则可有变换。双脚位置可成内八字、外八字、平行式。内八字成脚尖内扣式，站姿最为稳固。外八字成脚尖外展站立，此站姿最为灵活。平行站立，则取两者折中，自然顺应练功者生理姿势。

2. 基本手型 推拿练功学，无论是《易筋经》还是《少林内功》，基本常用的手型一共有三种，分别是拳、掌、勾。通过基本手型，结合着上肢的推、拉、旋转、内收、外展等动作，以提高上肢的臂力，并针对推拿手法动作提高拧、摆、拿、握、抓等动作的力量。

（1）拳法：四指并拢伸直，拇指伸直与四指自然分开。先将四指的指间关节屈曲，再将四指掌指关节内屈并卷拢握紧，然后拇指弯曲紧扣在示指和中指上。如拳家所说"握拳如卷饼"。五指紧握，示指、中指、环指和小指第一节指骨构成的平面称拳面；手背的一面称拳背；手心的一面称拳心；虎口一侧称拳眼。拳心朝下称平拳；拳心向上为仰拳；拳眼朝上为立拳。拳从腰间向前冲，在前臂配合下向内旋转并快速伸直，力达拳面，直线前进，称为冲拳；自腰间往下向前打出称为撩拳；经侧面向前打出称为贯拳；经上向前打出称为劈拳。

（2）掌法：腕关节伸直，五指自然伸直并拢。手心一面称掌心，手背一面称掌背，手腕内侧突出处称掌根，小指一侧称掌外侧。

推拿练功的基本掌型有立掌、仰掌、俯掌、直掌、反掌、瓦楞掌、爪形掌、扇形掌、勾手九种。

1）立掌：五指自然伸直并拢，手腕关节上翘，掌心朝前，掌指朝上。

2）仰掌：五指自然伸直并拢，腕关节平伸，掌心向上，掌指朝前。

3）俯掌：五指自然伸直并拢，腕关节平伸，掌心向下，掌指朝前，掌背向上。

4）直掌：四指自然伸直并拢，腕关节平伸，拇指伸直向上与四指分开成八字形，小指一侧向下，腕关节伸直即成为直掌。拇、示指间形成八字形，所以又称八字掌。

5）反掌：五指自然仰直并拢，腕关节平伸，掌心向外，小指一侧向上，拇指虎口一侧向下。

6）瓦楞掌：腕关节平伸，四指并拢伸直，并依次向内微错，拇指伸直略内收，使掌心内凹，形似瓦楞形。

7）爪形掌：五指分开，腕关节自然上翘，将第1、2指间关节内扣弯曲成虎爪形，又称虎爪掌。

8）扇形掌：五指用力分开，腕关节平伸，掌指伸直成扇形。

9）勾手：五指自然伸直并拢在一起，腕关节自然下垂弯曲成钩形，故称勾手。动作要求五指用力并拢，腕关节尽量屈曲。

3. 基本步法 可用于锻炼下肢力量的常用基本步法有并步、马步、弓箭步、八字步、虚步、丁字步、仆步、歇步等。反复长期训练，具有增强下肢肌力、霸力与耐力的功用。

（1）并步：头端正，松肩，两臂自然下垂，双目向前平视，舌抵上腭，下颏微收，胸微挺，直腰拔背，蓄腹敛臀。动作要求：定心息气，神情安详，身体正直，两脚并拢，全足掌着地，两膝放松，两腿伸直并立。

（2）马步：上身下蹲，左足向左平行分开站立，两足之距等宽或宽于两肩，足尖正对前方，足掌着地，屈膝屈髋45°左右成半蹲式，或大腿接近90°水平状半蹲，膝稍内扣不超过足尖，身体重心置于两足之间，两手叉腰或抱拳于腰间。两脚开立与肩等宽，屈膝屈髋下蹲45°，称为小马步；两足左右平行开立约为本人五六足掌宽，屈膝半蹲成90°水平状，称为大马步，又称为悬裆。动作要求：上身正直，挺胸直腰，收腹敛臀，足跟外蹬。不能足尖外撤，两足距不宜过大或过小，不要形成弯腰跪膝姿势。

（3）弓箭步：上身正直，眼向前平视，挺胸，直腰，塌臀，足掌着地，前腿屈膝半蹲，大腿接近水平，膝部和小腿与足掌垂直，足尖稍内扣；后腿挺膝蹬直，足尖外展45°～60°，斜朝前方，前足尖与后足跟成一直线，两腿似前弓后箭势。弓右腿为右弓左箭步；弓左腿为左弓右箭步。两手叉腰或抱拳于腰间。

动作要求：上身正对前方，两腿前后开立，前腿弓，后腿绷，相距约本人足长的四五倍。前脚同后脚成一直线。不宜将后脚拔跟、后腿屈膝和上体前俯。

（4）八字步：分为内八字和外八字。上身正直，舒胸直腰，收腹敛臀。两足左右开立，两脚掌着地，相距约本人足掌的2倍，两足跟外展，两足尖呈八字形内扣45°两腿直立，身体重心落于两腿之间，称内八字步。两足跟内扣贴靠并拢，足尖外展45°以上，呈八字形，两腿直立，身体重心落于两腿之间，称外八字步。

动作要求：上身正直，舒胸直腰，收腹敛臀。

（5）虚步：两足前后开立，后腿屈膝屈髋下蹲，足尖略外撤，全足掌着地；前腿膝关节微屈向前伸出，足尖虚点地面，身体重心落于后腿，是为虚步。后腿屈膝半蹲，大腿接近水平，前腿足背绷紧，足尖虚点地面者为低虚步；后腿屈膝屈髋微蹲，支撑全身重心，前足足前掌虚点地面，距支撑脚一脚长，称为高虚步；左足在前，足尖虚点地面者称为左虚步；右足在前，足尖虚点地面者为右虚步。

动作要求：上身正直，挺胸直腰，收腹敛臀，虚实分明。

（6）丁字步：丁字步有三种步型。

1）两腿直立，一腿在后，足尖稍外撤，另一腿稍向斜前方跨出，足跟距站定腿的足弓一拳远，与站定腿的足弓垂直成丁字形。两足掌均着地，重心落于后腿，是为丁步。

2）两足中间相距本人二足至三足掌长，两腿伸直站立者称为大丁步。

3）两腿屈膝半蹲，一腿全足掌着地支撑，另一腿足跟踮起，足尖里扣并虚点地面，足面绷直，贴于支撑足足弓处，重心落于支撑腿上，两手叉腰，眼向前平视。左足尖点地为左丁步，右足尖点地为右丁步。

动作要求：上身正直，挺胸直腰，收腹敛臀，下肢虚实分明，两手握拳在腰间。

（7）仆步：两足左右开弓，一腿在体侧挺直平仆，接近地面，全足掌着地，足尖里扣；另一腿屈膝全蹲，大腿和小腿靠紧，大腿与小腿成90°左右，臀部接近小腿，膝部与脚尖稍外展，全脚掌着地，两手抱拳于腰间，并稍向仆腿一侧转体，目视仆腿一侧前方，是为仆步。仆左腿为左仆步；仆右腿为右仆步。

动作要求：要求上身正直，并且挺胸直腰，沉髋。

（8）歇步：挺胸，直腰，眼向右前方平视，两腿并拢交叉靠拢全蹲，右足全足着地，足尖外展，左足前足掌着地，膝部贴近右小腿后侧，臀部坐于左腿接近足跟处，两手抱拳于腰间。左足在前为左歇步，右足在前为右歇步。

动作要求：挺胸直腰，两腿靠拢并贴紧。

（二）呼吸

1. 呼吸的基本要求　推拿练功中的一个重要组成部分即是呼吸锻炼。而气平则为调息的关键。练功时要做到心平气和，在自然平和的基础上，尽力做到深、长、细、匀。深，指呼吸之气深达下丹田（下焦）或足跟；长，指一呼一吸的时间较长；细，指呼吸之气出入细微；匀，指呼吸之气出入均匀，无忽快忽慢现象。初学者刚开始练功的时候，深、长、细、匀的呼吸并不是很快就能达到的，而是在对功法的掌握逐渐熟练，体会越来越深，练功中平静情绪，意念集中的基础上慢慢出现并形成的。初学者不要强求在短时间内做到这四点，即形成完整的深、长、呼、吸。否则容易使胸、腹、膈肌紧张，气机逆乱，升降阻滞。就会出现胸闷气短、胁痛腹胀等症状。切记，呼吸要顺其自然，就像平时生活中一样。按部就班地通过呼吸锻炼，使之由浅入深，由快至慢。当呼吸练功达到一定程度后，方可达到自然而平和的呼吸。

呼吸锻炼，初学者必须要善于掌控好自己的行为活动和情结。从而达到深、长、细、匀的呼吸程度。"深长细匀"的呼吸是长时间练功的积累。所谓呼吸深长，就是指呼吸深且次数少，平均2~4次/分，这种呼吸，并不会使练功者感到气闷不适。这都是在练功中逐渐形成的，它并不是主观硬憋气。呼吸细匀是指呼吸微细而均匀，它也是练功积累而成的，与深长是相互促进的。深长细匀的呼吸，都要经过长期刻苦的推拿练功才能产生，这就要求顺其自然且循序渐进。

2. 呼吸的锻炼方法　推拿练功中常用的呼吸锻炼方法有：胸式呼吸、腹式呼吸、胎息及其他呼吸法。

（1）胸式呼吸：是推拿练功中一种最常见的方法，即呼吸时胸部起伏运动，吸气时胸部隆起，呼气时胸部回缩。

练功者在站立时的自然呼吸形式一般就是胸式呼吸。练功中的自然呼吸，是在意识的调控下进行的自然呼吸。其操作的第一步，即是将自然的胸式呼吸向深、长、柔、细的方向引导，操作的原则是用意不用力。但在呼吸形式操作之初，完全不用力难以做到，可以以用意为主，稍稍用一点力。待胸中的气息出入调匀之后，可以引导气息向下发展，从胸式呼吸逐步转为腹式呼吸。这个转变不可一蹴而就，而要循序渐进，一般可采用分段下降的方法。如先下降到膻中穴处，待此处气感充实了，气息出入稳定，再向下延伸到脐部，最后到达下丹田，在此气息逐步下降的过程中，腹式呼吸可以过渡为胸腹混合式呼吸，呼吸时可见胸部和腹部同步起伏。

（2）腹式呼吸：即呼吸时有意识地使腹部随之起伏运动。这种呼吸法可增大增强膈肌的上下活动及腹壁的前后活动。通过自然呼吸的锻炼，逐渐加以意识引导，在气息下降的同时，顺势加强腹部的起伏运动，从而协调改善五脏六腑的功能。

依起伏方式的不同，腹式呼吸分为顺腹式呼吸、逆腹式呼吸。

1）顺腹式呼吸：是吸气时腹部隆起，呼气时腹部缩回，也称正呼吸法。从胸式呼吸逐过渡到腹式呼吸，一般都是过渡到顺腹式呼吸。吸气时，轻轻用意念使腹肌放松，腹部自然隆起；呼气时，轻轻用意念使腹肌收缩，腹部自然凹陷。经过一段时间的锻炼，腹肌起伏逐渐自然地加大，腹部取代胸部，成为自然呼吸的起始点，顺腹式呼吸即告形成。功法练习要求：吸气与呼气之间应自然稍作停顿，呼吸长短不作勉强要求，更不能有意憋气，切忌勉强用力；呼吸时要自然地使腹部逐渐隆起与缩回。

2）逆腹式呼吸：逆腹式呼吸与顺腹式呼吸相反，吸气时腹部回缩，呼气时腹部膨出，也称反呼吸法。练习逆腹式呼吸法可从一开始就着重注意呼气，而不去理会吸气，意念在呼气时引内气下行，聚于丹田。久而久之，呼气时腹部充实隆起，吸气时则放松缩回，逆腹式呼吸便自然形成了。逆腹式呼吸难度较顺腹式呼吸大一些，它的操作必须在教师指导下，经过专门训练才能练成。功法练习要求：吸气与呼气之间的停顿必须自然，呼吸的深长不能勉强，更不能有意憋气，呼吸时腹部要自然缩回与隆起。

逆腹式呼吸锻炼逐渐熟练后，还可以配合提肛动作，即吸气时肛门微缩，前阴微收，呼气时肛门及阴部同时放松，这样更有利于内部的气机运行。无论是训练顺腹式呼吸还是逆腹式呼吸，操作中都切忌故意挺肚子。腹部的隆起或回缩主要依靠气息吐纳自然形成，不必人为刻意造作。操作时应注重在吐纳上下功夫，腹部只是配合。纳气深而多时，腹部自然隆起，而随着腹壁回缩的压力，气息也自然排出。胸式呼吸的操作是为了过渡到腹式呼吸，而腹式呼吸的操作是为了形成丹田呼吸。练功高层次境界要求的呼吸形式是胎息，丹田呼吸则是进入胎息的开始。

（3）胎息：胎息有两种解释，一种是气息自脐中出入即脐呼吸；另一种是体呼吸。

1）脐呼吸：指用意念想象呼吸从肚脐出入，不用口鼻呼吸，脐部起伏几乎不动，好像胎儿在母体胞宫中一样的呼吸方法。古人云："初学调息，须想其气出从脐出，入从脐入……如在胞胎中，故曰胎息。"即意想吸气时自脐中吸入，自觉有气自丹田向内收敛的感觉，此时小腹随吸气微微内收，稍作停顿后，再将气徐徐呼出；呼出时，意想呼气自脐中呼出，自觉有气自丹田向外扩散的感觉，此时小腹随气自然向外微微鼓起，再稍作停顿，接着再将气缓缓吸入。如此，吸气微微，呼气绵绵，好像不用口鼻呼吸，若有若无，若存若亡，唯有丹田起伏的感觉。锻炼要求：意守下丹田，只有在前面呼吸方法的基础上锻炼得深长细匀时才能体验此法。胎息即是古人模仿胎儿在母体内的呼吸方法，因为胎儿是以脐呼吸的。《摄生三要》中提出："人在胎中，不以口鼻呼吸，惟脐带系于母之任脉，任脉通于肺，肺通于鼻，故母呼亦呼，母吸亦吸，其气皆于脐上往来。"这种呼吸方法，可延缓衰老。

2）体呼吸：即以遍身呼吸、毫毛呼吸。《苏沈良方》中提出："息自往，不出不入，或觉此息，从毛窍中八万四千云蒸雾散，无始已来。"胎息的两种解释可以看作是它的两个阶段或两种形式，前者是初步的，后者是从前者进一步发展而来的。练功高层次境界所要求的胎息是取后者，即体呼吸。胎息多见于推拿功法练习的静功练习中，在推拿功法练习的动功练习中不常用。

（4）其他呼吸法：推拿练功中除了胸式呼吸、腹式呼吸和胎息外，某些功法对呼吸的调控有着一些特殊的要求。这些特殊的调息形式有数十种之多，现选择有代表性的几种作简要介绍。

1）读字呼吸法：这是以意念默读字音进行呼吸锻炼的方法。呼气或吸气时配合字发音的呼吸方式，即发音呼吸。一般配合呼气时发音可泻实，如呼气六字诀；配合吸气时发音可补虚，如吐纳导引功中的"山根纳气"法。如六字诀锻炼法，在呼气时意念结合默念"嘘、呵、呼、呬、吹、嘻"，每个字对应五脏的锻炼方法。做法：先行保健功叩齿36次，赤龙搅海36次，再鼓漱3次，用意送咽下丹田，是谓炼津化气。再行读字呼吸，先仰头以鼻徐徐吸进天地之清气以补脏腑，随后稍低头默念字音以呼出相应脏腑之浊气（与脏腑相配字音为：嘘配肝；呵配心；呼配脾；呬配肺；吹配肾；嘻配三焦）。念毕呼尽后，再稍仰头以鼻徐徐吸入天地之清气，排除杂念，意念在默念字音与呼吸上。可以六字均念，也可单独念某字诀。锻炼要求：吸气和念字均"耳不得闻声"，它是一种以泻实为主的呼吸锻炼方法，体虚者须慎用，阳虚自汗者禁用。

2）内视呼吸法：是指用意念将目光内视体内，引导内气在体内运行的一种呼吸锻炼方法。吸气时，用意念将目光视气，引导气从鼻至膻中，再下沉腹部丹田，要尽力吸气，由轻而重，吸尽至不能再吸，然后闭吸 3～5 秒，再轻轻地、慢慢地呼气，呼气宜慢宜轻。呼尽至不能再呼时，闭呼 3～5 秒，再吸气开始。锻炼要求：吸气时收腹提肛，提外肾；呼气时松腹松裆，外肾下垂。一呼一吸，全身放松，配合协调。

3）提肛呼吸法：吸气时，用意轻轻提起会阴部，肛门收缩；呼气时，放松会阴，肛门放松。一般与其他功法配合锻炼，常用于治疗气虚下陷的内脏下垂、子宫脱垂等症。以上所有呼吸锻炼法必须遵循顺其自然、循序渐进、练养结合的原则，不能盲目追求某种呼吸效应与感觉，一切要从自然柔和着手，不可强求。

4）停闭呼吸法：指用意念默念字句和用意念来呼吸停闭，以增强腹式呼吸深度的呼吸方法，吸气与呼气之间，或一次呼吸之后停顿片刻再继续呼吸的方式。如吸—停—呼、呼—停—吸、吸—停—吸—呼等方式。这种呼吸方法中的"停"，可以引导体内气机的运化。

（三）意

1. 基本要求

（1）用意轻灵而活：意守时，用意要轻。意思是有意识地意守某部位或穴位，但不是刻意明确。初练者不应强求硬守，而应讲究勿忘勿助、似守非守。古人云，不可用心守，不可无意求，用心守则着意，无意求则顽空，有意无意称功夫。当然，用意重与轻，似守非守，很难用尺度去衡量，需要功法锻炼者细心体会。

意守时用意要活，意思是对意守的部位、时间要灵活对待。意守时被意守的部位比较模糊，或者意守时间比较短暂等都是正常的，不能急躁，随着功夫深入会提高意守的水平。意守内容应灵活简单，自己要熟悉，能使自己心情偷快，但又不引起兴奋，如花草树本、人体经穴位等。一般意守下丹田可以补肾温阳壮火，意守足三里可以健脾和胃，意守大敦可以平肝潜阳等。总之，意守要似守非守，灵活使用。

（2）正确把握真意：真意是意念活动宁静时的自觉状态，这种状态颇为难得。首先，在意念调节过程中，常常出现杂念丛生，物极必反。而在这杂乱无章的意识活动中，会忽然显现出一个制止杂念的"念头"，这"忽"的一觉就是真意。此境一现，即刻意守之。因此念微弱，易被意识活动所淹没。这"忽"的一觉是真意的萌芽，若能当即抓住，养之育之，则成功在即。如果把杂乱无章的意识活动比作一团黑暗，那么这"忽"的一觉，就好比初之月亮，仅有偃月的微光，故老子称此为"微明"。这一景象是练性功的"活子时"，所谓子时练功，不仅指夜半子时，更重要的是"活子时"，因为这时练功是练其意，可收事半功倍之效。其次，通过守意法寻找真意。当意守某一部位，使紊乱的意念活动单一化，意识活动均沉伏下来，真意也就显现出来了。真意呈现并与真气结合时，真气就得以聚集而产生一定的反应，这就是性功的"活子时"。对于初期功法锻炼者来说，不能刻意去追求真意，因为当你练功考虑这些内容时，已是在运用杂念了，即进入了杂乱无章的意识活动了，所以初练者应在集中意念的调节中灵活寻找真意。

（3）区分正念与杂念：正念是诱导、维持与深化入静状态时所必须有的意念。与此相对的是杂念，也是干扰入静过程的妄念。推拿功法锻炼入静的关键，在于从"止念"达到"无念"，入静状态的出现是一种主动的诱导过程，并非是"什么都不想"。正因为正念的存在，才能使"杂念起觉，觉之即无"。杂念是指在练功过程中，各种杂乱的念头纷至沓来，此伏彼起，以致意念不能集中、思想不能安宁。历代功法锻炼者常喻为心猿意马，认为这是练功的主要障碍。功法锻炼中出现的杂念大都是在工作、生活中遇到或考虑过的问题，也有过去从未想过，而在功法锻炼中反映出来的，影响了功法锻炼的正常进行。在功法锻炼中，亦有胡思乱想，如气愤、懊丧、恐惧、恼怒之类的事情，以致情绪激动、心神不宁，这称为"恶念"；有些杂念，如果是由于练功者不纯正的思想意识，不正常的欲望发展而来的，则称为"邪念"。练功中出现邪念、恶念时，应停止锻炼。在功法锻炼中，尤其是初练者总会不断地出现一些杂念，这属于正常现象，只要情绪乐观，准备工作充分，专心锻炼，杂念就会自然减少。对待杂念，既不可厌恶，又不可硬驱，而要在它出现时，用一些正念方法排除它，同样可以收到锻炼的效果。正如古人说的"念起是病，不续是药"。

2. 锻炼方法　推拿功法锻炼的用意方法之根本乃精神放松与入静，即通过对情志的调理，使情志处于舒畅宁静的状态，实现身心合一，乃至忘我的境界，该境界只有坚持不懈地锻炼才能获得。功法的用意方法很多，如意守法、松静法、默念法、观想法、诱导法等。

（1）意守法：是将意念集中在某个部位，在身心放松安静的状态下，聚精会神，即以一念代万念，达到入静的方法。初练者往往杂念较多，不易入静，这时可因势利导，采用意守下丹田法排除杂念，使思维活动趋于单一，但切忌性情急躁，不能死守。意守有静态意守法和动态意守法。①静态意守是使思想集中于自身某一特定穴位，如意守丹田、意守涌泉等。②动态意守是指意念随部位移动的方法，如三线放松法。通过意守锻炼，能促进人体内气的聚集与运行，进而调整脏腑的功能，达到强身健体的目的。

（2）松静法：是通过意念诱导，使身心达到最大限度松静的锻炼方法。主要有先松后静法与吸静呼松法。①先松后静法是取坐式或卧式，先从头至足放松，继而意守下丹田，逐渐进入松静状态。吸气时先注意一个部位，呼气时默念"松"字，以助放松，然后再注意下一个部位，如此反复，放松后达到入静。②吸静呼松法是静与松交替进行，吸气时意想"静"，呼气时意想"松"，同时使身体从表至里、从上至下、从左至右地放松，心无杂念，正如身体像棉花样松软，心境如白云般轻悠。

（3）默念法：是用意念默念字或词句（自己较熟悉或喜爱的音符、词句），但不发出声音，来诱导意念集中，排除杂念，达到入静的方法。如"我松静""我静坐身体好"等，字数不宜过多，是静功功法常用的锻炼方法之一。锻炼时，呼吸要均匀细长，用意要轻。亦可根据病情需要而灵活选用默念字词，如失眠患者可默念"松""静"，而高血压患者可默念"血压下降""我放松"等。

（4）观想法：是集中心念观想某一美好的对象，可以去除杂念，达到入静的锻炼方法。选择观想的事物要有利于功法锻炼入静，且大都是功法锻炼者所熟悉的事物或情景。如易筋经出爪亮翅中出掌时，观想将窗推开之景象；又如三盘落地做上托时，观想如托千斤重物，下按如在水上按浮球之感等。

（5）诱导法：是借助于音乐诱导或肢体动作诱导，使意念集中，帮助入静的方法。如音乐诱导，选择幽静动听的音乐，或节奏单调的音乐，借此诱导意念集中，达到入静的目的。或自我诱导，选择在空气清新、温度宜人、幽静安适的环境中锻炼，想象全身放松后，心身随之虚静。如进行易筋经功法横担降魔杵锻炼时，两手横担开合，诱导丹田开合，使气入丹田。

（四）意念要求

把意念（注意力）集中到身体某一特定的部位，或者把意念集中到某一事物上，再通过特定的呼吸，逐步使外驰的心神集中起来，练功杂念不断地得到排除，渐至杂念平息，进入入静状态，使心神处于一种高度安静、轻松舒适的特殊的运动状态，这样，就易使全身肢体与各脏腑器官都得到自然放松，促使气血运行通畅。练功姿势的松弛与否，可直接影响到呼吸的匀、细、深、长。若呼吸能做到自然平和，深长匀细，以至于若存若亡，绵绵不断，那么，练功杂念定会逐渐减少，外驰的心神就容易得到收敛。心神收敛，就易入静，入静可促使心定而不动（或者少动），心若定而不动，五脏六腑及四肢百骸就易处于放松状态，于是练功有素者就易进入练功状态。气血调和推拿功法练习中对意守的形式和方法，可归纳为三种。

1. 虚静无为法 这一方法是使意识活动虚静，达到无思、无念的特殊精神状态。在这种状态下人体生命活动会自然发生有序化变化。正如《听心斋客问》中描述："心归虚静，身入无为，动静两忘，到这地位，三宫自然升降，百脉自然流通，精自化气，气自化神，神自还虚。"虚静无为法最根本的要求是精神上的虚静，以此来优化人体生命活动，即所谓"恬淡虚无"。

2. 意识导引法 是积极主动地将意识与人体生命活动紧密结合，运用意识引导气的通行流畅及气的开合出入。如意识与形体动作相结合；意识与气的运行规律相结合以引导、强化气的流行；意识与呼吸运动相结合。

3. 意守存想法 意守和存想都是将意识主动地贯注在相应的事物上，从而引发人体生命活动的变化。存想与意守既有区别又有联系：其区别在于存想的对象与意守的对象有质的不同，存想的对象是想象的，而意守的对象是实有的。意守的对象可分为体外对象与体内对象。体外对象诸如：日月星辰、山河湖海、花草树木等，亦可以为非实体的声音，或某一形象等；体内对象诸如：关窍穴位（如丹田、百会、命门、气海等）、气脉循行线路等。在推拿练功中，意守不要求对所意守事物产生认识，而只要求将意识"轻轻地放在那里"，即所谓"似守非守"。因为意守的目的不在于认识意守对象的本质，而在于借助意守对象的单一性和感性特征以排除杂念和诱导感受。

例如，意守丹田并不是要认识丹田有何具体的形象，而是要借以驱逐其他念头，使神意和丹田之气相结合以此强化丹田气机。推拿功法练习中除丹田外，还经常意守练功动作中所用的肢体和动作线路，在推拿功法练习中强调动作的规范和准确也是一种意守形式。存想的对象大都是练功者所熟悉的情景、事物，或者是所崇敬的偶像等。由于摆脱了实际事物的束缚，存想的对象也可以是日常生活中根本不存在的事物，如神话传说中的人物、景物。因此，存想对象的范围要远远大于意守，凡可以想象的事物都可以作为存想的对象。在推拿功法练习中经常采用存想的方法，某些功法意想可增加力量的意念，如推山、托天门、拉九头牛等。

四、传统推拿练功的专业术语与常用穴位

（一）传统推拿练功的专业术语

1. 意念 是指大脑入静后产生的能动的自律性调控，大脑处于潜在功能的轻度活跃状态。练功者运用意念内控的方法来调整形体、气息，使精气神渐臻合一的过程。它是一种感受，一种体悟。姿势的调整、呼吸的调节、内气的运行、动作的锻炼等都是通过意念进行的，但若意念不集中、不能运用，即使姿势、呼吸练得再好，也难以很好实现。

2. 杂念 杂念本指众多繁杂的思虑，不纯正的念头。在推拿功法应用中则是指练功过程中所出现的一些繁杂念头，古人称之为"散乱"。散乱原是佛教用语，指烦恼，是心思分散的一种心理过程。在练功中不断出现杂念，这是正常现象。只要情绪乐观，准备工作充分，专心练功，

杂念就自然减少。对待杂念，既不能讨厌，又不能硬驱，而是在它出现时能及时警觉，并顺利地排除它，这样可以收到练功效果。如果这些杂念使人恐惧、恼怒，或心神不宁，则成为恶念。如果是从练功者不纯正的欲望演变而来，则成为邪念。若恶念与邪念此起彼伏，导致意念不能集中、思想不能安宁时，则要及时停止功法锻炼。

3. 入静　是指思维活动相对单一，在意念集中、杂念减少的清醒状态下，出现与外界中断联络，高度安静，轻松舒适的状态。入静分为三个阶段：第一阶段为自然舒适，呼吸柔和，心平气缓，情绪逐渐稳定，精神集中，主动抑制各种杂念产生的初级阶段。第二阶段为入静渐渐深入，思绪更加净化，心息相依，心神宁静，意念专一的中级阶段，此阶段会出现蚁行感、温热感、寒凉感等。第三阶段为呼吸绵绵深长，若有若无；或用意自如，若存若亡，气息与血脉全身贯通，整个机体状若虚架，轻松飘浮，头脑清晰愉快，自觉恬淡虚无、静若止水的高级阶段。

入静一般是在对功法掌握较好、练功质量较高的情况下出现，是通过长期练功实践得来的。也就是说，它是在有意识锻炼过程中，在无意识情况下产生的。入静程度取决于功夫的深浅，入静在主观感觉上常呈现出"恬淡虚无"的境界，入静境况往往随着功夫的进展而步步深入。

4. 意守　意，指意念或思维。守，指集中和保持。意守是指在功法锻炼过程中，将意念集中和保持在身体某一部位或某一事物上的方法和过程。意守的方式主要包括意守丹田法、意守穴位法、意守经络法等。意守要求练功者将意念在一定对象上有选择的集中，心理学称之为注意。有意注意是一种自觉的、有预期目的并经意志的努力而产生和保持的注意。有意注意所集中的对象是由主体根据一定的目的而确定的，要使意识集中在这样的对象上，就必须有维持注意的意志力。通过意守，可以帮助排除杂念，实现"一念代万念"，逐步达到功法入静状态，并在此基础上体察身体各方面的感觉与变化，进行自我调整，以取得更好的练功效果。

5. 胎息　是像胎儿一样用脐呼吸。在功法锻炼中，是通过意念诱导的一种高度柔和的腹式呼吸方法。《摄生三要》曰："初学调息，须想其气，出从脐出，入从脐入，调得极细。然后不用口鼻，但以脐呼吸，如在胞胎中，故曰胎息。"脐部是构成胎息循环的枢纽，称为"命蒂"，意即"生命之根蒂"。出生以后，脐带被剪断，"胎之一息，无复再守"，从此外呼吸取代了内呼吸。古人通过练功重返婴儿，再立胎息。因为胎儿通体柔软，没有精气神的外耗，生命力最为旺盛。

6. 踵息　踵指足跟。踵息，是指深长呼吸，但多指深长的腹式呼吸。在意念存想法中，用意念引导呼吸之气"直达"足跟。《庄子·大宗师》曰："古之真人，其寝不梦，其觉无忧，其食不甘，其息深深。真人之息以踵，众人之息以喉。"就是说练功得道之人，睡觉不做恶梦，醒时不会忧愁，粗粮甘美，练功时气息深沉。得道之人的呼吸深入足跟，而一般人呼吸浅入鼻喉。说明得道之人呼吸功夫已练得很深。

7. 丹田　是功法锻炼时借以锻炼人体精气神以成丹的场所，因其具有田地般的生发含义，故名田。丹田不是一个点，也不是一个面，而是腹部内的一个圆形空间。这个圆形空间的中心点，位于腹部能聚集元气的地方。一般分为上丹田、中丹田和下丹田。上丹田为"神"之所在，是宁神练气的起点；中丹田为气会膻中心包募穴，属"中焦"；下丹田为"元气"所在，与人体生命活动的关系最为密切，故历代练功家都很重视意守下丹田。

8. 三关　在周天功法中，当内气在督脉、任脉上运气，经过督脉路线上的三个部位时，经气不易通过，故称为关。古代功法家把这三个部位名之为三关：第一关是尾闾关，第二关是夹脊关，第三关是玉枕关。也有些功法家把内丹术的三步功法称为三关，如"炼精化气，炼气化神，炼神还虚，谓之三花聚顶，又谓之三关"。

9. 内气　是练功时在体内呈现的"热"与"动"的现象，指在练功过程中产生的一种"内动"感觉，即在小腹、腰部和手脚，以温热的气样流动或温水荡漾等一些舒适感觉出现。所以，练功家云"心到则意到，意到则气到，气到则力到"。内气就是在意守入静后的不断作用下逐渐形成的，内气"热"与"动"的特性乃是人体在特定状态下呈现的物理特性和生化反应。

10. 小周天 周天本义指地球自转一周，即昼夜循环一周，这里则指内气在人体沿一定经络路线循行一周。小周天指人体内气从下丹田开始，通过尾闾关逆督脉而上，至龈交穴（在唇内齿上龈缝中），与任脉经相交而下，历经三关、三丹田和上下鹊桥作周流运转。小周天要求后天返先天，进行小周天功法锻炼时，内气感觉在督脉、任脉上流走，开始于活子时，活子时之机，下丹田气动，产生小药，而后开始督任两脉的流转。

11. 大周天 是在小周天阶段基础上进行的，是相对于小周天而言，是指内气沿全身的各个经脉都走一遍，行走经脉范围大于小周天，故称为大周天。丹家把内丹术功法中的第二阶段"炼气化神"的过程称为大周天，通过小周天阶段，后天精气得到充实，并返成先天精气。此大周天就采用先天八卦图说进行指导，在先天八卦图上，南北方位已是乾坤两卦，但实际上，内丹术总是着眼在坎离两卦上，而坎离两卦已处在卯酉的位置上，故大周天也称为酉卯周天。大周天开始于正子时，丹田产生大药。有时大周天也指六字诀，把嘘、呵、呼、呬、吹、嘻六字顺次用鼻吸口呼，默念字音各六次。

12. 意气相随 "意"是指功法锻炼者的意念活动。"气"是人体的真气，它包括呼吸之气和练功家所说的内气。意气相随是功法锻炼者用自己的意念活动去影响呼吸和内气的运动，使体内的气息运动和意念活动一致。进行呼吸锻炼时，要使呼吸随着意念活动缓缓进行，在自然条件下逐步把呼吸锻炼得柔细匀长，好像"春蚕吐丝，绵绵不断"。进行内气锻炼时，则是功法锻炼者以自己的意念活动进行"意守"，并结合呼吸运动去影响"内气"的活动，使"内气"在意念活动的影响下，从"意守炼气"到"以意领气""气随意行"，逐步达到"意气相随"的境界。如气沉丹田或以意引导内气在体内沿一定经脉运行等。当然，从"意守炼气"到"意气相随"，不是以意强领，而是在"自然"的前提下，"内气形成之后自然呈现的"。

13. 恬淡虚无 《素问·上古天真论》曰："恬淡虚无，真气从之，精神内守，病安从来。"恬淡虚无是指对生活淡泊质朴，心境平和宁静，外不受物欲之诱惑，内不存情虑之激扰，达到物我两忘的境界。放之又放，空之又空，自然地达到了"虚"，达到了"无"的境界。这时"虚无"与天地相通、天人合一，真气就会像阳光一样，扫去所有的阴霾疾病，使全身的经络畅通，疾病无从发生，这也是历代练功家的健康追求。

14. 气沉丹田 是指功法锻炼时用意念将气下引至下丹田的方法，但尽量保持自然，不要用意念强行向下引气，因为"先天之气宜稳，后天之气宜顺"。后天之气宜顺就是指呼吸要顺其自然。功法锻炼时能够气沉丹田，炼精化气，积累内气，形成内劲，使内气在周身运行，与外形匹配成内劲外用。"岂知神以气会，精以神聚，欲求精聚神会，非聚气不能也。聚气之法，唯将谷道一撮，玉茎一收，使在下之气，尽提于上而不下走；采天地之气尽力一收，使在上之气，尽归于下而不上散。上下凝合，团聚中宫，则气聚而精凝，精凝而神会，自然由内达外，无处不坚硬矣"（《聚精会神气力渊源论》）。此论中的"中宫"，就是少腹丹田。

（二）传统推拿练功的常用穴位

在推拿练功中习惯称穴窍是人体脏腑经络气血输注出入的处所。穴位在练功中有其特殊作用，练功有素者通过姿势、呼吸、意念的锻炼，可以使身体的某些穴位"开阖"灵敏，以调整患者的气机，达到扶正祛邪、调治疾病的目的。功法练习时，穴位的作用主要有两方面，一是意守的部位，一是进行自我按摩刺激的部位。

1. 百会

位置：头顶正中央，两耳尖连线的中点。

主治：头痛、头晕、中风、耳鸣、耳聋、鼻塞、遗尿、脱肛、阴挺等。

应用：练功中，意守百会有升阳举陷作用。治疗子宫脱垂、胃下垂、脱肛、遗尿等症。练小周天功气达玉枕关而上行时，可意守百会，微仰头，与呼吸配合，即有通关运气作用。

2. 天庭

位置：印堂与前发际之间。

主治：头痛、头晕、健忘、怔忡、惊悸等。

应用：天庭又称天门、天目、天根、大心。其位置有云上，有云下，为神识所聚、所发之处，练功丹成、光照前庭即指此。练功气足，天庭穴开，与外界之气交流，并有内视、透视、遥感等功能，用特殊方法向此处发放外气可激发气机，诱发功能，俗称开天目。

3. 上丹田

位置：印堂穴内3寸处，又指两眉之间至额颅间。

应用：意守该穴有益智，开发大脑的潜能。头为"诸阳"之首，人体"阳经"均上注于头面，所以没有练功基础的人，或练功不得法、初练功法及中年以上不善于保健锻炼之人，尤其"上实下虚"者，不宜意守上丹田。即使有一定练功基础者，也不宜久守，因练功是以巩固下元为本，故提倡意守下丹田为主，以免发生头晕、头痛、头胀等症。

4. 中丹田

位置：在膻中穴内3寸处。又指部位，即在膻中与神阙之间。

应用：中丹田为练气化神之处，若练功不得法时，可使气上冲而凝聚不散，可引起胸闷、憋气及胸痛等症。

5. 下丹田

位置：在脐下1.3寸向内3寸处。又指部位，即气海与会阴穴之间。

应用：下丹田为练功中"炼精化气"、意守的重要穴位，古人有"凝神入气穴"之说，即意守下丹田的炼气方法。道家认为，腹为炼气之炉，"百日筑基"，丹田即可"结丹"，此处可有温热、气团样流动、撑胀、肥厚等感觉。

6. 尾闾关

位置：在尾椎骨端，肛门后上方，长强穴区域。

应用：尾闾关是气行督脉的第一关口。此穴遇到障碍时，则有尾椎骨酸痛、沉重、气机不通之感觉。此时采用舌抵上腭，提肛、吸气，用意念将气轻轻上引即可通过。

7. 夹脊穴

位置：在命门之两侧，命门穴区附近。

应用：夹脊穴是气运行督脉的第二关口。此穴一般较容易通过，但此处有病，可出现酸痛、腰背似折之感觉。

8. 玉枕关

位置：玉枕关在脑后枕骨下入脑处，两风池穴连线的中点。

应用：玉枕关是气行督脉的第三关。玉枕关气阻最为常见，表现为颈部板硬、沉重、酸痛，或似凝贴物样感觉。此时微闭目上视，轻轻仰头，以意引气即可通过。

五、传统推拿练功的注意事项

（一）练功前的注意事项

（1）练功环境要安静，温度要适宜，练功要求最好在室内温暖避风的环境下进行。为了培育真气，必须要依靠阳气的温煦。人在练功时会全神贯注，此时若受风邪侵袭，将影响练功者的入静。

（2）空气要新鲜，练功需要吐故纳新，如果空气混浊，将有害人体。

（3）练功的衣服，宜宽松，不宜穿过多或过紧，不宜穿皮鞋，鞋跟不宜过高，以穿软底布鞋、运动鞋为宜。

（4）练功前应先解大小便，不宜强忍溲便练功，以免影响形体和精神上的放松并防止伤肾。

（5）练功前不宜吃得过饱。饱餐之后，人体的气血集中于消化系统，此时练功，易影响消化功能。

（6）练功时间最好在早晚，练功要定时，要按时作息。练功要持之以恒，不要时练时停。每日练功时间以30~60分钟为宜。

（7）练功前身心要放松，不要做剧烈运动。过度疲劳、过饱或空腹时不宜练功。

（8）练功要循序渐进，要遵循从简到繁、从少到多的原则。并根据各自的体质状况，合理安排练功时间与运动量。

（9）要明确练功的目的，选择适当的功法来练习，选练功法要专一，不要对功法见异思迁，朝此夕彼。

（10）应以易筋经与少林内功作为推拿的基本功法进行练习，当这两个功法基本掌握之后，再选练其他功法。

（11）女子经期或孕期不宜练功。

（二）练功时注意事项

（1）练功时精神要集中，要排除杂念。不能心猿意马，左顾右盼。全身要放松。如果练功时思绪烦乱，喜怒不宁，就不要勉强练功。练功中严禁直呼其名，以免受惊吓。

（2）呼吸要自然，不可屏气、憋气、闭气、提气，以免引起自伤。

（3）不要贪享练功时的热、凉、动、摇等舒适感。在练功中出现异常感觉时，应立即停止练功。若出现头晕、胸闷、胸痛、烦躁等不适感觉时，要及时请教老师，以免发生练功偏差与损伤。

（4）若练功时出汗，练功间隔时，要用干毛巾将汗擦干，可做散步、摇肩等整理放松活动，以使气血通畅。不宜大声吵闹、互开玩笑，以免神散气乱，影响继续练功。

（三）练功后注意事项

（1）练功完毕时，若有汗，要先将汗擦干，穿好衣服，不可马上吹风或用冷水冲洗，也不可当风而立，因为此时人体腠理疏松，毛孔开放，外邪最易入侵而致病。故古人说"避风如避箭"。

（2）练功完毕后要适当活动肢体，以调和气血，并可适量饮用温热茶水。但切忌纵口暴饮。人以胃气为本，脾胃为后天之本，历代医学家、练功家都十分注重胃气的保养。

（3）练功后要注意休息。虽说生命在于运动，练功可以使气血通畅，但要注意不要过劳。《素问·宣明五气》中记载："五劳所伤，久视伤血，久卧伤气，久坐伤肉，久立伤骨，久行伤筋。"说明过度劳累会给人体带来损伤。练功本身是养生治病，但也是种运动和消耗，要根据每个人的体质强弱来练功，不宜过度劳累，以免耗伤正气。《内经》中的"不妄作劳"也是这个意思。

（4）练功后忌纵欲耗精。"夫精者，身之本也"。精能化气，肾精充足则精神充沛，气机旺盛。因此，节欲保精，节制性生活，对练功者来说，尤为重要。养精、养气、养神是练功者的宗旨。

（5）练功后若感觉胸闷、胸痛、疲乏、精神不振、气短、甚至咳血，且长时间不能恢复者，多由于练功量过大或过度憋气所致，应适当休息、暂停练功或进行治疗后再循序练功。

第三节　传统功法各论

一、易筋经

易筋经，是我国民间早已流传的健身锻炼方法，相传为明末天台紫凝道人所创，也是骨伤和推拿医生常用的练功方法之一。从字面上看，"易"是改变之意；"筋"是指与骨关节相连的组织结构，即筋肉；"经"指方法、规范。易筋经是一种通过形体的牵引伸展、抻筋拔骨来强筋健骨、调节脏腑经络、增强内力的锻炼方法。历史上易筋经流派较多，本节介绍的是一指禅推拿流派沿用的易筋经十二势。其特点是多数动作与呼吸的密切配合，始终采用静止性用力，不可进气。呼吸方式有自然呼吸、顺腹式呼吸和逆腹式呼吸3种，一般由自然呼吸开始，逐步过渡到腹式呼吸。

（一）基本要求

练习前，需宽松衣带，穿练功鞋或软底布鞋，活动四肢，排除干扰，集中注意力。练功过程中，做到刚柔相济，用力适度，切不可用僵力。训练量因人而异，可选择其中若干动作或整套动作进行练习，但总的训练量以练至微微汗出为度。动功锻炼结束后，还可结合静功练习，一般选用盘坐式，要求松静自然，腹式呼吸，意守丹田。松静自然是指形体和思想均要自然放松，心平气静。意守丹田，是指将注意力集中于脐下1寸左右的下丹田部位，两眼内视丹田，两耳聆听丹田，心里想着丹田，随着呼吸运动仔细体会腹壁的起伏变化。但用意不可过度，宜似守非守，循序渐进，否则会适得其反，欲速则不达。值得注意的是，要取得好的练功效果，必须天天练习，持之以恒。对于体质虚弱者，可适当减轻训练量。练习结束后或中间休息时，不可当风，并作适当活动，如散步、活动关节等，但不要做剧烈运动。

（二）易筋经十二势

1. 韦驮献杵（第一势）（图9-1）
【原文】立身膝正直，五拱平当胸。气定神皆敛，心澄貌亦恭。
【预备】并步站立，头正身直，目视前方，头如顶物，口微开，舌抵上腭，下颌微收，含胸拔背，直腰蓄腹，收臀提肛，松肩虚腋，两臂自然下垂于身体两侧，中指贴近裤缝，两臂不可挺直，两脚相靠，足尖并拢。心平气定，神情安详。

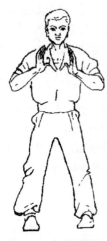

图 9-1 韦驮献杵势

【动作】

（1）左足向左横跨一步，与肩等宽，两膝微挺，五趾着地。两臂同时外展至水平位，掌心向下。肘、腕自然伸直。

（2）掌心向前，慢慢合拢于胸前，曲肘，两臂与腕徐徐内收，腕、肘、肩相平，十指朝天。

（3）两臂内旋，指尖对胸（与天突穴相平）。

（4）两肩徐徐拉开，双手在胸前成抱球状，肘略垂，十指微屈，掌心内凹，指端相对，距 4～5 寸，身体微前倾，意守丹田。

（5）结束时，先深吸一口气，然后徐徐呼出，并慢慢放下两手，恢复预备姿势。

【要领】练习时应全神贯注，心平气静，各部肌肉松紧适度，做到似动非动，似静非静，似实非实，似虚非虚，即所谓"动中静，静中动，实中虚，虚中实"也。使体内气血运行自如，练习日久，自觉气向下行，藏气于少腹。

【按语】本势是易筋经训练的基础。以韦驮献杵姿势形象比喻练功时内外两方面的要求，锻炼重点在三角肌、肱三头肌、前臂旋后肌群、伸肌群、肛门括约肌。久练可增强上述肌群的气力，有利于手法持久力的维持。患者锻炼此势则可使气机协调，血脉畅达。初练 10 分钟，一周后每周延长 5 分钟，可增至 30 分钟。久病体弱者酌情而定。

2. 横担降魔杵（第二势）（图 9-2）

【原文】足趾柱地，两手平开。心平气静，目瞪口呆。

【预备】同韦驮献杵。

【动作】

（1）左足向左横跨一步，与肩等宽，两手用力下按，掌心朝下，指端向前，肘须挺直，两目平视。

（2）两手翻掌上提至胸，拇指桡侧着力，徐徐向前推出，高与肩平。

（3）两手同时向左右分开，以拇指桡侧着力为主。两臂伸直，一字分开，肩、肘、腕相平，翻掌，掌心向下。

（4）两膝挺直，足跟提起，前掌着地，两目圆睁，牙齿紧咬。

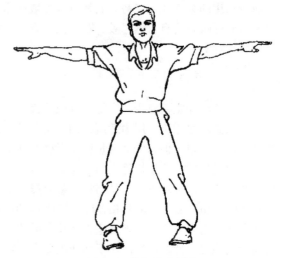

图 9-2 横担降魔杵势

（5）结束时，先深吸气，然后徐徐呼出，并慢慢放下两手及两足跟，恢复预备姿势，闭目片刻。

【要领】两手平开，与肩相平，足跟提起，足尖着力是关键。这样就会觉得两肩沉重，如负重担。练习日久，可只用足趾点地，意念集中于掌心与趾尖，心平气静，其外部征象似目瞪口呆。如两目乱视，口动气粗，就会适得其反，甚至出现站立不稳，徒劳无功。

【按语】本势可与韦驮献杵势相接。锻炼重点在三角肌、腓肠肌、趾伸肌群、股四头肌、肛门括约肌、咬肌、眼轮匝肌等。久练之能增强气力，协调气机，强壮身体，调节身体平衡性。

初练 3 分钟，一周后每周增加 2 分钟，可增至 20 分钟。体弱者酌情而定。

3. 掌托天门（第三势）（图 9-3）

【原文】掌托天门目上观，足尖著地立身端；力周腿胁浑如植，咬紧牙关莫放宽；舌可生津将腭抵，鼻能调息觉心安；两拳缓缓收回处，用力还将挟重看。

【预备】同韦驮献杵。

【动作】

（1）左足向左横跨一步，与肩同宽，平心静气。

（2）两手同时上提至胸前，旋腕转掌，四指并拢，掌心向上，内凹，指端相距 1～2 寸，不高于肩。

（3）两手上举过头，同时翻掌，掌心朝上，指端相距约 1 寸，四指并拢，拇指外分，微触或对着天门（前囟门）处，两虎口相对成四边形。

（4）头略向后仰，两目注视掌背，两膝微挺，足跟提起，前掌着实，咬牙致耳根有振动感。

（5）结束动作同韦驮献杵。

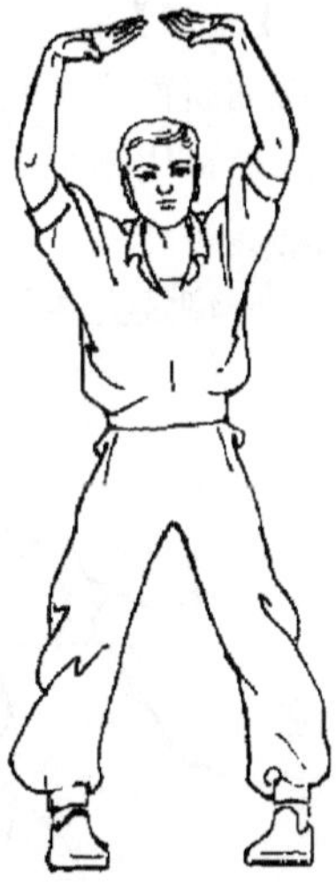

图 9-3 掌托天门势

【要领】两目上视掌背，实指内视，不须过分仰头，意从天门观两手背。初学者一时难以做到，需要一个过程。如果不守此意，过分仰头，可致头昏脑涨，且站立不稳。初练者可不抬足跟，练习日久，要求将足跟逐步抬高，直至不能再升为止。足跟抬起时要微微向两侧分开，使阴跷收而阳跷开，三阳脉之气血上升，合络督脉，督脉阳气均衡，背后三关自然流畅，姿势也就平稳了。此外，全身要充分放松，使气血随心所指，两臂切忌贯力，否则不能持久，提肛、咬牙、舌抵上腭以通督、任脉。

【按语】本势可与横担降魔杵相接。主要增强上肢各肌群、腓肠肌、提肛肌的气力，提高整体协调稳定性。高血压患者忌练此功。初练 3 分钟，一周后每周增加 2 分钟，至 20 分钟后，每周加 1 分钟，一般 30 分钟左右即可。体弱者酌减。

4. 摘星换斗（第四势）（图 9-4）

【原文】只手擎天掌覆头，更从掌中注双眸；鼻端吸气频调息，用力收回左右眸。

【预备】同韦驮献杵。

【动作】

（1）右足向前跨半步，两足相隔一拳，成前丁后八式。双手同时动作，左手握空拳，靠于腰眼（第二腰椎旁），右手垂于右下肢内侧。

（2）左腿弯曲下蹲，右足尖着地，足跟提起离地约 2 寸，身体不可前倾后仰，左右歪斜。

（3）右手五指并拢弯曲如钩状，屈腕沿胸上举，至身体右侧，于额右前方约一拳远。

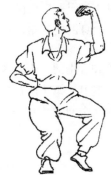

图 9-4 摘星换斗势

（4）指端向右略偏，头同时略向右侧抬起，双目注视掌心，紧吸慢呼，使气下沉，两腿前虚后实，虚中带实，实中带虚。

（5）结束时，紧吸慢呼，同时还原至预备姿势。左右交换，要求相同。

【要领】单手高举，五指须微微捏齐，屈腕如钩状。肘向胸前，指端向外，头微偏，松肩。两目注视掌心是关键。舌抵上腭，口微开。呼吸调匀，臀微收。前腿虚中带实，负担体重的

30%～40%，后腿实中求虚，负担体重的 60%～70%。换步时，前足向后退半步，动作左右相同。

【按语】本势可与掌托天门相接。较其他各势难，在推拿练功中占重要地位。练习日久能增加腕屈肌群、肱三头肌、下肢屈、伸肌群及提肛肌的张力，自觉掌心发热、发麻。初练 2 分钟，一周后每周增加 1 分钟，至 10 分钟后，据具体情况增加，一般 15 分钟即可。体弱多病者勿练此功。

5. 倒拽九牛尾（第五势）（图 9-5）

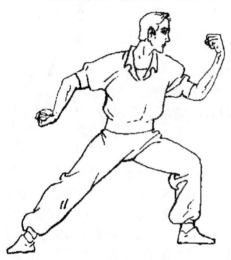

图 9-5　倒拽九牛尾势

【原文】两腿后伸前屈，小腹运气空松；用意存于两膀，观拳须注双瞳。

【预备】同韦驮献杵。

【动作】

（1）左足向左平跨一步，距比肩宽，足尖内扣，屈膝下蹲成马裆势，两手握拳护腰。随势上身略前俯，松肩，直肘，昂头，目前视。

（2）两拳上提至胸前，由拳化掌，成抱球势（上身势同韦驮献杵），随势直腰，肩松肘屈，肘略低于肩，头端平，目前视。

（3）旋转两掌，使掌心各向左右（四指并拢朝天，拇指外分，成八字掌）。随势徐徐向左右平分推，至肘直。松肩，挺肘，腕背伸，肩、肘、腕相平。

（4）身体向右转侧，成右弓步，面向右方。两上肢同时动作，右上肢外旋，屈肘成半圆状，手握空拳用力，拳心对面，不过肩，双目注拳，拳高约与肩平。肘不过膝，膝不过足尖。左上肢内旋向后伸，作螺旋劲，上身正直，塌腰收臀，鼻息调匀。

（5）结束时，深呼气，徐徐呼气，同时还原至预备姿势。左右交换，姿势相同。

【要领】两腿前弓后箭，前肘微屈，似半弧形，高不过眉，肘不过膝，膝不过足，后肘微屈内旋。两肩松开蓄劲用力内收，作螺旋劲，即如绞绳状，双目注视外劳宫，上身微向前俯，重心下沉，口微开，舌抵上腭，鼻息调匀，少腹藏气含蓄，运气归纳丹田。

【按语】本势可与摘星换斗相接。久练，可增强两臂旋后肌群、旋前肌群和五指的气力。本着"左阴右阳"的规律，以右手领先，不可反之。两拳空握尽力，心念只想掌中，如同拽着九条牛的尾巴向后拉一样。初练 3 分钟（即左右各 1.5 分钟），一周后每周增加 1 分钟，一般至 8 分钟左右即可。

6. 出爪亮翅（第六势）（图 9-6）

【原文】挺身兼怒目，推窗望月来；排山望海汐，随息七徘徊。

【预备】同韦驮献杵。

【动作】

（1）两手握拳提至腰侧，拳心向上。

（2）两拳缓缓上提至胸，变掌，拇指桡侧着力，掌心向上，向前推出，掌侧相距 2 寸，高与肩平，两手缓缓旋腕翻掌，拇指相接，四指并拢，肩、肘、腕、掌相平。两手十指用力外分，使劲贯于指端，两目平视，头如顶物。

（3）十指用力上翘外分，肘直腕曲，两目视指端，挺胸，足踏实，膝含蓄，气欲沉，握拳7次。

（4）用力收回，恢复预备姿势。

【要领】握拳护腰，伸掌向前，拇指桡侧着力，开始时轻如推窗，继而推到极点则重如排山倒海，这时要挺胸拔背，两目睁开，不许眨眼，集中心念于两掌中，如观明月。练习日久，会感觉有月在前，不可追求。握拳7次，用力收回。收拳时要吸气，推掌要呼气，犹如海水还潮，落汐归海。

【按语】本势可与倒拽九牛尾自然相接。主要锻炼两臂屈、伸肌群和十指功夫，久练之会气行随意，使劲由肩臂循肘腕贯于指端，以增加推拿手法的功力。初练时推收可快一些，逐渐变缓，观掌初练1分钟，一周后每周增加1分钟，至7分钟后酌情增加，一般增至15分钟后即可。

7. 九鬼拔马刀（第七势）（图9-7）

【原文】侧身弯肱，抱顶及颈；自头收回，弗嫌力猛；左右相轮，身直气静。

【预备】同韦驮献杵。

【动作】

（1）右手上举过头，掌心朝天，肘关节伸直，指端向左，继之下按，指端向前，头略向前俯。

（2）左手旋臂向后背下按，掌心朝前，指端向右。

（3）颈部用力上抬，使头后仰，右手掌用力下按，肘弯尽力，二力抗争，两目向左平视，背后五指欲紧按。

（4）结束时，深呼吸，随呼收回。左右交换，要求相同。

【要领】上举下按，肘部欲直，上举之掌，指端向对侧，旋腕翻掌，抱颈用力下按，头后抬用力与之抗争，目须平视对侧，下按之掌，指端向前，掌心朝下。始终气沉丹田，不可升降，自然呼吸，使颈、胸、肩放松，气机平静，意念集中于后背。

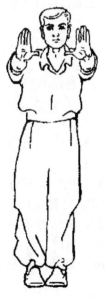

图9-6 出爪亮翅势

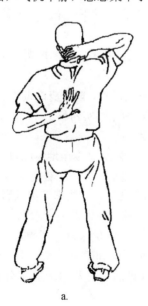

a.

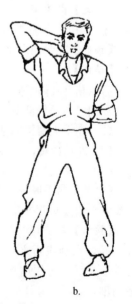

b.

图9-7 九鬼拔马刀势

【按语】本势可与出爪亮翅自然相接。旨在锻炼肱三头肌、项肌、肩胛提肌及掌指的气力。练习日久，可同时提起足跟。高血压患者勿练此势。初练1分钟，一周后每周加1分钟，至5分钟后可据具体情况酌情增加。一般10分钟即可。

8. 三盘落地（第八势）（图9-8）

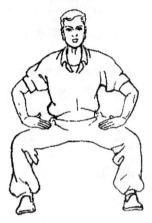

图9-8　三盘落地势

【原文】上腭坚撑舌，张眸意注牙；足开蹲似踞，手按猛如拿；两掌翻齐起，千金重有加；瞪睛兼闭口，起立足无斜。

【预备】同韦驮献杵。

【动作】

（1）左足向左横开一步，较肩为宽，足尖微向内收。屈膝下蹲，两手叉腰。

（2）两掌心朝上如托物，沿胸徐徐上托与肩平，高不过眉，两手相距1尺左右。

（3）两掌翻转，掌心朝下，慢慢下压，五指自然分开，虎口朝内，如握物状，悬于膝上或虚掌置于膝盖，上身稍向前俯。

（4）上身正直，前胸微收，后背如弓，两肩松开，两肘内裹，两目直视，收腹提肛。

（5）结束时，深呼吸，随呼气恢复预备姿势。

【要领】三盘是指两手、两膝、两足之间犹有三盘。练功时协同用力，勿使三盘坠地。前胸微挺，后背如弓，两肘略内旋，头如顶物，两目直视，舌抵上腭，口微开，鼻息调匀，提肛，重心放在两足，尽量屈膝90°，不过足尖，意守丹田。

【按语】本势可与九鬼拔马刀自然相接，是推拿医生的必修功法之一。锻炼得法能使神贯于顶，气注丹田，全身气血周流不息，使两臂沉静，精力充沛，尤其能使股四头肌、腰背肌气力加强。初练2分钟，一周后增加1分钟，至5分钟后，每两周增加1分钟，至8分钟即可。

9. 青龙探爪（第九势）（图9-9）

【原文】青龙探爪，左从右出，修士效之，掌平气定。力周肩平，围收过膝；两目注平，息调心谧。

【预备】左足向左平跨一步，与肩等宽，两手成仰拳护腰。头正身直，头端平，目前视。

【动作】

（1）左上肢仰掌向右前上方伸探，掌高过顶，随势身略向右转侧，面向右前方，松肩直肘，腕勿屈曲，右拳仍仰拳护腰。目视左掌，两足踏实勿移。

（2）左手大拇指向掌心屈曲，目视拇指。

（3）左臂内旋，掌心向下，俯身探腰，随势推掌至地。膝直，足跟勿离地，昂首，目前视。

（4）左掌离地，围左膝上收至腰，成仰拳护腰。左右交换，要求相同。

【要领】两手握拳在腰侧，左从右出拳化掌，目注掌平勿过眉，拇指内屈四指并。肩松肘直气实掌，俯身探腰推及地，围收过膝足勿移，左右轮换要求同。须意守丹田，神贯拇指。

【按语】本势可与三盘落地自然相接，是专练肺、肝胆、带脉的动作，久练之可起到疏肝利胆、宣肺束带之功效，增加两臂的蓄劲和手指功夫，是一指禅推法的入门功法之一。初练3分钟，每周增加1分钟，至7分钟后，每两周增加1分钟，至10分钟后，可据情况适当增加。

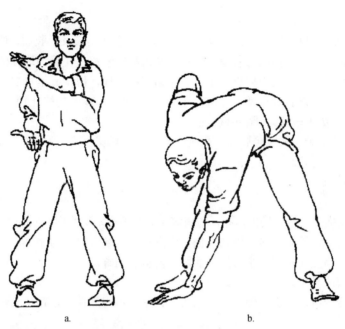

图 9-9　青龙探爪势

10. 卧虎扑食（第十势）（图 9-10）

【原文】两足分蹲身似倾，屈伸左右腿相更。昂头胸作探前势，但背腰还似砥平。鼻息调元均出入，指尖着地赖支撑。降龙伏虎神仙事，学得真形也卫生。

【预备】同韦驮献杵。

【动作】

（1）左足向左跨出一大步，右足稍向左偏斜，成左弓步。

（2）两手向前，五指着地，掌心悬空，后足跟略微提起，头向上抬。

（3）前足收回，足背放于后足跟之上，胸腹微收，抬头。

（4）全身后收，臀部突起，两肘挺直，头昂起，向前运行，约离地 2 寸。此时两肘弯曲，右足尖着地，全身向前，然后臀部突出，成波浪形往返动作，势如卧虎扑食。

（5）结束时，随呼吸徐徐起立。左右交换，要求相同。

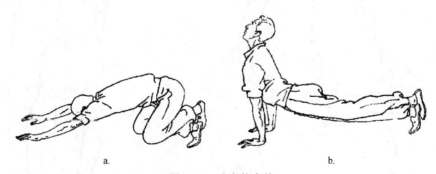

图 9-10　卧虎扑食势

【要领】头向上抬，不可过高或过低，两目注视前方，两肘和两膝伸直时不能硬挺，切忌用力过猛，应蓄力待发，吸气时全身向后收缩，臀部突出，胸腹内收，呼气时将身向前推送，力求平衡，往返动作，切勿屏气，量力而行，紧吸慢呼。

【按语】本势可与青龙探爪相接。练习日久，可增加手指功夫及上肢屈、伸肌肉和腰腹肌群的气力。初练时掌心可与五指同时着地，经过一个时期的锻炼，在臂力增强的基础上，再用五指着地，掌心悬空，并逐渐减为拇指、示指、中指三指着地，拇指、示指二指或仅拇指着地。初练左右各起伏 4 次，以后每周增加 2 次，至 10 次即可。体弱者勿练此功。

11. 打躬击鼓（第十一势）（图 9-11）

【原文】两掌持后脑，躬腰至膝前，头垂探胯下，口紧咬牙关。舌头微抵腭，两肘对平弯，掩耳鸣天鼓，八音奏管弦。

【预备】同韦驮献杵。

【动作】

（1）左足向左横开一步，足尖内扣，与肩等宽。两手仰掌徐徐向左右而上，成左右平举势。头如顶物，目向前视，松肩直肘，腕勿屈曲，立身正直，腕、肘、肩相平。

（2）屈肘，十指交叉相握，掌心抱持后脑。勿挺腹凸臀。

（3）屈膝下蹲成马步。

（4）直膝弯腰俯身，两手用力使头尽向胯下，两膝不得屈曲，足跟勿离地。与此同时鸣天鼓左右各 24 次。

（5）结束时，直腰松手，两手随呼吸恢复预备姿势。

【要领】两手抱头，十指相握，力与项争，足勿移动，两膝勿屈，两腿下蹲，上身欲挺，打躬前俯，使头向胯，两膝勿挺，力在肘弯，舌抵上腭，不可屏气。

【按语】本势可与卧虎扑食自然相接。本势有并步、八字步、蹲裆步等数种步法。为锻炼腰、腿、项、臀的基础功，对按法、抖法很有帮助。初练 2 分钟，一周后每周增加 1 分钟，至 10 分钟即可。高血压患者禁练此势。

12. 掉尾摇头（第十二势）（图 9-12）

【原文】膝直膀伸，推手至地，瞪目昂头，凝神一志，起而顿足，二十一次，左右伸肱，以七为志。更作坐功，盘膝垂眦，目注于心，调息于鼻，定静乃起，厥功维备。

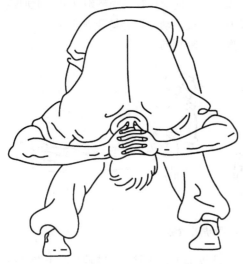 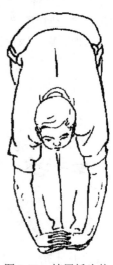

图 9-11　打躬击鼓势　　　　　图 9-12　掉尾摇头势

【预备】同韦驮献杵。

【动作】

（1）两手仰掌由胸前徐徐上举过顶，双目视掌，随掌上举而渐移，身立正直。

（2）十指交叉相握，旋腕反掌上托，掌心朝天，两肘欲直，目向前平视。

（3）仰身，腰向后弯，上肢随之而往，目上视。

（4）俯身向前，推掌至地，昂首瞪目，膝直，足跟勿离地。

（5）结束时，随呼吸徐徐恢复预备姿势。

【要领】十指交叉相握，上举肘须直，身向前俯，掌须直推至地，以膝直、肘直为要，昂首，瞪目。

【按语】本势可与打躬击鼓自然相接。能舒通经络，强健筋骨，增强腰和手臂的气力，为锻炼易筋经的主要基础功，也是易筋经的结束功法，看似简单，实际上能使全身十二经脉、奇经八脉通达调和，达到疏通气血的作用，使人练功后有种轻松愉快的感觉。初练往返 3 次，每周增加 2 次，至 15 次后视具体情况增减。

二、少林内功

少林内功原为少林派武术基本练功方法，内功推拿流派将其引入推拿练功之中，逐渐成为推拿练功的重要内容之一。运动量较大、气感强、提高力量明显。

（一）基本要求

少林内功锻炼讲求以力贯气，所谓"炼气不见气，以力带气，气贯四肢"，要求运用"霸力"，即肌肉静力性收缩，下肢挺直，两股用力内夹，足跟踏实，五趾抓地，脚尖内收；上肢要求凝劲于肩、臂、肘、腕、指，四指并拢，拇指分开，成八字掌；躯干挺拔，挺胸收腹，下颏内含；呼吸自然，不能屏气，气往下沉，外紧内松，刚中有柔，刚柔相济。动作协调，力达四肢腰背，气随力行，注于经脉，使气血畅通，荣灌四肢九窍、五脏六腑，阴阳平复，而达扶正祛邪之目的。一般先练裆势，待达到要求后，再结合上肢动作进行练习，训练量由弱渐强，循序渐进，坚持不懈，才可取得较好的练功效果。

（二）基本裆势

1. 站裆势（图 9-13）

【动作】

（1）并步站立，左足向左横跨一步，稍宽于肩，足尖略收成内八字，五趾着地，运用霸力，劲由上贯下注于足。

（2）前胸微挺，后臀内蓄，两手后伸，挺肘伸腕，肩腋勿松，四指并拢，拇指外分，两目平视，勿左顾右盼，精神贯注，呼吸随意。

【要领】做到三直四平，即保持臂、腰、腿用力伸直；头、肩、掌、足尽量水平，两脚内扣，运用霸力。夹肩、挺肘、伸腕、翻掌、立指。挺胸收腹，舌抵上腭，呼吸自然，两目平视。

【按语】本势为少林内功基本功之一，重在锻炼趾骨肌、股薄肌、长收肌、短收肌、背阔肌、大圆肌、三角肌后束、桡侧腕长伸肌、拇长伸肌、指总伸肌等。

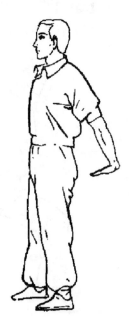

图 9-13　站裆势

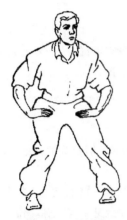

图 9-14 马裆势

2. 马裆势（图 9-14）

【动作】

（1）并步站立，左足向左平开一步，屈膝下蹲，足踵距离较肩为宽，两膝和足尖微向内扣，两足跟微向外蹬，成内八字形。

（2）两手后伸，肘直腕伸，拇指分开，四指并拢，或两手平放两膀处，虎口朝内。挺胸收腹，微微前倾，重心放在两腿之间，头如顶物，目须平视，呼吸随意。

【要领】沉腰屈膝，挺胸收腹，两目平视，呼吸自然。

【按语】本势是锻炼下肢的基本功，所谓练"架力"的功夫，以半腱肌、半膜肌、股二头肌、缝匠肌、股薄肌及腓肠肌为主，并通过骶棘肌、腹直肌、腹外斜肌、腹内斜肌和腹横肌等的作用，以挺胸收腹，将重心放在两腿之间，从而达到健腰补肾的作用。

3. 弓箭裆势（图 9-15）

【动作】

（1）并步站立，身向右旋，右足向右前方跨出一大步，距离可根据自己身体高矮调整；在前之右腿屈膝半蹲，膝与足垂直，足尖微向内扣；在后之左腿膝部挺直，足略向外撇，脚跟着地，成前弓后箭之势。

（2）上身略向前俯，重心下沉，臀部微收，两臂后伸，挺肘伸腕，掌根蓄劲或两手叉腰，虎口朝内，蓄势待发。

【要领】前弓后箭，用劲后沉，挺胸收腹，呼吸随意，虚灵顶劲，全神贯注。

【按语】本势锻炼以髂腰肌、股直肌、阔筋膜张肌、缝匠肌、半腱肌、半膜肌、股二头肌、腓肠肌和股四头肌为主，使前腿屈膝，后腿挺直。

4. 磨裆势（图 9-16）

【动作】

（1）右弓步，上身略向前俯，重心下沉，臀部微收，两手仰掌护腰。

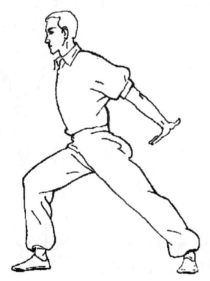

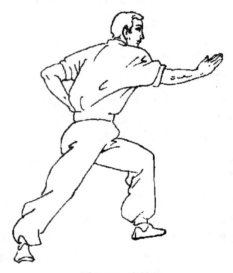

图 9-15　弓箭裆势　　　　　　　　　　　　　　图 9-16　磨裆势

（2）左手化俯掌屈肘向右上方推出，掌根及臂外侧运动徐徐向左方磨转，同时身体随之向左旋转，右弓步演变成左弓步，左手变仰掌护腰。

（3）右手化俯掌屈肘向左上方推出，掌根及臂外侧运动徐徐向右方磨转，同时身体随之向右旋转，左弓步演变成右弓步，右手变仰掌护腰。

【要领】前弓后箭，重心下沉，上肢蓄力，磨转时以腰为轴。

【按语】本势锻炼以三角肌、冈上肌、冈下肌、小圆肌为主，蓄力于掌根徐徐向左或右方磨转。

5.亮裆势（图9-17）

【动作】

（1）弓箭步，两手自腰间向前上方推出亮掌，指端相对，掌心朝上，目注掌背，上身略前俯，重心下沉。

（2）换步时向后转，两掌收回由腰部向后，左右交替练习。

【要领】蓄力上举亮掌，目注掌背，换步后转时，两掌收回后伸。

【按语】本势锻炼以冈上肌、三角肌、斜方肌和前锯肌为主。

6. 并裆势（图9-18）

【动作】

（1）并步站立，两足跟微微向外蹬，足尖并拢，五趾着实，用力宜匀。

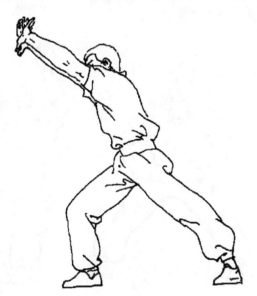
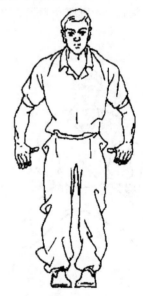

图 9-17 亮裆势　　　　　　　　　　图 9-18 并裆势

（2）两手挺肘伸腕，微向后伸，掌心朝下，四指并拢，拇指外分，目须平视。

【要领】同站裆势。

【按语】本势为少林内功的基本功之一，作用与站裆势类似，运动量稍轻。

7. 大裆势（图9-19）

【动作】

（1）并步站立，左足向左横开一大步，膝直足实，成内八字。

（2）两手后伸，肘直腕伸，四指并拢，拇指分开，虎口相对，成八字掌。

【要领】同站裆势。

【按语】本势为少林内功的基本功之一，作用与站裆势类似，运动量较大。

8. 悬裆势（图 9-20）

【动作】

（1）并步站立，左足向左横开一大步，屈膝半蹲，两足距离较马裆势宽。

（2）两手后伸，肘直腕伸，四指并拢，拇指外分，动作与马裆势相同，故又称大马裆。

【要领】同马裆势。

【按语】本势为少林内功的基本功之一，作用与马裆势类似，运动量较大。

9. 低裆势（图 9-21）

【动作】

（1）并步站立，足尖靠拢，五趾着地，足跟外蹬，略呈内八字。

（2）屈膝下蹲，上身下沉，臀部后坐不可着地，故有蹲裆之称，同时两手握拳前上举，肘要微屈，掌心相对，目须平视。

【要领】屈膝下蹲，上身下沉，臀不着地，握拳上举，掌心相对，两肘微屈。

【按语】本势锻炼以半腱肌、半膜肌、股二头肌、缝匠肌、股薄肌、腓肠肌、髂腰肌、股直肌、阔筋膜张肌和缝匠肌为主，屈膝屈髋，使上身下沉，同时以其拮抗肌，即股四头肌、臀大肌、股二头肌、半腱肌和半膜肌收缩，使身体保持平衡。

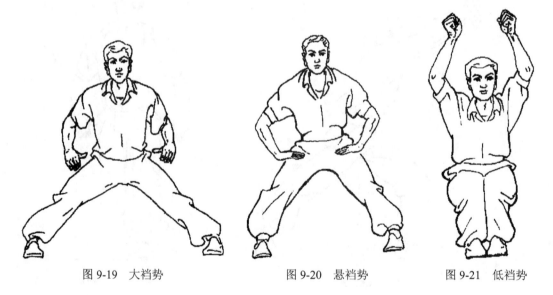

图 9-19　大裆势　　　　　图 9-20　悬裆势　　　　　图 9-21　低裆势

10. 坐裆势（图 9-22）

【动作】

（1）两足交叉，盘膝而坐，足外侧着地，上身微向前俯，故称之为坐盘功架。

（2）两手掌心朝下，腕背伸，使身体平衡，两目平视。

【要领】盘膝而坐，足外侧着地，上身微向前俯。

【按语】本势锻炼以臀中肌、臀小肌后部肌束、梨状肌等为主，使髋关节外旋，呈坐裆势。

（三）基本动作

1. 前推八匹马（图 9-23）

【动作】

（1）取站裆或指定裆势。屈肘，直掌于两胁。

（2）两掌心相对，拇指伸直，四指并拢，蓄劲于肩臂指端，两臂徐徐运力前推，以肩与掌成直线为度。胸须微挺，臀略收，头勿盼顾，两目平视，自然呼吸。

（3）手臂运动，拇指上翘，指端力求与手臂成直线，慢慢屈肘，收于两胁。

（4）由直掌化俯掌下按，两臂后伸，恢复原裆势。

【要领】指臂蓄力，立指运气慢推，两目平视，呼吸自然。

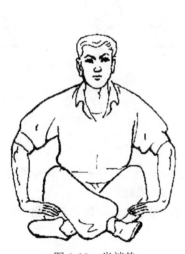 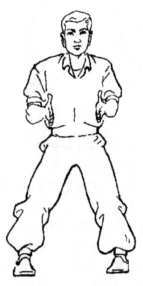

图 9-22　坐裆势　　　　　　　　　　　图 9-23　前推八匹马

【按语】本势为内功推拿的基础功法，以练肱三头肌为主。

2. 倒拉九头牛（图 9-24）

【动作】

（1）取站裆或指定裆势。屈肘，直掌于两胁。

（2）两掌沿两胁前推，边推边将前臂渐渐内旋，手臂完全伸直时，虎口朝下。四指并拢，拇指用力外分，腕、肘伸直，力求与肩平。

（3）五指向内屈收，由掌化拳如握物状，劲注拳心，旋腕，拳眼朝上，紧紧内收。化直掌于两胁，身微前倾，臀部微收。

（4）由直掌化俯掌下按，两臂后伸，恢复原裆势。

【要领】直掌旋推，劲注拳心，肘腕伸直，力求肩平，紧紧后拉，呼吸自然。

【按语】前推时以肩胛下肌、胸大肌、背阔肌及大圆肌用力为主，化掌握拳后拉以肱二头肌、肱桡肌及旋前圆肌收缩为主。以上两势，两手自胁肋两侧向前推出，使气行于中焦，故能健脾和胃，促进胃肠功能，人体化生有源，气血充沛，对于食滞不化、嗳气、胃脘胀痛、肠鸣等症有较好的防治作用。

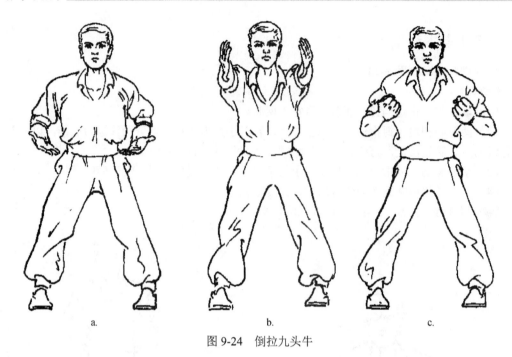

a.   b.   c.

图 9-24 倒拉九头牛

3. 单掌拉金环（图 9-25）

【动作】

（1）取站裆或指定裆势。屈肘，直掌于两肋。

（2）右手前推，边推边将前臂内旋，虎口朝下，掌心朝外，四指并拢，拇指外分，臂欲蓄劲，掌侧着力，肘腕伸直，松肩，身体正直，两目平视，呼吸随意。

（3）五指内收握拳，使劲注掌心，旋腕，拳眼朝上，紧紧内收，化直掌护肋。左右手交替练习。由直掌化俯掌下按，两臂后伸，恢复原裆势。

【要领】同倒拉九头牛。

【按语】在上势的基础上，可加强臂肌的锻炼。

4. 仙人指路（图 9-26）

【动作】

（1）取并裆势或指定裆势。屈肘，仰掌于腰部。

（2）右仰掌上提至胸前立掌而出，四指并拢，拇指伸直，手心内凹成瓦楞掌，肘臂运动，掌劲立向前推出，力要均匀。

（3）推直后屈腕握拳，蓄劲内收，边收边外旋前臂，仰掌于腰部，左右掌交替练习。

（4）由仰掌化俯掌下按，两臂后伸，恢复原裆势。

【要领】仰掌上提，立掌胸前，手心内凹，如同瓦楞，臂指运动，用力前推，旋腕握拳后拉。

【按语】前推时通过骨间掌侧肌、拇长伸肌、蚓状肌等收缩，使四指并拢，拇指伸直，手心内凹成瓦楞掌，肘臂运力，向前推出。以上两势，凝劲于肩、臂、肘、腕、指，旋腕前推，翻掌空抓，可以激发十二经脉经气，有健脑开窍、行气活血、疏通经脉的作用，对神经衰弱，肢体麻木，筋骨不利及颈、肩、掌、指各关节劳损有较好防治作用。

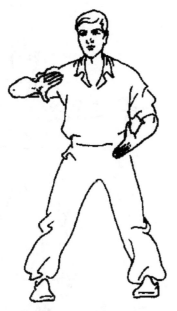
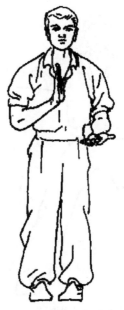

图 9-25 单掌拉金环   图 9-26 仙人指路

5. 凤凰展翅（图 9-27）

【动作】

（1）取弓箭裆或指定裆势。屈肘，两手徐徐提至胸前呈立掌交叉。

（2）立掌化为俯掌，缓缓用力向左右外分，两臂尽力伸直，形如展翅，四指并拢，拇指外分，指欲上翘，头如顶物，两目平视，上身微倾，切勿抬肩，呼吸随意。

（3）旋掌，屈肘内收，两侧蓄劲着力，徐徐收回，使掌心逐渐相对，处于胸前交叉立掌。

（4）立掌化俯掌下按，两臂后伸，恢复原裆势。

【要领】立掌交叉，用力外展，劲如开弓，肩肘腕平，蓄劲内收。

【按语】外展时以桡侧腕屈肌、尺侧腕屈肌、掌长肌、指浅屈肌和指深屈肌用力，化立掌为俯掌，通过三角肌、冈上肌等上臂肌群收缩，使两臂用力缓缓向左右外分，其形如凤凰展翅。

6. 风摆荷叶（图 9-28）

【动作】

（1）取站裆或指定的裆势。屈肘，仰掌于腰部。

（2）屈肘，掌心向上，四指并拢，拇指伸直，向前上方推出，至胸部左掌在右掌上相叠，运劲向前推足，然后缓缓向左右外分，肩肘掌平，成直线形，拇指外侧着力含蓄，使两手平托成水平线，头如顶物，目欲平视，呼吸自然。

（3）仰掌慢慢合拢，右下左上，交叉相叠，再收于腰部。

（4）仰掌化俯掌下按，两臂后伸，恢复原裆势。

【要领】仰掌交叉前推，外旋挺肘拉开，肩肘腕掌平齐。

【按语】本势通过肱三头肌等收缩，运劲前推，然后以三角肌、冈上肌等上臂肌群为主，缓缓向左右外分，使两手平托成水平线。以上两势，上臂运劲前伸、外屈，使胸廓尽量张开，上焦气机得以舒展，起到宽胸理气、调整气机、强心宣肺的作用，对心肺疾病有一定的防治作用。

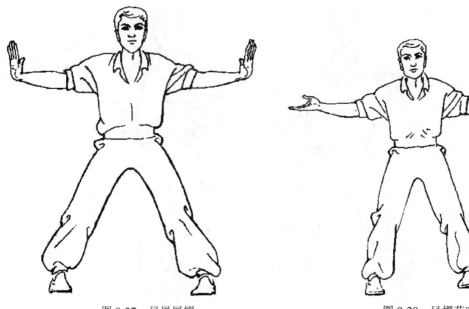

图 9-27　凤凰展翅　　　　　　　　　　　　　图 9-28　风摆荷叶

7. 两手托天（图 9-29）

【动作】

（1）取悬裆或指定裆势。屈肘，仰掌于腰部。

（2）两掌上托，掌心朝天，缓缓上举。指端着力，肩松肘直，两目平视，头如顶物。

（3）掌根外旋，四指并拢，分向左右，蓄力徐徐而下至胸部，旋腕变仰掌收回护腰。

（4）由仰掌化俯掌下按，两臂后伸，恢复原裆势。

【要领】仰掌上托，掌心朝天，指端运劲，松肩挺肘，两目平视。

【按语】仰掌上托时，以三角肌、冈上肌、斜方肌、前锯肌等用力为主，蓄力上举，犹如托天。

8. 霸王举鼎（图 9-30）

【动作】

（1）取弓箭裆势或指定裆势。屈肘，仰掌于腰部。

（2）仰掌缓缓上托，掌心朝天，过于肩部，掌根外展，指端由左右向内旋转，虎口相对，犹托重物，徐徐上举，肘部要挺，指端相对，四指并拢，拇指外分，两目平视，呼吸自然。

（3）旋腕翻掌，指端朝上，掌侧相对，拇指外分，蓄力而下，渐渐收回腰部。

（4）仰掌化俯掌下按，两臂后伸，恢复原裆势。

【要领】仰掌上托，过肩旋腕翻掌，指端相对，挺肘上举，回收旋腕翻掌直下，指端朝上，掌侧相对。

【按语】上举时以桡侧腕长伸肌、桡侧腕短伸肌、尺侧腕伸肌及所有指伸肌收缩，使腕关节尽量背伸，挺肘缓缓上举。以上两势，掌臂徐缓向上推动，引清阳之气上行于巅顶，营养脑髓。同时发力向上，振动肌肉、筋腱、体表、脏腑，故对体虚头晕，失眠，及胃、肾气虚等症有一定防治作用。

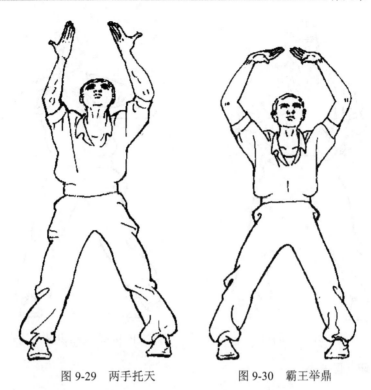

图 9-29　两手托天　　　　　　　图 9-30　霸王举鼎

9. 平手托塔（图 9-31）

【动作】

（1）取大裆或指定裆势。屈肘，仰掌于胁部。

（2）两掌慢慢向前运劲推出，边推拇指边向左右外侧倾斜，保持掌平，犹如托物在手，推至手与肩平。

（3）拇指运劲向左右外侧倾斜，四指着力，屈肘缓缓蓄劲收回于两胁。

（4）由仰掌化俯掌下按，两臂后伸，恢复原裆势。

【要领】仰掌运劲前推，大指外下倾斜，肘直掌平托物。

【按语】前推时以冈下肌、小圆肌用力为主，使前臂外旋，保持手掌平行。

10. 顺水推舟（图 9-32）

【动作】

（1）取马裆或指定裆势。屈肘，直掌于两胁。

（2）两直掌运动徐徐向前推出，边推边掌根外展，虎口朝下，四指并拢，拇指外分，由外向内旋转，指尖相对，肘欲伸直，腕欲屈曲，似环之形，头勿低，身勿倾，力求掌肘肩平。

（3）五指慢慢向左右外旋，恢复直掌，四指并拢，拇指运劲后翘，指端着力，屈肘蓄力而收，置于两胁。

（4）由直掌化俯掌下按，两臂后伸，恢复原裆势。

【要领】直掌运劲慢推时，旋腕指尖相对，挺肘形似推舟。

【按语】直掌前推时以肩胛下肌、胸大肌、背阔肌、大圆肌及上臂肌群蓄力，边推边内旋前臂，同时通过桡侧腕长伸肌、桡侧腕短伸肌、尺侧腕伸肌及所有指伸肌的收缩，背伸腕关节，待推足后其形似环。

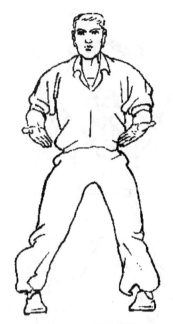 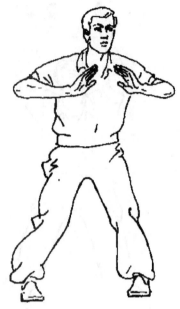

图 9-31　平手托塔　　　　　图 9-32　顺水推舟

11. 单凤朝阳（**图 9-33**）

【动作】

（1）取并裆或指定裆势。屈肘，仰掌于腰部。

（2）左仰掌旋腕变俯掌。屈肘由胸之左上方运力外展，再缓缓运向右下方，屈肘运动上抄作半圆形，收回护腰。

（3）右手动作与左手相同，唯方向相反。

（4）由仰掌化俯掌下按，两臂后伸，恢复原裆势。

【要领】旋腕化掌，蓄力外展，缓缓下运，形似半圆。

【按语】由仰掌化俯掌，以三角肌、冈上肌及手臂肌群运力，推足后再以胸大肌、背阔肌、三角肌、肱三头肌长头等为主运力，缓缓运向右下方。以上三势，臂、腕平推、外展，用力柔和、均匀，劲力俱自胸背而出，有利于肝、胆之气运行，对胸胁满闷、气郁脘腹之症有较好的防治效果。

12. 海底捞月（**图 9-34**）

【动作】

（1）取大裆或指定裆势。屈肘，仰掌于腰部。

（2）两手仰掌上提，经胸徐徐高举，并向左右分推，旋腕翻掌，掌心朝下，同时腰向前俯，腿不可屈，足用霸力，两掌由上而下逐渐相拢，掌心向上似抱物，蓄劲待发。

（3）两臂运劲，掌心指端着力，慢慢抄起，用抱力缓缓提到胸部或仰掌护腰，上身随势而直，目须平视。

（4）由仰掌化俯掌下按，两臂后伸，恢复原裆势。

【要领】仰掌上提，胸上高举，左右分推，旋腕翻掌，腰俯腿直，掌心向上，似如抱月，两臂运劲，指端着力，慢慢抄起。

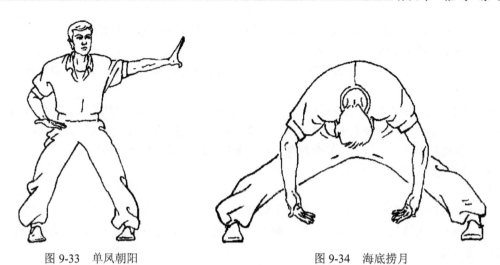

图 9-33　单凤朝阳　　　　　　　　　　图 9-34　海底捞月

【按语】仰掌以冈上肌、三角肌、前锯肌、斜方肌为主运力，将两臂缓缓上提，并通过三角肌和冈上肌等使两臂向左右分推，旋腕翻掌后腹肌收缩，使身体微向前俯，同时以胸大肌、背阔肌、大圆肌等蓄力，将两掌由上而下，再由下而上慢慢抄起，形似海底捞月。

13. 顶天抱地（图 9-35）

【动作】

（1）取大裆或指定裆势。屈肘，仰掌于腰部。

（2）仰掌上托，过于肩部，旋腕翻掌，掌根外展，指端内旋相对，徐徐上举；待推足后，旋腕翻掌，慢慢向左右外分下抄，同时身向前俯，两掌逐渐合拢，拇指外分，两掌相叠，右掌在上，掌背尽量靠底待发。

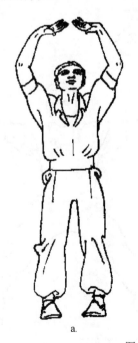
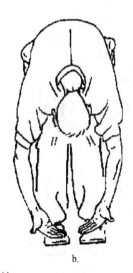

a.　　　　　　　　　　　　　　　b.

图 9-35　顶天抱地

（3）两掌如托重物缓缓提到胸部，成仰掌护腰，上身随势伸直，目须平视。

（4）两掌俯掌下按两臂后伸，恢复原裆势。

【要领】仰掌上托，过肩旋腕翻掌，掌心朝上，指端相对，两翻掌外分下抄，身向前俯，两掌合拢相叠，如抱物上提。

【按语】仰掌上托时以桡侧腕长伸肌、桡侧腕短伸肌、尺侧腕伸肌及所有伸指肌的收缩，使腕关节尽量背伸，挺肘缓缓上举，推足后以桡侧腕屈肌、尺侧腕屈肌、掌长肌、指浅屈肌、指深屈肌和拇指屈肌等为主运力，旋腕翻掌，通过骶棘肌的作用，身体随势伸直。

14. 怀中抱月（图 9-36）

【动作】

（1）取悬裆或指定裆势。屈肘，仰掌于腰部。

（2）两仰掌由腰部上提，化立掌在上胸交叉，缓缓向左右外分，肘欲直，指端朝向左右，掌心朝前与肩平。

（3）两指端向下，掌心朝内，慢慢蓄劲，上身略前倾，两手势如抱物，由上而下，再由下而上徐徐抄起，仍直掌回收，交叉于胸前。

（4）立掌化俯掌下按，两臂后伸，恢复原裆势。

【要领】仰掌上提，立掌交叉，左右外分，掌心朝前，腕肘肩平，指端向下，掌心朝内，上身略向前倾，呼吸自然。

【按语】以胸大肌、背阔肌、大圆肌及二头肌等为主运力，将两臂由下而上徐徐抄起，其势如抱月。以上三势，蓄劲于腰背，在此基础上，分掌抄抱，仰俯曲身，均可激发任、督二脉经气，因任、督脉俱起于胞中，故能益养气血，通调阴阳，对于体虚衰弱，月经不调，闭经，带下及阳痿，遗精症有较好的防治作用。

15. 力劈华山（图 9-37）

【动作】

（1）取弓箭裆或指定裆势。屈肘，在胸部成立掌交叉。

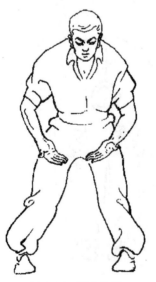

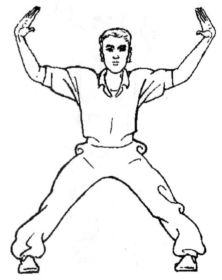

图 9-36　怀中抱月　　　　　　　图 9-37　力劈华山

（2）两立掌缓缓向左右分推，两肩松开，肘部微曲，四指并拢，拇指后翘，掌心向前，力求成水平线。

（3）两臂同时用力下劈，连续三次，头勿转侧摇动，两目平视，待劈完最后一次，仰掌护腰。

（4）由仰掌化俯掌下按，两臂后伸，恢复原裆势。

【要领】立掌交叉，左右分推，用力下劈，两目平视。

【按语】以斜方肌、背阔肌、胸大肌、大圆肌、肩胛下肌及上臂肌群等蓄力，连续用力劈砍三次。蓄力腰腿，继而运劲于两臂，自上而下劈动，可利三焦气机，对于胸闷、脘胀及腹部不适等三焦诸症有防治作用。

16. 三起三落（图 9-38）

【动作】

（1）取并裆或指定裆势。屈肘，直掌于两胁。

（2）两膝屈曲下蹲，同时两手前推，掌心相对，四指并拢，拇指运劲后伸。保持原势要求，头勿随势俯仰摇动，两目平视。

（3）两掌用劲后收，同时慢慢起立，待立直时两掌正好收至两胁，往返三次，须用劲均匀。

（4）由直掌化俯掌下按，两臂后伸，恢复原裆势。

【要领】指臂蓄力，前推下蹲，用劲后收，随之立起。

【按语】屈膝下蹲时以髂腰肌、股直肌、阔筋膜张肌、缝匠肌、半腱肌、半膜肌、股二头肌、缝匠肌、股薄肌和腓肠肌为主运力，使身体下沉，同时要求肩臂运力徐徐前推。蓄劲前推，气行中焦，健脾和胃，加强腰腿气血运行，对内脏虚弱等有较好防治效果。

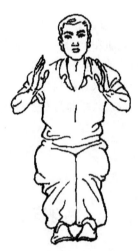

图 9-38　三起三落

17. 乌龙钻洞（图 9-39）

【动作】

（1）取大弓箭裆。屈肘，直掌于两胁。

（2）两直掌并行，掌心相对，徐徐前推，边推掌心边向下逐渐化成俯掌，指端向前，上身随势前俯。两足内扣。

（3）推足后旋腕，蓄力而收，边收掌心边慢慢朝上，由俯掌化仰掌护腰。

（4）由仰掌化俯掌下按，两臂后伸，恢复原裆势。

【要领】直掌渐化俯掌前推，上身随势前俯，推足渐化仰掌，蓄力而收。

【按语】此功法以肩胛下肌、大圆肌、旋前圆肌和旋前方肌收缩为主，边推掌心边向下，由直掌化俯掌，上身随势前俯。推掌推足后以冈下肌、小圆肌和旋后肌为主运力，边收掌心边朝上，化俯掌为仰掌护腰，上身随势而直。

18. 卧虎扑食（图 9-40）

【动作】

（1）取大弓箭裆，两手仰掌护腰。

（2）两仰掌化直掌前推，同时两前臂内旋，两腕背伸，虎口朝下，腰随势前俯，前腿得势后腿使劲勿松。

（3）五指内收握拳，旋腕，拳眼朝天，屈肘紧收，成仰掌护腰。

（4）由仰掌化俯掌下按，两臂后伸，恢复原裆势。

【要领】仰掌旋推，腰向前俯，劲注拳心。

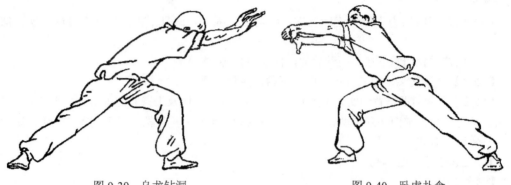

图 9-39　乌龙钻洞　　　　　　　　　图 9-40　卧虎扑食

【按语】前推时以旋前圆肌和旋前方肌为主运力，化仰掌为直掌，同时肩胛下肌、胸大肌、背阔肌和大圆肌收缩使前臂内旋，桡侧腕长伸肌、桡侧腕短伸肌、尺侧腕伸肌及所有伸指肌收缩，使两腕、背、腿、腰也随势前俯。推足后，握拳旋腕，屈肘紧张，身体随势而直。以上两势，采取弓箭裆势，意取前弓后箭，尽蓄全身之力，配合腰背前俯，伸臂劲推，使意气力相融一致，久练此势对全身伤痛、关节屈伸不利及各种慢性疾病都有较好的防治作用。

第四节　现代训练方法

一、热身运动

（一）概念

热身运动又称准备运动或准备活动。前者因生理效应而得名，后者则属运动概念。热身运动，是某些全身性运动的组合，好的热身运动对随后的正式运动或针对性运动可以起到很好的帮助作用。

（二）目的

在正式运动之前，人体的各项功能和工作效率不可能马上就达到最高水平，因而需要通过热身调整运动状态。以较轻的运动量，先进行以肢体为主的全身活动，为随后更为强烈的运动做准备。目的在于提高随后激烈运动的效率，保证激烈运动的安全性，同时满足人体在生理和心理上的需求。

热身运动是所有运动训练的重要组成部分，热身的重要性在于可以避免运动损伤的发生，保证安全性，减少损伤的风险系数。一个有效的热身包含很多重要的环节，这些环节共同作用才使得运动损伤的风险降到最低。

（三）作用

热身运动的首要作用是让身心做好准备，以接受即将更艰苦的训练或更剧烈的比赛。它可以增加身体的核心温度及肌肉温度；肌肉温度的增加可以使肌肉更松弛，更灵活；核心温度的增加，可以增加心率次数和呼吸的深度与频率。使血液流量、血液氧气量和血液中的营养增高，以应对剧烈运动中肌肉更多的消耗，可以帮助肌肉、肌腱与关节接受更多的艰苦训练。当物质代谢和能量释放过程加强后，可加速燃脂，并同时提高神经系统的兴奋性，提升运动效果。使运动者心理状态受到调节，随之可快速投入正式运动中。

（四）基础性分类

热身是正式运动前开始的简单轻松的动作，可循序渐进地让身体接受更高强度的训练及比赛。一次完整的热身活动可分为四类：一般热身、静止的肌肉拉伸、专项运动热身和动态的肌肉拉伸。这四类热身运动是整个完整热身运动的主要组成部分。它们非常重要，任何一个部分都是不可忽视的。四个部分联合作用给身体和心理以积极影响，从而使训练者的身体进入巅峰状态。

1. 一般热身 是指使身体轻松活动，运动的强度低、时间短。这需要根据运动者身体的健康水平和运动竞技的强度来确定。一般热身大概需要时间是 5～10 分钟，至身体微汗。可以简单地提高心率，刺激呼吸的频率，增加血流量，帮助运送氧料和营养物质给肌肉，同时帮助提高肌肉的温度。

2. 静止的肌肉拉伸 是肌肉关节在相对静止的情况下，做肌肉的基础拉伸活动。可有效地降低身体的运动损伤风险，并且可提高肌肉的灵活性。主要针对运动时需要参与的大肌肉群进行拉伸，大概需要时间 5～10 分钟。静止的肌肉拉伸是将肌肉提高到紧张的状态，持续一段时间。相互拮抗的肌肉群经过拉伸后获得放松，随之可调动整个身体肌肉群的紧张度。通过拉伸，可拉长肌肉与肌腱的长度，以增加关节活动范围，这对肌肉、肌腱、关节的损伤预防起到了重要的作用。

3. 专项运动热身 在完成以上两项基础热身活动后，就是针对运动者将要进行的专项运动所需的热身活动。专项运动热身活动所反映出的专项特点是，该活动的动作应与专项运动相符合。

4. 动态的肌肉拉伸 是热身活动的最后一个步骤。如果这个阶段热身不当，会直接导致肌肉的损伤。所以这个阶段的热身，必须在有资质有经验的教练员或指导员的监督指导下进行。有训练经验的运动员非常适合动态的肌肉拉伸，这个方法可以使肌肉更加灵活和适宜专项的要求。该项拉伸通过控制软组织平衡、增加摆动活动来扩大身体关节的活动范围。这种热身活动的力度应逐渐增加，而不是激进或无控制。作为热身活动的最后一个阶段，对于参与专项的运动者是很重要的，它可使运动员的身心状态达到最佳，使身体做好准备接受更艰苦剧烈的运动训练。肌肉的动态拉伸是提高运动者能力和表现的有效方法，也是避免损伤，对受伤肌肉进行康复训练的有效措施。

（五）热身运动注意事项

（1）热身运动的强度和持续时间必须因个人体能、体质情况而制订，也必须根据专项运动项目的不同而有所调整。

（2）体质体能优秀的运动者，体温调节系统的反应效率较佳。所以这类人需要做更长时间、更激烈的热身运动，才能起到热身的效果。但是如果热身的强度太大，反而导致过度疲劳而影响专项运动效果。

（3）在气温降低的季节，热身运动的时间、运动量应适当增加。并且为了维持上升的体温，必须增加衣物保温。在气温升高的季节里（夏季）或长距离项目，太多的热身运动，会使体温过度上升，反会影响运动能力。

（4）一般来说，达到身体微出汗，便可以结束热身运动。也可用心率次数作为热身运动结束的标准，比如说安静时心率增加 60～80 次/分。

（5）一般来说热身运动需要的时间应在 10～40 分钟。根据年龄、性别、运动项目、竞技或非竞技、运动者自身体质差异、季节气温的不同，热身运动所需要的时间也会不同。热身运动应占总运动时间的 10%～20%。如进行 1 小时的跑步运动，热身时间应该在 6～12 分钟范围内。

（六）热身运动各项动作

（1）热身时主要几处应该被拉伸的肌肉包括大腿后部、大腿内侧、小腿后部、背部、胸大肌。

拉伸大腿后部肌肉：运动者坐在地上，先以右腿为例，使右腿在体前伸直，左腿弯曲，外侧贴近地面，与右腿组成三角形，背部挺直，从胯部开始前倾，双手抓住右足足尖，保持这个姿势 30 秒，手触足尖时不允许有弹动式动作，如触不及足尖也可。右腿动作结束后，换左腿。每侧拉伸 3～5 次。

拉伸大腿内侧肌肉：①运动者坐于地面，双足底在身前相互贴紧，膝盖向外展并尽量靠近地面，双手抓住双足踝，保持这个姿势，放松，然后重复 3～5 次。②运动者坐于地面，双足在体前伸直并分开，保持背部和膝盖部挺直，从胯部向前屈体，双手从腿内侧去抓住双足踝，保持这个姿势，感觉大腿内侧被拉紧、放松，然后重复 3～5 次。

拉伸小腿后部肌肉：运动者俯身，伸直一条腿并用足尖着地，用双臂与之支撑身体，另一条腿屈于体前放松，身体重心集中于支撑足的足尖处，足跟向后、向下用力，感觉到小腿后部肌肉被拉紧，保持紧张状态，放松，重复 3 次，然后换另一条腿做 3 次。

拉伸背部肌肉：运动者双手抓住单杠，头仰起，腰部及下肢尽量放松，靠重力拉伸背部肌肉，保持 20 秒，放松。然后重复 3～5 次。

拉伸胸大肌：运动者可站位，也可坐位。双臂平举，微握拳，拳心向体前方向，肘关节微屈并固定角度不变，双肩胛角夹紧，做主动的扩胸运动。20 次为一组，可做 3 组。

（2）热身时需要活动的关节包括肩关节、胯关节（包括摆胯和绕胯）、膝关节、踝关节。

肩部环绕练习：直立，双腿分开与肩同宽，双肩向后环绕 10 次，再向前环绕 10 次。或单肩左右交替向后环绕、向前环绕各 10 次。

摆胯及绕胯练习：摆胯，运动者双手撑住墙，一条腿作为支撑着地，身体与墙面成直角三角形，另一条腿在体前做摆动运动，以活动髋关节。20 次为一组，一侧做完做另一侧。绕胯，直立，双腿分开略比肩宽，双腿微屈，手放在胯骨上。上身正直，利用腰胯力量使胯部左右摆动各 10 次，注意腹部收紧。然后顺时针逆时针环绕各 10 圈。

屈伸膝关节练习：两腿并拢，屈膝半蹲，两手扶膝，轻轻屈伸膝部。

踝关节环绕练习：直立，抬起右足离地 15cm 左右，足尖着地，足跟固定足尖画圈，顺时针逆时针各 10 圈。而后换左足。

二、徒手练功

徒手练功是指不借助或简单借助器械的锻炼方法。

（一）俯卧撑

俯卧撑是最常见的一项基本训练，主要锻炼上肢、腰部及腹部的肌肉，尤其是胸肌，是很简而易行且十分有效的力量训练手段。

1. 动作要领 运动者附身于地，双手双足尖着地；身体平直，保持从肩膀到足踝成一条直线；双臂放在胸部两侧，两手相距略宽于肩膀。这样可以有效锻炼肱三头肌。用 2～3 秒时间下降身体，胸部距离地面 2～3cm，然后用力撑起，回到起始位置。如果做不到一个完整的俯卧撑，也可以膝盖着地。

2. 作用 俯卧撑锻炼的肌肉群主要有肱三头肌、三角肌前束、前锯肌和喙肱肌及身体的其他部位。其主要作用是提高上肢、胸部、腰背和腹部的肌肉力量。

3. 注意事项

（1）初学者应循序渐进，由少到多，由易到难，由轻到重进行锻炼。

（2）初学者应根据自身体质情况，选择适宜的练习方法，控制运动负荷。

（3）俯卧撑前要做好准备放松活动，以免防止肌肉僵硬受伤。

（4）老人禁用击掌、指式、负重练习法；心脏病、高血压、骨质疏松患者禁用此法。

（5）俯卧撑为自身重力训练，长期做俯卧撑容易损伤对指关节（拳式）、腕关节（掌式）和肩关节，使这些关节遭受较大的压力和冲击，引发以上部位疼痛，所以平时须对这些关节多加保养。

（6）初学者练习俯卧撑可以进行两组，每组 5～10 次。有一定基础的运动者则可做 3 组，每组 20 次；高水平人士可以尝试 4 组，每组 30～50 次。

（二）引体向上

引体向上，简称为引体，是指练习者依靠自身力量克服自身体重，向上作功的垂吊练习。主要锻炼上肢肌肉力量，以及背部肌肉和腰腹力量。想要完成一个完整的引体向上，这一过程中需要背部骨骼肌和上肢骨骼肌的共同发力，是众多关节复合动作的练习。既能够锻炼上肢肌肉力量，又是所有发展背部骨骼肌肌力和肌耐力的练习方式中参与肌肉最多、运动模式最复杂、最有效的练习方式，也是最基本的锻炼背部的方法。

引体向上练习需要的场地和器材并不复杂，只需要满足人体的竖直垂吊，其练习地点多样化，许多学校的校园、住宅小区、城市大众公园，都有单杠的健身器材，易于寻找，便于练习者使用。该动作方向与人体上肢骨骼和肌肉的生理作用方向相一致，不易造成训练者受伤，可独自练习，一般不需要他人的额外辅助指导，是一个简便、高效、安全的训练动作。

1. 动作要领 正手位引体向上：运动者足踩一高物，双手手心向前，抓稳单杠，双手距离略宽于肩。然后双足离开高物，距地面一定距离，身体悬空。头微上仰，双肱二头肌、背部肌肉主动发力，肘关节屈曲，将身体向上拉起。当下颌超过单杠，稍作停顿 1 秒，使背阔肌彻底收缩。然后逐渐放松背阔肌、肱二头肌，让身体徐徐下降，直到回复完全下垂，为一个完整的引体向上。可重复再做。可以弯曲膝关节，并将两小腿向后交叉，使身体略微后倾，能更好地锻炼背部肌肉。

反手位引体向上：运动者足踩一高物，双手手心向后，抓稳单杠，双手距离略窄于肩。然后双脚离开高物，距地面一定距离，身体悬空。头微上仰，双肱二头肌、背部肌肉主动发力，肘关节屈曲，将身体向上拉起。当下颌超过单杠，稍作停顿 1 秒，使背阔肌彻底收缩。然后逐渐放松背阔肌、二头肌，让身体徐徐下降，直到回复完全下垂，为一个完整的引体向上。可重复再做。

2. 作用　正手位以锻炼背部背阔肌为主，反手位以锻炼肱二头肌为主。可使多关节、大肌肉群同时协调发力运动，得到锻炼。该项目可提高手臂抓握力、上肢屈肌力量、背部力量和部分腰腹肌力量。

3. 注意事项

（1）选择好单杠的高度，不可太高，也不可太矮。双手抓住单杠，身体悬空下垂，足尖离地面 1～5cm 为最佳。

（2）双手握力不够，或手心出汗湿滑时，可在双手涂防滑粉，或戴健身防滑手套，以免双手抓握不紧单杠，滑落摔伤。

（3）下杠时，可回到原高物处。如无可踩踏的高物，为跳跃式上杠者，下杠时应观察好足下地面情况，避免地面不平、有异物或湿滑。双足全足掌轻落地，避免崴伤足踝或挫伤足跟。

（4）对自己臂力有自信者，可提高难度。如负重引体向上，单臂引体向上。

（5）初习者可每次 4～5 个为一组，每次 3 组。随着力量的增长，可增加单组完成数，或组数。如每组 20 个，完成 5 组。

（6）年老体弱，心脏病、高血压、骨质疏松患者禁用此法。

（三）悬垂

悬垂指人体双手握紧单杠，身体自然下垂，产生静止拉力的一种动作。

1. 动作要领　运动者足踩一高物，双手手心向前，抓稳单杠，双手距离同肩宽。然后双足离开高物，距地面一定距离，身体垂直悬空。全身放松，双臂自然伸直，做静止性拉力动作以对抗自身重力。

2. 作用　锻炼手指手掌的抓力、握力。牵拉背部肌肉群，提高上肢肌肉、背部肌肉的耐力和张力。对青少年增高，可起到促进作用。

3. 注意事项

（1）选择好单杠的高度，不可太高，也不可太矮。双手抓住单杠，身体悬空下垂，足尖离地 1～5cm 为最佳。

（2）双手握力不够，或手心出汗湿滑时，可在双手涂防滑粉，或戴健身防滑手套，以免双手抓握不紧单杠，滑落摔伤。

（3）下杠时，可回到原高物处。如无可踩踏的高物，为跳跃式上杠者，下杠时应观察好足下地面情况，避免地面不平、有异物或湿滑。双足全足掌轻落地，避免崴伤足踝或挫伤足跟。

（4）对自己臂力有自信者，可提高难度。可负重悬垂，单臂悬垂。

（5）悬垂不同于引体向上，前者为静止性发力，后者为动态性发力。

（6）悬垂后，可走动放松肌肉。并最大限度地一边吸气一边举手和一边呼气一边轻松把手放下。接着，用力紧握拳头放于胸前，随后松开手指，闭目，张口，舒眉，放松面部肌肉。然后躺在床上使背和臀部的紧张肌肉放松。然后放松肩背、臂部的紧张肌肉。

（7）悬垂以单次坚持时间为锻炼标准，初学者可以 10 秒为限。随着体能的增加，可逐渐增加时间，单次 1 分钟为最佳。

（8）年老体弱，心脏病、高血压、骨质疏松患者禁用此法。

（四）平板支撑

平板支撑一种类似于俯卧撑的肌肉训练方法，在锻炼时呈俯卧姿势，可以有效地锻炼腹横肌，被公认为训练核心肌群的有效方法。

1. 动作要领 训练者俯卧，双肘弯曲，以前臂尺侧缘支撑在地面上，肩膀和肘关节垂直于地面，双前足掌蹬踏住地面或双足尖点地。使身体离开地面，躯干伸直，头部、肩部、胯部和踝部保持在同一平面。以足趾和前臂支撑全部体重。腹肌收紧，盆底肌收紧，脊椎延长，眼睛看向地面，保持均匀呼吸。每组保持 60 秒，每次训练 4 组，组与组之间间歇不超过 20 秒。

2. 作用 锻炼核心肌群，如腹直肌、腹横肌等。提高核心肌群力量，增强身体稳定性。平板支撑还能够减少背部的损伤，因为在做平板支撑的时候可以增强肌肉，这样就不会给脊柱和背部太大的压力，另外还可以给背部强有力的支持，特别是上背部区域。

3. 注意事项

（1）保持身体挺直，并尽可能最长时间保持这个位置。若要增加难度，手臂或腿可以提高。

（2）需要一个比较合适的平板，不能太硬也不能太软。肩膀在肘部上方，保持并控制腹肌的持续收缩发力。

（3）近期出现肩膀、腰部、背部等部位疼痛感，不要进行这项运动。腕部韧带损伤、网球肘、肩关节疼痛、肩周炎、有过肩关节脱位病史的人群，做此项训练会有加重症状的风险。腰椎间盘突出或腰肌劳损的患者应在医师了解病情后，考虑病程的长短，康复的程度，在其明确的指导下，再考虑尝试平板支撑运动。

（4）严重脊柱侧弯、急性腰椎间盘突出及骨质疏松的人群由于骨骼和肌肉不达标，不建议做平板支撑运动。但是，平板支撑对于轻微的脊柱侧弯有矫正作用，在腰椎间盘突出的后期也可作为恢复性锻炼进行。

（5）45 岁以上的中老年人不宜做平板支撑运动，但是曾坚持长久运动、身体素质过硬的人群可以进行此项训练。高血压、心脑血管疾病患者也不建议进行。

（6）孕妇不建议进行平板支撑训练，因为对腰腹部肌肉运动量较大，容易流产。产后 42 天以上的产妇推荐进行平板支撑，对促进盆底肌恢复、防止子宫脱垂有好处。

（五）靠墙静蹲

靠墙静蹲是一种简便的，以锻炼股四头肌肌肉力量的训练方法。

1. 动作要领 训练者背靠墙站立，双手掐腰，双足分开，与肩同宽。双足依次向前迈出一小步，足尖平齐，此时双腿与墙夹角约 45°。随即逐渐屈膝下蹲，背部紧靠墙向下滑动。使小腿长轴与地面垂直，大腿和小腿之间的夹角不要小于 90°，向下看时，膝关节应不超过足尖。收腹，注意控制呼吸，不可屏气。起立时，双手心撑住墙，双膝逐渐挺直，回到直立位。每次 30～60 秒为一组，完成 2～3 组。

2. 作用 主要锻炼股四头肌，同时也可刺激到腹直肌、腹横肌。髌骨软化，髌股关节软骨损伤，髌骨上下两极的疼痛性病变，膝关节损伤后处于早中期恢复期的患者，可采用此锻炼方法进行康复性训练。适用于下蹲力量弱或者容易疼痛的人群，想加强大腿肌肉力量的人在负重锻炼之前也适用。

3. 注意事项

（1）不可下蹲太深，因为蹲得太深，会明显增加髌股关节的压力，也不能对大腿肌肉力量产生强烈的锻炼效果。

（2）选用防滑的鞋或比较粗糙的地面，以防屈膝下蹲重心改变时摔倒。

（3）膝关节疼痛或下肢力量比较弱的人，下蹲时的膝关节角度可大于 90°，随着疼痛的减轻、力量的增加，可逐渐缩小角度至 90°。

（4）初学者随着下肢力量的增强，可逐渐增加单次的时间，越强的锻炼者坚持时间越长。一般每次蹲到无法坚持为一次，休息 1～2 分钟，然后重复进行。每天重复 3～6 组为最好。

（5）体重较大的或膝关节有伤病的练习者，可在膝关节佩戴护膝、弹力带、髌骨减震带等防护用具。

（6）练习者可选用柔软、有弹性、可支撑的健身球。将其置于腰背部，由墙面和腰背将球夹住。球会随着练习者的每一次屈膝下蹲上下滚动，增加了动作的连贯性，也会使背部抵靠墙的感觉更舒适。

（7）蹲的角度非常重要，因为维持姿势的肌肉有"溢出效应"，就是每部分肌肉只在一定的角度范围内起维持姿势的作用。所以，静蹲最好分不同的角度来做。常用 30°、60°、90° 3 个角度，效果则会更好。

（8）下肢骨折骨裂、半月板撕裂、膝内外侧韧带断裂、骨质疏松、高血压、心脑血管疾病患者禁用。

（六）波比跳

波比跳，是一种最常见的健身项目，是一种强度高、运动量大、短时间燃烧脂肪、令心率快速上升的对抗自重阻力训练的动作之一，也称作立卧撑。该项目结合了深蹲、伏地挺身、跳跃一系列连贯的动作，在短时间内会将心率提升到将近最大值。

1. 动作要领　训练者站立位，双足与肩同宽，屈膝下蹲，呈深蹲姿势。随即身体前倾，足跟提起，两前足掌着地，同时双手掌撑地，两手间距宽于肩。重心继续前移，使大部分重力压在撑起的上肢上，双足向后蹬出直到双腿伸直，双足尖着地。紧接着完成一个俯卧撑。随后迅速屈髋屈膝收腿，回到蹲式，前足掌着地。双手掌快速从地上推起，手掌离开地面，同时重心向后，双腿发力快速跳起。起跳同时，双臂外展，掌心朝上，在体侧划半圆轨迹，在起跳达到最高高度时，双手在头顶用力击掌，落地，为整个完整动作。重复动作。每组可做 10 个，每次完成 5～10 组。

2. 作用　波比跳能够训练到全身 70% 以上的肌肉群，包含核心肌群、足、手臂、腹部及背部等。除能训练肌耐力、爆发力、活动性外，还对心肺适能的训练有非常大的帮助。

因其燃脂效率高，训练肌肉全面，是力量和有氧训练相结合最完美的全身练习动作，所以被视为最好的全身健身项目之一，是瘦身运动的最佳课程。其所需空间不大，是一项在短时间内即可达到全身出汗的运动。

3. 注意事项

（1）初学者可按组完成，逐渐加量，比如随着体能的提高可缩短组间休息时间，增加每组个数。

（2）波比跳是下蹲、后踢脚、俯卧撑、前跳、垂直跳等动作的结合。训练时一定要协调、连贯，并且要控制好重心的转移。

（3）每做几个波比跳，休息一段时间，这样为一个循环，重复做几个循环。比如，每做 10 个波比跳，休息 20 秒，持续做 50 个循环。

（4）在规定时间内，做最多下的波比跳，然后休息一段时间，这样为一个循环，重复做几个循环。比如，在 60 秒内做最多下的波比跳，休息 30 秒，重复做 50 个循环。

（5）有运动基础的训练者，可用不休息的方式连续做，直到再也做不下去力竭为止。还可以不间断一直做波比跳，直到做满计划的极限个数。

（6）循序渐进，贵在持之以恒。

（7）波比跳对膝关节损伤很大，注意膝关节的保护，可戴护膝、髌骨减震带、弹力带等进行保护。

（8）半月板撕裂、膝内外侧韧带断裂、膝关节腔内增生积液急性期、骨质疏松、高血压、心脑血管疾病患者禁用。

三、器械练功

器械练功是为了满足不同人群达到更好的强身健体效果，而借助健身器械以辅助人体锻炼，或加大锻炼负重提高训练强度的一种锻炼方法。其针对不同的效果，有不同的器械可以选择，本部分内容以选用杠铃为主。

（一）杠铃平板卧推

杠铃平板卧推是杠铃仰卧推举的简称，也是力量举比赛的一个规定动作。

1. 动作要领　仰卧于卧推凳水平板面上。头正颈直，身体应处在杠铃中间的位置。两足屈膝，两足着地微用力蹬踏，以稳定身体。双手正握杠铃，握距稍宽于肩，左右手到左右两侧杠铃片距离保持一致，使杠铃平衡的中立位，双肩胛夹紧锁住，胸部微挺起。此时双手臂用力伸直，将杠铃推起，杠铃杆位置应在双乳头连线的上方。吸气后，慢慢弯曲肘关节，放下杠铃至胸部。当杠铃轻轻接触胸部，或最接近胸部位置后，再将杠铃推起，同时呼气。每次放下举起为一个，8~12 个为一组，每次 6~10 组。

2. 作用　杠铃平板卧推主要用于锻炼胸大肌、胸小肌、三角肌前束、肱三头肌和肘肌，兼练前锯肌、肱二头肌、喙肱肌及前臂肌群等。卧推参与的骨骼肌肉较多，尤其对发展上肢伸肌和胸大肌有显著作用。同时还可以增强人体的协调性，平衡性，核心肌群的力量。

3. 注意事项

（1）头、背及臀紧贴凳面，保持挺胸姿势，腰部拱起，与凳间距离为可顺利平插一个手掌。

（2）握距宽于肩，但不可过宽。根据想要刺激锻炼的肌肉不同，握距也可随之改变。比如，握距宽于肩则胸大肌受力多，能着重锻炼胸部外侧。握距窄于肩，能着重锻炼胸大肌的起点，即胸部内侧及肱三头肌。但是在力量举比赛中规定握距不能大于 81cm。

（3）不要让杠铃压迫胸部，将杠铃放在胸上调整握距或借助胸部反弹推起杠铃都是错误的。

（4）躯干不可扭动，左右均衡用力，两臂同时伸展，横杠始终垂直于躯干，平行于地面。

（5）两足不能蹬地施力过大，借力过多会影响上肢锻炼的效果。

（6）手臂与躯干的夹角也很重要。当肘关节夹紧贴近躯干时，肱三头肌和三角肌受力相对较大；当肘关节张开时，胸部受力增大。

（7）新手初练平板卧推时，由于胸大肌、三角肌、肱三头肌的肌肉力量较差，再加上练习的仰卧姿势也会受到一定影响，对杠铃的控制能力较有限，容易出现杠铃歪斜，身体左右晃动。

可选用较轻的重量，或从轻重量哑铃卧推开始，逐渐过渡到大重量杠铃平板卧推。

（8）训练时要沉住气，不要慌，注意力要集中，不要左顾右盼，双眼目视杠铃杆。

（9）平板卧推时须深化呼吸并降低动作的速度和节奏。吸气时下放，想象胸大肌被拉长，挺胸至极限，同时要保持肌肉紧张持续用力，让横杠仅能轻触胸部。呼气时将杠铃推起，胸部肌群的力量比手臂力量大得多，所以上推时应从胸部主动收缩挤压式发力，带动手臂将杠铃举起。

（10）杠铃应落在乳头稍上的部位。因为此点正在胸大肌的拉力线上，以便胸大肌发力收缩时能发挥最大的效能。要注意下放的精确度，要感觉体会，而不要低头看，可请教练提醒。

（11）双足应平放地上，以助维持稳定身体平衡。

（12）练平板卧推时，一定要有教练指导、保护、帮助。教练应站在练习者头后，当发现练习者无法完成动作时，双手抓握横杠施加助力，保护练习者不被砸伤。还要及时指出练习者握杠是否平衡，推起时杠铃的轨迹是否合乎要求。

（13）可佩带护肘、护臂、护腕、弹力带等护具以保护腕肘关节，有助发力。

（14）手心出汗湿滑时应及时擦干，或涂抹防滑粉，或戴健身手套，以免杠铃抓握不住从手中滑落砸伤练习者。

（15）平板卧推时，应尽量保持直腕，以保护腕关节。

（16）平板卧推前检查杠铃杆两侧螺丝是否松动，将其调紧，以防过大重量造成杠铃杆两端脱落。同时还要检查杠铃片卡子是否卡紧，也是为了防止杠铃片滑落造成人体损伤。

（17）45 岁以上的中老年人不宜做较大重量的平板卧推，但是曾坚持长久运动、身体素质过硬的人群则可以。高血压、心脑血管疾病患者也不建议进行此项练习。

（二）杠铃硬拉

杠铃硬拉分为屈腿硬拉和直腿硬拉。还有一些其他变形训练方式，比如罗马尼亚硬拉、相扑硬拉等。屈腿硬拉主要用于锻炼下背部骶棘肌；直腿硬拉主要锻炼股二头肌，但也涉及臀部肌群、骶棘肌。

一般来说，传统意义上的硬拉都是指屈腿硬拉。为了提高腰部力量，硬拉无疑是最有效的训练动作。

1. 动作要领

（1）屈腿硬拉：双足呈八字形站立，杠铃放体前，屈膝下蹲俯身，双手正位握紧杠铃，握距约与肩宽或宽于肩，左右手到左右两侧杠铃片距离保持一致，位于使杠铃平衡的中立位，头用力抬起，挺胸，腰背绷紧，并锁住双肩胛，翘臀，上体前倾约 45°。腿肌用力伸膝，提起杠铃，拉到最高点时，双肩尽量外展，抬头挺胸，停滞 3 秒。然后屈膝缓慢下降还原。为提高锻炼效果，屈膝下降杠铃时不让其触及地面。

（2）直腿硬拉：两足开立，足尖向前，两足距离略比肩稍窄。向前倾，弯腰屈体，膝关节挺直不要屈膝。两手用正位握紧杠铃，握距同肩宽，垂于体前，左右手到左右两侧杠铃片距离保持一致，位于使杠铃平衡的中立位，头挺起，勿低头。此时，直膝向前屈体，尽量使上体与地面平行，然后下背腰部发力，肌肉收缩用力，脊柱向前挺起，上拉杠铃。杠铃到最高点时，停滞 3 秒后缓慢下降还原。提铃和还原过程腰要绷紧，不得含胸弓腰。

2. 作用　屈腿硬拉主要锻炼腰背部骶棘肌、臀大肌、股四头肌。直腿硬拉主要锻炼股二头肌、骶棘肌。此两种硬拉方法，对握力都能起到很好的锻炼作用。

3. 注意事项

（1）注意屈腿硬拉和直腿硬拉的区别：屈腿硬拉是锻炼后腰的最好办法，直腿硬拉则主要锻炼大腿股二头肌。

（2）动作平稳，提杠铃时不能含胸弓腰，始终要保持抬头、腰背绷紧，上体保持紧张状态，否则容易损伤腰椎；提拉杠铃至极限时身体不要后仰。

（3）屈腿硬拉时，身体重心是关键点，往往练习者为省力会把重心向后移，这样臀部和大腿后侧肌群就会参与更多的运动，降低了腰部承受力，也就变成了练习腿部的动作。所以一定要将重心移到腰部，身体稍向前探身，直到感觉腰部受力为止。

（4）屈腿硬拉时，腿部不要过于伸直或弯曲，如果过于伸直就只锻炼到大腿后侧；如果过于弯曲，就成了蹲起，只会锻炼到腿部。具体弯曲程度没有特定标准，一般做到腿部稍屈，腰部感觉受力明显就可以了。

（5）屈腿硬拉时，初学者开始锻炼时双足应与髋关节同宽，随着训练水平提高，重量增加，双足也可向外分开一点，这样能减少腰部的压力，拉起更重的重量，锻炼到更深层的肌肉。

（6）过去普遍的练习者多采用一正一反的握法，现在则多采用双手正握，因为正握能更好地控制杠铃，使身体平稳。而一正一反会使杠铃横向水平面转动，造成躯干随之扭转，容易引起腰部损伤。

（7）直腿硬拉时，两腿始终直立，膝部勿弯曲。

（8）直腿硬拉时，为使股二头肌得到充分刺激，多采用双脚距离与髋同宽的平行站立。为提高难度和强度，可采用垫木直腿硬拉、下放杠铃，尽量不要触及地面，这样可以让股二头肌和腰背部始终保持张紧力，让受力集中在目标肌上。

（9）直腿硬拉时，要控制住重量，动作平稳，提铃和还原过程腰要绷紧，不得含胸弓腰，提拉杠铃至极限时不得腰背后仰，否则容易造成腰椎损伤。

（10）初学者由于力量不够，可先由小重量练起，动作不标准可先由哑铃硬拉向杠铃硬拉过渡。

（11）每组 6～10 个，每次可做 8～10 组。可逐组增加重量。最后一组可为大重量冲刺组，以完成最多数量为标准。

（12）硬拉后可出现头晕脑乏氧状态。如微觉呼吸急促气喘，心跳加快，可慢走放松 2～3 分钟，练后不要马上坐下。如头晕严重，胸口憋闷，眼花，则必须马上扶住固体站稳，或平躺静养，以防意识突然短暂丧失而跌倒摔伤。2～3 分钟后可缓解，适当补充水分。

（13）硬拉不可选择鞋底过于松软的运动鞋，会影响双脚蹬踏地的稳定性，阻碍力的传导。

（14）手心出汗湿滑时应及时擦干，或涂抹防滑粉，或戴健身手套，以免杠铃抓握不住从手中滑落砸伤练习者。

（15）过大重量训练时，可腰束宽牛皮举重腰带，双膝用弹力带绷紧。

（16）放下杠铃时，尤其每一次下放提起动作的衔接时，不要无控制地将杠铃扔向地面，防止杠铃弹起的反作用力挫伤手腕。

（17）硬拉前，检查杠铃杆两侧螺丝是否松动，将其调紧，以防重量过大造成杠铃杆两端脱落。同时还要检查杠铃片卡子是否卡紧，同样也是为了防止杠铃片滑落造成人体损伤。

（18）45 岁以上的中老年人不宜做较大重量的硬拉，但是曾坚持长久运动、身体素质过硬的人群则可。骨质疏松、高血压、眼压高、心脑血管疾病患者禁用此锻炼，腰椎间盘突出患者应在医生整体诊疗后，于教练指导下慎用。

（三）杠铃深蹲

杠铃深蹲这一体育锻炼方式，是发达下肢肌肉的基本动作之一，号称力量之王。该项目可强有力刺激锻炼下肢肌肉，而人体赖以增长力量的睾酮激素分泌就需要腿部促进生成。也就是练腿的同时，也会提高上肢力量。标准的深蹲，腰背保持一条直线，髋关节低于膝关节。不正确的技术动作反而会使膝关节受损。

1. 动作要领　训练者，将杠铃置于颈后，双肩背部为最大受力面，双手抓握杠铃。身体挺直，两眼平视前方，两腿略宽于肩。屈膝慢慢蹲下，大腿平行地面或稍低于膝关节后，大腿股四头肌等收缩用力，蹬腿伸膝站起至还原。每 8～12 个为一组，每次可完成 6～10 组。

深蹲是伸髋伸膝、屈髋屈膝的双关节双向动作，可分为准备姿势、下蹲和蹲起三个阶段。

（1）准备姿势：明确杠铃放置的准确部位，即第 7 颈椎棘突的位置应最好在杠铃中间。将头抬起，挺胸直腰。背部挺直，不可过伸发生向后倾斜。肩胛骨夹紧收缩后，将横杠放在隆起的斜方肌和三角肌上，调整平衡。两手臂侧抬，双手握紧杠铃，起到稳定作用。足跟下可垫一个杠铃片。因肩部扛起杠铃负重后，人体加上杠铃的总重心开始向后移，但是背部是不能前倾的，只有将足跟垫高，重心随之被动向前移，支撑状态才能还原成稳定的。这样，既能重新获得平衡，又能使股四头肌在深蹲时受力增加。将杠铃扛起后，调整足的位置。两足间距应比肩略宽，稳定性才会更高。两足尖向外，应成 30°～45°角自然站位。加强腰背肌的紧张性，使四肢伸直，背腰部挺直。

（2）下蹲：准备姿势做好后，深吸气的同时慢慢屈膝控制下蹲。下蹲时膝关节的方向同足尖的方向，蹲至大腿平行于地面或稍低于膝。下蹲的速度不宜过快。

（3）蹲起：杠铃深蹲锻炼，功效最大的是蹲起阶段。此阶段腿部全部用力，同时呼气。头要用力抬起，尤其是到最疲劳或冲刺大重量的时候。先蹬腿再用力使头向上顶，而不是先抬起臀部后直腰。整个蹲起过程要保持重心稳定，控制住足不能移动。

2. 作用　深蹲是练大腿肌肉的"王牌"动作，同时还可以锻炼肺活量，提高心脏功能。负重深蹲，垂直深蹲比其他深蹲（如硬拉式杠哑铃深蹲、手托杠铃深蹲和斜蹲等）所需肺活量更大，心脏功能更强。因为杠铃是垂直压在心脏上方的。大腿肌肉的发达程度与肺活量和心脏功能成正比。

在力量训练中，深蹲是个复合性全身性的动作。该项目既可以训练到大腿、臀部、大腿后肌，同时也可以增强骨骼、韧带和横贯下半身的肌腱。深蹲是增长腿部及臀部力量和围度，以及发展核心力量必不可少的练习。在等长收缩中，以正确的方式深蹲时，下背部、上背部、腹部、躯干肌肉、肋间肌肉，以及肩部和手臂对于这个练习都是必不可少的。主要锻炼股四头肌、股直肌、股中肌、股外侧肌、股内侧肌、臀大肌、股二头肌、半腱肌、半膜肌，并对骶棘肌、梨状肌、大收肌、臀中肌、臀小肌、小腿肌等起到协同锻炼的作用。

3. 注意事项

（1）杠铃深蹲时，斜方肌承受绝大部分重量，其实不需要再垫海绵等缓冲物。即使身体偏瘦，三角肌、斜方肌等较薄弱的练习者，也完全可以承受，且不会有疼痛等不适感觉。

（2）深蹲时，杠铃如果放到颈椎上，会造成疼痛，还会形成含胸弓腰的不正确动作。

（3）下蹲到最低点时，如果臀部落到踝关节，则下蹲过低，这是没有必要的，还会造成膝踝等承重关节损伤。

（4）下蹲速度不宜过快，应掌握好节奏，下蹲的速度不能比蹲起的速度快。由于肌肉被拉长后有明显的时间效应，时间越长肌力下降越多，反之肌力下降越少。所以，举重运动员下蹲后立即蹲起能举起的重量，在其下蹲后停顿时间稍长就不一定能举起。原因是其立即蹲起时臀肌和股四头肌等肌群被拉长，增加了肌肉弹性，增强了肌肉力量。下蹲至最低要保持 1~2 秒，然后再蹲起。尽管这样做蹲起的重量要小一些，但下肢肌群的实际受力并未减小，而且相对要安全。

（5）心肺功能差的人也可以练深蹲，因为心肺功能在练深蹲过程中可强健起来。

（6）初学者练深蹲后身体会产生不适，如腰背酸痛、颈后压痛、红肿破损等现象，即使肩颈部垫了海绵垫也无法解决。主要是因为动作不正确，特别是杠铃放置不当。杠铃放置不恰当、不稳定，不仅会分散练习者的注意力，还会影响效果，而且容易引起运动损伤。由于姿势不正确导致的深蹲时杠铃滑脱、左右倾斜、摇摆晃动，是导致腰背损伤的重要原因。

（7）初学者深蹲时杠铃重量不可过大，否则不易控制，要量力而行。深蹲的负重较大，不可盲目增加重量。在缺乏助手保护与帮助的情况下进行练习，一定要小心谨慎。也可先由双手提哑铃深蹲过渡到杠铃深蹲。

（8）准备姿势时，明确杠铃放置的部位，不要让杠铃直接压在关节或骨骼上，而应放在柔韧的肌肉上，以提高承受力。还可以使杠铃尽量与肩背部多接触，以增大接触面，减小压强，避免压痛，维持杠铃的稳定。

（9）弓腰塌背练深蹲是非常错误危险的，一定要注意抬头。

（10）下蹲时要有合理的动作节奏。切忌下放速度过快，深蹲得过低，否则极易损伤膝踝等关节。杠铃下放速度快的原因是支撑的肌肉过分松弛，杠铃重量比较大，加上一定的向下冲击的速度，就会造成起不来或杠铃滑脱。70%以上的杠铃滑脱发生在下放过程中。

（11）练深蹲时，教练或助手的保护与帮助非常重要。主要有把腰、托杠两种方式。把腰：在练习者背后，同向站立，双手环抱练习者腰部，同蹲同起。托杠：在练习者前或后站立，双手掌心向上扶托杠铃。

（12）组间休息时，要注意走动，避免血液在下肢滞积。

（13）深蹲时，杠铃的重量是由腰背部传导到下肢的，要提高深蹲的重量，相关部位肌肉的力量也需要加强，如骶棘肌、腹肌等。

（14）深蹲不可选择鞋底过于松软的运动鞋，导致下蹲时膝关节前移，影响双脚蹬踏地的稳定性，阻碍力的传导。

（15）过大重量训练时，可腰束宽牛皮举重腰带，双膝用弹力带绷紧。

（16）深蹲前检查杠铃杆两侧螺丝是否松动，将其调紧，以防过大重量造成杠铃杆两端脱落。同时还要检查杠铃片卡子是否卡紧，同样是为了防止杠铃滑落造成人体损伤。

（17）45 岁以上的中老年人不宜做较大重量的深蹲，但是曾坚持长久运动、身体素质过硬的人群则可。骨质疏松、高血压、心脑血管疾病患者禁用此锻炼，腰椎间盘突出患者应在医生整体诊疗后，于教练指导下慎用。

（四）俯身杠铃划船

俯身杠铃划船是增加背阔肌厚度的最佳方法。

1. 动作要领 训练者双足略宽于肩，足尖自然分开，用力蹬踏住地。屈膝下蹲，双臂自然下垂与肩同宽，双手抓握紧杠铃杆，掌心向后，左右手到左右两侧杠铃片距离保持一致，位于使杠铃平衡的中立位。头用力抬起，挺胸，腰背绷紧，并锁住双肩胛骨，挺直腰背部，翘臀。腿肌用力伸膝，提起杠铃。膝关节不完全伸直，保持 130° 夹角。控制好自身与杠铃的总重心，保持好平衡，身体不晃动不前倾的情况下，背部肌肉主动发力，向心收缩，带动肱二头肌收缩，将杠铃提起到最高点。停顿2～4秒后，有控制地放松肱二头肌将杠铃放于低位。反复运动，8～10个为一组，每次可完成6～10组。

2.作用　主要锻炼到背阔肌、斜方肌、肱二头肌及前臂的肌肉群，也能对臀大肌、股四头肌、腰背部骶棘肌有一定的刺激作用。能非常有效地提高双手的抓力和握力。

3.注意事项

（1）初学者不使用大重量，技术稳定后再逐步增重。

（2）训练时，头一定要抬起，腰背部挺直，否则会损害脊椎。

（3）动作太快会降低训练效果，幅度过大会增加身体扭动，增加受伤的可能性。

（4）控制住重心，不要使身体随着每一次杠铃的拉起而晃动，以免造成不必要的损伤。提高下肢力量，才是控制好重心的关键。

（5）初学者力量不够的，可先从哑铃划船练起，或引体向上逐步过渡到杠铃划船。

（6）过大重量训练时，可腰束宽牛皮举重腰带，双膝用弹力带绷紧。

（7）骨质疏松、高血压、心脑血管疾病患者禁用此锻炼。

（8）开始训练前，检查杠铃杆两侧螺丝是否松动，将其调紧，以防重量过大造成杠铃杆两端脱落。同时还要检查杠铃片卡子是否卡紧，同样是为了防止杠铃片滑落造成人体损伤。

（五）杠铃弯举

杠铃弯举这一训练项目，主要用来锻炼肱二头肌。可以用哑铃，也可以用杠铃来做。本部分内容主要介绍杠铃弯举。

1.动作要领

（1）准备动作：站立位，双足与肩同宽，自然站立，掌心向前，两手间距与肩同宽，双手抓握紧杠铃，左右手到左右两侧杠铃片距离保持一致，位于使杠铃平衡的中立位，在整个动作过程中，两上臂始终贴于体侧，杠铃下垂在腿前。

（2）以肘关节为支点，肱二头肌主动施力，前臂由腿前向上成半圆状弯起至肩前，夹紧肱二头肌稍作1～2秒的停顿。然后，慢慢地循原路放下至腿前。每8～12个为一组，每次做6～10组。

2.作用　主要训练的是肱二头肌，其次是前臂肌。此训练有助于抓握力的提升。

3.注意事项

（1）当肱二头肌收缩，杠铃被弯举起时，保持上臂不移动。在举杠铃的同时，可使躯干稍微向后仰，对于加大重量的杠铃负重会更有效发力。

（2）杠铃弯举起完全后，用力挤压，稍作停顿，可更好地刺激到肱二头肌。杠铃须再循原路放下，放下动作要慢些，使肱二头肌充分的受到牵拉以得到更有利的锻炼。

（3）当杠铃放下至起始还原位时，前臂仍要下垂伸直。每次弯举必须做到完全伸展，即肱二头肌屈曲压缩到最大，伸展拉长到最大。

（4）杠铃弯举起时，尽量保持上臂贴近体侧，以免上臂参加弯举降低肱二头肌受力程度。但是，较成熟训练者偶尔也会微抬起上臂，易于加大肱二头肌的挤压程度。

（5）手心出汗湿滑时应及时擦干，或涂抹防滑粉，或戴健身手套，以免杠铃抓握不住从手中滑落砸伤练习者。

（6）一般杠铃弯举可增强肱二头肌力量和维度。

（7）杠铃杆可分为"U"形杆和直杆。不同的杆形改变了双手的握位和角度，使肱二头肌受到不同角度的刺激。

（8）网球肘、肱二头肌肌腱炎患者慎用此项目。

四、训练合理化安排

器械练习，即为负重训练。重则会给身体造成很大的损伤，轻则使身体过于疲劳，所以休息很重要。器械练习的过程，就是将肌纤维拉断再生长，生长再拉断的过程。必须给肌肉充足的时间去休息生长，这样才能取得更好的力量和维度效果。同一块肌肉或肌肉群，最好休息超过48小时。

安排好每周练习计划，比如，周一练卧推加俯卧撑，周二练深蹲加靠墙静蹲，周三练习杠铃划船加引体向上，周四休息，周五练习硬拉加平板支撑，周六练习杠铃弯举加悬垂，周日休息。坚持每两三天连续训练，中间休息一天的原则。

组数重量安排要选择合理。以卧推为例：①可选择直线型重量组数，以最适应卧推量，比如20kg，这个重量是练习者最能灵活也是最大负量，即每次都能完整完成这一重量推举，再稍加重量则不能完成。每组12个，每次10组。②还可选择用金字塔型重量组数，比如以10kg起始，每个重量做两组，然后逐渐增加到15kg、20kg、25kg。当25kg为最大重量时，在这一基础上稍提高重量，可以达到25.5kg或30kg，在教练或助手的绝对帮助保护下，完成若干个，直到力竭。此组为冲刺组，可以最大地增加力量。然后再逐渐递减重量，从20kg逐组递减到10kg，每个重量还是做两组。

有效健康安全的训练，需要充足的睡眠作保证。只有在睡眠时，疲劳的肌肉关节才能得到恢复休息，撕裂的肌纤维才能生长。

每次训练后忌吸烟饮酒。吸烟会影响心肺功能，饮酒会破坏蛋白质合成，影响肌纤维生长。

总之，因个人的体质不同，训练场地、器械条件的不同，训练方法也应因时因地因人而异。随着体能的增加，随时做出调整，改变训练量，从而取得更佳的训练效果。

五、运动营养饮食

安全合理的训练，最终达到的目的有两个，一是增力量，另一个是增肌。营养合理的饮食是身体训练取得良好效果的重要保障，是整个训练计划必不可少的重要环节。现代体育运动，无论哪种项目都非常重视营养饮食，这也是传统练功法忽视且欠缺的。

（一）增力量饮食

增力量饮食，即促睾酮分泌饮食。睾酮，是一种类固醇激素，由男性的睾丸或女性的卵巢分泌，肾上腺亦分泌少量睾酮，具有维持肌肉强度及质量、维持骨质密度及强度、提神及提升体能等作用。简单来说，我们每日锻炼需要提高的力量，专业运动员比赛时的兴奋度、体能、爆发力、耐力等，都离不开睾酮的作用。以至于一些专业运动员为了取得好成绩，会大量口服、注射睾酮。这会对人体造成很大生理、病理上的损害，是应该坚决抵制的。安全合理的饮食，也一样可以促睾酮分泌。

1.动物内脏 含有较多的胆固醇，而胆固醇是合成性激素的重要因素。此外，还含有肾上腺素和性激素，能促进精原细胞的分裂和成熟。因此适量食用动物的心、肝、肾、肠等内脏，有利于提高体内雄激素水平，增加精液分泌量，提高性功能。

2.含锌食物 锌是人体不可缺少的微量元素，它对于男子生殖系统正常结构和功能的维护有着重要作用。缺锌会使精子数量减少，并影响性欲，使性功能减退。研究结果表明，缺锌与中医所说的"肾阳虚"有关。含锌量最高的食物首推牡蛎肉，其他如牛肉、牛奶、鸡肉、鸡肝、蛋黄、贝类、花生、谷类、豆类、马铃薯、蔬菜、红糖中都含有一定量的锌。

3. 含精氨酸的食物 精氨酸是精子形成的必要成分，常吃富含精氨酸的食物有助于补肾益精。此类食物有黏滑的特点，如鳝鱼、鲇鱼、泥鳅、海参、墨鱼、章鱼、蚕蛹、鸡肉、冻豆腐、紫菜、豌豆等。

4. 含钙食物 钙离子能刺激精子成熟，含钙丰富的食物有虾皮、咸蛋、蛋黄、乳制品、大豆、海带、芝麻酱等。

5. 富含维生素的食物 维生素 A、维生素 E 和维生素 C 都有助于延缓衰老和避免性功能衰退，它们大多存在于新鲜蔬菜、水果中。

（二）增肌饮食

肌肉含量的多少，是人体训练后身体强壮程度的表现，也是发挥运用增长力量的基础。每一次的训练，都是将肌纤维撕裂再生长的过程。这样再生长后，肌纤维会越来越粗壮，个数会越来越多，越来越有力量。增肌过程中，人体需要摄入很多的营养物质，以提供肌纤维生长的物质。

1. 蛋白质 肌肉的生长依赖于人体中氨基酸的补充，氨基酸由蛋白质分解，蛋白质作为人体肌肉的重要组成原料，可于日常饮食脂肪含量相对较少的食物中获得，如成品蛋白粉、鸡胸肉、瘦牛肉、鱼类等肉类，脱脂牛奶、豆制品和鸡蛋清等。

2. 碳水化合物 碳水化合物作为肌肉生长的另一大重要物质，在肌肉修复过程中提供了巨大的能量。碳水化合物被人体消化吸收后转变为糖，人体血糖的上升会促进体内胰岛素的分泌，胰岛素能促进氨基酸进入肌肉细胞，从而促进肌肉的生长。碳水化合物分为单碳水化合物和复合碳水化合物，单碳水化合物吸收快，如水果，蔗糖，精米和精面粉食物；复合碳水化合物不容易被消化，如粗粮类食物（燕麦、糙米、土豆、玉米、全麦食品等），但是碳水化合物的摄入需要注意，吃多了会转变为脂肪。

3. 脂肪 增肌过程中适量的脂肪摄入也是必不可少的，脂肪的主要成分脂肪酸分为饱和脂肪酸和不饱和脂肪酸，饱和脂肪酸含有较高的胆固醇，胆固醇是合成睾酮的重要原料，睾酮有助于肌肉的生长，应适量摄入此类食物，如动物的内脏、黄油、奶酪等。不饱和脂肪酸在室温下是液态的，他们更健康，不饱和脂肪酸能维持人体的睾酮水平从而促进肌肉生长，推荐食物有花生、杏仁、牛油果、橄榄油等非动物脂肪，但摄入也应适量。

4. 维生素 维生素是维持人体生命活动的重要物质之一，在健身增肌中要注意维生素 D（鱼类、动物肝脏、水果蔬菜等，人体接受足够的阳光）、维生素 E（果蔬、坚果、瘦肉、乳类、蛋类等）、维生素 B_1（橘子、香蕉、葡萄、小麦胚芽、猪腿肉、大豆、花生、里脊肉等）、维生素 B_2（动物的肝脏、肾脏、心脏、蛋黄、鳝鱼及奶类等，许多绿叶蔬菜和豆类含量也多）、维生素 C（西红柿、苹果、猕猴桃、辣椒、橘子、胡萝卜等）的摄入。

5. 矿物质钙 肌肉的收缩需要消耗钙。进行力量练习时需要摄入足量的钙，钙可以增强骨骼的力量和密度，食物来源有菠菜、杏仁、豆腐、麦麸、鳄梨、黑米等。

6. 铁 铁能合成血红蛋白，血红蛋白能运载氧气，有助于肌肉增长，补充铁的同时需服用维生素 C，有助于吸收。食物来源有瘦牛肉、鸡肉、猪肉、鱼、豆类、菠菜、甘蓝等。

7. 锌 大多数激素，如胰岛素、雌性激素、睾酮和生长激素都依赖于锌。锌可以促进睾酮的释放，从而促进肌肉的增长，食物来源中牡蛎含锌最高，其次是豆类、花生、小米、萝卜、白菜等。

第十章

小儿推拿手法

小儿推拿又称小儿按摩、儿科推拿，是推拿疗法的一个重要分支。小儿推拿是医生以中医理论为指导，运用特定手法作用于小儿特定部位和穴位，以调整小儿脏腑、气血、经络功能，从而达到防病治病目的的一种外治法。小儿推拿手法适用于 12 岁以下儿童，临床多用于 6 岁以下小儿，尤适用于 3 岁以下婴幼儿。

第一节 小儿推拿发展简史

小儿推拿是几千年来中国历代医家在长期的临床实践中不断积累和总结的结果，具有系统的理论体系和宝贵的临床经验，长期以来对我国小儿的健康和中华民族的繁衍做出了巨大的贡献。

小儿推拿是中医推拿学科的重要组成部分，随着儿科学理论体系的建立和推拿学在临床的广泛应用而逐渐形成。本学科的发展经历了如下几个阶段。

一、秦汉时期——小儿推拿的萌芽时期

秦汉时期，是中医学发展的重要阶段。中医理论的基本框架和临床治疗学的基本原则均是在此时期构筑和奠定的。小儿推拿在此时期，随着推拿学和儿科学的出现而开始萌芽。

首先，此时期出现了最早的儿科医生和儿科病历。如《史记·扁鹊仓公列传》中记载："扁鹊名闻天下……来入咸阳，闻秦人爱小儿，即为小儿医""齐王中子诸婴小子病召臣意，诊其脉，告曰：气鬲病，使人烦满，食不下，时呕沫，病得之少忧，数忔食饮。"其次，在 1973 年长沙马王堆西汉古墓出土的医学帛书《五十二病方》中记载的"婴儿病痫方"和"婴儿瘈方"是现存最早的小儿推拿方法的文字记载，其以汤匙边摩拭病变部位治疗小儿惊风抽搐。该法是一种器具按摩法，后世的刮痧疗法应属此类，至今仍常用于小儿感冒、中暑和小儿惊风等病。《黄帝内经》作为中医临床各学科的经典著作，也指导着小儿推拿的发展，如有关按摩工具，就有九针中关于"圆针"等的记载。另外，成书于东汉时期的《金匮要略·脏腑经络先后病脉证》中首次记载了膏摩，"若人能养慎，不令邪风干忤经络，适中经络，未流传脏腑，即医治之。四肢才觉重滞，即导引、吐纳、针灸、膏摩，勿令九窍闭塞"。膏摩法，是指应用特制的中药膏涂抹于病患处并使用手法按摩的一类操作方法，该法通过手法和药物的协同作用，不但提高了疗效且保护了皮肤，同时也为小儿推拿使用介质奠定了基础。

二、晋唐宋元时期——小儿推拿的奠基时期

晋唐时期，是推拿学发展的重要阶段，推拿按摩在内、外、妇、伤等各科及急症治疗和养生保健中得到了广泛的应用，并取得了巨大的成就，小儿推拿也散见其中。晋代葛洪在《肘后备急方》中首创的指针法、捏脊法、颠簸法等手法如今仍广泛应用于小儿推拿的临床治疗中。其中关于捏脊法的记载："卒腹痛……拈取其脊骨皮，深取痛行之，从龟尾至项乃止，未愈更为之。"现今小儿捏脊流派的形成正是得益于此。到了隋唐时期，按摩已成为国家医学教育的四大科目之一。隋朝的官方医学校"太医署"设有"按摩博士"。唐代的太医署规模更大，除按摩博士外，还有按摩师、按摩工、按摩生等共计七十余人。同时隋唐时期也是中医儿科学发展的奠基时期，太医署除了设有按摩科外，还有少小科（即小儿科）。据有关史料记载，隋唐以前推拿无成人和小儿之分。至隋代，巢元方《诸病源候论》中有小儿病专论 6 卷，共计 255 候，详细记述了小儿的保育病证，并在所有卷末附有按摩导引方法。唐代孙思邈所著《备急千金要方》将妇人、少小婴孺诸病列专篇论述，其中小儿病证分序列为初生出腹、惊痫、客忤、伤寒、咳嗽、癖结胀满等九科，并应用膏摩防治小儿疾病，如"小儿虽无病，早起常以膏摩囟上及手足心，甚避寒风"，首次将膏摩应用于小儿保健推拿。而且系统记载了运用膏摩治疗小儿"少小心腹热""少小中风""中客忤""项强欲死""小儿鼻塞不通浊涕出""夜啼""腹胀满""不能乳食"等十几种病证。唐代的儿科医生需要经过医学博士教授 5 年，考试合格后方为小儿医。

隋唐作为我国政治、经济、文化等各方面最为昌盛的时期，医学教育的开展促进了推拿学的发展和科学的形成，而且随着对外经济文化的交流，中医推拿也开始传入日本、朝鲜、印度和西欧各国。

宋元时期，推拿学在理论和临床发展上均遭受了重大挫折，太医局取消了隋唐以来存在了近 400 年的按摩科，以按摩命名的专著仅见《宋史·艺文志·按摩法》，惜已亡佚。在小儿推拿方面，出现了运用掐法治疗新生儿破伤风的最早记载，北宋沈括《良方·十卷》，记载了用掐法治疗脐风，这也是宋朝少有取得的一项关于小儿推拿疗法的成就，而此时期的中医儿科学得到了全面发展，此时期的《颅囟经》是我国最早的儿科专著，在其影响下，著名儿科医家钱乙结合自己的临床经验，著成了《小儿药证直诀》。该书将小儿的生理病理特点概括为"脏腑柔弱，易虚易实，易寒易热"，诊断方面创立了"面上证""目内证"，等等，堪称中医儿科学之精髓。该书的问世，标志着中医儿科学理论体系的建立，这也为小儿推拿学的形成与发展奠定了坚实的基础。

总之，晋唐时期按摩推拿学的快速发展和宋元时期中医儿科学理论体系的逐渐完善，为后来小儿推拿自成体系奠定了基础，故此期为小儿推拿的奠基时期。

三、明清时期——小儿推拿的形成时期

明清时期，中医学已经有了显著发展，推拿学也日趋成熟，其中最主要的表现就是小儿推拿形成了自己的独立学术体系，而这正是基于儿科学理论体系的建立和推拿临床的广泛应用。

明代初期，应用推拿防治小儿疾病已经积累了丰富的经验，而真正形成小儿推拿独立的学术体系则是在明代中后期，其主要标志就是《小儿按摩经》《小儿推拿秘旨》《小儿推拿秘诀》这三部小儿推拿专著的相继问世。其中，《小儿按摩经》是我国现存最早的小儿推拿专著。该书附录在明代杨继洲编写的《针灸大成》中，为其中独立的第十卷。据查该书由四明陈氏著，系统了多种小儿推拿手法，如掐、揉、推、按、摩、运、摇、摘、搓、分、合、刮、扯、拂等，

还有 20 余种复式推拿手法、主治功效和 50 余个小儿特定穴，并介绍了观形察色法、面部五位歌、命门部位歌、阳掌图各穴手法仙诀、阴掌图各穴手法仙诀、初生调护、内八段锦、外八段锦等内容。《小儿按摩经》是对明代以前小儿推拿成就的总结，从辨证、穴位、手法、治疗等方面对小儿推拿作了系统全面的论述，其主要学术思想和独有的小儿推拿手法及穴位至今仍应用于临床，是小儿推拿学的奠基之作。明代龚云林所著《小儿推拿秘旨》，又名《小儿推拿方脉活婴秘旨全书》《小儿推拿活婴全书》。该书继承钱乙的学术思想，对小儿辨证、病因病机、推拿穴位、推拿手法及治疗均有论述，对后世影响很大。在推拿手法方面，记载的小儿推拿八法为后世历代小儿推拿医家所推崇，新增了笃、打拍、开弹、拿 4 种手法，并对 12 种复式推拿手法从手法的名称、功效、操作方法和适应证方面进行了详细的阐述；在小儿推拿适应证方面，该书已不仅仅局限于明代以前的小儿惊风，而是扩展到其他杂病，如腹痛、火眼、肿胀、疟疾、痢疾等，且分门别类地加以论述。该书是现存最早的一部小儿推拿单行本，在总结前人有关小儿推拿疗法的基础上，结合临床经验编辑而成，对小儿推拿体系的完善起了重要作用。编著《中国医学大成》一书的曹炳章先生，称此书为"推拿最善之本"。明代周于藩所著的《小儿推拿秘诀》在介绍诊法和手法的基础上，对拿法、推法、运法论述尤为详细。如"身中十二拿法"中说"拿即揉掐类"，这里所说的拿法，含有按法和掐，与现在讲的拿法有所差异；此外该书还首次提出一些特定穴，如耳后、奶旁、肚角、皮罢、合骨、鱼肚等；注重推拿与病证时辰的关系；载有多种推拿图谱。该书内容与前两部书及《幼科百效全书·幼科急救推拿奇法》《万育仙书·推拿目》等小儿著作密切相关，对后世影响较大，清代重要的推拿专著《厘正按摩要术》就是以此为蓝本的。到了清代，此时期的小儿推拿的理论及临床应用进一步发展，诊疗水平进一步提高，相关专著也陆续问世。其中影响较大的如清代张振鋆所著《厘正按摩要术》，该书是对光绪十四年前小儿推拿集大成的著作，书中所创小儿推拿八法"按、摩、掐、揉、推、运、搓、摇"，以及胸腹按诊、穴位推拿等沿用至今，疗效显著，对临床具有实际指导意义；熊应雄所著《小儿推拿广意》主要论述小儿推拿手法在小儿疾病中的运用，详细阐述了囟门、面部、虎口、指纹，以及精神、声息等的变化，介绍了推拿治疗常用穴位、手法、操作顺序等，以及手足 45 个小儿推拿特定穴的主治，并附有图示，并列举了儿科常见病的内服外用方剂 185 首；骆如龙所著《幼科推拿秘书》对推拿操作有简明的介绍，认为分阴阳为"诸症之要领，众法之先声"，特别是首次提出了"起式""总收法"的小儿推拿手法，归纳总结了小儿推拿 13 个复式手法；夏云集所著《保赤推拿法》专门论述推拿操作，介绍了 43 种手法，阐述了推、拿、挤、搓等 11 种手法的操作要领；徐谦光所著《推拿三字经》以字为句，便于记忆，通俗易懂，其治法以取穴少、操作次数多为其特点。其他如《小儿推拿术》《推拿须知》《推拿抉微》《推拿捷径》《推拿指南》《推拿图解》等，都对小儿推拿的适应证及治疗原则方面作了系统论述，在小儿推拿的理论和临床应用发展上具有重要意义。

总之，小儿推拿独立形成体系和快速发展主要在明清时期，尤其是明末清初。小儿推拿流传至今并广泛应用于临床，与这一时期的学术发展水平密不可分。

四、近现代——小儿推拿的发展时期

"民国"时期，由于当时卫生政策对中医不重视，甚至反对传统医学，曾一度"废止旧医"，国医不允许执业，提倡西洋医学，使得推拿发展在整体上处于低潮，但由于其有效、简便、易行，故而深受广大民众的喜爱。许多推拿医家，尤其是小儿推拿医家活跃于民间，其技术得到广泛的流传和应用，也正是这种分散于全国各地的发展模式，使得推拿学科，包括小儿推拿，按照各自地域流行特点和民间需求形成了各具特色的推拿流派，如湘西的儿科推拿、山东的小儿推拿就至少有三个流派，还有海派儿科推拿、北京小儿捏脊流派等，期间仍有不少小儿推拿著作问世。新中国成立后，随着党对中医药政策的不断重视和落实，推拿在临床、教学、科研，以及推拿著作和推拿科室人才队伍的建设等各个方面出现了空前繁荣的景象。1956 年上海首先开办了"推拿训练班"，其后，又相继成立了中国第一个推拿专科门诊和推拿学校，随后全国各中医院校陆续开设了推拿课程，各地有条件的中医院也陆续增设了推拿科。随着推拿学整体的发展，小儿推拿在此时期也得到了快速发展。从 20 世纪 60 年代初中期起，开始重新整理和挖掘推拿文献，很多小儿推拿古籍得到了重印和再版，并新编出版了不少小儿推拿著作，如青岛医学院张汉臣编著的《实用小儿推拿》、上海推拿名家金义成的《小儿推拿学》等。在科研方面，开始广泛应用生理、物理、化学等现代技术手段开展对小儿推拿临床、原理、手法、穴位等方面的深入研究。如北京、安徽等地系统观察了捏脊疗法对患儿促胃液素、肺功能、血压，以及免疫功能的影响，从而证实了小儿推拿对小儿消化、呼吸、循环、免疫等系统的功效；青岛医学院利用胃描记和试管对比法观察了"推脾土"和"运内八卦"前后胃的运动和胃液对蛋白质消化的分解情况，证明小儿推拿可以促进胃的运动和消化功能。在临床方面，从 20 世纪 50 年代起，临床不但应用推拿治疗小儿蛔虫性肠梗阻、小儿腹泻（婴幼儿轮状病毒性腹泻）、小儿厌食等疾病，而且进行了规范的临床疗效观察和研究，并对其疗效和作用机制运用现代医学手段加以证实。以上这些均有力地推动了小儿推拿学术的快速发展。

随着分子生物学、生物力学、蛋白组学等新兴学科的发展和广泛应用，揭开小儿推拿神秘功效的"面纱"必将为期不远。近年来，小儿推拿学科发展日趋完善，全国各高等中医院校逐渐将小儿推拿学从推拿学中独立出来，并编写了系统的小儿推拿学教材，大批小儿推拿专业医生应运而生。随着中医药走向全世界，以及世界各地对"绿色"医疗的需求，小儿推拿这一古老而新兴的学科，必将得到更为广阔的应用和发展，继续为人类的健康和医疗保健事业做出更大贡献。

第二节　小儿生理病理特点

小儿从出生到长大，处于不断生长发育的过程中，无论在生理、病理、保育、辨证、治疗等方面，都与成人有所不同，而且年龄越小，特点越明显。因此掌握小儿的生理病理特点，在小儿疾病的诊断、防治等方面，具有极其重要的意义。小儿具有脏腑娇嫩、形气未充和生机蓬勃、发育迅速的生理特点。小儿发病以外感疾病和饮食内伤居多，病位多在肺、脾、肾三脏，有发病容易、传变迅速、脏气清灵、易趋康复等病理特点。

一、小儿生理特点

（一）脏腑娇嫩，形气未充

小儿气血未充，经脉未盛，筋骨未坚，卫外功能未固，五脏六腑形气和成人相比皆属不足，其中尤以肾、脾、肺三脏更为突出。小儿正处生长发育之时，肾气未盛，气血未充。脾为后天之本，主运化水谷精微，为气血生化之源。小儿生长发育迅速，对气血精微需求较成人相对为多，但小儿脾胃薄弱，运化未健，饮食稍有不节，便易损伤脾胃而患病；小儿肺脏娇嫩，卫外不固，易为外邪所侵。古代医家根据小儿这些特点，提出了小儿机体是"稚阳未充，稚阴未长"的理论，这里的"阳"指脏腑的各种生理功能和活动，而"阴"则是指精、血、津液等物质。故"稚阴稚阳"概括地说明了小儿在物质和生理功能方面都处于不断生长发育过程中，是幼稚和不完善的。

（二）生机蓬勃，发育迅速

小儿机体如萌土之幼芽，体格、智慧及脏腑功能均不断趋向完善和成熟，年龄越小，其生长发育的速度也就越快。古代医家根据这种动态变化，提出了小儿为纯阳之体的观点。所谓"纯阳"，指的是阳气兴旺之意，不等于是"盛阳"，更不是有阳无阴。"纯阳"主要体现小儿机体生机蓬勃、发育迅速这一生理现象，也就是说由于小儿机体生长发育迅速，对水谷精气之需求格外迫切，在机体阴长阳生的新陈代谢过程中，常常表现为阳气旺盛，阴液相对不足。

二、小儿病理特点

（一）发病容易，传变迅速

小儿由于脏腑娇嫩、形气未充，对某些疾病的抗病能力较差，加上小儿寒暖不能自调，饮食不知自节，故外易为六淫之邪所侵，影响肺的正常功能，出现咳嗽、哮喘等病证；内易为饮食所伤，影响脾胃运化，出现呕吐、泄泻等病证。小儿不仅发病容易，病情变化也迅速，寒热虚实的变化比成人更为迅速，更显复杂。若患病之后，调治不当，容易轻病变重，重病转危。由于小儿机体柔弱，感邪后每易病势嚣张，出现实证；但邪气既盛，则正气易伤，又可迅速转为虚证，或虚实并见。

（二）脏气清灵，易趋康复

由于小儿生机蓬勃，处于蒸蒸日上、不断生长的阶段，脏气清灵，活力充沛，患病以后，若能得到及时的治疗和护理，机体的恢复较为迅速，早晚的变化十分明显。

第三节　小儿推拿辨证论治特点

一、病因特点

小儿发病的病因与成人大致相同，但由于小儿具有自身的生理特点，因此对不同病因的易感程度与成人有明显的差别。小儿病因，以先天因素、外感和内伤居多。先天因素是儿科特有的病因，情志、意外和其他因素也值得重视。在小儿的成长过程中，不同年龄对不同病因的易感程度也不同，如年龄越小对六淫邪气的易感程度越高，年龄越小因乳食而伤的情况越多等。

（一）外感因素

小儿外感因素包括外感六淫之邪和疫疠之邪两方面。

小儿为稚阴稚阳之体，脏腑娇嫩，冷暖不知自调，易被"六淫"邪气所伤；小儿肺常不足，卫外功能较成人为弱，易被风邪（风热、风寒）所伤，产生各种肺系疾病；小儿易被燥邪、暑邪所伤，形成肺胃阴津不足、气阴两伤病证；小儿纯阳，六气易从火化，因而伤于外邪以热性病证为多。疫疠是一类具有强烈传染性的病邪，其引发的疾病有起病急骤、病情较重、症状相似、易于流行等特点。小儿为稚阴稚阳之体，形气未充，御邪能力较弱，是疫疠邪气所伤的易感群体，容易导致疾病的发生与流行。

（二）内伤因素

小儿内伤因素多为乳食所伤。喂养小儿应根据有序、有时、有节的原则。如喂养不当、初生缺乳、未能按期添加辅食、任意纵儿所好、饮食营养不均衡、饮食不洁均会导致脾胃病证。如过食寒凉易伤脾阳；过食辛热易伤阴；过食肥甘厚腻易伤脾（脾运受损）；乳食偏少可致气血生化不足（脾虚）；乳食过多又可导致脾胃受损。另外，小儿缺乏卫生知识，易于误食一些被污染的食物，引发肠胃疾病，如吐泻、腹痛、寄生虫病等。

（三）先天因素

先天因素即胎产因素，是指小儿出生之前已作用于胎儿的致病因素。如儿在母体孕育期间，因先天禀受不足，致出生后智力低下、肢体软弱等发育障碍的，称为"胎弱"。遗传病因是小儿先天因素中的主要病因，父母的基因缺陷可导致小儿先天畸形、生理缺陷或代谢异常等。另外，妊娠妇女饮食失节、情志不调、劳逸失度、感受外邪、房事不节等，都可能损伤胎儿而为病。

二、四诊特点

四诊即望、问、闻、切，是中医诊断疾病的主要方法。在临床上，应该四诊合参，相互配合。但小儿有其自身的特点且婴儿不会言语，加上就诊时常啼哭叫扰，历代儿科医家都很重视望诊，并积累了较丰富的经验。

（一）望诊

医生运用视觉，对人体全身和局部的一切可见征象，以及排出物等进行有目的地观察，以了解健康或疾病状态，称为望诊。望诊为四诊之首。望诊的内容主要包括：观察人的神、色、形、态、舌象、络脉、皮肤、五官九窍等情况，以及排泄物、分泌物的形、色、质量等。现将望诊分为望神色、望形态、审五官、辨斑疹、察二便、看指纹，并逐一叙述。

1.望神色 指观察小儿的精神状态和面部气色。正常小儿二目精彩有神、表情生动活泼、面色红润有光泽、呼吸均匀调和，反之则为有病小儿。在望神色时，尤以面部望诊更为重要。

主要有五色，分别是红、青、黄、白、黑。面呈白色，多为寒证、虚证；面呈红色，多属热证；面呈黄色，多属体虚或有湿；面呈青色，主寒、主痛、主癖、主惊；面呈黑色，多为主寒、主痛，或内有水湿停饮。

2.望形态 指通过观察病儿的形体和动态，来推测疾病的变化。小儿形体的望诊，包括望头颈、躯干、四肢、肌肤、毛发、指（趾）甲。检查时应按顺序观察。凡筋骨强健有力、肌肉丰满润泽、毛发密黑有光泽、姿态灵动活泼者，属于发育良好，为健康表现。反之多属有病，如头方发少、囟门闭迟，可见于五迟证；囟门凹陷、皮肤干燥，可见于婴幼儿泄泻、呕吐大伤津液。动态望诊，可发现不同疾病常有不同姿态。如小儿喜伏卧者，为食积或有虫；喜蜷卧而苦恼者，多为腹痛等。

3.审五官 五官为五脏的外候。详察目、舌、口唇、鼻、耳五官的变化，可了解其相关内脏的病变。如心火炽盛，可见舌赤糜烂；肺气壅盛，可见鼻翼翕动；肝火亢盛，可见目赤；脾虚寒则口唇淡白；肾气虚则耳鸣等。

（1）舌象：舌为心之苗，许多心的病证在舌部往往有所反映，且舌通过经络与许多脏腑相关联，所以脏腑的病变，能从舌象上反映出来。望舌，临床主要观察舌体、舌质和舌苔这三方面的变化。正常小儿舌体柔软，舌质淡红润泽，舌苔薄白。反之则见于各种疾病，如舌体嫩胖、舌边齿痕显著，多为脾肾阳虚；舌质淡白，为气血虚亏；舌苔黄腻，为湿热内蕴或乳食停滞；热性病而见剥苔，多为阴伤津亏所致。另外，还应注意小儿伸舌的姿势。

（2）察目：正常小儿两目精彩有神，反之多为病态的表现。如眼睛睡时不能闭合，多属虚；若二目转动呆滞，或二目上窜，均为惊病。

（3）察鼻：流清涕伴鼻塞，为风寒感冒；流黄浊涕，为风热感冒，或感冒经久不愈；鼻翼翕动，为肺气闭塞所致。

（4）察口：主要观察唇、齿、咽及口腔黏膜。如唇色淡白是气血虚亏；牙齿过期迟出，多为肾气不足；咽痛微红，且伴灰白色假膜而不易拭去者，多为白喉；二颊黏膜有白色点，周围红晕，为麻疹黏膜斑。

（5）察耳：小儿耳垂丰厚色润，是先天肾气充沛的表现。反之则属病态或肾气不足。

（6）察二阴：指前阴和后阴。前阴指生殖器和尿道口，后阴指肛门。常见的疾病表现有男孩尿道口发红、瘙痒，小便淋沥热痛，属湿热下注。女孩前阴红而湿，为湿热下注的表现。

4. 辨斑疹 斑疹是温病过程中出现的皮疹，因斑与疹常伴随出现，统称斑疹。斑，点大成片，有触目之形，无碍手之质，压之不褪色；疹，点小成琐碎小粒，形如粟米，高出皮肤抚之碍手。小儿发疹的疾病较多，如疹色暗红，先稀后密，先头胸后四肢，多见于麻疹；疹小淡红稀疏，发和收都快者，多见于风疹。

5. 察二便 大小便的变化，对诊断小儿疾病有一定意义。正常新生儿大便呈糊状，一日三次左右。正常小儿大便色黄而干湿适中，反之则为疾病表现。如大便燥结，多为内有实热或阴虚内热；大便稀薄，夹有不消化食物的，为内伤乳食；大便呈果酱色，并伴阵发性哭吵，常为肠套叠。小便清长量多者，多为寒证或肾阳亏损。

6. 看指纹 察看指纹，是中医对小儿疾病诊断的一种独特方法。主要用于 3 岁以内的小儿。"指纹"是指小儿示指掌面靠拇指一侧的一条青筋，按指节由近及远可分为风、气、命三关。正常小儿的指纹多为淡紫隐隐而不显于风关之上。若发生疾病，则指纹的浮沉、色泽、部位等都能随之而发生变化。指纹的浮沉，浮主表，沉主里。指纹的色泽，红主寒，紫主热，青主燥，紫黑为热邪深伏，郁闭血络，病情危重。指纹的部位，指纹现于风关，病轻；现于气关，病重；现于命关，病情危重；如果透关射甲，病情多危重。看指纹为一种辅助诊断方法，但临床如果出现指纹与症状不符合时可以遵循"舍纹从证"，以确保疾病诊断的正确性。

（二）闻诊

闻诊是医生运用听觉和嗅觉来诊断疾病的方法。听主要是听小儿的啼哭、咳嗽、语言等声音，而嗅主要嗅口气、大小便气味等。

1. 啼哭声 啼哭是小儿的一种"语言"。小儿会用不同的哭声表达饥饿、口渴、睡觉或尿布潮湿，当需要被满足时哭声也就停止了。如饥饿的哭声多绵长无力；哭叫拒食且伴流涎烦躁，多为口疮。总之小儿哭声以洪亮为实证，哭声微细而弱为虚证。

2. 咳嗽声 咳嗽轻扬，为外感风寒；咳声重浊，为外感风热；干咳无痰，多属肺燥；咳声重浊连续不已并有回声者，为顿咳。

3. 语言声　正常小儿语言以清晰响亮为佳。

4. 嗅气味　是通过闻口气、闻大便、闻小便的气味来辨别疾病的方法。如口气臭秽，嗳气酸腐，多为伤食；大便酸臭而稀，多为伤食；小便短赤，气味臊臭，为湿热下注。

（三）问诊

问诊是采集小儿病情资料的一个重要方法。由于小儿年龄和表达的局限性，主要向家长或保育员询问，年长儿也可自己陈述。

1. 问年龄　不同年龄的小儿往往有不同的疾病。如脐风、胎黄等多见于1周内新生儿；遗尿则发生在3岁以上小儿；如麻疹大多发生在出生后6个月的婴幼儿。

2. 问病情

（1）问寒热：寒热即指发热和怕冷而言。不同的表现可以反映不同的疾病。如恶寒发热无汗的，多为外感风寒；寒热往来，为邪在半表半里的少阳证；傍晚或午后低热并伴盗汗，称为潮热。

（2）问汗：小儿的生理特点是小儿较成人容易汗出，一般不属于病态。但是白天稍动即出且汗多者，为自汗，为气虚不固摄；若夜间睡后汗出，为盗汗，是阴虚或气阴两虚；汗出如油淋漓不止，是亡阳虚脱之征。

（3）问头身：不同的头痛反映了不同的病情。如恶寒发热头痛者为外感风寒；头痛呕吐，高热抽搐，为邪热入营。

（4）问二便：主要询问大便的次数、质地和形色及小便的量和气味等。新生儿大便次数较多，每天3~5次是正常的。其他的如果质地、次数、形色及量和气味改变的话就会反映出不同的疾病。如大便次数多且稀薄的，为脾不健运；大便次数多有赤白黏冻，为湿热积滞；小便清长，为肾阳虚亏，下元不固。

（5）问饮食：包括纳食和饮水两方面。正常小儿能按时按量乳食。若不思乳食，或进食不多为脾胃薄弱；腹胀满不思饮食伴口臭，为伤食积滞；能食而便多不化，形体消瘦，见于积滞证。在饮水方面，若渴喜饮冷，则为热证；渴喜饮热，或口不渴，则为寒证。

（6）问胸腹：患儿胸腹部的感觉，在诊断时有一定意义。如胸胀满而频咳，为风邪束肺；心悸胸闷，头晕乏力，五心烦热，常为心之气阴不足。腹痛隐隐，能触及条索状东西且以脐周为主，见于蛔虫证。

（7）问睡眠：小儿的正常睡眠是年龄越小，睡眠时间越长。但是临床上有食积、虫积、受惊时容易影响睡眠。痰蒙清窍时容易导致嗜睡和昏睡。

3. 问个人史　包括生产、喂养、发育、预防接种史等。要问清是否足月、顺产，孕期母亲的营养和健康情况等，以及喂养方式和辅助食品的添加情况。

（四）切诊

切诊包括脉诊和按诊两个方面，也是诊断儿科疾病的辅助手段之一。

1. 脉诊　小儿脉诊较成人简单，主要有浮、沉、迟、数、有力、无力这六种基本脉象，以辨别疾病的表里、寒热、虚实。浮脉轻按即能触及，多见于表证；沉脉重按才能触及，多见于里证；迟脉脉搏迟缓，来去极慢，一息五六次以下，多见于寒证；数脉是脉搏频速，来去急促，一息六七次以上，多见于热证。有力者为实证，无力者为虚证。

2. 按诊　包括按压和触摸头囟、四肢、皮肤、胸腹等。

（1）头囟：正常小儿前囟闭合时间是12～18个月，后囟闭合时间是3～4个月。囟门迟闭者，为肾气不足。囟门凹陷常见于呕吐、泄泻大量丢失水液；囟门高凸常见于脑积水等；囟门不能按时闭合，头缝开解，则为解颅。

（2）四肢：四肢厥冷，多属阳虚；四肢挛急抽动，多为惊风。

（3）皮肤：从皮肤的状况了解寒、热、汗的情况。如肌肤冷汗多者，多为寒证；热无汗者，多为实热、高热所致；手足心灼热为阴虚内热。

（4）胸腹：胸肋处触及串珠，多见于佝偻病；若左胁肋下按之有痞块，属肝大。正常小儿腹部柔软温和。腹痛喜温喜按，属寒虚证；按之痛，拒按，属实证；按之胀痛加剧为里实腹痛；脐周疼痛，有条索状包块，多属蛔虫显露，多为疳积。

三、辨证特点

儿科常用辨证方法，自宋代钱乙提出肝主风、心主惊、脾主困、肺主喘、肾主虚纲领之后，历代不断应用和发展。目前，儿科辨证方法有八纲辨证、脏腑辨证、卫气营血辨证、淫疫疠辨证、气血痰食辨证等，其中以前三种最为常用。

（一）八纲辨证

表里、寒热、虚实、阴阳八纲辨证，是辨证的总纲。表里是辨别疾病病变部位深浅和病情轻重的纲领；寒热是辨别疾病性质的纲领；虚实是辨别人体正气强弱和病邪盛衰的纲领；阴阳为总纲领。八纲辨证用于所有各类儿科病证之中，如各种外感热病和内伤杂病。治疗大法（如解表和里、祛寒清热、补虚泻实）的选择是在八纲辨证的基础上确定的。

（二）脏腑辨证

脏腑辨证，是运用藏象学说的理论，对患者的病证表现加以归纳，以辨其性质的辨证方法。脏腑辨证是以五脏、六腑、奇恒之腑的生理功能、病理特点为依据的。脏腑辨证主要用于内伤杂病辨证，也常用于外感病中，作为辅助辨证。钱乙在辨证方面首创儿科五脏辨证体系，提出肝主风、心主惊、脾主困、肺主喘、肾主虚的辨证纲领，成为中医儿科辨证学中最重要的方法。

（三）卫气营血辨证

卫气营血辨证，是清代温病学家叶天士在《黄帝内经》《伤寒论》的基础上有创造性地提出的温病辨证方法，属于病机辨证的范畴。小儿为稚阴稚阳之体，故各种温病在儿科发病率高。卫气营血辨证广泛地适用于多种温病。卫分证是温热病邪侵袭肌表，卫气功能失常所表现的证候；气分证是邪实正盛，正邪剧争，阳热亢盛的里热证；营分证是温热病邪入体，多涉及心与心包络；血分证是温热病由营证分进一步发展至血分证的深重阶段。

四、治疗特点

小儿疾病的治疗法则与成人基本一致，由于小儿生理病理特点的多样性，其在治疗上具有一定特殊性。

（一）治疗要及时、正确和审慎

由于小儿为稚阴稚阳之体，脏腑娇嫩，形气未充，易感受外邪，因此及时、准确的治疗是非常重要的，同时治疗必须审慎，以免损伤其稚嫩之正气。

（二）处方要轻巧灵活、中病即止

小儿脏气清灵，随拨随应，在治疗时，处方也应轻巧灵活。要根据患儿的体质特点、病情轻重及脏腑功能，灵活运用，不宜呆滞，不可重浊，不得妄加攻伐。对于大寒、大热之法，均当慎用，即便有是证而用是法，也应中病即止，或衰其大半而止，不可过量，以免耗伤小儿正气。另外要注意抓住疾病的主要矛盾，运用"急则治其标，缓则治其本"及"标本兼治"的原则。

（三）注意顾护脾胃

小儿的生长发育，全靠后天脾胃化生精微之气以充养，疾病的恢复依赖脾胃健运生化，先天不足的小儿也要靠后天来调补。儿科医师应十分重视小儿脾胃的特点，处处顾及脾胃之气，切勿使之损伤。患病后注重调理脾胃是儿科的重要治则。

（四）重视先证而治

由于小儿易感外邪，传变迅速，虚实寒热的变化较成人为快，故应见微知著，先证而治，挫病势于萌芽之时，挽病机于欲成未成之际。尤其是外感热病，病情发展迅速易变，医生更应先发制病，药先于证，先证而治，顿挫病势，防止传变，达到治病防变的目的。在用补益剂的同时，应注意消导，免生中满；在用攻下剂时注意扶正，免耗正气；在用温热药时注意病情热化而稍佐以寒凉；在用寒凉药时应防止中寒内生，适当佐以温热，此皆属先证而治之例。

（五）慎用补益之法

补益之法对体质虚弱的小儿有增强体质、助长发育的作用。但是，健康小儿长期补益可能导致性早熟，或者小儿偶感外邪，或痰湿食滞，未能觉察，若继续应用补益之法，则是闭门留寇，邪留不去，为害不浅。故补益之法切不可滥用。

（六）掌握用药剂量

小儿用药剂量常随年龄的大小、个体差异、病情的轻重、方剂的组合、药味的多少、医生的经验而异。由于小儿服药时常有浪费，所以中药的用量相对较大，尤其是益气健脾、养阴补血、消食和中一类药性平和之剂更是如此。但对一些辛热有毒、苦寒攻伐和药性猛烈的药物，如麻黄、附子、细辛、乌头、大黄、芒硝等，应用时则需要注意。为方便计算，用药量可参照如下比例：新生儿用成人量的1/6，婴儿用成人量的1/3，幼儿用成人量的1/2，学龄儿童用成人量的2/3或接近成人用量。但若病情急重则不受此限制。

第四节 小儿推拿特点和操作顺序

一、小儿推拿特点

小儿推拿是在四诊、八纲的基础上进行的。在四诊中，小儿不会说话，因此问诊常是间接的，较大儿童虽能言语，但也不能准确表达病情，加之小儿气血未充，经脉未盛，脉象难凭，闻诊虽能反映一些情况，但也不够全面。只有望诊不受条件限制，反映病情比较可靠，尤其是小儿指纹的望诊，应予以重视。由于小儿发病特点以外感病和饮食内伤居多，临证以阳证、实证、热证为多，因此在推拿治疗上常用的方法也以解表（推攒竹、推坎宫、推太阳等）、清热（清河水、推六腑、推脊等）、消导（推脾经、清大肠、揉板门、揉中脘等）为多。

（一）小儿穴位特点

小儿推拿的穴位除常用的少数经穴、奇穴外，本身还有许多特定的穴位，其有以下特点。

（1）这些穴位不仅有"点"状，而且还具有"线"状及"面"状，点状穴位如威灵、一窝风、小天心等。线状穴位如天河水、三关及六腑等。面状穴位如腹、脐、八卦等。

（2）有相当多穴位都聚结在两手，正所谓"小儿百脉汇于两掌"。这些特有穴位特点，给临床治疗带来了很多方便。在临证应用中，小儿推拿手法经常与具体穴位结合在一起，如补肺经即旋推肺经穴，清肺经即直推肺经穴、掐人中、揉中脘等。

（3）还有许多复式操作，更为小儿推拿所独有，如按弦搓摩、运水（土）入土（水）、水底捞月、苍龙摆尾等。这些手法和操作部位都不是单一的某法某部，而是综合性的操作，历代相传，用之确有良效。

（二）小儿推拿练习特点

小儿脏腑娇嫩，形气未充，肌肤柔弱，手法要求轻柔深透、适达病所而止。手法练习的方法较多，因小儿推拿手法以人体操作为主，故而手法参考成人推拿手法的练习方法。

（1）有特定的穴位，大多集中于头面及上肢部。穴位不仅有点状，也有线状和面状。如前臂的三关穴和六腑穴都是线状穴，而手五指指腹的肺经、心经、肝经诸穴皆为面状穴。

（2）按、摩、掐、揉、推、运、搓、摇等手法为儿科推拿最常用的手法。

（3）某些小儿推拿手法在名称上和成人手法一样，在具体操作要求上却完全不同，如推法、捏法等。有些手法只用于小儿，而不用于成人，如运法等。

（4）儿科推拿手法经常是与具体穴位结合在一起的，尤其手法操作方向与其补泻功能密切相关。

二、小儿推拿操作顺序

小儿推拿操作顺序一般有三种方式，可根据临床情况灵活应用。

（1）先推头面部穴位，再依次推胸腹、四肢、腰背部穴位。

（2）先推主穴，后推配穴。

（3）根据病情轻重缓急，决定推拿的操作顺序。如胃热呕吐，可先推颈项部天柱骨以止呕，再推上肢板门、清大肠等。不管采用哪种方式，无论主穴、配穴，应该先运用轻柔手法（如揉、摩、运、推等），而强刺激手法（如掐、拿、捏）应最后操作，以免刺激患儿引起哭闹，影响下一步的操作和治疗效果。另外，上肢部穴位，不分男女，可根据操作习惯选推左手或右手，一般选一侧即可。治疗时应根据具体情况灵活掌握操作顺序。

第五节　小儿推拿适应证、禁忌证和注意事项

一、小儿推拿的适应证

小儿推拿适应证较广，常用于感冒、咳嗽、发热、腹痛、腹泻、呕吐、咽炎、肥胖、消化不良、少食、厌食、疳积、哮喘、支气管炎、夜啼、梦呓、惊风、肌性斜颈、脑瘫、佝偻病、近视、盗汗、脱肛、湿疹、跌打损伤等治疗，以及小儿保健与预防。

二、小儿推拿的禁忌证

虽然小儿推拿操作安全，运用广泛，但也有一些不宜推拿的禁忌证应予以注意。

（1）各种皮肤病患处、皮肤破损处（发生烧伤、烫伤、擦伤、裂伤等）、皮肤疥疮、疖肿、脓肿、不明肿块，以及局部有伤口瘢痕等。

（2）有明显的感染性疾病，如骨结核、骨髓炎、蜂窝织炎、丹毒等。

（3）有急性传染病，如猩红热、水痘、病毒性肝炎、肺结核、梅毒等。

（4）有出血倾向的疾病，如血小板减少性紫癜、白血病、血友病、再生障碍性贫血、过敏性紫癜等，正在出血和内出血的部位禁用推拿手法，因手法刺激后可导致再出血或加重出血。

（5）骨与关节结核、化脓性关节炎局部，以及可能存在的肿瘤、外伤骨折、脱位等不明疾病应避免推拿。

（6）严重的心、肺、肝、肾等脏器疾病。

（7）有严重症状而诊断不明确者慎用。

以上的禁忌证多是指某些不适宜采用推拿疗法的小儿病证，在小儿推拿的适应证治疗时，同样要注意手法力度、方向等，如果应用不当也会出现一些意外和危险，所以要求推拿医生熟悉小儿的相关解剖和病理知识，熟练掌握小儿推拿手法，才能保证小儿推拿的安全性和有效性。

三、小儿推拿的注意事项

在小儿推拿的手法练习和施术时，始终以基本技术要求指导手法操作，注重手法操作的规范性、合理性。施行手法时，术者和患儿的体位也很重要。原则上以患儿为主，在患儿舒适、放松的前提下，充分暴露治疗部位，如退六腑应使前臂屈曲，清天河水应伸直前臂，捏脊应取俯卧位，揉龟尾以小儿俯卧、抬头为佳，治肌性斜颈时患儿头部应侧偏。一般临床上采用家长抱坐或抱卧患儿的体位，目的是增加小儿的安全感，所以医生必须取得患儿家长的配合。在此基础上，术者应取省力、适用、美观的姿势。注重医患之形，在小儿推拿中谓之"调形"。

除了调形外，小儿推拿还特别强调"调神"。神是生命活动的总体现，是建立在气、血、精、津液等物质基础之上的功能活动的概念。只有神气畅然、神机运转，脏腑经气的感应性才灵敏，

阴阳才容易协调。小儿推拿的实质是医生施以手法作用于小儿特定的穴位和部位，通过皮部穴位、经络的感应而调整气血、阴阳及脏腑的功能。这种感应性是"神"的表现形式，它与人体所处状态密切相关。哭闹时，患儿手足躁动，皮肤收缩，胸腹紧张，呼吸加速，神浮而不宁，感应性降低；睡眠时，血归于肝，气行缓慢，穴位经络处于松弛、休息状态，神滞而不运，感应性也降低。所以，术者在运用手法时，要尽可能使患儿处于清醒、安宁、神机畅运、感应灵敏的状态，这是取得临床疗效的内在因素，决不可忽视。

在具体操作时，要注意以下几方面。

（1）推拿室应选择避风、避强光、安静的房间，室内要保持卫生清洁，温度适宜，保持空气流通，尽量减少闲杂人员走动，推拿后注意保暖避风寒，忌食生冷。

（2）术者态度要和蔼，耐心仔细，认真操作，随时观察小儿的反应，保持双手清洁，操作前洗手，并且不能佩戴戒指、手镯等影响推拿的饰物。经常修剪指甲，刚剪过的指甲，要用指甲锉锉平，保持指甲圆滑，以免损伤小儿肌肤。天气寒冷时，保持双手温暖，避免小儿因此着凉而加重病情。

（3）推拿时间应根据患儿年龄大小、病情轻重、体质强弱及手法的特性而定，一般不超过20分钟，亦可根据病情灵活掌握。通常每日治疗1次，高热等急性病可每日治疗2次。

（4）上肢部穴位，习惯只推一侧，无男女之分，其他部位的双侧穴位，两侧均可治疗。

（5）治疗时应配合推拿介质，如滑石粉等，既可润滑皮肤，防止擦破皮肤，又可提高治疗效果。

（6）对于惊厥的患儿，经治疗施术后，如症状仍不减轻，应注意保持其侧卧位，保持呼吸道通畅，防止窒息，并及时请有关科室会诊，以免贻误病情。

（7）小儿过饥过饱，均不利于推拿疗效的发挥，最佳的小儿推拿时间宜在饭后1小时进行。在小儿哭闹时，应先安抚小儿再进行推拿治疗。推拿时应注意小儿体位，以小儿舒适为宜，既能消除小儿恐惧感，又要便于临床操作。

（8）每次推拿治疗一个患儿后，术者要认真清洗或用免洗消毒液清洁双手，保持清洁，避免交叉感染发生。

第六节　小儿推拿常用介质

在推拿时，为减轻摩擦、避免皮肤损伤、提高治疗效果而选用一些物质作为辅助，称为介质。常用的介质如下。

1. 滑石粉（医用滑石粉）　可润滑皮肤，减少皮肤摩擦，保护小儿皮肤。一年四季均可使用，是小儿推拿临床最常用的一种介质。

2. 爽身粉（即市售爽身粉）　有润滑皮肤和吸水性强的特点，质量较好的爽身粉可替代滑石粉。

3. 生姜汁　取鲜生姜适量切碎、捣烂，取汁应用。可用于风寒感冒，或胃寒呕吐及腹痛、腹泻等。

4. 葱白汁　取葱白适量切碎、捣烂，取汁应用。可用于风寒感冒。

5. 鸡蛋清　把生鸡蛋打一小洞，然后倒置，取渗出的蛋清使用。用于消化不良、热性病，或久病后期烦躁不眠、手足心热等病证。

6. 薄荷水　取鲜薄荷叶或干薄荷叶（鲜者最好），浸泡于适量的开水中，容器加盖存放 8 小时后，去渣取液应用。可用于风热感冒或风热上犯所致的头痛、目赤、咽痛等，或痘疹初期隐隐不透，或麻疹将出之际。

7. 冬青膏　由水杨酸甲酯、凡士林、薄荷脑及少量麝香配制，具有温经散寒作用，常用于小儿虚寒性腹泻的推拿治疗。

8. 麻油（即食用麻油）　可适用于小儿身体各部位推拿，具有润滑除燥作用，也可在使用刮法时，用器具（汤勺、铜钱等）的光滑边缘蘸油，刮至皮下瘀血。

第七节　小儿推拿手法基本要求

1. 推拿手法要轻柔　由于小儿脏腑娇嫩，形气未充，肌肤柔弱，推拿手法必须做到轻快柔和，平稳扎实，适达病所而止，不可竭力攻伐。

2. 手法操作方向与补泻要分明　例如，补肺经要向指根方向直推，清肺经要向指尖方向直推。运水入土、运土入水、运内八卦等都有明确的方向要求。

3. 手法操作的次数与次序　要求是：推法、揉法、运法操作次数较多；拿法、捣法次数宜少；摩法时间较长，掐法则重、快、少，在掐后常继用揉法，按法和揉法也常配合应用。掐、捏等刺激较强的手法，一般应放在最后操作，以免刺激过强，使患儿哭闹，影响后来的操作治疗。

4. 使用介质　小儿肌肤细嫩，在手法操作时，为防止擦破皮肤及增强疗效，多使用介质，如滑石粉、薄荷汁、冬青膏等。

第八节　小儿推拿特定穴的命名依据

1. 根据脏腑命名　如心经、大肠、膀胱等。

2. 根据人体部位命名　如五指节、腹、脊等。

3. 根据作用功能命名　如端正、精宁等。

4. 根据五行学说命名　如脾土、肝木等。

5. 根据山谷河流命名　如山根、洪池等。

6. 根据建筑物体命名　如天庭、三关等。

7. 根据动物名称命名　如老龙、龟尾等。

8. 根据哲学名词命名　如阴阳、八卦等。

第九节　小儿推拿的穴位特点及常用穴位

一、小儿推拿的穴位特点

小儿推拿穴位除了经穴、奇穴、经验穴、阿是穴之外，有相当部分穴位是小儿推拿学特有的，称为小儿推拿特定穴。小儿推拿特定穴位的取穴方法同经络学说中取穴方法一样，即按体表标志、折量分寸、指量法取穴。《幼科推拿秘书》中说："屈小儿中指节，度之为寸，折半为五分，非分寸之谓也。"小儿推拿穴位有其特殊的位置及特殊的作用，决定了在推拿操作时有特殊的操作手法。大多数穴位有其固定的操作过程，以手法名称加穴位名称构成小儿推拿特定的"操作名"。如"旋推脾经""按揉足三里"等。小儿推拿特别强调手法的治疗量及补泻。故小儿推拿非常重视手法的次数（时间）、疗程、强度（轻重）、频率（速度）及方向等因素。其特点主要表现为：①小儿特定穴的形态有点状、线状和面状。②虽然小儿特定穴的主治也与脏腑相关，但无经络的连属关系。③小儿特定穴主要分布于手掌、手背与上肢。④儿科推拿手法与穴位相关联，如"推脾经""运内劳宫""清天河水"等。

二、小儿推拿常用穴位

（一）头面颈项部穴位

以经穴为主，共介绍 18 个穴位。

1. 百会

位置：头顶正中线与两耳尖连线的交点处。后发际正中直上 7 寸。

操作：术者用拇指指端按或揉，按 30～50 次，揉 100～200 次，称按百会或揉百会（图 10-1）。

作用：安神镇惊，开阳举陷。

应用：治疗惊风、惊痫、烦躁等症，多与清肝经、清心经、掐揉小天心等合用；用于遗尿、脱肛等症，常与补脾经、补肾经、推三关、揉丹田等合用。

2. 前顶门

位置：头正中线，入前发际 3.5 寸，或于百会前 1.5 寸取穴。

操作：术者用拇指甲掐 3～5 次，揉 20～30 次，称掐揉前顶。

作用：镇惊安神通窍。

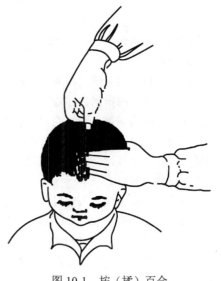

图 10-1 按（揉）百会

应用：多用于头痛、惊风、鼻塞等症。

3. 脑空

位置：后头部，风池穴直上 1.5 寸为脑户穴，此穴旁开 3 寸与枕骨粗隆相平处为脑空穴，属足少阳胆经。

操作：术者用两拇指指端揉，揉 20～30 次，称揉脑空；或用拇指甲掐之，掐 3～5 次，称掐脑空。

作用：祛风通络，镇惊安神。

应用：揉脑空：祛风通络，治疗头痛。掐脑空：镇惊安神，治疗惊风、癫痫。

4. 耳后高骨

位置：耳后入发际乳突后缘高骨下凹陷中。

操作：医生用双手拇指或中指指端同时揉患儿双侧耳后高骨穴 30～50 次，称揉耳后

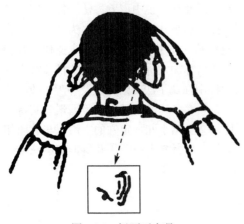

图 10-2 揉耳后高骨

高骨（图 10-2）。或用两拇指推运，运 30～50 次，称运耳后高骨。

作用：疏风解表，安神除烦。

应用：治疗感冒头痛，多与推攒竹、推坎宫、揉太阳等合用。治疗目赤痛，多与清肝经、掐揉小天心、揉肾纹、清天河水等合用。

5. 攒竹（天门）

位置：两眉连线中点至前发际，成一直线。

操作：医生两拇指自下而上交替直推 30～50 次，称开天门，又称推攒竹（此处的次数，仅供 6 个月～1 周岁患儿临床应用时参考，临诊时尚要根据患儿年龄大小、身体强弱、病情轻重等情况而有所增减。其余穴位情况和此穴位相同）。

作用：发汗解表，镇惊安神，醒脑开窍。

应用：治疗风寒感冒、头痛、无汗、发热等症，多与推坎宫、揉太阳等合用。治疗惊惕不安、烦躁不宁，多与清肝经、捣小天心、掐揉五指节、揉百会等合用。体质虚弱、出汗较多者及佝偻病患儿慎用。

6. 坎宫

位置：自眉头至两眉梢成一直线。

操作：医生两拇指自眉心向眉梢作分推 30～50 次，称推坎宫。

作用：疏风解表，醒脑明目，止头痛。

应用：治疗外感发热、头痛等症，多与推攒竹、揉太阳等合用。治疗目赤痛，多与清肝经、掐揉小天心、揉肾纹、清天河水等合用。

7. 天庭（神庭）

位置：头正中线，入前发际 0.5 寸。

操作：术者用掐法或捣法自天庭掐（捣）至承浆；或揉约 30 次，称掐揉天庭。

作用：掐天庭：祛风通络，镇惊安神。

应用：治疗口眼㖞斜，常与揉瞳子髎合用；治疗头痛、癫痫，与掐眉心、山根、年寿、人中、承浆等合用。

8. 天心

位置：前额中部，天庭与眉心连线中点处。

操作：术者用拇指指甲掐天心 30 次，或用螺纹面揉天心约 30 次，称掐揉天心。

作用：掐天心：醒脑安神。

应用：治疗惊风，常与掐人中、承浆等合用。治疗头痛、鼻塞伤风常用掐揉天心，与掐眉心、山根等同用。

9. 眉心（印堂）

位置：两眉内侧端连线中点处。

操作：术者用拇指指甲在眉心处掐，掐 3～5 次，称掐眉心。或用拇指指端揉，揉 20～30 次，称揉眉心。

作用：掐眉心：醒脑安神；揉眉心：祛风通窍。

应用：治疗惊风，常与掐十王、人中、承浆等法合用。治疗感冒、头痛，常与推攒竹、推坎宫、揉太阳等相配合。

10. 山根

位置：两目内眦中间，鼻梁上低凹处。

操作：术者用拇指指甲掐，掐 3～5 次，称掐山根。

作用：掐山根：开关窍，醒目定神。

应用：治疗惊风、昏迷、抽搐等症，多与掐人中、掐老龙等合用。

11. 准头（鼻准）

位置：鼻尖端，属督脉。

操作：术者用拇指指甲掐，掐 3～5 次，称掐准头。

作用：掐准头：祛风镇惊。

应用：治疗惊风，与掐天庭至承浆同用；治鼻出血，与掐上星、掐迎香合用；治昏厥与按揉内关、足三里合用。

12. 太阳

位置：眉后凹陷处。

操作：医生两指桡侧自前向后直推 30～50 次，称推太阳；用指端揉该穴，称揉太阳或运太阳（图 10-3）。

作用：疏风解表，清热，止头痛。

应用：治疗外感发热、头痛等症，多与推攒竹、推坎宫等合用。治疗目赤痛，多与清肝经、掐揉小天心、揉肾纹、清天河水等合用。

13. 瞳子髎

位置：目外眦后 0.5 寸，眶骨外侧凹陷中。

操作：术者用两拇指掐或揉，掐 3～5 次，揉 30～50 次，称掐揉瞳子髎。

作用：掐瞳子髎：醒脑镇惊。揉瞳子髎：祛风通络。

应用：治疗惊风常与掐人中、眉心等合用；治疗目赤肿痛，常与揉四白、揉睛明、按揉太阳等同用。

14. 迎香

位置：鼻翼旁 0.5 寸，鼻唇沟中。

操作：术者用示指、中指按揉，揉 20～30 次，称揉迎香（图 10-4）。

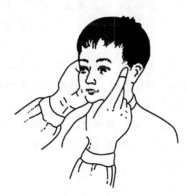

图 10-3 揉太阳

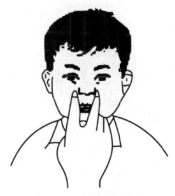

图 10-4 揉迎香

作用：揉迎香：宣肺气、通鼻窍。

应用：治疗感冒或慢性鼻炎等引起的鼻塞流涕、呼吸不畅效果较好，多与清肺经、拿风池等合用。

15. 人中

位置：人中沟正中线上 1/3 与下 2/3 交界处。

操作：术者用拇指指甲或示指指甲掐之，掐 5～10 次或醒后即止，称掐人中（图 10-5）。

作用：醒神开窍，常用于急救。

应用：对于人事不省、窒息、惊厥或抽搐，多与掐十宣、掐老龙等合用。

16. 牙关（颊车）

位置：下额角前上方一横指，用力咀嚼时，咬肌隆起处。

操作：术者用拇指按或中指揉，按 5～10 次，揉 30～50 次，称按牙关或揉牙关（图 10-6）。

作用：按牙关具有开窍之功用；揉牙关，具有疏风止痛的作用。

应用：按牙关主要用于牙关紧闭；若口眼㖞斜，则多用揉牙关。

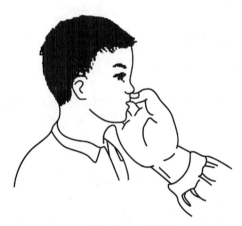

图 10-5　掐人中

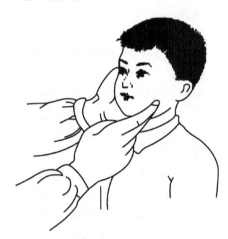

图 10-6　揉牙关

17. 天柱骨

位置：颈后发际正中至大椎穴，成一直线。

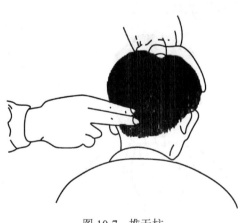

图 10-7　推天柱

操作：术者用拇指或示指、中指指面自上向下直推，推 100～300 次，称推天柱骨（图 10-7）。或用汤匙蘸水自上向下刮，刮至皮下轻度瘀血即可，称刮天柱骨。

作用：推、刮天柱骨：降逆止呕，祛风散寒。

应用：治疗呕恶，多与由横纹推向极门、揉中脘等合用。治疗外感发热、颈项强痛等症，多与拿风池、掐揉二扇门等同用；用刮法多以汤匙蘸姜汁或凉水自上向下刮至局部皮下有轻度瘀血，可治暑热发痧等症。

18. 桥弓

位置：在颈部两侧，沿胸锁乳突肌成一线。

操作：术者在两侧胸锁乳突肌处揉、抹、拿。揉 30 次，抹 50 次，拿 3～5 次（图 10-8）。

作用：揉抹拿桥弓：活血化瘀，消肿。

应用：用于治疗小儿肌性斜颈，常与摇颈项法同用。

（二）上肢部穴位

以小儿特定穴为主，共介绍 54 个穴位。

1. 脾经

位置：拇指末节螺纹面，或拇指桡侧缘。

操作：医生一手将患儿拇指屈曲，另一手循拇指桡侧缘由指端向指根方向直推 100～500 次，或旋推拇指末节螺纹面，称补脾经。由指根向指端方向直推 100～500 次，称清脾经（图 10-9）。补脾经和清脾经统称推脾经，往返推为平补平泻，称清补脾经。

作用：健脾和胃，补益气血，清热利湿，化痰止呕。

应用：治疗脾胃虚弱导致的消化不良、食欲不振、肌肉消瘦等症，补脾经多与补胃经、揉中脘、摩腹、按揉足三里等合用。治疗湿热熏蒸、皮肤发黄、恶心呕吐、腹泻、痢疾，清脾经多与清胃经、揉板门、清大肠、揉中脘、揉天枢等合用。治疗脾胃不和导致的饮食停滞、胃脘痞闷、吞酸纳呆、呕吐腹泻等症，清补脾经多与运八卦、揉板门、分腹阴阳等合用。小儿体虚，正气不足，患斑疹热病时，推补本穴可使瘾疹透出但手法宜快，用力宜重。小儿脾胃薄弱，不宜攻伐太甚，在一般情况下脾经穴多用补法，体壮邪实者方能用清法。

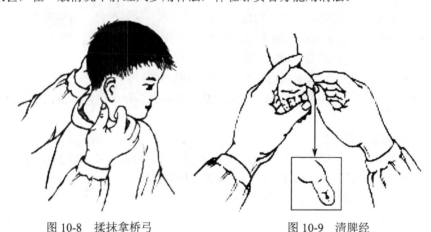

图 10-8 揉抹拿桥弓　　　　　　图 10-9 清脾经

2. 肝经

位置：示指末节螺纹面。

操作：医生自患儿示指尖向指根方向直推 100～500 次，称补肝经。自示指掌面末节指纹向指尖直推 100～500 次，称清肝经（图 10-10）。补肝经和清肝经统称推肝经。

作用：平肝泻火，息风镇惊，解郁除烦。

应用：治疗惊风、抽搐、烦躁不安、五心烦热等症，清肝经多与清天河水、推涌泉等合用。肝经宜清不宜补，若肝虚应补时则须补后加清，或以补肾经代之，称为滋肾养肝法。

3. 心经

位置：中指末节螺纹面。

操作：医生自患儿中指尖向指根方向直推 100～500 次，称补心经。自中指掌面末节指纹向指尖方向直推100～500次，称清心经（图10-11）。补心经和清心经统称推心经。

作用：清心泻火，养心安神。

应用：治疗高热神昏、面赤口疮、小便短赤等症，清心经多与清天河水、清小肠等合用。治疗气血不足而见心烦不安、睡卧露睛等症，可补后加清，或以补脾经代替。本穴宜用清法，不宜用补法。

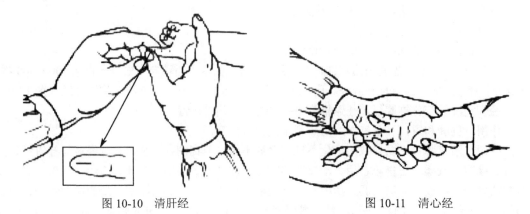

图10-10　清肝经　　　　　　　　　　　　　图10-11　清心经

4. 肺经

位置：环指末节螺纹面。

操作：医生自患儿环指尖向指根方向直推100～500次，称补肺经。自环指掌面末节指纹向指尖直推100～500次，称清肺经（图10-12）。补肺经和清肺经统称推肺经。

作用：补益肺气，宣肺清热，疏风解表，化痰止咳。

应用：治疗肺经虚寒、肺气虚损的咳嗽、气喘、虚汗怕冷等症，补肺经多与揉肺俞等合用。治疗肺经实热的感冒发热及咳嗽、气喘、痰鸣等症，清肺经多与揉风门、推膻中等合用。

5. 肾经

位置：小指末节螺纹面。

操作：医生自患儿小指根向指尖方向直推100～500次，称补肾经。自小指尖向指根方向直推100～500次，称清肾经（图10-13）。补肾经和清肾经统称为推肾经。

作用：补肾益脑，温养下元，清利下焦湿热。

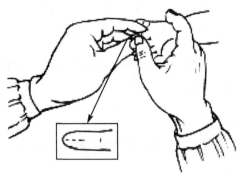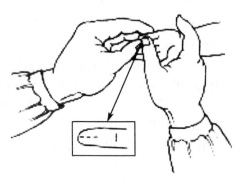

图10-12　清肺经　　　　　　　　　　　　　图10-13　清肾经

应用：治疗先天不足、久病体虚的久泻、多尿、遗尿、虚汗喘息等症，补肾经多与揉肾俞、揉丹田等合用。治疗膀胱蕴热的小便赤涩，多以清小肠代替清肾经，本穴一般多用补法。

6. 大肠

位置：示指桡侧缘，自示指尖至虎口成一直线。

操作：医生自患儿示指尖向虎口方向直推 100～500 次，称补大肠（图 10-14）。自虎口向示指尖方向直推 100～500 次，称清大肠。补大肠和清大肠统称推大肠。

作用：涩肠固脱，温中止泻，清利肠腑，除湿热，导积滞。

应用：治疗虚寒腹泻、脱肛等症，补大肠多与摩腹、推上七节骨、揉丹田等合用。治疗积滞、身热腹痛、痢下赤白、大便秘结等症，清大肠多与推下七节骨、推六腑、揉腹等合用。本穴又称"指三关"，可用于儿科疾病诊断。

7. 小肠

位置：小指尺侧边缘，自指尖到指根成一直线。

操作：医生自患儿小指尖向指根方向直推 100～500 次，称补小肠（图 10-15）。自小指根向指尖方向直推 100～500 次，称清小肠。补小肠和清小肠统称为推小肠。

作用：清利下焦湿热。

应用：治疗小便短赤不利、尿闭、水泻等症，清小肠多与推箕门、清天河水等合用。治疗下焦虚寒的多尿、遗尿等症，补小肠多与补肾经、揉丹田、揉肾俞等合用。

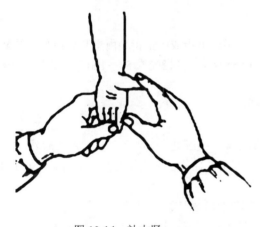

图 10-14　补大肠　　　　　　　图 10-15　补小肠

8. 胃经

位置：拇指掌面近掌端第 1 节，或大鱼际桡侧赤白肉际处。

操作：医生自患儿拇指根向掌根方向直推 100～500 次，称补胃经。自掌根向拇指根方向直推 100～500 次，称清胃经（图 10-16）。补胃经和清胃经统称推胃经。

作用：健脾和胃，降逆清热。

应用：治疗脾胃湿热或胃气不和所引起的上逆、呕恶等症，清胃经多与清脾经、推天柱等合

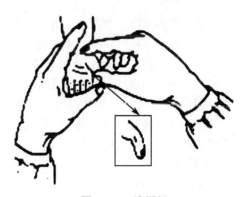

图 10-16　清胃经

用。治疗胃肠实热的脘腹胀满、发热烦渴、便秘纳呆等症，清胃经多与清大肠、退六腑、揉天枢、推下七节骨等合用。治疗脾胃虚弱的消化不良、纳呆腹胀等症，补胃经多与补脾经、揉中脘、摩腹、按揉足三里等合用。

9. 少商

位置：拇指桡侧指甲角约 0.1 寸，属手太阴肺经。

操作：术者一手持患儿拇指以固定，另一手以拇指甲掐穴位处，掐 3～5 次，称掐少商。

作用：掐少商：清热利咽，开窍。

应用：治疗发热、咽喉肿痛、心烦、口渴、疟疾、痢疾、感冒、昏迷等症。

10. 五经

位置：拇指、示指、中指、环指末节螺纹面，即脾、肝、心、肺经；小指末节螺纹面稍偏尺侧至阴池穴，即肾经。

操作：术者以一手夹持患儿五指以固定，另一手以拇指或中指指端由患儿拇指尖至小指尖作运法，或用拇指甲逐一掐揉，运 50～100 次，掐揉各 3～5 次，称运五经和掐揉五经。患儿俯掌且五指并拢，术者一手持儿掌，另一手拇指置患儿掌背之上，其余四指在患儿掌下向指端方向直推，推 50～100 次，称推五经。

作用：与相关脏腑经穴相配，以治疗相应脏腑病证。

应用：推五经治疗 6 个月之内的婴儿发热。

11. 五经纹

位置：五指掌面第二指间关节之横纹。

操作：术者以一手夹持患儿五指以固定，另一手以拇指或中指指端由患儿拇指第一节至小指第一节作运法，运 50～100 次，称运五经纹。以拇指或中指端推 50～100 次，称推五经纹。

作用：运五经纹与相关的脏腑经穴相配。

应用：治疗相关脏腑病证，以和脏腑之气机。

12. 四横纹

位置：掌面示指、中指、环指、小指第 1 掌指关节横纹处。

操作：医生用拇指指甲各掐 5 次，称掐四横纹。四指并拢从示指横纹处推向小指横纹处 100～300 次，称推四横纹。

作用：掐之能退热除烦、散瘀结；推之能调中行气、和气血、消胀满。

应用：治疗疳积、腹胀、气血不和、消化不良等，常与补脾经、揉中脘等合用。

13. 小横纹

位置：掌面示指、中指、环指、小指掌指关节横纹处。

操作：有掐小横纹和推小横纹之分。术者一手将患儿四指固定，另一手拇指甲由患儿示指依次掐至小指，掐 3～5 次，称掐小横纹；用另一手拇指桡侧推 100～150 次，称推小横纹。

作用：推掐小横纹：退热，消胀散结。

应用：推小横纹：治肺部干啰音；掐小横纹：治疗脾胃热结，口唇破烂及腹胀等症。因脾虚作胀者，兼补脾经；因食损者，兼揉脐，清补脾经，运八卦；口唇破裂，口舌生疮者，常与清脾经、清胃经、清天河水合用。

14. 肾顶

位置：小指顶端。

操作：术者一手持患儿小指以固定，另一手中指或拇指指端按揉患儿小指顶端，揉 100～

500 次，称揉肾顶（图 10-17）。

作用：揉肾顶：收敛元气，固表止汗。

应用：常用于自汗、盗汗或大汗淋漓不止等症。阴虚盗汗，多与揉肾经、揉二人上马、补肺经等同用。阳虚自汗配补脾经。

15. 肾纹

位置：手掌面，小指第 2 指间关节横纹处。

操作：术者一手持患儿小指以固定，另一手中指或拇指指端按揉患儿小指第 2 指间关节横纹处，揉 100～500 次，称揉肾纹（图 10-18）。

作用：揉肾纹：祛风明目，散瘀结。

应用：治疗目赤肿痛，常与清心经、清肝经合用。治疗口舌生疮、弄舌，常与清胃经、清心经、清天河水同用。治疗高热、呼吸气凉、手足逆冷等症，常与清肝经、清心经、清肺经、揉小天心、退六腑、清天河水、推脊同用。

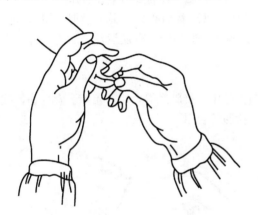
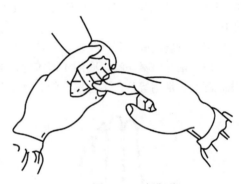

图 10-17　揉肾顶　　　　　　　　　　　图 10-18　揉肾纹

16. 板门

位置：手掌大鱼际平面。

操作：医生用拇指揉该穴 100～300 次，称揉板门或运板门（图 10-19）。自指根推向腕横纹 100～300 次，称板门推向横纹，反之称横纹推向板门。

作用：健脾和胃，消食化滞，止泻，止呕。

应用：治疗乳食停积、食欲不振、腹胀、腹泻等症，揉板门多与补脾经、揉中脘等合用。治疗腹泻，多用板门推向横纹。治疗呕吐，多用横纹推向板门。

17. 掌小横纹

位置：掌面小指根下，尺侧掌纹头。

操作：术者一手持儿手，另一手中指或拇指指端按揉患儿小指根下尺侧掌纹头，揉 100～500 次，称揉掌小横纹（图 10-20）。

作用：揉掌小横纹：清热散结，宽胸宣肺，化痰止咳。

应用：此穴是治百日咳、肺炎的要穴，可治疗肺部湿啰音。揉掌小横纹经常用于喘咳、口舌生疮等，治喘咳常与清肺经、退六腑、开璇玑同用。治疗口舌生疮常与清心经、清胃经、清天河水同用。

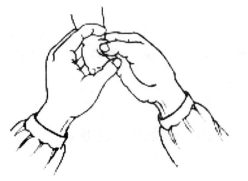

图 10-19   揉板门

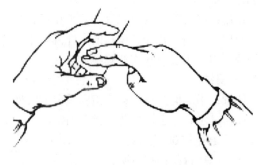

图 10-20   揉掌小横纹

18. 内八卦

位置：手掌面，以掌心为圆心，以圆心至中指根横纹 2/3 处的长为半径所作的圆。

操作：医生用一手拇指按住患儿掌指关节掌侧，以防惹动心火，另一手拇指用运法操作 100～300 次，称运内八卦。运内八卦一般顺时针操作，但临床亦有逆运及分运内八卦之操作（图 10-21）。

作用：宽胸利膈，理气化痰，行滞消食。

应用：治疗咳嗽痰喘、胸闷不舒等症，多与推膻中、推肺经等合用。治疗乳食内伤，症见腹胀、呕吐、泄泻等症，多与推脾经、揉中脘、揉腹等合用。

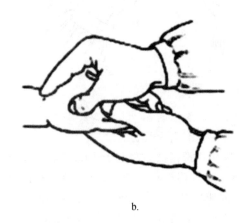

a.   b.

图 10-21   运八卦

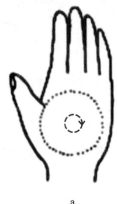

图 10-22   揉内劳宫

19. 内劳宫

位置：掌心中，屈指时中指指端与环指指端之间中点。

操作：有揉内劳宫与运内劳宫之分。术者一手持患儿手以固定，另一手以拇指指端或中指指端揉，揉 100～300 次，称揉内劳宫（图 10-22）；用拇指指腹自小指根掐运，经掌小横纹、小天心至内劳宫止，运 10～30 次，称运内劳宫（水底捞明月）。

作用：揉内劳宫：清热除烦。运内劳宫：清心、肾两经虚热。

应用：揉内劳宫常用于治心经有热而致口舌生疮、发热、烦渴等症，常与清小肠、清心经、清天河水、揉小天心等同用。

20. 天门

位置：手掌心内侧"乾宫"处。

操作：术者以一手持患儿手之四指，使掌心向上，以另一手中指指端或拇指指端由穴处推向拇指尖，推 50 次，称天门入虎口。由示指尖推向虎口或反之，推 50 次。一手拿天门穴，一手摇斗肘，3～5 次。

作用：天门入虎口：健脾消食。拿天门、摇斗肘：和气血。

应用：推向虎口常用治食积、消化不良，常与补脾经同用。

21. 小天心

位置：大小鱼际交接处凹陷中。

操作：有揉、掐、捣小天心之分。术者一手持患儿四指以固定，掌心向上，另一手中指指端揉 100～150 次，称揉小天心（图 10-23）；以拇指甲掐 3～5 次，称掐小天心；用中指尖或屈曲的指间关节捣 10～30 次，称捣小天心。

作用：揉小天心：清热、镇惊、利尿、明目；掐、捣小天心：镇惊安神。

应用：揉小天心主要用于心经有热而致的目赤肿痛、口舌生疮、惊惕不安，或心经有热移于小肠而见小便短赤等症，常与清心经、清天河水、清肝经、按揉精宁等同用。揉小天心还可用于新生儿硬皮病、黄疸、遗尿、水肿、痘疹欲出不透等。掐、捣小天心常用于惊风抽搐、夜啼、惊惕不安等症。若惊风眼翻、斜视，与掐老龙、掐人中、清肝经等合用。眼上翻者则向下掐、捣；右斜视则向左掐、捣；左斜视则向右掐、捣。

22. 大横纹

位置：仰掌，掌后横纹。近拇指端称阳池，近小指端称阴池。

操作：有分阴阳与合阴阳之分。术者两手相对夹持患儿手，两拇指置儿掌后横纹中央。由总筋向两旁分推，推 30～50 次，称分推大横纹（图 10-24），亦称分阴阳；自两侧向总筋合推，推 30～50 次，称合阴阳。

作用：分阴阳：平衡阴阳，调和气血，行滞消食。合阴阳：行痰散结。

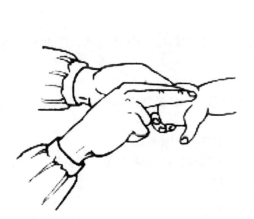
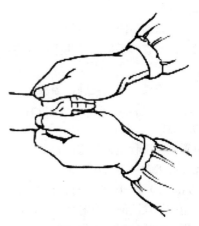

图 10-23　揉小天心　　　　　图 10-24　分推大横纹

应用：分阴阳多用于阴阳不调、气血不和所致寒热往来，烦躁不安及乳食停滞、腹胀、腹泻、呕吐等症，多与开天门、分推坎宫、揉太阳、掐总筋合用。如实热证重分阴池，虚寒证重分阳池。合阴阳多用于痰结喘嗽，胸闷等症，与揉肾纹、清天河水同用。

23. 阳穴

位置：在腕横纹桡侧端，相当于手太阴肺经太渊穴。

操作：以一手握住患儿掌指，使掌面向下，用另一手拇指甲着力掐3～5次，称掐阳穴。

作用：调和气血。

应用：主要用于治疗感冒、寒热往来，咳嗽、气喘等病证，临床上多与推攒竹、推坎宫、推膻中、推脾经、分推肺俞等相配合。

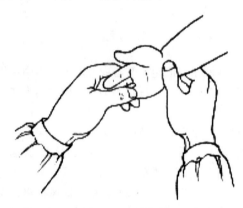

图 10-25　掐总筋

24. 总筋

位置：掌后腕横纹中点。

操作：有揉总筋和掐总筋之分。术者一手持患儿四指以固定，另一手拇指指端按揉掌后腕横纹中点100～300次，称揉总筋；用拇指甲掐3～5次，称掐总筋（图10-25）。

作用：揉总筋：清心经热，散结止痉，通调周身气机。掐总筋：镇惊止痉。

应用：揉总筋治疗口舌生疮、潮热、夜啼等实热证，常与清天河水、清心经合用。掐总筋治疗惊风抽搐，常与掐人中、拿合谷、掐老龙等同用。

25. 青筋

位置：总筋与阳池（阳穴）连线的中点。

操作：术者一手持患儿四指以固定，另一手拇指甲掐揉，掐3～5次，揉30～50次，称掐揉青筋。

作用：掐揉青筋：清肝利胆，明目。

应用：治疗目赤，多泪，常与按揉四白、揉瞳子髎、揉睛明、揉太阳合用。

26. 白筋

位置：总筋与阴池连线的中点。

操作：术者一手持患儿四指以固定，另一手拇指甲掐揉，掐3～5次，揉30～50次，称掐揉白筋。

作用：掐揉白筋：宣肺，涤痰。

应用：治疗胸闷、痰喘。常与清肺经、推揉膻中、揉天突、搓摩胁肋、揉肺俞等同用。

27. 列缺

位置：在桡骨茎突上方，腕横纹上1.5寸。属手太阴肺经。

操作：术者一手持患儿手，掌背向上，另一手用拇指指甲掐穴处，或拇指、示指拿穴处，掐3～5次，拿5～10次，称掐揉列缺。

作用：掐揉列缺：宣肺散邪，醒脑开窍。

应用：治疗感冒、无汗，常与开天门、推坎宫、揉太阳等合用。治疗惊风、昏厥，常与掐人中、掐老龙、掐十王等同用。

28. 三关

位置：前臂桡侧缘，阳池（太渊）至曲池成一直线。

操作：术者一手握持患儿手，另一手以拇指桡侧面或示指、中指指腹自腕横纹推向肘，推 100～500 次，称推三关（图 10-26）；屈患儿拇指，自拇指外侧端推向肘称为大推三关。

作用：推三关：温阳散寒，补气行气，发汗解表。

应用：主治一切虚寒病证。常用于治疗气血虚弱、命门火衰、下元虚冷、阳气不足引起的四肢厥冷、面色无华、食欲不振、疳积、吐泻等症。多与补脾经、补肾经、揉丹田、捏脊、摩腹等合用，治疗感冒风寒、怕冷无汗或疹出不透等症，多与清肺经、推攒竹、掐揉二扇门等合用。

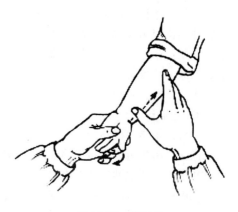

图 10-26　推三关

29. 六腑

位置：前臂尺侧，阴池至肘肘成一直线。

操作：医生用拇指面或示、中指面自患儿肘推向腕 100～300 次，称退六腑或推六腑。

作用：清热、凉血、解毒。

应用：治疗温病邪入营血，脏腑郁热积滞的壮热烦渴、疟腮等症，多与打马过天河等合用。治疗汗出无度，多与补脾经合用。退六腑与推三关为大凉大热之法，可单用，亦可合用。两穴合用能平衡阴阳，防止大凉大热，伤其正气。如寒热夹杂，以热为主，则可以退六腑和推三关按 3∶1 的比例操作；若以寒为重，则可以退六腑和推三关按 1∶3 的比例操作。

30. 天河水

位置：前臂正中，总筋至洪池（曲泽）成一直线。

操作：医生用示、中两指面自患儿腕推向肘 100～300 次，称推天河水或清天河水。用示、中两指沾水自总筋处，一起一落弹打如弹琴状，直至洪池，同时用口吹气随之 100～300 次，称打马过天河。

作用：清热解表，泻火除烦。

应用：本穴性微凉，主要用于治疗热性病证，清热而不伤阴分。治疗五心烦热、口干咽燥、唇舌生疮、夜啼等症，多与清心经、推涌泉等合用；治疗外感风热的头痛发热、恶风、汗微出、咽痛，多与推攒竹、推坎宫、揉太阳等合用。打马过天河清热之力大于清天河水，多用于实热、高热等症。

31. 二扇门

位置：掌背中指掌指关节两侧凹陷处。

操作：医生用拇指指甲各掐 5 次，称掐二扇门。用拇指偏峰按揉 100～500 次，称揉二扇门。

作用：发汗透表，退热平喘。

应用：治疗外感风寒无汗，掐、揉二扇门要稍用力，速度宜快；用于平素体虚外感者，掐、揉二扇门多与揉肾顶、补脾经、补肾经等合用。

32. 外劳宫

位置：掌背第 3、4 掌骨之间凹陷中，与内劳宫相对。

操作：用拇指指甲掐 5 次，称掐外劳宫。指揉 30～50 次，称揉外劳宫。

作用：温阳散寒，升阳举陷，发汗解表。

应用：治疗外感风寒的鼻塞流涕、恶寒无汗等症，多与推攒竹、推天柱骨等合用；治疗脱肛、遗尿、疝气腹痛等症，多与揉丹田、补脾经、补肾经等合用；治疗完谷不化、肠鸣腹泻等症，多与揉脐、补脾经等合用。

33. 左端正

位置：中指甲根桡侧赤白肉际处。

操作：医生用拇指指甲掐 5 次，称掐左端正。用拇指指端揉 50～100 次，称揉左端正。

作用：清心宁神，升提止泻。

应用：治疗水泻、痢疾等症，可与清小肠、揉龟尾、推七节骨等合用；治疗小儿惊风，常与掐老龙、清肝经、捣小天心等配合。本穴对鼻衄有效。

34. 右端正

位置：中指甲根尺侧赤白肉际处。

操作：医生用拇指甲掐 5 次，称掐右端正。用拇指指端揉 50～100 次，称揉右端正。

作用：清心宁神，降逆止呕。

应用：治疗胃气上逆而引起的恶心、呕吐等症，可与分推腹阴阳、清胃经、按揉天突等合用；治疗小儿惊风，常与掐老龙、清肝经配合；与左端正同用治疗鼻衄。

35. 老龙

位置：中指甲根中点后 1 分处。

操作：医生用拇指指甲掐 5 次，或醒后即止，称掐老龙。

作用：醒神开窍。

应用：治疗急惊风，可与掐人中、掐威灵等合用。

36. 五指节

位置：掌背五指第 1 节指间关节横纹处。

操作：医生用拇指指甲掐，各 3～5 次，称掐五指节。拇指按揉 50～100 次，称揉五指节。

作用：安神镇惊，宽胸化痰。

应用：治疗惊躁不安、惊风等症，多用掐法，可与掐老龙、清肝经、小天心等合用；治疗胸闷、痰喘、咳嗽等症，多用揉法，可与运内八卦、推揉膻中等合用。

37. 上马

位置：手背环指与小指掌指关节后凹陷中。

操作：医生用中指指端揉 100～500 次，称揉上马；用拇指甲掐 3～5 次，称掐上马。

作用：滋阴补肾，清热利尿。

应用：治疗肺肾阴虚所致的虚热、盗汗、咳喘等，可与补肺经、揉肺俞、补肾经、揉肾顶等合用。治疗肺部感染有干啰音，久不消失者，可与横小横纹合用；湿啰音，可与揉掌小横纹合用。

38. 威灵

位置：手背第 2、3 掌骨歧缝间。

操作：医生用拇指甲掐 5 次，或醒后即止，称掐威灵。

作用：开窍醒神。

应用：治疗急惊暴死、昏迷不醒，可与掐精宁、掐人中、捣小天心等合用。

39. 精宁

位置：手背第 4、5 掌骨歧缝间。

操作：医生用拇指指甲掐 5～10 次，称掐精宁。

作用：行气化痰，消食破结。

应用：治疗痰食积聚、气吼痰喘、干呕、疳积等，可与运内八卦、按弦走搓摩等合用；治疗急惊昏厥时，可与掐人中、掐威灵合用。本法对体虚者宜慎用，可与补脾经、推三关、捏脊等合用，以免克伐太甚，元气受损。

40. 膊阳池（外间使、支沟）

位置：在手背一窝风后 3 寸处。前臂，尺骨与掌骨之间，与内间使相对处。

操作：医生用拇指指端揉 100～300 次，称揉膊阳池。用拇指甲掐 3～5 次，称掐膊阳池。

作用：清热解表，通利二便。

应用：治疗大便秘结，可与推下七节骨、揉龟尾等合用，多揉之有显效；治疗外感头痛，可与开天门、推坎宫、运太阳、揉耳后高骨等合用；治疗小便赤涩短少，可与清小肠、推箕门等合用。大便滑泻者禁用。

41. 一窝风

位置：手背腕横纹正中凹陷处。

操作：医生用中指指端揉 100～300 次，称揉一窝风。

作用：温中散寒，行气止痛。

应用：治疗受寒、食积等引起的腹痛、肠鸣等，可与拿肚角、推三关、揉中脘等合用；治疗寒滞经络引起的痹痛等，可与推三关、拿肩井等合用；治疗外感风寒等，可与揉二扇门、开天门、推坎宫等合用。

42. 洪池（曲泽）

位置：仰掌，肘部微屈，当肱二头肌腱内侧。属手厥阴心包经。

操作：术者一手拇指按穴位上，另一手拿患儿四指摇之，摇 5～10 次，称按摇洪池。

作用：按摇洪池：调和气血，通调经络。

应用：主要用于关节疼痛、气血不和，多与按、揉、拿局部和邻近穴位配合应用。因穴属心包经，按之能泻血热，可与清天河水同用，清心热。

43. 曲池

位置：屈肘成直角，肘横纹外侧纹头与肱骨外上髁连线的中点。属手阳明大肠经。

操作：掐揉曲池：先使患儿屈肘，术者一手托住其腕部不动，另一手握住患儿之肘部，以拇指甲掐之，继以揉之，掐揉 30～50 次，称掐揉曲池（图 10-27）。

作用：掐揉曲池：解表退热，利咽。

应用：主治风热感冒、咽喉肿痛、上肢痿软、抽掣、咳喘、嗳气、腹痛、呕吐泄泻等症。常与开天门、推坎宫、推太阳、清天河水等同用。

44. 十王（十宣）

位置：十指尖指甲内赤白肉际处。

操作：术者一手握患儿手，使手掌向外，手指向上，以另一手拇指甲先掐患儿中指，然后逐指掐之，各掐 3～5 次，或醒后即止，称掐十王（图 10-28）。

作用：掐十王：清热、醒神、开窍。

应用：主治高热惊风、抽搐、昏厥、两目上视、烦躁不安等症。多与掐人中、掐老龙、掐小天心等合用。

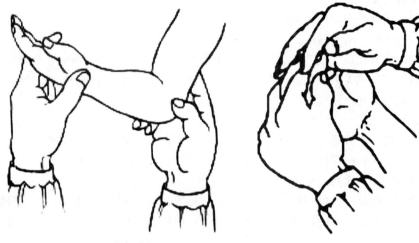

图 10-27　掐揉曲池　　　　　　　图 10-28　掐十王

45. 老龙

位置：中指甲后 1 分处。

操作：术者一手握持患儿手，另一手以拇指指甲掐患儿中指甲后 1 分处，掐 3～5 次，或醒后即止，称掐老龙（图 10-29）。

作用：掐老龙：醒神开窍，用于急救。

应用：主治急惊风、高热抽搐、不省人事。若急惊暴死，掐之知痛有声者易治，不知痛而无声者，一般难治。

46. 后溪

位置：轻握拳，第 5 掌指关节尺侧后方横纹头凹陷中，赤白肉际处取穴。属手太阳小肠经。

操作：有掐揉后溪和推后溪之分。术者一手持患儿手，握拳，另一手拇指指甲掐揉穴处，掐 3～5 次，揉 20～50 次，称掐揉后溪。或上、下直推穴处，推 50 次，称推后溪。

作用：掐揉后溪：清热、利小便。推后溪：上推清热，下推补肾虚。

应用：掐揉、上推后溪治疗小便赤涩不利；下推后溪治疗肾虚遗尿。

47. 二人上马

位置：手背无名及小指掌指关节后凹陷中。

操作：有掐二人上马与揉上马之分。术者一手握持患儿手，使手心向下，以另一手拇指指甲掐穴处，掐 3～5 次，称掐二人上马（图 10-30）。以拇指指端揉之，揉 100～500 次，称揉上马。

作用：揉上马：滋阴补肾、顺气散结、利水通淋，为补肾滋阴的要法。

应用：临床上用揉法为多，主要用于阴虚阳充、潮热烦躁、牙痛、小便赤涩淋沥等症。揉上马常与揉小横纹合用，治疗肺部感染有干啰音，久不消失者。湿啰音配揉掌小横纹，多揉亦有效。

48. 虎口（合谷）

位置：手背第 1、2 掌骨之间，近第 2 掌骨中点的桡侧。属手阳明大肠经。

操作：术者一手持患儿手，令其手掌侧置，桡侧在上，以另一手示、中二指固定患儿腕部，用拇指指甲掐穴处，继而揉之，掐揉 5～20 次，称掐揉虎口。

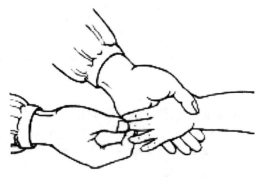

图 10-29 掐老龙

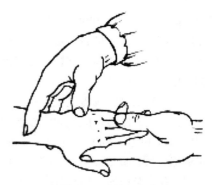

图 10-30 掐一人上马

作用：掐揉虎口：清热、通络、止痛。

应用：治疗发热无汗、头痛、项强、面瘫、口噤、便秘、呕吐、嗳气呃逆、鼻衄等。常与推大肠、推脾经、拿肚角等同用。

49. 甘载

位置：手背合谷后，第1、2掌骨交接处凹陷中。

操作：术者一手持患儿手，令其手掌侧置，桡侧在上，以另一手示指、中指固定患儿腕部，用拇指指甲掐穴处，继而揉之，掐3～5次，称掐甘载。

作用：掐甘载：开窍醒神。

应用：主治昏厥，不省人事，惊风，抽搐，常与掐人中、掐老龙、掐十王等合用。

50. 外八卦

位置：掌背外劳宫周围，与内八卦相对处。

操作：术者一手持患儿四指令掌背向上，另一手拇指做顺时针方向掐运，运100～300次，称运外八卦。

作用：运外八卦：宽胸理气，通滞散结。

应用：治疗胸闷、腹胀、便结等症，多与摩腹、推揉膻中等合用。

51. 螺蛳骨

位置：屈肘，掌心向胸，尺骨小头桡侧缘骨缝中。

操作：术者拇指、示指捏提该处皮肤10～20次。

作用：主要治疗消化不良，潮热，惊悸。

应用：治疗小儿食积、惊悸。

52. 阳池

位置：第3、4掌骨直上腕背横纹凹陷处。属手少阳三焦经。

操作：有掐阳池和揉阳池之分。术者一手托患儿手，令掌面向下，另一手拇指指甲掐穴处，继而揉之，掐3～5次，称掐阳池；以中指指端揉之，揉100～300次，称揉阳池。

作用：掐揉阳池：止头痛，通大便，利小便。

应用：治头痛常与开天门、分推坎宫、揉太阳等合用。治疗大便秘结多与推下七节骨、摩腹等合用。治疗小便赤涩短少，多与清小肠同用。

53. 外关

位置：腕背横纹上两寸，尺、桡骨之间。属手少阳三焦经。

操作：术者用拇指指甲掐或揉，掐3～5次，揉100～200次，称掐揉外关，还可用拇指或中指指端向上直推 50～100 次，称推外关。

作用：揉推外关：解表清热，通络止痛。

应用：治疗小儿腹泻、感冒、腰背疼痛。

54. 肘肘

位置：在肘关节、鹰嘴突处。

操作：有掐、揉肘肘和摇肘肘之分。术者一手固定患儿臂肘，另一手拇指、示指叉入虎口，同时用中指按小鱼际中心（天门穴），屈患儿之手，上下摇之，摇 20～30 次，称摇肘肘。或用拇指指端掐、揉穴位处，掐 3～5 次，揉 20～30 次，称掐、揉肘肘。

作用：掐、揉肘肘，摇肘肘：通经理气，活血生血，化痰。

应用：治疗上肢痿痹与揉曲池、拨小海同用；治疗疳积时与补脾经、运四横纹同用。本穴一般不单用。

（三）胸腹部穴位

本节以经穴、面状穴为主，共介绍 11 个穴位。

1. 天突

位置：胸骨上窝正中，正坐仰头取穴。

操作：有按揉天突、点天突、捏挤天突之分。术者一手扶患儿头侧部，另一手中指指端按或揉该穴 10～30 次，称按天突或揉天突（图 10-31）；以示指或中指指端微屈，向下用力点 3～5 次，称点天突；若用两手拇指、示指捏挤天突穴，至皮下瘀血成红紫色为止，称捏挤天突。

作用：按揉天突：理气化痰，降逆平喘，止呕。

应用：常用治气机不利、痰涎壅盛或胃气上逆所致之痰喘、呕吐，多与推揉脑中、揉中脘、运内八卦等合用。若中指指端微屈向下，向里按，动作要快，可催吐。若由中暑引起的恶心、呕吐、头晕等症，捏挤天突，再配合捏挤大椎、脑中、曲池等穴，亦有良效。

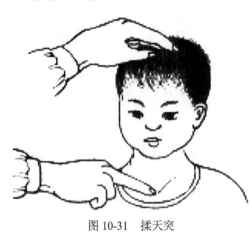

图 10-31　揉天突

2. 膻中

位置：两乳头连线中点，胸骨中线上，平第 4 肋间隙。

操作：有揉膻中与分推膻中、推膻中之分。患儿仰卧，术者以中指指端揉该穴 50～100 次，称揉膻中（图 10-32）；术者以两拇指指端自穴中向两侧分推至乳头 50～100 次，称为分推膻中（图 10-33）；用示指、中指自胸骨切迹向下推至剑突 50～100 次，名推膻中。

作用：推、揉膻中：宽胸理气，止咳化痰。

应用：治疗呕吐、呃逆、嗳气，常与运内八卦、横纹推向板门、分腹阴阳等合用；治疗喘咳，常与推肺经、揉肺俞等合用；治疗吐痰不利，常与揉天突、按弦走搓摩、按揉丰隆等同用。

3. 乳根

位置：乳头直下 2 分。

操作：医生用单手中指指端或双手中指指端同时揉患儿双侧乳根穴 20～50 次，称揉乳根。

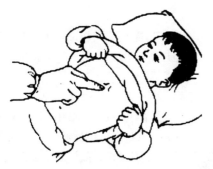
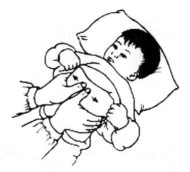

图 10-32　揉膻中　　　　　　　　　　图 10-33　分推膻中

作用：宽胸理气，止咳化痰。

应用：治疗咳喘、胸闷，可与揉膻中、揉肺俞、横擦胸背等合用。

4. 乳旁

位置：乳头向外旁开 2 分。

操作：医生用双手中指指端同时揉患儿双侧乳旁穴 20～50 次，称揉乳旁。

作用：宽胸理气，止咳化痰。

应用：治疗胸闷、咳嗽、痰鸣、呕吐等症。

5. 胁肋

位置：从腋下两胁至天枢处。

操作：患儿正坐，术者两手掌自患儿两胁腋下搓摩至天枢处，称搓摩胁肋（图 10-34），又称按弦走搓摩。搓摩 50～100 次。

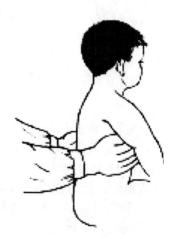

图 10-34　搓摩胁肋

作用：搓摩胁肋：性开而降，可顺气化痰，除胸闷，开积聚。

应用：用治小儿食积、痰壅、气逆所致的胸闷、腹胀等症；治疗肝脾大，须久久搓摩。中气下陷，肾不纳气者慎用本穴。

6. 腹

位置：腹部。

操作：医生用两手沿肋弓角缘或自中脘至脐分向两旁推 100～200 次，称为分推腹阴阳（图 10-35）。用掌或四指摩，称摩腹，一般操作 5 分钟（图 10-36）。

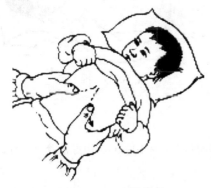
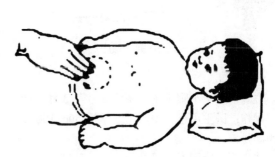

图 10-35　分推腹阴阳　　　　　　　　图 10-36　摩腹

作用：健脾和胃，理气消食。

应用：治疗呕吐、恶心、便秘、腹胀、厌食等消化功能紊乱类病证，多与捏脊、按揉足三里等合用。治疗腹泻，多与推大肠、推七节骨、揉龟尾等合用。

7. 脐

位置：肚脐。

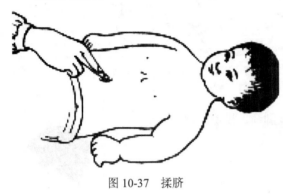

图 10-37　揉脐

操作：医生用中指端或掌根揉肚脐100～300次，称揉脐（图10-37）；用拇指和示、中两指抓住肚脐部肌肤揉并轻轻抖动，称抖揉脐，亦称揉脐；指摩或掌摩称为摩脐；用示、中两指从脐直推向耻骨联合100～300次，称推脐。

作用：补益气血，健脾和胃，消食导滞。

应用：治疗腹泻、腹痛、腹胀、便秘等症，揉脐多与摩腹、推七节骨、揉龟尾等合用；治疗蛔虫性肠梗阻，多用抖揉脐法。

8. 中脘

位置：前正中线，脐上4寸处。

操作：有揉、摩、推中脘之分。患儿仰卧，术者用指端或掌根揉中脘100～300次，称揉中脘（图10-38）；术者用掌心或四指摩中脘5分钟，称摩中脘；术者用示指、中指指端自中脘向上直推至喉下或自喉向下推至中脘100～300次，称推中脘，又称推胃脘（图10-39）。

作用：揉、摩中脘：健脾和胃，消食和中。

应用：用治泄泻、呕吐、腹胀、腹痛、食欲不振等症，多与按揉足三里、推脾经等合用。推中脘自上而下操作，有降胃气的作用，主治呕吐恶心；自下而上操作，有涌吐的作用。

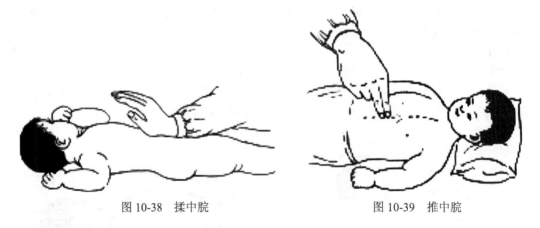

图 10-38　揉中脘　　　　　　　　　　　图 10-39　推中脘

9. 丹田

位置：脐下小腹正中（脐下2寸与3寸之间）。

操作：医生用示、中两指或掌揉50～100次，称揉丹田（图10-40）。用摩法摩（5分钟）称为摩丹田。

作用：培肾固本，温补下元，分清别浊。

应用：治疗小儿先天不足、疝气、遗尿、脱肛等症，多与补肾经、推三关、揉外劳宫等合用；治疗尿潴留，多与推箕门、清小肠等合用。

10. 天枢

位置：脐旁 2 寸。

操作：患儿仰卧位。术者用示指、中指指端揉二穴 50～100 次，称揉天枢（图 10-41）。

作用：揉天枢：疏调大肠、理气消滞。用治急慢性胃肠炎及消化功能紊乱引起的腹泻、呕吐、食积、腹胀、大便秘结等症，常与摩腹、揉脐、推上七节、揉龟尾等同用。可用中指按脐，示指与无名指各按两侧天枢穴同时揉动。

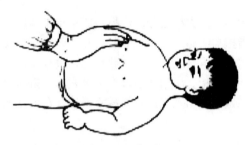

图 10-40　揉丹田

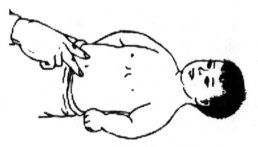

图 10-41　揉天枢

11. 肚角

位置：脐下 2 寸（石门），旁开 2 寸，大筋。

操作：有拿肚角与按肚角之分。患儿仰卧，术者用拇指、示指、中指三指深拿 3～5 次，称拿肚角（图 10-42）；术者用中指指端按穴处 3～5 次，称按肚角。

作用：按、拿肚角：健脾和胃，理气消滞，为止腹痛的要法。可治疗各种原因所致腹痛，以寒痛、伤食痛为佳。因本法刺激强度较大，拿 3～5 次，不可多拿，拿后向上做一推一拉、一紧一

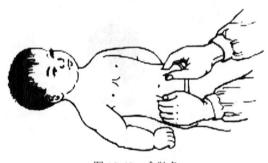

图 10-42　拿肚角

松的轻微动作一次。拿肚角一般在诸手法完成后进行，以防小儿哭闹影响治疗。

应用：治疗腹痛、腹泻，可与揉一窝风、捏脊等合用。本法刺激性较强，为防止患儿哭闹，应作为结束手法使用。

（四）背腰骶部穴位

以经穴和线状穴为主，共介绍 11 个穴位。

1. 肩井

位置：肩井又名膊井，在肩上，督脉大椎穴（第 7 颈椎棘突最高点）与肩峰连线之中点，肩部筋肉处，属足少阳胆经之经穴，系手足少阳、阳维之交会穴。

操作：有拿肩井、按肩井、揉肩井和掐肩井之分。患儿坐位，术者以双手拇指与示指、中指相对着力，稍用力作一紧一松交替提拿该处筋肉 3～5 次，称为拿肩井（图 10-43）；以拇指指端或中指指端着力，稍用力按压该处 10～30 次，称按肩井；以拇指螺纹面或中指螺纹面着力，

揉动 10～30 次，称揉肩井；以拇指爪甲着力掐该处 3～5 次，称为掐肩井。若一边揉肩井，一边屈伸其上肢，即为复式操作法中的总收法。

作用：宣通气血，解表发汗，通窍行气。

应用：常用于治疗感冒、惊厥、上肢抬举不利、肩背痛、项强等病证。常与推攒竹、分推坎宫、运太阳、揉耳后高骨等相配合，多用于治疗外感发汗无汗、肩臂疼痛、颈项强直、肌性斜颈等病证。还可作为治疗的结束手法。

2. 大椎

位置：大椎又名百劳，在后正中线，当第 7 颈椎棘突与第 1 胸椎棘突之间凹陷处，属督脉之经穴，系手足三阳经与督脉之交会穴。

操作：有按大椎、揉大椎、捏挤大椎、拧大椎、刮大椎之分。用拇指或示指指端按压大椎 30～50 次，称按大椎（图 10-44）；用拇指、中指指端或螺纹面、或掌根着力，揉动大椎 30～50 次，称揉大椎；用双手拇指与示指对称着力，用力将大椎穴周围的皮肤捏起，进行挤捏，至局部皮肤出现紫红瘀斑为度，称捏挤大椎；用屈曲的示指、中指蘸水，在大椎穴上提挤其肌肤，至局部皮肤出现紫红瘀斑为度，称拧大椎；用汤匙或钱币之光滑边缘蘸水或油，在大椎穴上下刮之，至局部皮肤出现紫红痕斑为度，称刮大椎。

作用：清热解表，通经活络。

应用：按揉大椎常用于治疗感冒发热、项强等病证。捏挤、提拧大椎对百日咳有一定的疗效。刮大椎用于中暑发热。

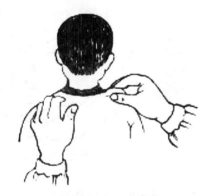

图 10-43　拿肩井

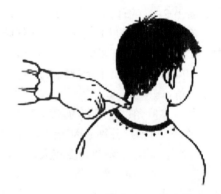

图 10-44　按大椎

3. 风门

位置：风门又名热府，在第 2 胸椎棘突下，督脉旁开 1.5 寸处，属足太阳膀胱经的经穴，系足太阳与督脉之交会穴。

操作：术者用拇指指端或螺纹面、或示指、中指指端与螺纹面着力，在一侧或两侧风门穴上作按法或揉法 20～50 次，称按风门、揉风门（图 10-45）。

作用：解表通络。

应用：多与清肺经、揉肺俞、推揉膻中等

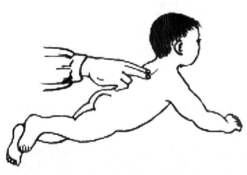

图 10-45　按风门、揉风门

相配合，用于治疗外感风寒、咳嗽气喘等病证；与揉二马、揉肾顶、分手阴阳等相配合，用于治疗骨蒸潮热、盗汗等病证；与拿委中、拿承山、拿昆仑等相配合，用于治疗背腰肌肉疼痛等病证。

4. 肺俞

位置：在第 3 胸椎棘突下，督脉身柱穴旁开 1.5 寸处，属足太阳膀胱经的经穴，系肺之背俞穴。

操作：有揉肺俞、推肺俞（分推肩胛骨）之分。以两手拇指或一手之示指、中指的指端或螺纹面着力，同时在两侧肺俞穴上揉动 50～100 次，称揉肺俞；以两手拇指螺纹面着力，同时从两侧肩胛骨内上缘自上而下推动 100～300 次，称推肺俞或称分推肩胛骨。以示指、中指、环指三指指面着力，擦肺俞部至局部发热，称擦肺俞。

作用：益气补肺，止咳化痰。

应用：揉肺俞、分推肩胛骨能调肺气，补虚损，止咳嗽，多与推攒竹、分推坎宫、运太阳、揉耳后高骨等相配合，常用于治疗呼吸系统疾病，如外感发热、咳嗽、痰鸣等病证；如久咳不愈时可加推脾经以培土生金，或揉肺俞时可加少许盐粉，以增强效果。风寒咳嗽、寒喘用揉肺俞或擦肺俞；风热咳嗽、热喘用分推肺俞。

5. 脾俞

位置：在第 11 胸椎棘突下，督脉脊中穴旁开 1.5 寸处。属足太阳膀胱经的经穴，系脾之背俞穴。

操作：以拇指螺纹面着力，在一侧或两侧脾俞穴上揉动 50～100 次，称揉脾俞。

作用：健脾和胃，消食祛湿。

应用：常用于治疗呕吐、腹泻、疳积、食欲不振、黄疸、水肿、慢惊风、四肢乏力等病证。常与推脾经、揉足三里等相配合，多用于治疗脾胃虚弱、乳食内伤、消化不良等症，并能治疗脾虚所引起的气虚、血虚、津液不足等。

6. 肾俞

位置：在第 2 腰椎棘突下，督脉命门穴旁开 1.5 寸处。属足太阳膀胱经的经穴，系肾之背俞穴。

操作：以手指螺纹面着力，在肾俞穴上揉动 50～100 次，称揉肾俞（图 10-46）。

作用：滋阴壮阳，补益肾元。

应用：常用于治疗腹泻、便秘、哮喘、少腹痛、下肢痿软乏力等病证。多与揉二马、补脾经或推三关等相配合，以治疗肾虚腹泻，阴虚便秘；与揉丹田、揉三阴交等相配合，以治疗肾虚遗尿；与揉肺俞、揉脾俞等相配合，以治疗肾虚气喘；与揉腰俞、

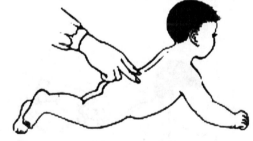

图 10-46　揉肾俞

拿委中、按揉足三里等相配合，以治疗下肢痿软乏力，慢性腰痛等病证。

7. 腰俞

位置：腰俞又名腰眼，在第 3、4 腰椎棘突间旁开 3～3.5 寸凹陷处。又说在第 4 腰椎棘突下旁开 3.5～4 寸凹陷处。属经外奇穴。

操作：以双手拇指端或螺纹面着力，按揉两侧腰俞穴 15～30 次，称按腰俞或揉腰俞。

作用：通经活络。

应用：多用于治疗腰痛、下肢瘫痪、泄泻等病证。

8. 中枢

位置：在第 10 胸椎棘突下，属督脉的穴位。

操作：有按中枢与揉中枢之分。以拇指指端着力，按压中枢穴 3～5 次，称按中枢；用拇指或中指螺纹面着力，在中枢穴上揉动 30 次左右，称揉中枢。

作用：健脾和胃，舒筋活络。

应用：常用于治疗胃痛、腰痛、胆囊炎等病证。

9. 七节骨

位置：自第 4 腰椎（督脉腰阳关穴）至尾椎骨端（督脉长强穴）成一直线。又说自第 2 腰椎（督脉命门穴）至尾椎骨端（长强穴）成一直线。

操作：有推上七节骨与推下七节骨之分。以拇指螺纹面桡侧或示指、中指螺纹面着力，自下向上作直推法 100～300 次，称推上七节骨（图 10-47）；若自上向下作直推法 100～300 次，称推下七节骨。

作用：温阳止泻，泻热通便。

应用：推上七节骨多用于治疗虚寒腹泻或久痢等病证，临床上与按揉百会、揉丹田等相配合，还可用于治疗气虚下陷、遗尿等病证。若属实热证，则不宜用本法，用后多令患儿腹胀或出现其他变症。推下七节骨多用于治疗便秘或痢疾等病证。若腹泻属虚寒者，不可用本法，以免滑脱。

10. 龟尾

位置：龟尾又名长强，在尾椎骨端，属督脉的经穴，在尾骨端与肛门连线之中点处，系督脉络穴。但小儿推拿习惯取尾骨端。

操作：有揉龟尾与掐龟尾之分。以拇指或中指指端着力，在龟尾穴上揉动 100～300 次，称揉龟尾（图 10-48）；用拇指爪甲掐 3～5 次，称掐龟尾。

作用：通调督脉，调理大肠。

应用：治疗泄泻、便秘、脱肛、遗尿等病证。龟尾穴性平和，既能止泻又能通便，多与揉脐、推七节骨等相配合，以治疗腹泻、便秘等症。

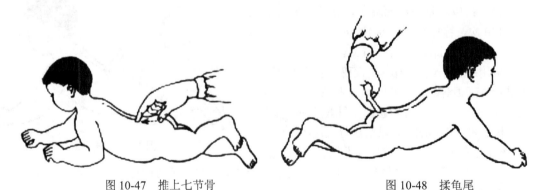

图 10-47　推上七节骨　　　　　　　　　图 10-48　揉龟尾

11. 脊柱

位置：在后正中线上，自第 1 胸椎（大椎穴）至尾椎端（龟尾穴）成一直线。穴呈线状，属督脉，系小儿推拿之特定穴。

操作：有推脊、捏脊、按脊之分。以示指、中指螺纹面着力，自上而下在脊柱穴上作直推法 100～300 次，称推脊（图 10-49）；以拇指与示指、中指呈对称着力，自龟尾开始，双手一紧一松交替向上挤捏推进至大椎穴处，反复操作 3～7 遍，称捏脊；以拇指螺纹面着力，自大椎穴向下依次按揉脊柱骨至龟尾穴 3～5 遍，称按脊。

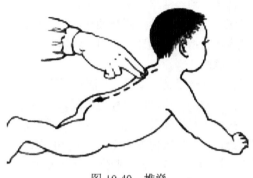

图 10-49 推脊

作用：调阴阳、和脏腑、理气血、通经络。

应用：常用于治疗发热、惊风、夜啼、疳积、腹泻、腹痛、呕吐、便秘等病证。治疗疳积、腹泻、便秘等症，捏脊多与摩腹、按揉足三里等合用。治疗发热，推脊多与清天河水、退六腑、推涌泉等合用。治疗先、后天不足的一些慢性病证，捏脊多与补脾经、补肾经、推三关等合用。捏脊常用于小儿保健。

（五）下肢部穴位

以经穴为主，共介绍 16 个穴位。

1. 箕门

位置：大腿内侧，髌骨内上缘至腹股沟中点，呈一直线。

操作：医生用拇指指面从髌骨内上缘向腹股沟部直推 100～300 次，称推箕门（图 10-50）。

作用：清热利尿。

应用：常用于治疗癃闭、小便赤涩不利、尿闭、水泻及该处痿软无力等病证。推箕门性平和，有较好的利尿作用，多与揉丹田、按揉三阴交等相配合，用于治疗尿潴留等病证；与清小肠等相配合，用于治疗心经有热的小便赤涩不利等病证；治疗尿闭则自上往下推或拿；治疗水泻无尿，则自下向上推，有利小便、实大便的作用；治疗股内痛或该处痿软无力，则轻拿足膀胱穴处的肌筋。

2. 百虫

位置：百虫又名血海，在膝上内侧肌肉丰厚处，当髌骨内上缘 2.5 寸处。属足太阴脾经的经穴。

操作：有按揉百虫与拿百虫之分。以拇指指端或螺纹面的前 1/3 处着力，稍用力按揉百虫 10～30 次，称按揉百虫（图 10-51）；用拇指与示指、中指指端着力，提拿百虫 3～5 次，称拿百虫。

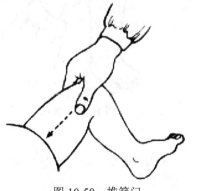

图 10-50 推箕门

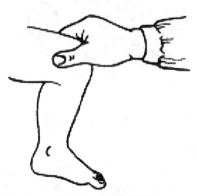

图 10-51 按揉百虫

作用：通经活络，平肝息风。

应用：常用于治疗四肢抽搐、下肢痿躄不用。多与拿委中、按揉足三里等相配合，以治疗下肢瘫痪、痹痛等病证；若用于惊风抽搐，则手法刺激宜重。

3. 膝眼

位置：膝眼又名鬼眼，在髌骨下缘，髌韧带内外侧凹陷中。外侧凹陷称外膝眼，又称犊鼻，属足阳明胃经；内侧凹陷称内膝眼，又名膝目，属经外奇穴。

操作：有按膝眼、揉膝眼与掐膝眼之分。以拇指指端着力，或用拇指、示指指端同时着力，稍用力按压一侧或内外两侧膝眼穴 10～20 次，称按膝眼（图 10-52）；以一手或两手拇指螺纹面着力，揉动一侧或两侧膝眼穴 50～100 次，称揉膝眼；若用拇指爪甲掐一侧或两侧膝眼穴 3～5次，称掐膝眼。

作用：通经活络，息风止惊。

应用：常用于治疗下肢痿软无力、惊风抽搐、膝痛等病证。临床上按、掐膝眼多用于治疗惊风抽搐；揉膝眼配合拿委中多用于治疗下肢痿软无力，并能治疗膝关节软组织扭挫伤及膝部病证。

4. 足三里

位置：足三里又名三里，在外膝眼下 3 寸，距胫骨前嵴约一横指处，当胫骨前肌上。属足阳明胃经，系本经合穴。

操作：以拇指指端或螺纹面着力，稍用力按揉 20～100 次，称按揉足三里（图 10-53）。

作用：健脾和胃，调中理气，导滞通络，强壮身体。

应用：常用于治疗腹胀、腹痛、呕吐、泄泻等消化系统疾病及下肢痿软乏力等病证。多与推天柱骨、分推腹阴阳等相配合，以治疗呕吐；与推上七节骨、补大肠等相配合，以治疗脾虚泄泻；常与捏脊、摩腹等相配合，以作小儿保健。

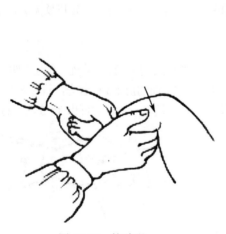
图 10-52　按膝眼

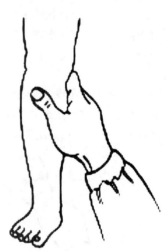
图 10-53　按揉足三里

5. 前承山

位置：前承山又名条口，在小腿胫骨旁，与后承山相对处，约当膝下 8 寸，上巨虚穴下 2寸。在足阳明胃经的循行线上，系小儿推拿的特定穴位。

操作：有掐前承山与揉前承山之分。以拇指爪甲掐该穴 3～5 次，称掐前承山；用拇指螺纹面揉该穴 30 次左右，称揉前承山。

作用：息风定惊，行气通络。

应用：常用于治疗惊风、下肢抽搐、下股痿软无力等病证。但掐、揉本穴主要治疗惊风抽搐。多与拿委中、按百虫、掐解溪等相配合，以治疗角弓反张，下肢抽搐；揉前承山能通经络，行气血，纠正畸形，与揉解溪等相配合，用于治疗下肢痿软无力、肌肉萎缩、足下垂等病证。

6. 三阴交

位置：三阴交穴在内踝高点直上 3 寸，当胫骨内侧面后缘处，属足太阴脾经的经穴，系足三阴经之交会穴。

操作：有按揉三阴交和推三阴交之分。以拇指或示指、中指的螺纹面着力，稍用力按揉 20～50 次，称按揉三阴交（图 10-54）；用拇指螺纹面着力，作自上而下或自下而上的直推法 100～200 次，称推三阴交。

作用：通血脉，活经络，疏下焦，利湿热，通调水道，亦能健脾胃，助运化。

应用：主要用于治疗泌尿系统疾病，多与揉丹田、推箕门等相配合，以治疗遗尿、癃闭等病证；亦常用于治疗下肢痹痛、瘫痪、惊风、消化不良等病证。

7. 解溪

位置：解溪又名解谷。在踝关节前横纹中点，当趾长伸肌腱与拇长伸肌腱两筋之间的凹陷中。属足阳明胃经的经穴，系本经五输穴之经穴。

操作：有掐解溪与揉解溪之分。以拇指爪甲掐解溪 3～5 次，称掐解溪（图 10-55）；用拇指指端或螺纹面着力，揉动 50～100 次，称揉解溪。

作用：解痉，止吐泻。

应用：常用于治疗惊风、吐泻、踝关节屈伸不利、足下垂等病证。

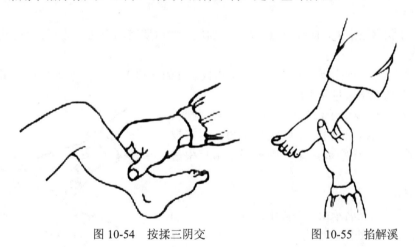

图 10-54　按揉三阴交　　　　　　　图 10-55　掐解溪

8. 大敦

位置：大敦又名水泉，在足大趾外侧，距趾甲根角 0.1 寸处。属足厥阴肝经的起始经穴，系本经井穴。

操作：以拇指爪甲着力，掐大敦穴 5～10 次，称掐大敦（图 10-56）。

作用：解痉息风。

应用：常与掐十宣、掐老龙等相配合，以治疗惊风、四肢抽搐等病证。

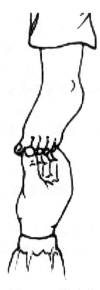

图 10-56 掐大敦

9. 丰隆

位置：丰隆在外踝尖上 8 寸（当外膝眼与外踝尖连线之中点），胫骨前缘外侧（距胫骨前嵴约二横指，即 1.5 寸），胫腓骨之间。属足阳明胃经之经穴，系本经络穴。

操作：以拇指或中指指端着力，稍用力在丰隆穴上揉动 50～100 次，称揉丰隆。

作用：和胃气，化痰湿。

应用：临床上多与揉膻中、运内八卦等相配合，用以治疗痰涎壅盛、咳嗽气喘等病证。

10. 内庭

位置：内庭在第 2 跖趾关节前方，当第 2～3 趾缝间的纹头处。属足阳明胃经的经穴，系本经荥穴。

操作：以拇指爪甲着力，稍用力在内庭穴上掐 3～5 次，称掐内庭。

作用：开窍、止搐。

应用：主要用于治疗惊风。

11. 太冲

位置：太冲在足背第 1～2 跖骨结合部之前方凹陷处（趾缝间上 1.5 寸），当踇长伸肌腱外缘处。属足厥阴肝经的经穴，系本经输穴，肝之原穴。

操作：以拇指爪甲着力，稍用力在太冲穴上掐 3～5 次，称掐太冲。

作用：平肝息风。

应用：主要用于治疗惊风。

12. 委中

位置：在腘窝正中央，横纹中点，股二头肌腱与半腱肌腱的中间。属足太阳膀胱经的经穴，系本经合穴。

操作：以示指、中指指端着力，在委中扣拔该处的筋腱 3～5 次，称拿委中（图 10-57）。

作用：疏通经络，息风止痉。

应用：拿委中多用于治疗惊风抽搐；与揉膝眼、揉阳陵泉等相配合，以治疗下肢痿软无力；用挤捏法或扯法至局部出现痧痕瘀斑，则多用于治疗中暑痧证等。

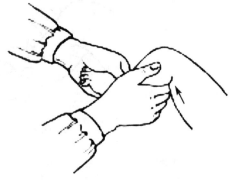

图 10-57 拿委中

13. 后承山

位置：后承山又名承山，在委中穴直下 8 寸，即委中穴与平昆仑穴处跟腱连线之中点，当腓肠肌交界之尖端，人字形凹陷处，属足太阳膀胱经的经穴。

操作：以示指、中指指端着力，稍用力在后承山穴按拨该处的筋腱 3～5 次，称拿承山。

作用：通经活络，止痉息风。

应用：拿后承山常与拿委中等相配合，有止抽搐、通经络之作用，以治疗惊风抽搐、下肢痿软、腿痛转筋等病证。

14. 仆参

位置：在昆仑穴下，外踝后下方，跟骨外侧下赤白肉际凹陷中。属足太阴膀胱经的经穴，系足太阳与阳跷脉的交会穴。

操作：有拿仆参和掐仆参之分。以拇指与示指、中指相对着力，稍用力在仆参穴上拿捏 3～5 次，称拿仆参；以拇指爪甲着力，稍用力在仆参穴上掐压 3～5 次，称掐仆参（图 10-58）。

作用：益肾健骨，舒筋活络，安神定志。

应用：主要用于治疗腰痛、足跟痛、晕厥、惊风、足痿不收等病证。拿仆参有益肾、舒筋之功，常与拿委中等相配合，以治疗腰痛；与按揉或拿后承山等相配合，以治疗霍乱转筋、足痿不收；掐仆参用于治疗晕厥、惊风。

15. 昆仑

位置：昆仑又名上昆仑。在跟腱与外踝尖中点之凹陷处。属足太阳膀胱经的经穴，系本经五输穴之经穴。

操作：以拇指爪甲着力，稍用力在昆仑穴上掐 3～5 次，称掐昆仑。

作用：解肌通络，强腰补肾。

应用：掐昆仑主要治疗头痛、惊风，多与拿委中、拿承山等相配合，用以治疗腰痛、下肢痉挛、跟腱挛缩等病证；与拿仆参相配合，用以治疗足跟痛、足内翻等病证。

16. 涌泉

位置：在足掌心前 1/3 与后 2/3 交界处的凹陷中。属足少阴肾经的起始经穴，系本经井穴。

操作：有推涌泉、揉涌泉和掐涌泉之分。以拇指螺纹面着力，向足趾方向作直推法或旋推法 100～400 次，称推涌泉；以拇指螺纹面着力，稍用力在涌泉穴上揉 30～50 次，称揉涌泉（图 10-59）；以拇指爪甲着力，稍用力在涌泉穴上掐 3～5 次，称掐涌泉。

作用：滋阴、退热。

应用：推涌泉能引火归元，退虚热，多与揉上马、运内劳宫等相配合，以治疗五心烦热、烦躁不安、夜啼等病证；与退六腑、清天河水等相配合，可用于退实热。揉涌泉能治吐泻，左揉止吐，右揉止泻；掐涌泉能治惊风。

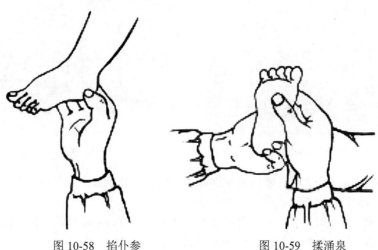

图 10-58　掐仆参　　　　　　　　图 10-59　揉涌泉

第十节 小儿推拿手法

小儿推拿手法种类较少，常包括两大类，一类是基本手法，一类是复式操作法。清代张振鋆《厘正按摩要术》对明代以来流行的"按、摩、掐、揉、推、运、搓、摇"小儿推拿八种基本手法做了全面总结。随着小儿推拿的发展，许多成人推拿手法也演变运用到小儿推拿疗法中来。本节主要介绍按、摩、掐、揉、推、运、搓、摇、捏、拿、擦、捣、捻、刮等基本手法，以及黄蜂入洞、运水入土、运土入水、水底捞月、打马过天河、开璇玑、按弦走搓摩、揉脐及龟尾并擦七节骨等复式操作法。

一、基本手法

（一）按法

以拇指或掌根在一定的穴位或部位上，逐渐用力向下按压，按而留之或一压一放地持续进行，称为按法。根据着力部位不同分为指按法和掌按法。

1. 操作

（1）指按法：指按法分为拇指按法和中指按法。

1）拇指按法：拇指伸直，其余四指自然屈曲，用拇指螺纹面或指端着力，吸定在施术部位上，垂直用力，向下按压，持续一定时间，然后放松，再逐渐用力向下按压，反复操作（图 10-60）。

2）中指按法：用中指螺纹面或指端着力，吸定在施术部位上，垂直用力，向下按压，余同拇指按法（图 10-61）。

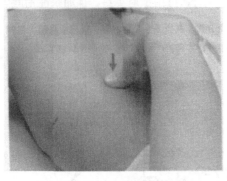

图 10-60 拇指按法

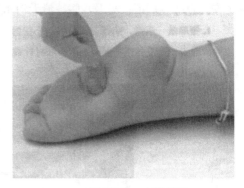

图 10-61 中指按法

（2）掌按法：腕关节背伸，掌面或掌根着力，附着在施术部位上，垂直用力，向下按压，并持续一定的时间，按而留之。余同拇指按法（图 10-62）。

2. 动作要领 操作时，着力部分要紧贴施术部位或穴位，不能移动。按压的方向要垂直向下用力。按压的力量要由轻到重，力量逐渐增加，平稳而持续。

3. 注意事项 操作时，切忌用迅猛的暴力，以免造成组织损伤。按法结束时，不宜突然撤力，而应逐渐减轻按压的力量。

4. 适用部位 指按法适用于全身各部的经络和穴位；掌按法适用于面积大而又较为平坦的部位，如胸腹部、腰背部等。

（二）摩法

以示指、中指、环指、小指四指指面或掌面着力，附着于体表一定的部位或穴位，做环形而有节律的移动摩擦，称为摩法。根据着力部位的不同，分为指摩法与掌摩法。

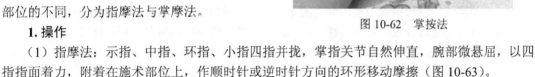

图 10-62 掌按法

1. 操作

（1）指摩法：示指、中指、环指、小指四指并拢，掌指关节自然伸直，腕部微悬屈，以四指指面着力，附着在施术部位上，作顺时针或逆时针方向的环形移动摩擦（图 10-63）。

（2）掌摩法：指掌自然伸直，腕关节微背伸，用掌面着力，附着在施术部位上，以前臂连同腕关节及着力部分做顺时针或逆时针方向的环形移动摩擦（图 10-64）。

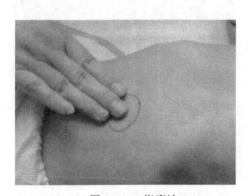

图 10-63 指摩法

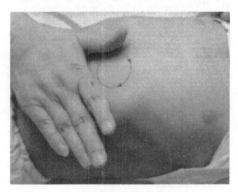

图 10-64 掌摩法

2. 动作要领 操作时，肩、肘、腕均要放松，前臂主动运动，通过放松的腕关节而使着力部分形成摩动。

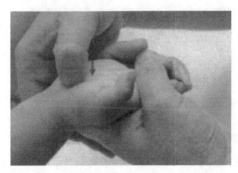

图 10-65 掐法

3. 注意事项 同成人推拿手法中的摩法。

4. 适用部位 指摩法和掌摩法主要适用于头面部及胸腹部。

（三）掐法

用拇指指甲重刺穴位，称为掐法，又称"切法""爪法"。

1. 操作 医生手握空拳，拇指伸直，指腹紧贴在示指中节桡侧缘，以拇指指甲着力，吸定在施术穴位上，逐渐用力进行切掐（图 10-65）。

2. 动作要领 操作时，应垂直用力切掐，可持续用力，也可间歇性用力以增强刺激，取穴要准。

3. 注意事项 掐法是强刺激手法之一，掐时要逐渐用力，以达深透为止，不宜反复长时间应用，更不能掐破皮肤。掐后常继用揉法，以缓和刺激，减轻局部的疼痛或不适感。

4.适用部位　适用于头面部和手足部的穴位。

（四）揉法

以手指的螺纹面或指端、手掌大鱼际、掌根等部位着力，吸定于一定的施术部位或穴位上，做轻柔缓和的顺时针或逆时针方向的旋转揉动，称为揉法。根据着力部位的不同，可分为指揉法、鱼际揉法、掌根揉法三种。

1.操作

（1）指揉法：以拇指或中指的螺纹面或指端，或示指、中指、环指指面着力体表，做轻柔缓和的顺时针或逆时针方向的旋转揉动。根据着力部位的不同，可分为拇指揉法、中指揉法，以及用示指、中指操作的双指揉法和用示指、中指、环指操作的三指揉法（图10-66～图10-68）。

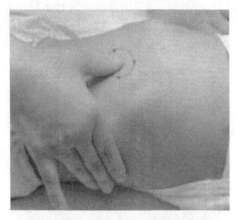

图10-66　拇指揉法

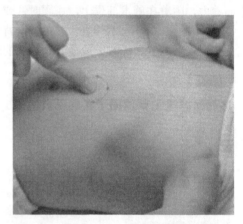

图10-67　中指揉法

（2）鱼际揉法：以大鱼际着力于施术部位上，稍用力下压，做轻柔缓和的顺时针或逆时针方向的旋转揉动（图10-69）。

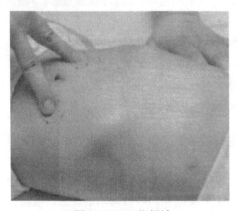

图10-68　双指揉法

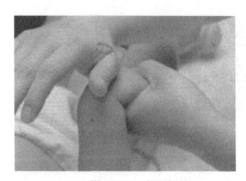

图10-69　鱼际揉法

（3）掌根揉法：以掌根部分着力，吸定在施术部位上，稍用力下压，腕部放松，以肘关节为支点，做轻柔缓和的顺时针或逆时针方向的旋转揉动（图10-70）。

2. 动作要领　同成人推拿手法的揉法，但动作宜轻柔。

3. 注意事项　操作时，医生的着力部分不能与患儿皮肤发生摩擦运动，压力要轻柔而均匀。

4. 适用部位　指揉法适用于全身各部位或穴位；鱼际揉法适用于头面部、胸腹部、胁肋部、四肢部；掌根揉法适用于腰背部、腹部及四肢部。

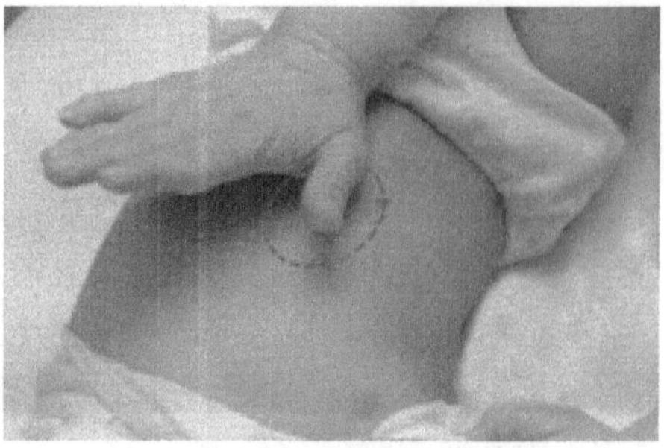

（五）推法

图 10-70　掌根揉法

以拇指或示指、中指的螺纹面着力，附着于体表一定的部位或穴位，做单方向的直线或坏旋移动，称为推法。临床上根据操作方向的不同，可分为直推法、旋推法、分推法和合推法。

1. 操作

（1）直推法：以拇指桡侧或螺纹面，或示指、中指指面在穴位上做直线单方向推动（图 10-71）。频率以 160～200 次/分为宜。

（2）旋推法：以拇指螺纹面在穴位上做顺时针或逆时针单方向旋转推动（图 10-72）。频率以 160～200 次/分为宜。

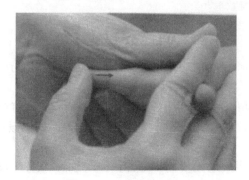

图 10-71　直推法

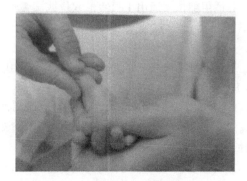

图 10-72　旋推法

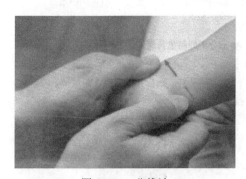

图 10-73　分推法

（3）分推法：以双手拇指螺纹面或其桡侧缘，或示指、中指指面自穴位中间向两旁做分向推动或做"八"字形推动（图 10-73）。一般连续分推 30～50 次为宜。

（4）合推法：合推法是与分推法相对而言，是用拇指螺纹面自穴位两旁向中间做相对方向的直线推动。一般可连续合推 30～50 次。

2. 动作要领

（1）用拇指着力做直推法时，主要是拇指做内收和外展活动。用示指、中指着力做直推法时，主要依靠肘部小幅度的屈伸活动带动示指、中指的推动。推动时要有节律，用力要均匀连续。

（2）分推法操作时主要依靠肘关节的屈伸活动带动指、掌着力部分做横向直线分推。依靠腕部和拇指掌指关节的内收、外展活动带动拇指着力部分做弧线分推。双手用力要均匀，动作要协调，节奏要平稳。

（3）合推法其动作和要求与分推法基本相同，但推动方向相反，主要是做直线合推，不做弧线合推，动作幅度较小，不要使皮肤向中间起皱。

3. 注意事项　一般需要辅以介质，随蘸随推，以免推破皮肤。根据病情、部位和穴位的需要，注意掌握手法的方向、轻重、快慢，以求手法的补泻作用达到预期的效果。

4. 适用部位　直推法常适用于小儿推拿特定穴中的线状穴位和五经穴，多用于上肢部、脊柱部；旋推法常用于手部五经穴；分推法常用于头面部、胸腹部、腕掌部及肩胛部等；合推法常用于腕掌部大横纹。

（六）运法

以拇指或中指的螺纹面在一定穴位上做环形或弧形推动，称为运法（图 10-74）。

1. 操作　以一手托握住患儿手臂，使被操作的部位或穴位平坦向上，另一手以拇指或中指的螺纹面着力，轻附着于治疗部位或穴位，做由此穴向彼穴的弧形运动，或在穴周做周而复始的环形运动。频率为每分钟 60 次左右。

2. 动作要领　操作时，医生着力部分要轻贴体表。用力宜轻不宜重，操作频率宜缓不宜急。

3. 注意事项　运法的方向常与补泻有关，操作时应视病情需要而选用。

4. 适用部位　适用于弧线形穴位或圆弧形穴位。

（七）搓法

用双手掌面夹住一定的治疗部位，相对用力地快速搓动，并同时上下往返移动，称为搓法（图 10-75）。

1. 操作　以双手掌面夹住一定的治疗部位相对用力，以肘关节和肩关节为支点，前臂与上臂部主动施力，两手做相反方向的快速搓动，并做上下来回往返移动。操作时间一般在 1 分钟。

2. 动作要领　医师双手用力要对称，搓动要快，移动要慢。搓法用于上肢时，要使上肢随手法而略微转动；搓法用于腰背、胁肋时，主要是搓摩动作。

3. 注意事项　操作时动作要协调、连贯，重而不滞，轻而不浮。患者肢体要放松。

4. 适用部位　搓法适用于腰背、胁肋及四肢部。一般常作为推拿治疗的结束手法。

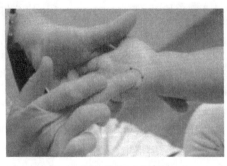

图 10-74　运法

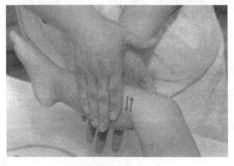

图 10-75　搓法

（八）摇法

将患儿肢体关节做被动性的环形旋转运动，称为摇法（图 10-76）。

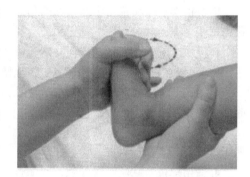

图 10-76　摇法

1. 操作　医师一手托握住患儿需摇动关节的近端肢体，另一手握住患儿需摇动关节的远端肢体，做和缓的顺时针或逆时针方向的环形旋转运动。

2. 动作要领　医师两手要协调配合，动作宜缓不宜急，宜轻不宜重，用力要稳。

3. 注意事项　不宜使用暴力，摇动的速度不可过快，摇动的幅度在生理范围之内。

4. 适用部位　适用于肩、肘、腕关节，以及膝关节等。

（九）捏法

以单手或双手的拇指与示指、中指两指，或拇指与四指的指面做对称性着力，夹持住患儿的肌肤，相对用力挤压并一紧一松逐渐移动，称为捏法。捏法主要用于脊背部，故又称捏脊法。临床上根据操作方法的不同，可分为三指捏脊法和二指捏脊法。

1. 操作

（1）三指捏脊法：用拇指桡侧缘顶住皮肤，示、中指前按，三指同时用力提拿皮肤，双手交替捻动向前（图 10-77）。

（2）二指捏脊法：用示指桡侧顶住皮肤，拇指前按，两指同时用力提拿皮肤，双手交替捻动向前（图 10-78）。

2. 动作要领　操作时间的长短和手法强度的轻重，以及挤捏面积的大小要适中，用力要均匀。既要有节律性，又要有连贯性。操作时，可捏三下提拿一下，称之为"捏三提一法"。

3. 注意事项　捏脊时要用指面或桡侧着力，不能以指端着力挤捏，更不能将肌肤拧转，或用指甲掐压肌肤，否则容易产生疼痛。捏拿肌肤多少要适度，捏拿过多，则动作呆滞不易向前推进，过少则易滑脱。用力过重也易导致疼痛，过轻又不易得气。

4. 适用部位　脊背部之督脉、膀胱经。

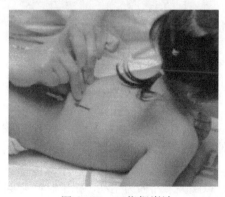

图 10-77　三指捏脊法

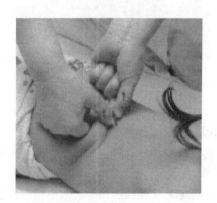

图 10-78　二指捏脊法

（十）拿法

用拇指螺纹面和示、中两指指面相对用力，提拿一定部位和穴位，进行一紧一松的拿捏，称为拿法（图 10-79）。

1. 操作 医师以拇指螺纹面与示、中两指指面着力，相对用力捏住施术部位的皮肤连同筋肌，逐渐用力内收并上提，做轻重交替地持续揉捏动作。

2. 动作要领 操作时腕部要放松，手指指面着力，用巧劲提拿施术部位的深层筋肌，揉捏时双手交替。

3. 注意事项 拿法动作要缓和连绵，不要断断续续，用力由轻到重，再由重到轻，不可突然用力。

4. 适用部位 拿法刺激较强，常配合其他手法，适用于颈项、肩部和四肢等部位。

（十一）擦法

用示、中、环指指面、手掌、鱼际等部位紧贴体表一定的部位，做直线来回摩擦，使局部产生热量的手法，称为擦法（图 10-80）。

1. 操作 医师用示、中、环指指面、手掌、鱼际等部位紧贴体表治疗部位，腕关节伸直，使前臂与手掌基本相平，以肘关节为支点，前臂做主动屈伸运动，使着力部位在体表做直线来回摩擦移动，使产生的热能渗透到深层组织。

2. 动作要领 医师呼吸自然，不可屏气。压力适中，直线往返，距离拉长，不可歪斜。着力部分要紧贴皮肤。

3. 注意事项 治疗部位应充分暴露，并涂少许润滑介质。在使用擦法后，一般不再在该部位施行其他手法，以免破皮。

4. 适用部位 应根据施术部位的不同和产生温热效应的大小有所选择。常用于胸腹部、两胁部、背腰部及四肢部操作。

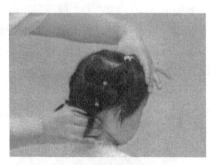
图 10-79　拿法

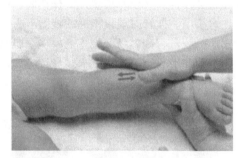
图 10-80　擦法

（十二）捣法

用中指指端或示指、中指屈曲的指间关节，有节奏地叩击穴位的方法，称捣法（图 10-81）。

1. 操作 医师沉肩、垂肘，以腕关节的屈伸带动中指指端或示指、中指屈曲的近侧指间关节，有节奏地叩击穴位。

2. 动作要领 操作时指间关节要自然放松，以腕关节屈伸为主动，捣击时位置要准确，用力要有弹性。

3. 注意事项 捣法要有节律性，频率适中，一般以每分钟 60 次左右为宜。

4. 适用部位 本法常用于点状穴位，如小天心穴等。

（十三）捻法

以拇指、示指夹捏住一定部位，做相对用力快速地往返捻搓，称为捻法（图 10-82）。

1. 操作 以拇指与示指螺纹面或拇指螺纹面与示指中节的桡侧缘相对着力，夹捏住施术部位，稍用力做对称性的快速捻搓，并可做上下往返移动。

2. 动作要领 着力要对称，捻动时要灵活、快速，状如捻线。上下左右移动要慢，要有连贯性，做到紧捻慢移。

3. 注意事项 捻动时，手法既不可呆滞，又不能浮动。

4. 适用部位 手指、足趾小关节部与浅表肌肉、皮肤筋结处。

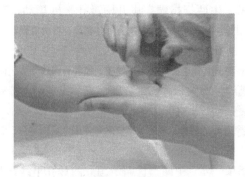
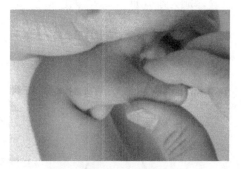

图 10-81　捣法　　　　　　　　　　　图 10-82　捻法

（十四）刮法

以手指或器具的光滑边缘蘸液体润滑剂后直接在施术部位的皮肤上做单方向地直线快速刮动，称为刮法（图 10-83）。

1. 操作 以拇指桡侧缘或示指、中指螺纹面，或示指第 2 指节背侧尺侧缘着力，或手握汤匙、铜钱等器具，用其光滑的边缘着力，蘸清水、麻油、药水等液体润滑剂，在体表做由上向下或由内向外的直线单方向地快速刮动。

2. 动作要领 操作时，腕关节要放松，以肘关节为支点。节奏要轻快，用力要均匀。着力部位要紧贴皮肤，压力要轻重适宜，使用介质。

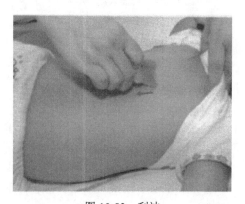

图 10-83　刮法

3. 注意事项 不可用力过度，勿刮破皮肤，以皮肤出现紫红色瘀痕为度。所用器具边缘一定要整洁、光滑、圆钝。较小患儿可采用隔着一层衣服的间接刮法。

4. 适用部位 本法刺激较大，主要适用于眉心、颈项、胸背等部位。

（十五）拍打法

以虚掌拍打患儿体表的一定部位，称为拍打法。

1.操作 患儿坐位或卧位，医师右手五指并拢，掌指关节微屈，腕关节放松，前臂主动运动，用虚掌反复地拍打患儿治疗部位的体表。

2.动作要领

（1）肩肘放松，掌心虚空，手腕灵巧，以臂带腕，以腕带掌。

（2）用力平稳、轻巧而有弹性，虚掌蓄气拍打，以患儿皮肤出现微红充血、舒适为度。

3.注意事项 不可抽打皮肤。

4.适用部位 适用于小儿肩背和下肢部。

二、复式操作法

（一）黄蜂入洞

黄蜂入洞为小儿推拿复式操作法之一。用示、中两指指端在患儿两鼻孔下缘揉动，称为黄蜂入洞（图10-84）。

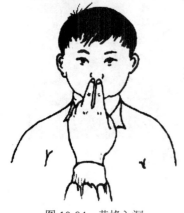

图 10-84 黄蜂入洞

1.操作 患儿坐位或仰卧位。医师一手轻扶患儿头部，使患儿头部相对固定，另一手示、中两指指端紧贴患儿两鼻孔下缘处，或放于两侧迎香穴处，以腕关节为主动，带动着力部位做反复揉动 50～100 次。

2.动作要领 本法操作较为简单，仅用揉法。操作时要均匀、持续，用力要轻柔和缓。

3.注意事项 示、中两指仅贴于患儿两鼻孔下缘，不要伸入鼻孔。

4.临床应用 本法发汗解表、宣肺通窍，用于治疗外感风寒、鼻塞流涕、呼吸不畅、急慢性鼻炎等病证。尤其对婴儿期风寒表实证有显著疗效。

（二）运水入土

运水入土为小儿推拿复式操作法之一。用拇指螺纹面沿着手掌边缘在患儿小指根和拇指根间进行运法操作，称为运水入土。

1.操作 患儿坐位或仰卧位。医师一手握住患儿四指，使掌面向上，另一手拇指用运法，自患儿小指根起，沿手掌边缘，经大小鱼际交接处，运至拇指根止，呈单方向反复运 100～300 次。

2.动作要领 操作时要轻贴体表。用力宜轻不宜重，频率宜缓不宜急。

3.注意事项 根据文献记载，本法亦可从小指螺纹面的肾经穴起运至拇指螺纹面的脾经穴止。

4.临床应用 本法健脾助运、润燥通便，用于久病、虚证。治疗脾虚食欲不振，便秘，腹胀，厌食，疳积等病证。

（三）运土入水

运土入水为小儿推拿复式操作法之一。用拇指螺纹面沿着手掌边缘在患儿拇指根和小指根间进行运法操作，称为运土入水。

1. 操作　操作与运水入土方向相反。患儿坐位或仰卧位。医师一手握住患儿四指，使掌面向上，另一手拇指用运法，自患儿拇指根起，沿手掌边缘，经大小鱼际交接处起运至小指根止，呈单方向反复运 100～300 次。

2. 动作要领　操作时要轻贴体表。用力宜轻不宜重，频率宜缓不宜急。

3. 注意事项　根据文献记载，本法亦可从拇指螺纹面的脾经穴运至小指螺纹面的肾经穴止。

4. 临床应用　本法清脾胃湿热、利尿止泻，用于新病、实证，治疗小便赤涩，小腹胀满，泄泻，痢疾等病证。

（四）水底捞月

水底捞月为小儿推拿复式操作法之一。又称水底捞明月、水中捞月、水里捞月、水中捞明月。用拇指螺纹面沿着手掌边缘在患儿小指根和掌心内劳宫之间进行运法操作，称为水底捞月。

1. 操作　患儿坐位或仰卧位。医师一手握住患儿四指，将掌面向上，另一手示、中二指固定患儿的拇指，然后用拇指运法自患儿小指根沿小鱼际尺侧缘运至小天心处，再转入内劳宫为一遍。一般操作 50～100 遍。

2. 动作要领　操作时要轻贴体表。用力宜轻不宜重，频率宜缓不宜急。

3. 注意事项　本法可滴凉水于患儿手掌心，运法至内劳宫处，可做一拂而起状，形如捕捞之势。

4. 临床应用　本法清心泻火、退热除烦，用于治疗一切高热神昏、烦躁不安、口渴、便秘等证属实热的病证。凡虚热证、寒证勿用。

（五）打马过天河

打马过天河为小儿推拿复式操作法之一，又称打马过河。用示、中两指螺纹面沿患儿前臂内侧面进行弹打操作，称为打马过天河（图 10-85）。

1. 操作　患儿坐位或仰卧位。医师一手握住患儿四指，使掌面向上，另一手先用中指运内劳宫，然后再以示、中二指螺纹面自总筋、内关、间使，循天河水向上一起一落地弹打至洪池穴为 1 遍。一般弹打 10～20 遍。

2. 动作要领　运时用力宜轻不宜重，频率宜缓不宜急。弹打时连续、轻快、富有弹性。

3. 注意事项　操作时可蘸凉水，边弹打边吹气。

4. 临床应用　本法清实热、通经络、行气血，主治高热神昏等一切实热病证。虚热者不宜用本法。

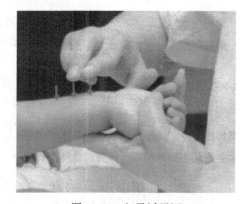

图 10-85　打马过天河

（六）开璇玑

开璇玑为小儿推拿复式操作法之一。先从璇玑穴处，沿胸肋自上而下向左右两旁分推，再从鸠尾穴向下直推至脐部，然后由脐部向左右推摩，最后由脐中推至小腹的操作，称为开璇玑。

1. 操作　本法操作分为如下 4 步。

（1）分推璇玑膻中：用两拇指螺纹面从璇玑穴处，沿胸肋自上而下向左右两旁分推 50 次（图 10-86）。

（2）推中脘：用一手拇指螺纹面从鸠尾穴向下直推至脐部 50 次。

（3）推摩神阙：由脐部向左右推摩 100 次。

（4）推下神阙：用一手拇指螺纹面从脐中向下直推至小腹 50 次。

2. 动作要领　分推璇玑膻中时要推在肋间隙，手法要持续均匀，一气呵成。

3. 注意事项　操作时注意避风寒，室内要温暖，医生在操作前要搓热双手，尤其是在天冷时，更要注意。

4. 临床应用　本法可开通上焦、宣通中焦，主治胸闷气促、气息喘急、咳痰不畅、食积腹痛、积滞胀满、呕吐腹泻及发热不退等实热病证。

（七）按弦走搓摩

按弦走搓摩为小儿推拿复式操作法之一，又称按弦搓摩，因手掌贴紧皮肤如按弦之状而得名（图 10-87）。

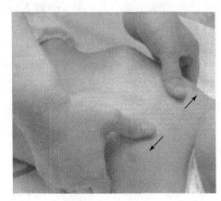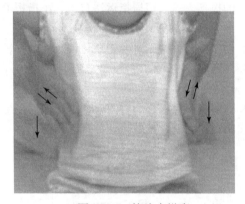

图 10-86　分推璇玑膻中　　　　图 10-87　按弦走搓摩

1. 操作　患儿坐位或家长将患儿抱坐怀中，将患儿两手交叉搭在对侧肩上。医师位于其身后，用两手掌面着力，轻贴在患儿两侧胁肋部，呈对称性地搓摩，并自上而下搓摩至天枢处 50～100 次。

2. 动作要领　操作时可以先自上而下推抹，然后再从腋下起来回搓摩直到腹部。

3. 注意事项　操作时呼吸自然，不可屏气。

4. 临床应用　本法理气化痰、除胸闷、开积聚，主治胸闷、气促、咳嗽、积滞等症。

（八）揉脐及龟尾并擦七节骨

揉脐及龟尾并擦七节骨为小儿推拿复式操作法之一，为治痢疾水泻之良法。

1. 操作　本法操作分 3 步：第 1 步，患儿仰卧位，医师先用中指指端揉神阙穴 50 次；第 2 步，令患儿俯卧位，医师用拇指指端揉龟尾穴 50 次；第 3 步，用直推法操作 20 次，自龟尾穴推至七节骨穴为补，反之为泻。

2. 动作要领　手法宜轻柔，不可过重。揉龟尾穴时注意拇指指面朝上，以免引起肛门不适。

3. 注意事项　此法虽名曰擦七节骨，实为直推法，操作时根据患儿情况向上或向下单方向进行，不可来回操作。

4. 临床应用　本法止泻止痢、升举阳气，主治腹泻、痢疾、脱肛等病证。本法的补泻主要取决于推擦七节骨的方向，推上七节骨为补，能温阳止泻；推下七节骨为泻，能泻热通便。

（九）揉耳摇头

操作：医师以双手拇指、示指螺纹面着力，分别相对捻揉患儿两耳垂后，再用双手捧患儿头部，将患儿头颈左右轻摇（图10-88）。揉耳垂20～30次，摇儿头10～20次。

作用：开关镇惊，调和气血。用于治疗惊风。

按语：本法又称捧耳摇头。操作时，医者两手用力要对称，捻、揉、摇三法结合运用，力量要均匀。

（十）乌龙摆尾

操作：患儿仰卧位或坐位，医师坐其身前，用一手拿住患儿肘，用另一手拿住患儿小指，摇动20～30次（图10-89）。

作用：开闭结，通二便。用于治疗大、小便不爽。

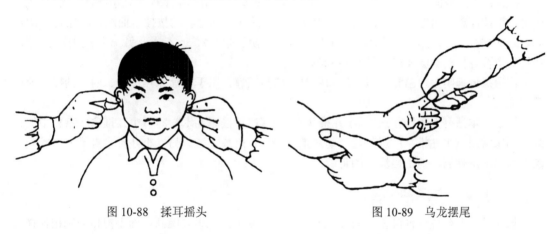

图10-88 揉耳摇头　　　　　　　　　　　图10-89 乌龙摆尾

（十一）苍龙摆尾

操作：患儿仰卧位或坐位，医师坐其身前，用一手拿住患儿示指、中指、环指三指，另一手自患儿总经穴至肘穴部来回搓揉几遍后，拿住肘处，前手拿患儿三指摇动，如摆尾状，摇动20～30次（图10-90）。

作用：开胸顺气，退热通便。用于治疗胸闷发热、躁动不安、大便秘结等病证。

（十二）丹凤摇尾

操作：患儿仰卧位或坐位，医师坐其身前，用一手拇指、示指按捏患儿内、外劳宫穴，另一手先摇患儿中指指端，然后再拿捏中指摇动10～20次（图10-91）。

作用：调和气血，镇惊。用于治疗惊证。

按语：本法操作时，以患儿手心汗出为度。本法有清心镇惊之功，多用于治疗热盛攻心、风火相煽之惊风、抽搐。《万育仙书》中的"苍龙摆尾，和气生血治惊……"操作法同《按摩经》之"丹凤摇尾"法。

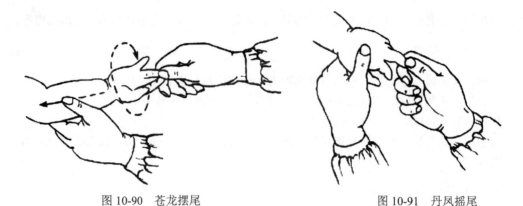

图 10-90　苍龙摆尾　　　　　　　　　图 10-91　丹凤摇尾

（十三）二龙戏珠

操作：患儿坐位，或由家长抱坐怀中，医师坐其身旁，用一手拿捏患儿示指、环指的指端，用另一手按捏患儿阴池、阳池两穴，并由此边按捏边缓缓向上移动按捏至曲池穴，如此 5 次左右。寒证重按阳穴，热证重按阴穴。最后一手拿捏阴、阳两穴 5～6 次，另一手拿捏患儿示指、环指的指端各摇动 20～40 次（图 10-92）。

作用：调理阴阳，温和表里，通阳散寒，清热镇惊。用于治疗寒热不和、四肢抽搐、惊厥等病证。

按语：本法有五种操作法。《小儿推拿直录》《厘正按摩要术》同《小儿推拿广意》中的记载。临床常用《小儿推拿广意》与《幼科推拿秘书》所载之法。另《小儿推拿直录·二龙戏珠图》有"此法性温，能治慢惊"的记载。

（十四）凤凰展翅

操作：患儿坐位或仰卧位，医师坐其身前。用双手握住患儿腕部，两手拇指分别按捏在患儿阴、阳穴上，然后向外摇摆腕关节；再用一手托拿患儿肘处及肘后部，另一手握住患儿手背部，上下摆动腕关节；最后一手托住肘部，另一手握住手背，大指掐住虎口，来回屈曲，摇动腕关节（图 10-93）。

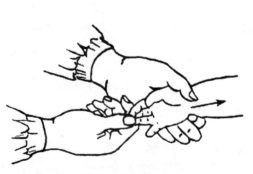

图 10-92　二龙戏珠

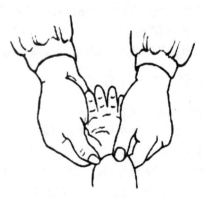

图 10-93　凤凰展翅

作用：祛寒解表，调气消食，行痰散结。用于治疗感冒身热、咳喘痰多、胃寒呃逆、呕吐腹泻等病证。

按语：《小儿推拿直录》《厘正按摩要术》中的操作法同《小儿推拿广意》。

（十五）凤凰鼓翅

操作：患儿坐位或仰卧位，医师坐其身前，用一手托住患儿肘部，另一手握住患儿腕部，并用拇指、示指分别按掐住患儿腕部桡、尺骨头前凹陷中，同时摇动患儿腕部20～30次（图10-94）。

作用：调和气血，豁痰醒神，除湿消肿。用于治疗风火相煽、痰蒙清窍、神昏惊搐、喉间痰鸣或湿困脾土之肌肤黄肿等病证。

按语：《厘正按摩要术》中将本法称为"凤凰转翅"。本法多用于急救。

（十六）赤凤摇头

操作：患儿坐位或仰卧位，医师坐其身前，用一手捏患儿手肘处，另一手依次拿患儿五指摇动，然后摇肘（图10-95）。

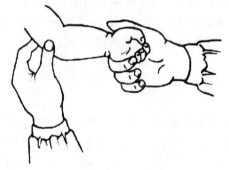
图 10-94 凤凰鼓翅

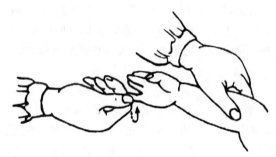
图 10-95 赤凤摇头

作用：通关顺气，补血宁心，定喘。用于治疗上肢麻木、惊证、心悸、胸满胀痛、喘息短气等病证。

按语：本法又称"丹凤摇头""赤凤点头"，计有五种操作方法，而临床以《小儿推拿广意》中的操作法为常用。

（十七）猿猴摘果

操作：患儿坐位或仰卧位，医师坐其身前，用两手拇指、示指捏患儿螺蛳骨上皮，一扯一放，反复多次（图10-96）。

作用：健脾胃，化痰食。用于治疗食积、寒痰、疟疾、寒热往来等病证。

按语：本法计有六种操作方法，临床以《按摩经》中记载的方法为常用。螺蛳骨的位置在尺骨小头桡侧缘上方缝隙处，相当于手太阳小肠经之"养老穴"处；据《按摩经·命门部位歌·女子右手正面之图》所示，螺蛳骨在腕横纹两侧端。

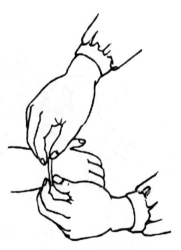
图 10-96 猿猴摘果

（十八）孤雁游飞

操作：患儿坐位或仰卧位，医师坐其身前，用一手捏住患儿一手，使其掌面与前臂掌侧向上，另一手大拇指螺纹面着力，自患儿脾经穴推起，经胃、三关（沿手掌外缘、前臂桡侧至肘部），向下经六腑（再沿前臂尺侧）推至内劳宫穴，再推至脾经穴为一遍，推10～20遍。

作用：和气血，消肿胀。用于脾虚不运、水湿泛滥、黄肿、虚胀等病证。

（十九）大推天河水

操作：患儿坐位或仰卧位，医者坐其身前，用一手握住患儿一手，使患儿掌面与前臂掌侧向上，另一手示指、中指螺纹面并拢，蘸水自内劳宫穴经总经沿天河水穴向上直推至洪池穴止，呈单方向推100～200次（图10-97）。

作用：大凉，清热。用于治疗热病发热。

按语：自内劳宫穴至洪池穴，因操作范围与操作方向不同而名称不一。清天河水用拇指桡侧缘或示指、中指螺纹面，蘸冷水自总经推向洪池穴处。《保赤推拿法》曰："天河水穴，在内间使穴上，先掐总筋，用新汲水，以手浇之，从此穴随浇随图，关多年两，相推至洪池上。洪池穴在肱湾，为清天河水。"《万育仙书》曰："清天河水，此大凉法。医人左大指揸小儿小天心穴，用右手中指背曲转，自总筋上推至曲池止，或用大指推亦可。"取天河水以拇指或示指、中指螺纹面蘸冷水自洪池穴沿天河水推至内劳宫穴。

（二十）飞金走气

操作：患儿坐位或仰卧位，医师坐其身前。用一手握住患儿一手，使掌面与前臂掌侧向上，将冷水滴于内劳宫穴处，用另一手中指螺纹面着力，自内劳宫穴始，用中指将冷水引上天河穴，复用口吹气，跟水上行，直至洪池穴止，为1次，一般可操作20～40次（图10-98）。

作用：清肺泻火，顺气消胀。用于治疗失音，咽痛，臌胀等病证。

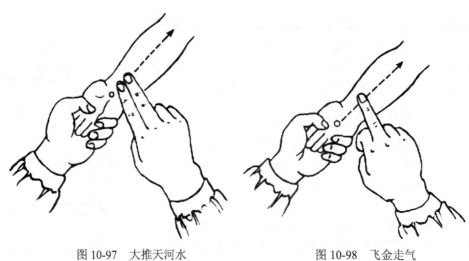

图10-97　大推天河水　　　　　　　　　　　图10-98　飞金走气

（二十一）飞经走气

操作：患儿坐位或仰卧位，医师坐其身前，用一手拿住患儿一手，使掌面与前臂掌侧向上，用另一手的手指螺纹面着力，从曲池穴起向下弹击至总经穴处，如此反复数遍，然后拿住患儿阴池、阳池二穴，前手将患儿四指屈伸摆动数次（图10-99）。

作用：行气，通窍，化痰。用于治疗外感寒证、气逆、咳喘、痰鸣等病证。

按语：本法计有五种操作方法，临床以《小儿推拿广意》中的操作方法为常用。

（二十二）抖肘走气

操作：患儿坐位，医师坐其身前，用一手拿住患儿之手摇动，另一手托拿住患儿肘，两手协同，运摇肘关节（图10-100）。

作用：行气消滞。用于治疗痞证。

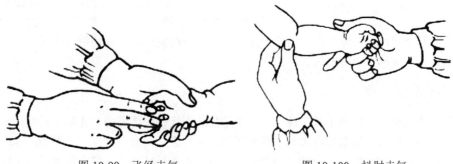

图 10-99　飞经走气　　　　　　　图 10-100　抖肘走气

（二十三）黄蜂出洞

操作：患儿坐位，医师坐其身前，用一手拿患儿四指，使掌面向上，用另一手拇指甲先掐内劳宫穴、总经穴，再用两拇指分手阴阳，然后再用两大拇指在总经穴处一撮一上至内关穴处，最后用拇指甲掐坎宫、离宫穴（图10-101）。

作用：发汗解表。用于治疗小儿外感、腠理不宣、发热无汗等病证。

按语：本法有两种操作方法，基本相同，但操作顺序有所区别。《小儿推拿方脉活婴秘旨全书》中的"黄蜂入洞"实为《按摩经》中的"黄蜂出洞"。

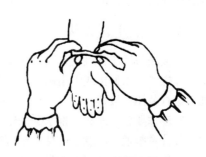

图 10-101　黄蜂出洞

（二十四）天门入虎口

操作：患儿坐位或仰卧位，医师坐其身前，用一手捏住患儿四指，使其示指桡侧向上，另一手拇指螺纹面的桡侧着力，蘸葱姜水自示指尖的桡侧命关处直推向虎口处，然后再用拇指指端掐揉虎口穴约数十次。

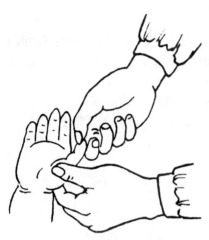

图 10-102　老汉扳罾

作用：健脾消食，顺气生血。用于治疗脾胃虚弱、气血不和、腹胀、腹泻、食积等病证。

（二十五）老汉扳罾

操作：患儿坐位或仰卧位，医师坐其身前，用一手拇指掐住患儿拇指根处，另一手拇指指端掐捏至患儿脾经穴并摇动患儿拇指 20～40 次（图 10-102）。

作用：健脾消食。用于治疗食积痞块、脘腹痞满、纳呆、疳积等病证。

（二十六）老虎吞食

操作：患儿坐于家长怀中，医师坐或蹲于患儿足旁。用双手握住患足与小腿部，将干净丝绢盖在患足昆仑穴与仆参穴上，以嘴隔绢咬之，以苏醒为度。

作用：开窍醒神，镇惊定志。用于治疗急惊风、癫痫发作、高热惊厥等病证。

按语：此法现已少用或不用。

（二十七）总收法

操作：患儿坐位，医师坐其身前。用一手示指或中指螺纹面着力，先掐、后按揉。用另一手拇指、示指、中指三指拿捏住患儿示指和环指，屈伸患儿上肢并摇动其上肢 20～30 次。

作用：通行一身之气血，提神。用于久病体虚，内伤外感诸证，推拿操作结束之前用本法收尾。

按语：本法的操作方法有两种，一是如《幼科推拿秘书》所述；二是仅用双手掐、按、揉双肩肩井穴代之。但不论何病，推拿治疗均可以此作为结束手法，故称总收法。

（二十八）按揉法

将按法与揉法有机结合应用的手法，称为按揉法。

1. 操作　以拇指或中指螺纹面、掌根部着力于患儿体表施术部位或穴位上，指或前臂主动施力进行节律性按揉。

2. 动作要领　同成人推拿手法中的按揉法（见第六章第七节）。

3. 注意事项　注意节奏性，不可过快或过慢。

4. 适用部位　适用于全身各部位或穴位。

（二十九）揉捏法

将揉法与捏法的动作结合运用，称为揉捏法。

1. 操作　医师拇指外展，其余四指并拢，将手掌平放，紧贴在治疗部位上，拇指与其余四指紧贴在治疗部位的两旁或肢体的两侧，然后前臂与腕关节做主动摆动，带动拇指与掌根部做揉的动作，而其余四指做捏的动作，从而形成节律性的揉捏，边揉捏边缓慢做上下往返螺旋形移动。

2. 动作要领　同成人推拿手法中的揉捏法（见第六章第七节）。

3. 注意事项 操作时不可忽快忽慢，不宜间断或跳跃。

4. 适用部位 适用于颈项、肩背、四肢部。

（三十）双凤展翅

操作：医师先用两手示指、中指夹患儿两耳，并向上提数次后，再坐其对面，用一手或两手拇指指端按、掐眉心、太阳、听会、人中、承浆、颊车诸穴，每穴按、掐各 3～5 次，提 3～5 次（图 10-103）。

作用：祛风寒，温肺经，止咳，化痰。用于外感风寒、咳嗽多痰等上呼吸道疾患。

（三十一）双龙摆尾

操作：患儿仰卧位或坐位，医师坐其身前，用一手托扶患儿肘处，用另一手拿住患儿示指与小指，向下扯摇，并左右摇动，似双龙摆尾之状。扯摇 5～10 次（图 10-104）。

作用：行气，开通闭结。用于治疗气滞、大小便闭结等病证。

按：双龙摆尾又名二龙摆尾。《窍穴图说推拿指南》中的操作法同《幼科推拿秘书》中的"又或以……亦似之"之操作法。故本法计有三种操作法。

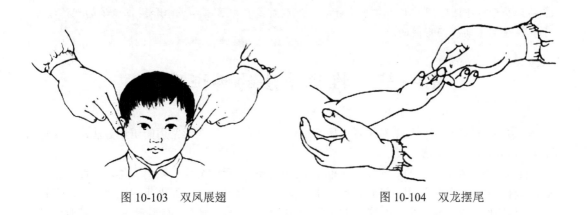

图 10-103 双凤展翅   图 10-104 双龙摆尾

第十一章

推拿手法处方

　　推拿手法处方是推拿辨证施术过程中的一个重要环节，它由推拿手法组成。不论推拿医务工作者在临证中是有意识还是无意识，都在自觉或不自觉地运用着手法处方。

　　推拿手法是祖国医学的重要组成部分，是防治疾病和保健的古老方法，像处方用药一样，推拿也应该根据病因病理和治疗理论有自己的治法、处方。科学的处方，是取得疗效、缩短疗程的关键。我们要规范推拿手法，要在中医学理论指导下，建立推拿处方概念，制订推拿处方的原则和操作要求，规范推拿的治疗体系，提高疗效。

　　推拿是通过手法的作用，在中医基础理论的指导下，进行辨证施治。中药有寒热温凉，手法有轻重缓急；中药有四气五味，手法有力度方向。中药依据辨证用药规律形成配方；手法依据辨证施术规律而形成手法处方；中药配方经反复验证而成为协定处方；手法处方经反复临证而形成手法常规，即推拿手法处方。这些都是在中医整体观念和辨证论治的理论指导下，经过临床实践而形成的。

第一节　推拿手法的辨证思想

　　推拿手法的辨证主要依据对患者疾病或损伤的辨证。手法医学常用的辨证方法，主要有阴阳五行辨证、脏腑经络辨证等。

　　阴阳学说，对立统一的辨证思想在推拿手法中应用：手法分为阴阳两大类，阳性手法用力较重，称刚术；阴性手法用力较轻，称柔术。抚、摩、运等手法刺激性小、比较柔和，有补益作用，属阴性手法；掐、拿、点等手法较重，刺激性大、比较刚劲，有泻下作用，为阳性手法。补偏救弊，调和阴阳，使之协调平衡，就是治病的根本大法。如阴盛阳虚之证，多选用阳刚性手法，配合成手法处方进行治疗，以助其阳而抑其阴。而对阳盛阴虚之证，则应多选用一些阴柔性手法，配合成处方进行治疗，以制其阳而济其阴。即《内经》所说"谨调阴阳，以平为期"。阴阳两纲，是指导辨证论治进而实施手法的总纲，起着总的大方向的指导作用。

　　五行学说，根据五行的生、克、乘、侮规律阐述事物之间互相依存、互相制约的关系，阐明疾病发生和诊治的道理。手法处方可因之而确定治疗原则，如"泻南补北""滋水涵木""佐金平木""益火补土""壮水制火""培土制水""抑木扶土"等。心肾不交的失眠症，治疗时，在心经上掐神门、灵道、通里、少海，拿腋窝以泻其心火；在肾经上摩腰眼，推足心，揉三阴交以滋补肾水，即属"泻南补北"之法。

　　经络学说是中医学理论体系的核心，是指导中医医疗保健的重要理论基础，故有"不明脏腑经络，动手开口便错"之说。经络是运行全身气血，联络脏腑肢节，沟通上下内外，调节机体各部分平衡协调的通路。经络通过循行和相互联络与交会，遍布全身，把人体五脏六腑、四肢百骸、五官九窍、皮肉筋脉等组织器官联络成一个有机的统一整体，并借以行气血、营阴阳，使人体各部的功能得以保持协调和相对平衡，并与外界环境相适应。经络是推拿学的理论依据，也是手法治疗时辨证归经、循经推拿、手法补泻的重要依据。通过科学合理的推拿手法的运用，作用于腧穴经络，从而运行气血，调节相应脏腑组织器官的生理功能，以及其与全身整体的协调和平衡，达到祛病保健的目的，这是推拿手法的基础作用原理。根据脏腑的经络所属，脏腑之病变可以从所属经络的循行部位表现出来，因此，通过经络证候诊断也可推断病属脏腑，如手少阴心经"起于心中，出属心系……从心系却上肺，出腋下，下循臑内后廉……下肘内，循臂内后廉……"，因而"胸中痛……膺背肩胛间痛，两臂内痛"可诊断为心病，并可于手少阴心经及其相关部位取穴推拿施术。由于经络相互络属，网络全身，维持了机体阴阳的动态平衡状态，如果络脉不通，不能正常地发挥沟通联络作用，各脏腑组织器官不能协调一致，就会造成正常生理功能紊乱，出现阴阳失调的病理现象。通过推拿可疏通经络，使脏腑协调，阴阳相济，恢复机体的正常生理功能活动。如足少阴肾经"属肾……其支者，从肺出络心……"，通过经络的作用，心火下降以温肾水，肾水上济以养心火，使心肾相交，水火既济，共同维持正常协调的心肾功能。若经络失常，心肾不交，则可出现心火上扰而虚烦不寐，肾水不化而夜多小便，以及舌红脉细数等症状。推拿治疗既要拿腋窝、掐神门以泻心火，又应推揉涌泉、三阴交以滋肾水，以其心肾相交，阴阳调和。

经络还具有传导作用，不仅能使内脏的情况表现于外，还可将外来刺激传注于内。推拿则是根据这个原理，在阴阳五行、脏腑经络等中医学理论的指导下，在体表相应部位施以各种手法刺激，从而产生酸、麻、热、胀等"得气"感，传之于里，从而调节脏腑活动，改善机体生理活动，达到防病保健的目的。

第二节　推拿手法处方的配伍原则

内科处方中有药物配伍，讲究"君、臣、佐、使"的配伍规律，针灸治病多取穴位，其只有穴位配伍。推拿手法治疗，不仅取穴位，还取经脉，取部位，因而其配伍要比中药处方和针灸处方复杂得多。取穴与取部位相结合，早已有之。清代张振鋆《厘正按摩要术·疳积》曰："分阴阳，二百遍；推三关，一百遍，退六腑，一百遍；推脾土，补清各二百遍；推肾水，一百遍；揉肚，一百遍；摩脐，左右旋，各一百遍"。

但是，推拿手法处方的配伍，并不是简单地将作用类似的手法和穴位进行罗列，而是在辨证立法的基础上，根据病情的需要，按照一定的组方原则，选择恰当的穴位和手法配合而成的。骆如龙在《幼科推拿秘书》中指出："盖穴有君臣，推有缓急，用数穴中有一穴为主者，而一穴君也，众穴臣也，相为表里而相济者也。"这种配伍可以起到加强主穴的作用，制约和控制主穴作用的不利因素，协助主穴治疗一些兼证，以提高总体治疗效果。

推拿手法处方，不是把手法进行简单的堆砌，也不是单纯地将手法疗效相加，而是根据病情的需要，在辨证立法的基础上，按照一定的组成原则，选择适当的手法组合而成。这种组成原则，在用药处方上称之为"君、臣、佐、使"，在手法处方上则称之为"主、从、制、化"。这种组方原则在组方时，既有明确分工，又有紧密配合，因此可以提高疗效。所以说，一个疗效确切的手法处方，必须是针对性强、组方严谨、方义明确、重点突出，达到多而不杂、少而精要。

所谓"主"，即指主要手法，是针对主病或主证起主要作用的关键手法；所谓"从"，即从属之意，是辅助主法以加强其治疗作用的手法。同时也是治疗兼病或兼证的手法；所谓"制"，即制约之意，用以消除或减轻由主法使患者产生的不适之感；所谓"化"，即化生和化灭之意，是用作开导引路和安抚的手法，也就是开始准备和结束整理的手法。由此可见决定处方中手法的"主、从、制、化"，主要是根据手法在处方中所起的作用来区分的。

第三节 推拿手法处方之间的配伍关系和剂量

一、推拿手法处方之间的配伍关系

药与药之间的配伍关系称为"七情"。《神农本草经》云："药……有单行者，有相须者，有相使者，有相畏者，有相恶者，有相反者，有相杀者。凡此七情，合而视之。"推拿治法的配伍，亦如药物的"七情"。

单行即单用一种治法来达到治疗目的，如揉长强法治疗小儿腹泻，掌推肩胛法可以治疗虚脱，额前分推法治疗头痛等。

相须即两种作用类似的治法，在配合使用后可以起到协同作用而增强疗效，如摩上腹法、揉足三里法可以治疗肠胃疾患；摩腰法和揉委中法合用治疗腰背疼痛等。

相使即以一种推拿治法为主而辅以其他推拿治法来加强其治疗作用，如摩上腹法可以祛除胃中宿滞，加用推腹法，可以增强其健胃除滞的作用；又如大消气法可以消除腹部胀满，加用按气冲法，可使下肢发热而引气血下行，以达到消除腹胀的目的。

相畏即用一种作用较强的推拿治法，但能被另一种治法来抑制或消除其对人的影响。如推腹法中加用分推胸部，可防止推腹时所致腹部气体上冲胸胁的副作用。

相恶是一种治法能减弱另一种治法的作用。如侧腹挤推法破气作用强，配合束腹法，可消除其过度破气而产生的不适；又如点肋补气法之补气作用强，配用推腹法，可以消除补气过度而引起的腹部胀满之弊。

相杀即一种治法能消除另一种治法的不良反应，如大消气法使用过久后可产生气虚现象，加用掌推肩胛下法后，可消除其气虚症状。

相反是指两种不同的推拿治法可产生相反的效果，如有催吐作用的逆推上腹法和可降胃气的推上腹法作用相反。

在临床应用上，除"单行"的治法外，"相须"和"相使"治法上的配合使用可以加强治疗效果；"相畏""相杀""相恶"的治法虽然作用不同甚或有拮抗作用，但如果根据病情变化，在用力大小和配伍的相互比例关系上加以适当的配合，也可取得良效。

二、推拿处方的剂量

推拿处方的剂量就是推拿时用力的大小和操作的时间。中药处方有剂量，推拿处方也应遵循。用力的大小和治疗时间的比例与治疗的效果有密切关系。要提高推拿的疗效，对这些指标就必须进行量化处理。可作如下书写：中推腹法 5/（"中"为中等量的力，"5/"为 5 分钟）；轻额前分推法 2/（"轻"为较轻的力，"2/"为 2 分钟）；重侧腹脐推法 6/30//（"重"为用较重的力，"6/30//"为 6 分 30 秒）。

第四节　构成推拿处方的要素和处方示例

一、推拿处方的要素

推拿处方不是把手法进行简单的堆砌，也不是单纯地将手法治疗相加，而是根据病情需要，在辨证立法的基础上，按照一定的组成原则，选择适当的手法组合而成。

因此，推拿处方应由两部分组成：一是推拿手法的名称；二是推拿手法的治疗之处，即穴位、经脉的某段或部位。如揉太阳穴，擦腰部，指揉足太阳膀胱经等。

需要指出的是，有些处方中的书写方式如"退六腑""补脾土"中，"退"与"补"均不是手法名称，但包含着特定的手法操作，推拿医师一看便知怎样操作，也应看作是手法名称。

推拿手法的配伍和每次推拿治疗的时间应该根据病情的需要而随证加减运用。固定的治法并不符合中医推拿辨证施治的原则，其治疗效果会不尽人意。推拿手法的配伍，应随证的变化而改变手法。如以头痛、头昏为主症，兼有食欲减退等证候，可用额前分推法、抱太冲法配伍治疗；经治疗头部症状减轻后，再改用摩上腹法、揉足三里法为主（操作时间稍长），辅以额前分推法以除头部余邪（操作时间稍短）。这样，推拿治疗时间和配伍所用的手法、相互之间的时间比例关系即可根据病情的变化而灵活改变。

二、推拿手法处方的示例

漏肩风处方：肩前部、肩后部、肩上部 5 分钟，按揉肩井、肩髃、天宗、肩贞、肩内陵、曲池穴各 1 分钟，摇肩 3 次，体后拉手 3 次，搓肩及上肢，抖上肢 3 次。

婴儿腹泻（脾虚型）处方（平补平泻法）：补脾经、补大肠、推三关各 300 次，摩腹 5 分钟，揉脐 1 分钟，推上七节骨 200 次，揉龟尾 1 分钟，捏脊 3 遍。

第五节　古代小儿推拿处方的特点

古代小儿推拿歌赋中保存有大量古代小儿推拿处方，在反映推拿治疗过程中辨证、选穴施术、介质选用及治疗变化规律方面很有特点。

（一）辨证细致

歌赋用穴治症，重视脏腑辨证和病因辨证，并且注意患儿年龄、有无兼证、介质使用和治疗反应等情况的辨析，然后处以相应的治疗方案。注意患儿年龄者，《幼科推拿秘书》曰："初生轻指点穴，二三用力凭，五七十岁推渐深……一岁定须三百，二周六百何疑……年逾二八长大，推拿费力支持。"据兼证而变方者，如《推拿三字经》载："若止吐，清胃良……倘肚泻，仍大肠，吐并泻，板门良，揉数万，立愈恙。"据辨证而选用介质者，如《小儿推拿全书》关于杂症推拿手法歌曰："黄肿三关并走磨……推时须用葱姜水……。走马疳从关上推……清河运卦兼捞月，各加五十麝香推……"。更有据治疗反应而改法的例子，如《万育仙书·马郎手掌歌》曰："婴儿发汗有神诀，只在三关用手法，再搏心经与劳宫，大汗立至何愁雪，不然重掐二扇门，汗出如雨便休歇。"

（二）歌赋中推拿处方重视补泻

方中注明如穴施补，如穴施泻。如《小儿推拿全书·二十四惊推法歌》载"锁心惊……推关补肾天河水，运卦天河五十真，清肺分阴各二十……"对于补泻之分，论说颇细。有先泻后补者，如《推拿三字经》中："大便闭，外泻良，泻大肠，立去恙，兼补脾，愈无恙。"

《幼科推拿秘书·手法治病歌》载："肾水一纹是后溪，推下为补上为清，小便闭寒清之妙，肾经虚损补为能。"有补泻多少之说者，如《幼科铁镜·卓溪家传秘诀》曰："六腑推三关应一，三关推十腑应三，推多应少为调变，血气之中始不偏。"

（三）穴重先后，施术有量

歌赋中推拿处方强调穴位施治先后，且施术有量，歌赋多从手次的多少予以注明。如《按摩经·手法歌》所载："一去火眼推三关，一百二十数相连，六腑退之四百下，再推肾水四百完，兼取天河五百遍，终补脾上一百全。"施术量据患儿年龄、用穴多少及主次而不同。如《推拿三字经》曰："大三万，小三千，婴三百……独穴疗，数三万，多穴推，约三万。"这是据患儿年龄和用穴多少定施术量。更有据用穴主次而定施术量，如《按摩经·手法歌》曰："肚痛多因寒气攻，多推三关运横纹，脐中可揉数十下，天门虎口法皆同。"盖肚痛由寒气所致者，治宜温中散寒，行气止痛。方中推三关能退寒加暖，推四横纹能行气止痛，切中病机，为主穴，故应多推。揉脐能加强温运、行气止痛之功，佐以天门入虎口，生气顺气，理气畅中，加强疗效，为配穴，故推数较少。

（四）施术讲究技巧

治疗注意性别和时间相关性歌赋处方讲究施术技巧，即根据辨证立法施用相应的推拿手法特点（尤其是作用力的特点）。如《幼科推拿秘书·各穴用法总歌》曰："咳嗽痰涎呕吐时，一掐清肺次掐离，离宫推至乾宫止，二兴重实中轻虚。"再如《小儿推拿方脉活婴秘旨全书·掌面推法歌》载："眼翻即掐小天心，望上须当掐下平，望下即宜将上搐，左边掐右右当明。"多数歌赋中推拿处方尚注意性别差异，如《幼科铁镜·卓溪家传秘诀》曰："太阳发汗来如雨……太阴发汗女儿家，太阳止汗单属女。"该书还有推拿择时的记载，"若用推拿须下午，推拿切莫在清晨。"歌赋处方尚有与时间相关的推治变方记载，如《推拿三字经》曰："温疫者，肿脖项，上午重，六腑当，下午重，二马良，兼六腑，立消亡。"再如《幼科推拿秘书·手法三阴三阳秘旨兼刺法》载："日晚发搐潮热足……清肾泄肺刺指侧……夜间发搐因潮热……泄肺涌泉二三百，须灸中指节三壮。"这种与时间相关的推治方法，值得当今儿科推拿工作者研究。

（五）重视治法

宜忌歌赋中的处方对治法颇为重视，有推针并用、推灸并用、推药结合和单纯推拿等。前两者如《幼科推拿秘书·手法三阴三阳秘旨兼刺法》曰："日晚发搐潮热足……清肾泄肺刺指侧……夜间发搐因潮热……泄肺涌泉二三百，须灸中指节三壮。"推药结合在《小儿推拿全书》中记载尤多，如："盘肠气喘作膨胀……外劳揉之立便轻，艾饼敷脐葱水抹，麝香搽向脚中心。"且用药多为敷贴、搽抹、擦洗等，易为小儿接受，有的至今还在临床应用。儿科临床上，更多的疾病单纯推拿即可痊愈，正所谓举手之劳可回春于顷刻。歌赋中推拿处方还注意到治疗上的宜忌，这是临床治疗中不可忽视的一个方面。如《推拿三字经》曰："治伤寒，拿列缺，出大汗，立无恙……凡出汗，忌风扬。"又如《推拿捷径·推拿指掌肢体各穴歌》载："掌心即是内劳宫，发汗揉之即见功，惟虑过揉心火盛，除需发汗莫轻从。"《幼科推拿秘书·手法同异多寡宜忌辨明秘旨歌》尚有推三关、退六腑之禁忌和小儿病证用下法之宜忌。可见，古人十分重视推拿治疗上的禁忌。

由上可知，小儿推拿歌赋中推拿处方的内容丰富，且有很多特点，是古代医家实践经验的结晶。歌赋中推拿处方之所以能代代相传，习诵应用，是由推拿处方之特点所决定的。因此，探求推拿治疗歌赋的思路与规律，是有临床价值的。

从手法发展中观察，历代用法多数不以单一手法应用于临床。当然《黄帝内经》中多数以单一手法治疗某症，以后各代多以套路相传。由此可见单手法可用于一些单一证候；对于复杂证候，涉及几个脏腑，多个部位，绝非一法所能奏效的。因此就要有手法处方。

用药处方有君臣佐使，手法处方也有主有从，有制有化。主法是治疗一证的关键手法，在处方中起着决定效果的作用。从法是加强主法作用的手法，对主法和从法用后要有一定限制以免用法太过，它属开导引路和安服方法，就是开始准备和结束整理的手法。

在历代手法套路中，随着派别不同，主法常常是固定的。比如一指禅派推拿，患者就诊多以一指禅推为主。如气血运行不畅，胃肠中宿食不消等瘀积证候，一指禅推为主。又如常规大推拿，以平推为主法。这些派别为小儿推拿学发展打下了坚实基础。

但是不论哪一派，主法用意不是唯一治疗手法，比如一指禅派，常配揉、按、拿、抹等。常规推拿法也配合点、按、摇抖、搓等；按摩以揉为主，也有压、叩、抚等。

处方在历代中以套路的形式体现出来，常以部位操作为立套之本。不论任何病证因用法不同，治疗效果和治疗证候也各不相同。

除以部位立套外，尚有以手法立套，以证候立套，以症状立套，以脉象立套等不同。这些套路较单一方法有很大进步，这些套路有其使用规律。

从套路中总结经验，用祖国医学理论去分析这些套路，便可总结出套路手法的处方应用规律。手法的主从、制化，不能离开脉证变化也不能离开经络腧穴和部位应用。

参 考 文 献

柏树令，应大君.2013. 系统解剖学[M].8 版. 北京：人民卫生出版社.

柏树令.2002. 系统解剖学[M]. 北京：人民卫生出版社.

布朗蒂娜，卡莱-热尔曼.2015. 运动解剖书[M]. 张芳，译. 北京：北京科学技术出版社.

曹静，钱培德，梁秋瑾，等.2005. 按摩治疗对早产儿体重增长及血浆胃泌素、胰岛素、生长抑素水平的影响[J]. 中医药导报，
 （8）：63.

曹锡珍.1979. 中医按摩疗法[M]. 北京：人民体育出版社：247-260.

曹永明.1997. 指压内关穴对 49 例幽门痉挛患者幽门开放的内镜下观察[J]. 中级医刊，32（5）：63-64.

陈文，梁立安，胡湘，等.2006. 推拿对椎-基底动脉供血不足患者脑血管功能的影响[J]. 辽宁中医杂志，33（11）：1482-1483.

陈香仙.2006. 背腰部按摩对运动员免疫能力的影响[J]. 四川体育科学，2（4）：51.

成严.2009. 浅谈按摩治疗便秘[J]. 按摩与导引，25（7）：21-22.

崔瑾，向开维，吴高鑫.2008. 捏脊对厌食大鼠下丘脑和血浆 CCK-8 的影响[J]. 四川中医，26（10）：86.

丁季峰.1997. 推拿大成[M]. 郑州：河南科学技术出版社：207-208.

窦桂芝，李霞，张华.2006. 推拿涌泉加针灸治疗顽固性呃逆[J]. 针灸临床杂志，22（2）：25.

冯亚明.2007. 推拿治疗椎-基底动脉供血不足眩晕症颅多普勒临床观察[J]. 亚太传统医药，4：49-50.

冯跃，陈香竹，肖显俊，等.2014. 推拿治疗颈型颈椎病筋结处的超微结构及组织酶学的实验研究[J]. 时珍国医国药，25（12）：3064.

付双义.2005. 按摩治疗慢性腹泻 72 例疗效分析[J]. 按摩与导引，21（11）：15.

高爽，王艳国，王丽.2010. 小议膏摩[J]. 长春中医药大学学报，26（5）：799-800.

高希言.2002. 中国针灸辞典[M]. 郑州：河南科学技术出版社.

高祥生.2003. 推拿治疗小儿单纯性消化不良 86 例[J]. 实用中医药杂志，19（10）：536.

龚金德，奚桂芳，潘小平，等.1982. 推拿镇痛与内啡肽的关系[J]. 上海中医药杂志，（4）：22.

龚利.1993. 摩与药俱——试论推拿介质[J]. 按摩与导引，（6）：4-7.

郭长青.2015. 速学中医足反射疗法[M]. 北京：人民军医出版社.

郭继承，金丽霞.2007. 推拿结合中药治疗慢性肾小球肾炎[J]. 针灸临床杂志，23（6）：38.

郭郡浩.1999. 推拿治疗适应证近况[J]. 按摩与导引，（1）：9-10.

郭翔，邵湘宁，魏高文，等.2008. 经络推拿术对 50 例单纯性肥胖患者血清胰岛素、甘油三酯水平的影响[J]. 中医杂志，49（10）：47.

郭争鸣.2009. 直接刺激与局部反应：推拿治疗的生理学原理之一[J]. 中医药导报，9（5）：31.

韩国伟，郝重耀，薛聆，等.2001. 推拿作用原理的现代研究[J]. 中医药研究，（2）：56.

韩济生.1993. 神经解剖学纲要[M]. 北京：北京医科大学、中国协和医科大学联合出版社.

何泽多，谭武.2009. 推拿结合腧穴热敏化艾灸治疗肠易激综合征 62 例[J]. 河北中医，3（6）：883.

胡丽珍.2007. 足穴推拿疗法对围绝经期妇女性激素及生活质量的影响[J]. 浙江中医杂志，42（7）：78.

黄彬.2004. 整复胸椎推拿法治疗胆绞痛疗效观察[J]. 河北医学，10（6）：560-561.

黄金波.2008. 常见推拿手法意外及对策[J]. 针灸临床杂志，（5）：38-39.

黄克强，唐海宁，陈忆.2010. 功能性肠病的推拿手法治疗[J]. 中国中医药，8（2）：65.

黄立雄，林英.2010. 推拿配合中药治疗类风湿性关节炎 32 例[J]. 中国民间疗法，9（6）：34.

黄麟，王continued红，刘佳霭.2012. 灵龟八法推拿对亚健康人群 IgA 及血液流变的影响[J]. 新中医，44（1）：91.

黄于婷，杨岚菲，方燕平，等.2018. 推拿手法治疗经筋病的原理探析[J]. 时珍国医国药，29（6）：1414-1415.

柯丹红.2009. 早产儿免疫研究[J]. 中国优生与遗传杂志，10（3）：89.

来肖威，余慧华，詹强，等.2008. 推拿对人体体液免疫机能的影响[C]. 北京：第四届全国推拿学术交流会议论文汇编：12.

赖茂才.2005. 治脊手法配合胸穴指压治疗消化性溃疡[J]. 按摩与导引，21（11）：14.

李大金. 2005. 临床免疫学[M]. 上海：复旦大学出版社：25.

李华东. 2006. 古代推拿文献研究[D]. 济南：山东中医药大学.

李静. 2010. 推拿对腰椎间盘突出症患者机体免疫功能的影响[J]. 山东中医药大学学报, 34（4）：335.

李墨林, 陶甫. 1986. 李墨林按摩疗法[M]. 北京：人民卫生出版社：182-186.

李晓丽. 2015. 《内经》推拿疗法的理论研究[D]. 济南：山东中医药大学.

李祖谟, 李沛, 李江. 1997. 李祖谟论中国传统手法医学[M]. 北京：中国建材工业出版社：456-461.

连宝领, 陈斌, 朱鼎成, 等. 2002. 背腰部保健推拿对老年人免疫功能的影响[J]. 按摩与导引, 18（6）：8.

刘江亭, 李永彦, 方方, 等. 2018. 推拿手法数字化研究进展[J]. 山东中医药大学学报, 42（5）：462-465.

刘克敏, 敖丽娟. 2014. 运动学[M]. 2 版. 北京：华夏出版社.

刘志诚, 张京英, 王开争. 1990. 按摩对软组织损伤家兔应激的调整作用[J]. 中国康复, 6（1）：67.

刘智标, 牛晓梅. 2008. 针推喘敏点对支气管哮喘大鼠血清 IL-4、血浆 SP 及 VIP 含量的影响[J]. 陕西中医学院学报, 31（1）：67.

浏丹, 许世雄, Chew Y T, 等. 2004. 血管粘弹性对滚法推拿作用下血管切应力的影响[J]. 医用生物力学, 3：129-135.

浏丹, 许世雄, 成伟华, 等. 2005. 滚法推拿形成运动狭窄粘弹性血管血液动力学[J]. 复旦学报（自然科学版）, 2：246-255.

吕立江. 2016. 推拿功法学[M]. 2 版. 北京：中国中医药出版社.

吕明, 刘晓艳. 2005. 推拿三步九法结合针灸治疗慢性溃疡性结肠炎 46 例[J]. 辽宁中医杂志, 32（9）：951.

吕明. 2012. 推拿功法学[M]. 2 版. 北京：人民卫生出版社.

罗才贵. 2008. 推拿学[M]. 上海：上海科学技术出版社.

罗金殿. 1993. 罗有明正骨法[M]. 北京：人民卫生出版社：67.

马惠昇, 张宏, 苗志杰, 等. 2006. 推拿滚法动力学参数优化实验研究[J]. 中国康复医学杂志, 12：1116-1118.

牛白璐, 陈勇, 胡幼平. 2009. 经筋病与经筋疗法概述[J]. 实用中医药杂志, 25（4）：271.

庞军. 2006. 推拿手法意外的综述及其原因与对策分析[J]. 按摩与导引,（12）：14-16.

齐瑞. 2005. 推拿在脑卒中康复中的应用述评[J]. 江西中医药,（4）：63.

钱雪景. 1994. 穴位按摩对人胃电图的影响[J]. 中国康复医学杂志, 9（2）：59-61.

任建新. 2004. 推拿治疗急性胃痛 100 例临床观察及体会[J]. 按摩与导引, 20（6）：16.

沈雪勇. 2003. 经络腧穴[M]. 北京：中国中医药出版社.

孙广仁. 2002. 中医基础理论[M]. 北京：中国中医药出版社.

孙立明, 王遵来, 李平. 2008. 推拿手法的分类与思考[J]. 针灸临床杂志,（9）：51-52.

孙利鹏, 龚利, 孙武权, 等. 2014. 膏摩临床应用研究进展[J]. 上海中医药杂志, 48（5）：122-124.

孙龙军. 2001. 推拿手法的五行分类及临床应用举隅[J]. 中国自然医学杂志,（4）：220-222.

孙庆, 张树津, 张震宇. 2003. 陈志华教授腹部推拿原理浅析[J]. 天津中医药大学学报, 22（3）：43-44.

陶象祥. 2005. 推拿治疗慢性胃炎 77 例[J]. 广西中医, 28（3）：38.

王德瑜, 雷伟, 郭争鸣, 等. 2016. 推拿手法技能教学特色探索与实践[J]. 湖南中医药大学学报, 36（4）：87-89.

王海龙. 2010. 推拿"和解肝脾法"治疗脂肪肝 27 例[J]. 中医临床研究, 2（17）：18.

王军, 刘艳, 谭曾德, 等. 2011. 中国现代推拿病谱的文献研究概述[J]. 中医药信息, 28（4）：151-153.

王松. 2014. 运动解剖学[M]. 武汉：华中科技大学出版社.

王祥云. 2019. 对症足部按摩百病消[M]. 北京：化学工业出版社.

王拥军. 2004. 卒中单元[M]. 北京：科学技术文献出版社：1.

王之宏, 于天源. 2012. 推拿学[M]. 北京：中国中医药出版社.

王之虹. 2001. 推拿手法学[M]. 北京：人民卫生出版社.

吴茂文, 张柏林, 李静, 等. 2015. 定位定向顶提正椎手法对椎-基底动脉血液动力学影响的研究[J]. 齐齐哈尔医学院学报, 36（15）：2239-2242.

吴文锋, 陈秀玲, 邬淼林, 等. 2011. 针刺、推拿单独或联合应用治疗腰椎间盘突出症的疗效及免疫指标的变化[J]. 中国老年学杂志, 31（7）：1135.

吴文刚，王选章，王锐锋. 1994. 推拿手法处方概论[J]. 中国中医骨伤科，2（6）：52-53.

向玉，温泽淮. 2018. 临床实践中推拿手法规范化的思考[J]. 中华中医药杂志，33（6）：2455-2458.

项志凤，刘建平，刘彦岭. 2012. 腹部推拿对非酒精性脂肪肝患者血清瘦素及胰岛素抵抗的影响[J]. 河北中医药学报，27（1）：36-37.

徐忞，张馥晴. 2017. Comparison of curative effect of different media in pediatric tuina for infantile mussalar torticollis[J]. Journal of Acupuncture and Tuina Science，15（6）：451-456.

徐士象. 2018. 三色散膏摩法对先天性肌性斜颈临床疗效及安全性观察[J]. 山东中医杂志，37（10）：830-832.

徐亚莉，金建军，郑昱，等. 2005. 推拿加温灸治疗肝郁脾虚型肠易激综合征及对其胃肠激素的影响[J]. 中医研究，18（6）：38-39.

徐昭，王金贵，孙庆. 2008. 腹部推拿对慢性疲劳综合征患者免疫水平的影响[C]. 杭州：浙江省中医药学会推拿分会继续教育论文汇编：34.

许键阳，冯琼. 2007. 针灸双向良性作用通过神经-内分泌-免疫网络系统实现的假说[J]. 贵阳中医学院学报，19（3）：6.

许世雄，计琳，王庆伟. 2005. 中医𰀂法推拿对血液流动影响的数值研究[J]. 应用数学和力学，6：694-700.

许世雄，严隽陶，吕岚，等. 2004. 中医推拿和血流变学[J]. 生物医学工程学杂志，21（4）：9-10.

玄志金，高建辉，曹建明. 2012. 腹部推拿临床治疗疾病病种的文献研究[J]. 中医学报，27（8）：1075-1076.

严隽陶. 2009. 推拿学[M]. 2版. 北京：中国中医药出版社.

严晓慧，严隽陶，龚利，等. 2017. 基于运动生物力学分析推拿手法分类[J]. 中华中医药杂志，32（7）：3229-3231.

严晓慧，严隽陶. 2017a. 推拿手法分类的规范化研究[J]. 中医学报，32（5）：875-878.

严晓慧，严隽陶. 2017b. 推拿手法分类探讨[J]. 中医学报，32（2）：300-303.

严振国. 2007. 正常人体解剖学[M]. 2版. 北京：中国中医药出版社.

杨揭武. 1993. 试论推拿手法有关问题的科学化[J]. 广州医学院学报，（2）：80-83.

杨磊. 2011. 推拿治疗小儿单纯性消化不良72例体会[J]. 医药前沿，10（20）：173-174.

杨盛宇，朱清广，房敏，等. 2014. 推拿手法结合运动疗法治疗颈椎病经筋力学机制研究[J]. 四川中医，32（6）：144.

姚和顺，吴伟，吴材林. 1997. 浅谈循经按摩治疗经筋病的原理[J]. 按摩与导引，（2）：4.

姚立平. 2009. 推拿经穴治疗胃脘疼[J]. 按摩与导引，25（5）：16.

尹景载. 2009. 疏经通督推拿治疗慢性疲劳综合征的疗效及免疫机理研究[D]. 南京：南京中医药大学.

于兑生. 2002. 运动疗法与作业疗法[M]. 北京：华夏出版社：311.

于娟. 2004. 推拿肾俞穴治疗老年肾虚腰痛免疫机制研究[J]. 山东中医杂志，23（4）：214.

于天源，韩丽娟，李玉环，等. 2007. 按动脉法肢端效应的研究[J]. 北京中医药大学学报，10：698-699.

于天源. 2007. 按动脉法的形成与发展[J]. 中国民间疗法，5：3-4.

余润明，李业甫，胡秋炎. 2001. 推拿治疗中央型腰椎间盘突出症疗效与唾液中单胺类神经递质含量变化分析[J]. 中国基层医药，8（3）：73.

袁洪仁. 1991. 试论儿科推拿介质的选用原则[J]. 按摩与导引，（5）：13-14.

袁洪仁. 1993. 小儿推拿处方之探讨[J]. 按摩与导引，3：27.

曾小鲁. 1994. 神经解剖学基础[M]. 北京：高等教育出版社.

张绯洁. 1993. 推拿内关穴对家兔痛阈的影响[J]. 上海中医药杂志，（2）：47-49.

张海泉. 2008. 足部推拿文献整理研究[D]. 长春：长春中医药大学.

张宏，马惠昇，门志，等. 2006. 推拿𰀂法的动力学参数优化研究[J]. 上海中医药杂志，9：68-69.

张建国，郭向芳. 2005. 特定推拿手法加中药灌肠治疗不完全性肠梗阻46例的临床研究[J]. 按摩与导引，8（21）：14.

张建国. 2002. 推拿加艾灸神阙穴治疗胃下垂43例[J]. 山东中医杂志，21（8）：482.

张利克. 2014. 试论推拿手法处方的规范化研究[J]. 辽宁中医杂志，41（2）：333-335.

张奇文，朱锦善. 1991. 全国第四次中医儿科学术会议内病外治法研究述评[J]. 中医杂志，1：4.

张锐，王联庆. 2004. 捏脊疗法对脾虚家兔血浆胃泌素的影响[J]. 按摩与导引，20（5）：68.

张世卿，高清顺，高山，等. 2012. 推拿调任通督法治疗后循环缺血性眩晕临床观察[A]//中华中医药学会推拿分会第十三次中医推拿学术年会暨推拿手法治疗脊柱相关疾病高级培训班论文汇编[C]. 北京：中华中医药学会推拿分会，4：54-57.

张一粟. 2011. 推拿介质葱姜水的应用发展及研究现状[A]//中华中医药学会. 第十二次全国推拿学术年会暨推拿手法调治亚健康临床应用及研究进展学习班论文集[C]. 北京：中华中医药学会：3.

章中春. 1979. 临床神经解剖学[M]. 哈尔滨：黑龙江人民出版社.

赵鹏. 2014. 名医教你足部对症从根治[M]. 南京：江苏科学技术出版社.

赵勇，董福慧，张宽. 2008. 经筋痹痛的软组织力学变化分析与治疗思路[J]. 北京中医药，27（9）：705.

周桂桐. 2010. 针灸学技能实训[M]. 北京：中国中医药出版社.

周立峰，傅青兰. 2006. 论推拿与现代[J]. 康复与导引，（2）：4.

周信文，金卫东，朱樑，等. 1998. 丁氏㨰法推拿不同频率、力度和作用时间对血液动力学影响的实验观察[J]. 上海中医药杂志，1998，6：42-44.

周运峰. 2001. 谈推拿处方的书写[J]. 按摩与导引，（6）：57-58.

周忠光，杨松堤，赵少华，等. 2009. 推拿调节银屑病患者免疫状态的临床观察[J]. 针灸临床杂志，10（6）：35.

朱长庚. 2002. 神经解剖学[M]. 北京：人民卫生出版社.

朱清广，房敏，沈国权，等. 2011. 推拿治疗颈椎病经筋机制生物力学研究[J]. 中华中医药杂志，26（8）：833.

朱升朝，孙敬方，于利群，等. 2002. 按摩促进婴幼儿生长发育的机理及实验研究[J]. 南京中医药大学学报（自然科学版），18（1）：48-50.

朱升朝，汪君梅，姚荣芬. 1999. 手法按摩对体弱易感家兔免疫指标的影响[J]. 按摩与导引，15（2）：6.

朱升朝. 1992. 按摩提高咳喘患儿免疫力的临床实验[J]. 按摩与导引，5：7.

卓蓉，蔡高宁. 2008. "类风湿性关节炎"推拿手法治疗前后检验学指标的改变及其临床意义探究[J]. 按摩与康复医学，5（3）：48.

Field T，Grizzle N，Scafidi F，et al. 1996. Massage and relaxation therapies effects on depressed adolescent mothers[J]. Adolescence，31（124）：903-911.

Field T，Morrow C，Valdeon C，et al. 1992. Massage reduces anxiety in child and adolescent psychiatric patients[J]. J Am Acad Child Adolescent Psychiatry，31（1）：125-131.

Field T. 2008. Massage therapy for infants and children[J]. Dev Behav Pediatr，16（2）：105.

Hernandez Reif M，Ironson G，Field T，et al. 2004. Breast cancer patients have improved immune and neuroendocrine functions following massage therapy[J]. Burman I Journal of Psychosomatic Research，57（1）：45-52.

Ironson G，Field T，Scafidi F，et al. 1996. Massage therapy is associated with enhancement of the immune system's cytotoxic capacity[J]. Int J Neurosci，84（1-4）：205.

Kim Y J，Lee M S，Yang Y S，et al. 2011. Self-aromatherapy massage of the abdomen for the reduction of menstrual pain and anxiety during menstruation in nurses：a placebo-controlled clinical trial [J]. European Journal of Integrative Medicine，3（3）：e165-e168.

Mu M，Yuan Y. 2008. Clinical study on simple obesity treated with abdomen acupuncture[J]. Journal of Acupuncture and Tuina Science，6（3）：165-168.

Naylar A. 2007. Enzymic and immunological activity in the intervertebral disc[J]. Orthop Clin Noah Am，6：51.

Tekgündüz K S，Gürol A，Apay S E，et al. 2014. Effect of abdomen massage for prevention of feeding intolerance in preterm infants[J]. Italian Journal of Pediatrics，40（1）：89.

Zeng Y. 2008. Clinical observation on treatment of 67 cases with lumbar intervertebral disc herniation with abdomen acupuncture[J]. Journal of Acupuncture and Tuina Science，6（1）：42-45.